DAS

GEBURTSHILFLICHE SEMINAR.

PRAKTISCHE GEBURTSHILFE

IN

NEUNZEHN VORLESUNGEN MIT 292 ABBILDUNGEN

FÜR

ÄRZTE UND STUDIERENDE

VON

Dr. **WILHELM LIEPMANN,**
PRIVATDOZENT FÜR GEBURTSHILFE UND GYNÄKOLOGIE
AN DER FRIEDRICH WILHELMS-UNIVERSITÄT ZU BERLIN.

ZWEITE, VERBESSERTE UND VERMEHRTE AUFLAGE.

Springer-Verlag Berlin Heidelberg GmbH
1918

ISBN 978-3-662-42064-5   ISBN 978-3-662-42331-8 (eBook)
DOI 10.1007/978-3-662-42331-8

Alle Rechte vorbehalten.

Vorwort zur ersten Auflage.

In dem vorliegenden Buche ist der Versuch gemacht, das von Geheimrat Leopold in Dresden angewandte Unterrichtssystem auch weiteren Kreisen zugänglich zu machen. „Die seminaristischen Uebungen", wie ich sie hier dem Drucke übergebe, haben sich mir seit Jahren in meinen Aerztekursen und in meinen Vorlesungen als das beste Unterrichtsmittel der Geburtshilfe bewährt. Um nun diese Form des Unterrichts möglichst lebendig zum Ausdruck zu bringen, sind die einzelnen Vorlesungen genau in der Art und Weise angeordnet, wie es der Wirklichkeit entspricht. **So soll dieses Buch weder ein erschöpfendes Lehrbuch noch ein Vademecum sein, sondern soll der Schulung der geburtshilflichen Entschlußfähigkeit dienen.**

Jeder Einzelfall ist der betreffenden Vorlesung vorangesetzt, jeder Einzelfall kann von dem Leser durchdacht, nach den Indikationen, die er selbst stellen soll, beendigt werden. Mehr noch wie in den übrigen Disziplinen der Medizin gibt es für den Geburtshelfer kein mechanisches Vorgehen. Schnell und sicher muß er seinen Plan dem gegebenen Falle anpassen und danach seine Ordinationen treffen. Ist er über seine eigene Meinung sich klar geworden, dann erst soll der Lehrer mit ihm beraten, was ihm therapeutisch das Beste zu sein scheint. Daß ich die Antworten meiner Hörer jeder Aufgabe beigefügt habe, lag im Plane des Ganzen. Nur so war es mir möglich, auf alles das einzugehen, was meine Vorlesungen lebendig machte: Erst die selbständige Mitarbeit der Hörer macht das Gelingen des Unterrichts möglich.

Daß ich als langjähriger Assistent und Schüler Bumms in erster Linie seinen Ansichten folgte, liegt auf der Hand. So ist auch in seinem Sinne die Hinterhauptslage behandelt. Aetiologische Fragen habe ich nach Möglichkeit vermieden, um dem Buche von vornherein den Stempel eines Lehrbuches zu nehmen. Besondere Berücksichtigung fand die kleine Geburtshilfe, alle jene für den Geübten so einfachen, für den Anfänger so schwierigen Technicismen habe ich berücksichtigen zu müssen geglaubt. Von Methoden, die sonst nur kurz oder garnicht beschrieben sind, habe ich nur diejenigen gebracht, die sich mir vorzüglich bewährt haben. Einen breiten Raum nimmt die Schilderung der Dilatationsmethoden (siehe Sachregister) ein. Allgemeingut der Aerzte können sie jedoch erst dann werden, wenn die künstliche Erweiterung in den Phantomkursen regelmäßig geübt wird. Der kombinierte Handgriff zur Extraktion kleiner Früchte und von Anencephalen dürfte neu sein. Besondere Berücksichtigung fand die Anwendung des Momburgschen Schlauches, der gerade für den Praktiker von Bedeutung sein wird. Ebenso bewährt hat sich mir die Anwendung des Metreurynters bei Hydramnios; seine Einführung im Moment des Sprengens der Blase soll dem zu schnellen Abfließen des Fruchtwassers vorbeugen. Die Methode der Extraktion nach

A. Müller, ihre Vorteile und Nachteile sind ebenfalls genau geschildert. Einen breiten Raum nimmt die Schilderung der Geburt beim engen Becken ein[1]). Hier wurde immer und immer wieder betont, daß das Mißverhältnis zwischen kindlichem Kopf und mütterlichem Becken das Entscheidende ist, nicht aber die mechanische Bestimmung der Conjugata vera. Die genaue Schilderung einer Hebosteotomie im Privathause soll dem Arzte die Unmöglichkeit zeigen, diese Operation in die Privatpraxis einzuführen. Auf die neuartigen Kaiserschnitte bin ich ebenfalls eingegangen.

Die genaue Bestimmung des Tiefstandes des Kopfes ist bei der Beurteilung des Falles von wesentlicher Bedeutung: Hierzu dient eine Uebersichtstabelle, die neben dem Sagittalschnitt stets den entsprechenden Touchierbefund zeigt.

Der hohe Geradstand (Positio occipitalis sacralis aut pubica) wurde ebenfalls der Besprechung wert gehalten, da ich glaube, daß er eine viel häufigere Lageanomalie darstellt wie etwa die Stirnlage.

Besonders am Herzen lag mir eine ausführliche Beschreibung der Abortbehandlung. Vor allen Dingen habe ich aber in der Ueberlegung, daß wir aus unseren Fehlern am besten lernen, niemals versäumt, diese hervorzuheben und wo es das Verständnis erforderte, sie bildlich darzustellen. Hierüber gibt die Rubrik „Verletzungen der Mutter" und „Verletzungen des Kindes" in der Geburt im Sachregister eine genaue Uebersicht. Wichtig erschien mir ferner die genaue Schilderung der Raumeinteilung im Proletarierhaushalt, Ratschläge über das Heizen von Wohnräumen, über den Transport Kreißender in Krankenhäuser und über eine Reihe kleiner, einfacher, aber durchaus wissenswerter Technicismen, so z. B. die „Handtuchkontrolle".

Die seltenen Fälle in Vorlesung XVI haben nur deshalb Berücksichtigung gefunden, weil sie mir den Beweis erbrachten, daß der gut geschulte Geburtshelfer, der geburtshilflich denken gelernt hat, auch mit ihnen fertig werden kann.

In den ersten Kapiteln ist stets nur eine Aufgabe gestellt und behandelt, in den späteren habe ich jedoch, besonders in den Vorlesungen, die über Beckenendlagen, Deflexionslage, Eklampsie, Placenta praevia und Nabelschnurvorfall handeln, gerade durch mehrere parallel gestellte Fälle zeigen wollen, wie sehr der Einzelfall durchdacht, wie different bei gleicher Anomalie die Behandlung sein kann.

Bei der Beurteilung des Fiebers in der Geburt sollte mehr Wert auf die Kohabitationsinfektion gelegt werden.

Wie in meinen Vorlesungen so habe ich auch in diesem Buche nur diejenigen Fälle verwandt, die ich selbst behandelt habe. Da ich von meiner Praktikantenzeit bei Gusserow an jeden Geburtsfall aufgeschrieben und skizziert habe, so verfüge ich über ein ganz ansehnliches Material, dessen Sichtung und zweckmäßige Auswahl mir die meiste Mühe gemacht hat. Klinische Fälle habe ich nach Möglichkeit vermieden, der Komfort der Klinik fehlt dem praktischen Arzt und für diesen in erster Linie ist das Buch geschrieben. So blieben hauptsächlich die Fälle aus der Poliklinik und aus der Privatpraxis.

Ob ich wirklich „praktische Geburtshilfe" in diesen Blättern gebracht habe, überlasse ich dem Urteil meiner Herrn Kollegen.

---

1) Eine Uebersicht der Fälle von engem Becken, geordnet nach der Länge der Conjugata, ist am Schluß des Inhaltsverzeichnisses eingefügt.

Wie die Einzelfälle, so stammen auch die Skizzen meiner Bilder aus den früheren Zeiten meiner geburtshilflichen Tätigkeit bis zum heutigen Tage. Der Geburtshelfer, der lehren will, muß auch zeichnen können. Auch hierfür konnte ich mir einen besseren Lehrmeister als meinen hochverehrten früheren Chef Herrn Geh. Rat Bumm nicht denken.

Es war schon lange mein Plan durch möglichste Einfachheit der Figuren didaktisch zu wirken. Diesen meinen Plan hätte ich nicht ausführen können, wenn mir nicht eine Künstlerin wie Fräulein Lisbeth Krause allzeit unermüdlich zur Seite gestanden hätte. Sämtliche Konturzeichnungen sind mit Ausnahme weniger schematischer Skizzen nach der Natur oder nach Gipsmodellen, die mir das Mediz. Warenhaus A.-G. liebenswürdig zur Verfügung stellte, ausgeführt worden. Ob wir mit den einfachen Konturzeichnungen das erreichten, was wir wollten, bei größter Einfachheit Klarheit und plastische Vorstellung, das möge die Zukunft lehren.

Die Herausgabe dieses Buches wäre mir nicht möglich gewesen, wenn mein hochverehrter Lehrer, Herr Geheimrat Bumm, mir nicht gestattet hätte, die Fälle aus der Poliklinik der Kgl. Charité mitzubenutzen. Ihm dafür meinen Dank zu sagen, wie für die 7 Jahre lernfreudiger Assistentenzeit, ist mir in dieser Stunde ein Herzensbedürfnis.

Besondere Schwierigkeit bot die zweckentsprechende Anordnung des überreichen Materials, wollte ich dem Buche den Charakter eines „geburtshilflichen Seminars" wahren. Ich hoffe aber durch tabellarische Uebersichten, durch ein ausführliches Inhaltsverzeichnis und ein genaues Sachregister das Ganze möglichst gebrauchsfähig dargestellt zu haben.

Das „Geburtshilfliche Seminar" allein aber kann ebenso wenig wie der klinische Unterricht und das beste Lehrbuch tüchtige Geburtshelfer heranbilden. Die notwendigen Technicismen müssen in den Phantomkursen gelehrt werden. Daß die Ausbildung in den Phantomkursen aber noch manche Lücken aufweist, wird mir jeder Lehrer der Geburtshilfe zugeben. Der Anhang, den ich dem Buche beifüge, soll den Weg weisen, der meines Erachtens geeignet ist, nach Möglichkeit die Lücken zu überbrücken. — Die ebenfalls im Anhang aufgeführten ausführlichen Musterbeispiele einiger seminaristischer Aufgaben sollen die Notwendigkeit seminaristischer Uebungen beweisen.

Aufrichtigen Dank bin ich der Verlagsbuchhandlung von August Hirschwald schuldig, die in richtiger Erkenntnis des gewollten Zieles sich zu jedem Opfer bereit erklärte. Die Herstellung der Zeichnungen hat die Kunstanstalt von Meisenbach, Riffarth & Co. übernommen. Ihr Name spricht für sich selbst. Für mancherlei Ratschläge bin ich meinem lieben Freunde Albrecht Mayer-Seiler in Basel zu herzlichem Danke verpflichtet.

Ich selbst bin mir wohl bewußt, daß manches in diesem Buche verbesserungs-, manches ergänzungsfähig sein wird; für alle Ratschläge meiner Herren Kollegen werde ich deshalb stets empfänglich sein.

Berlin, im September 1909.

Wilhelm Liepmann.

Vorwort zur zweiten Auflage.

Die Neuauflage des „Geburtshilflichen Seminars" war im August 1914 fertiggestellt. Da kam der Weltkrieg. Ueber zwei Jahre stand ich im Felde und war dann mehrere Monate schwer krank. So verzögerte sich die Drucklegung bis zum heutigen Tage.

Die Zahl der Vorlesungen ist nur um eine, die Abbildungen sind dank dem Entgegenkommen des Verlags um 80 vermehrt worden.

Meine Bitte an die Herren Kollegen, mich mit Ratschlägen zu unterstützen, fand allerorts Gehör. Allen diesen Herren sage ich meinen besten Dank und hoffe auch bei dieser Auflage auf ihr Entgegenkommen.

Zahlreiche Umarbeitungen und Neueinfügungen haben den Umfang des Buches um 92 Seiten vermehrt.

Uebersetzungen ins Italienische, Spanische und Russische sind erschienen.

Möge sich das „Geburtshilfliche Seminar" zu seinen alten Freunden neue erwerben.

Der Wert seminaristischer Uebungen für den Unterricht ist in 10 jähriger Lehrtätigkeit erbracht. Millionen Tote decken die Wahlstatt. Mehr wie je ist es jetzt die Pflicht des geburtshilflichen Lehrers, die jungen Geburtshelfer auf die äußerste Vorsicht bei der Indikationsstellung hinzuweisen, auf das, was ich „geburtshilfliche Entschlußfähigkeit" genannt habe. Die Zukunft unseres Volkes beruht auf unseren Müttern!

Diese Ansichten sind in der Not der Zeit Allgemeingut des deutschen Volkes geworden. Daß das „Geburtshilfliche Seminar" an seinem kleinen Teil dazu mitwirke, diese Gedanken in die Tat umzusetzen und den seminaristischen Uebungen mehr wie bisher an den deutschen Universitäten ein Bürgerrecht eingeräumt werde, ist mein innigster Wunsch; den Müttern zum Segen, der Zukunft unseres Vaterlandes zum Nutzen.

Berlin, im November 1917.

Wilhelm Liepmann.

Inhaltsverzeichnis.

I. Vorlesung.

Seite

Einleitung: Zweck und Begriff des „geburtshilflichen Seminars" . . . . . 1—2

Fall 1. **Geburt bei engem Becken.** Conj. ext. 17 cm. Erstgebärende . 3—14

Wie stellt man die Indikation zum Eingreifen? — Ueber die „lange Dauer der Geburt". — Ueber den vorzeitigen Blasensprung. — Das plattrachitische Becken. — Das Verhältnis der Größe des kindlichen Kopfes zum mütterlichen Becken, nicht die Beckenmaße allein sind das Entscheidende. — Woraus kann man sich über dieses Verhältnis ein Urteil bilden? — Geburtsmechanismus beim platten Becken. — Die Zange bei engem Becken.

II. Vorlesung.

Fall 2. **Geburt bei engem Becken.** Conj. vera 8,5—9 cm; abgewichene Schädellage. Mehrgebärende . . . . 15—33

Lagerung der Kreißenden bei abgewichener Schädellage. — Ueber die „prophylaktische" Wendung und die Wendung überhaupt. — Wirkung des „Schutzballons". — Lagerung und Desinfektion der Kreißenden. Einlegen des „Schutzballons" in die Scheide. — Die Entwickelung des Kopfes bei der Extraktion ist bei engem Becken das Schwierigste. — Fehlerhafte und richtige Ausführung des Wiegand-Winckelschen Handgriffs. — Handgriff nach A. Martin. — Die Beleuchtung des Operationsfeldes im Privathaus. — Richtige Auswahl des Operationsterrains im Privathaus. — Ein praktischer „Schnellofen" zum Erwärmen ungeheizter, aber zur Vornahme einer Operation geeigneter Räume. — Vorbereitung der notwendigen Instrumente. — Einrichtung eines geburtshilflichen Besteckes. — Was brauchen wir von Instrumenten in unserem speziellen Falle? — Die gebräuchlichsten Medikamente; die geburtshilfliche Taschenapotheke. — Fixierung der Kreißenden durch Hilfspersonal oder durch Beinhalter. — Ueber die Narkose bei Kreißenden. Schnellabnabeln mittels Kocherscher Klemmen. — Die „Handtuchkontrolle".

III. Vorlesung.

Fall 3. **Normales Becken.** Zweitgebärende. Vorderhauptslage . . . 34—51

Das Wesen der Vorderhauptslage. Durchmesser und Durchtrittsebene. — Kassenarztbestimmung und geburtshilfliche Ethik. Der Extrakt der Glandula pituitaria als Wehenmittel. — Die Injektionstechnik. Die subkutane, intramuskuläre und intravenöse Injektion. — Geburts-Zeittabelle beim Gebrauch von Pituglandol. — Die Zange bei Vorderhauptslage besonders gefährlich. — Pharmakologie und Geburtshilfe. — Narcose à la reine.

IV. Vorlesung.

Fall 4. **Normales Becken, großes Kind**, abgewichene Schädellage. Mehrgebärende . . . . 52—58

Mittel zur Bestimmung der Größe des Kindes. — Dilatation der Cervix mittels Metreurynter: technische Details. — Prager Handgriff (Abbildung).

V. Vorlesung.

Fall 5. **Plattrachitisches Becken.** Conj. vera 8,5 cm. **Vorderscheitelbeineinstellung.** Mehrgebärende . . . . 59—69

Schilderung einer Hebosteotomie im Privathause: Milieu. — Vorbereitung. — Instrumentarium. — Technik der Operation. — Plötzlich auftretende Komplikation: Die Lösung der Placenta erfolgt nicht. Keine Placenta accreta, sondern Retentio placentae in einer Tubenecke. — Wann soll eine Hebosteotomie ausgeführt werden?

VI. Vorlesung.

Fall 6. **Allgemein und gleichmäßig verengtes Becken.** Conj. vera 9 cm. Kein Mißverhältnis zwischen Kindsschädel und Becken. Mehrgebärende . . . . 70—108

Vergleich dieses Falles mit Fall 5. — Zange nach Konfiguration des Kopfes. — Die Hodgeschen Beckenebenen. — Die exakte Bestimmung des jeweiligen Kopfstandes im Beckenraum. — Was muß man bei jeder Zangenoperation unbedingt vermeiden? — Schema des Kopfstandes im Beckenraum in Beziehung zur Indikationsstellung. — Der tiefe Querstand. — Der hohe Geradstand. — Ueber die Richtung der Zangentraktionen. — Tarniersche Achsenzugzange und einfache Naegelesche Zange. — Dammschutz bei Zangen- und normalen Entbindungen. — Die Vorbereitung zur Zangenextraktion. — Der weibliche Damm und seine Verletzungen. — Anatomische Betrachtungen. — Der Damm in der Geburt. — Die Technik der Naht des frischen Dammrisses. — Instrumentarium. — Das Nahtmaterial. — Die Lagerung der Patientin. — Die verschiedenen Formen des Dammrisses. — Das Freilegen des Wundgebietes. — Die Naht des frischen Dammrisses. — Die Nachbehandlung.

VII. Vorlesung.

Fall 7. **Plattrachitisches Becken.** Conj. vera $5^{3}/_{4}$—6 cm. Mehrgebärende. 109—126

Die verschiedenen Arten des Kaiserschnittes. — Die Ausführung des klassischen Kaiserschnittes und der Tubensterilisation. Vorbereitung und Desinfektion. Die Gefahren des alten klassischen Kaiserschnittes. Die Porrosche Operation. Die anatomischen Verhältnisse des Peritoneums am Ende der Gravidität. — Pfannenstiels Fascienquerschnitt. — Extraperitonealer, cervikaler Kaiserschnitt nach Latzko und nach Sellheim. — Vorteile dieser extraperitonealen Methode. — Beide sind jedoch für den Praktiker zu kompliziert. — Einfacher ist die transperitoneale Methode von Frank und von Veit. — Der vaginale Kaiserschnitt von Dührssen und die Hysterotomia anterior nach Bumm. — Die Ausführung derselben. — Kombinierte Methode von Solms: Kolpo-Laparohysterotomie.

VIII. Vorlesung.

Fall 8. **Plattrachitisches Becken.** Conj. vera $8\frac{1}{2}$ cm. **Hinterscheitelbeineinstellung.** Mehrgebärende .... 127—138

Die drohende Uterusruptur — Gefahr der Wendung hierbei. — Ueber Zangenversuche bei engem Becken und Hinterscheitelbeineinstellung. — „La perforation d'un enfant vivant à vécu." — Ist der Kaiserschnitt hier möglich? — Ueber den Transport im Krankenwagen. — Die Perforation. Schilderung ihrer Ausführung und des Instrumentariums. — Die sichere Fixation des Schädels ist hierbei das Wichtigste. — Ueber das Abgleiten des Perforatoriums. — Ratschläge für die Extraktion mit dem Kranioklasten. — Indikationsloser Zangenversuch, dabei Verwandlung einer Vorderhauptslage in eine Gesichtslage. — Ausreißen des Kranioklasten.

Fall 9. **Einfach plattes Becken.** Conj. vera 9,5 cm. Erstgebärende. **Hinterscheitelbeineinstellung** .... 139—160

Vergleich von Fall 7 und 8. — Ueber die Indikationsstellung bei Erstgebärenden. — Ein Fall aus der Praxis, in dem solche Indikationsstellung zur Perforation des lebenden Kindes führte. — Das Sichtbarwerden der ödematösen Muttermundslippe. — Wie wird diese Weichteileinklemmung behandelt? — Ueber Mekoniumabgang bei Schädellagen. — Schlechte Herztöne als Indikation. — Gefahren der Hinterscheitelbeineinstellung. — Therapie der Hinterscheitelbeineinstellung. — Entstehung der Hinterscheitelbeineinstellung. — Unterschied der Vorderscheitelbeineinstellung. — Tabelle der gebräuchlichsten Handgriffe und ihre Anwendung. — Die Hand als Instrument des Geburtshelfers.

IX. Vorlesung.

Fall 10. **Schräg verengtes Becken.** Mehrgebärende .... 161—164

Die Entstehung des schräg verengten Beckens. — Ueber weit- und engständige Einstellung des Kopfes. — Die prophylaktische Wendung. — Welche Fragen muß man sich vor Ausführung einer Wendung vorlegen? — Der Wiegand-Winckelsche Handgriff.

Fall 11. **Kyphotisches Trichterbecken.** Erstgebärende ...... 165—172

Die Entstehung des Trichterbeckens. — Vergleich mit einem normalen und einem rachitischen Becken. — Die Diagnose des Trichterbeckens. — Die Messung des Beckenausgangs. — Die Therapie beim Trichterbecken.

X. Vorlesung.

Fall 12. Plattrachitisches Becken. Conj. vera 8—8,5. **Querlage.** Mehrgebärende . . . . 173—185
  Der Arzt sprengt bei platt-rachitischem Becken und abgewichener Schädellage die Blase. — Es entsteht eine Querlage. — Die Gefahren der Wendung. — Diagnose der Querlage. — Die Bedeutung der tiefen Narkose bei schwierigen Wendungen. — Die Wendung in Seitenlage. — Das Neugeborene wird wiederbelebt. — Impression am Scheitelbein. — Blutung vor Ausstoßung der Placenta. — Der Credésche Handgriff. — Die Besichtigung der Placenta. — Blutung nach der Expressio placentae. — Der Momburgsche Schlauch. — Der Fritschsche Kompressivverband. — Die Scheidentamponade. — Die bimanuelle Kompression.

Fall 13. Verschleppte Querlage bei schlaffen Bauchdecken. Mehrgebärende . . . . 186—194
  Tetania uteri. — Schwierige Diagnose. — Schlaffe Bauchdecken und Hydramnios als Ursache der Querlage. — Was versteht man unter einer verschleppten Querlage? — Der Mechanismus der Selbstentwickelung. — Die Selbstwendung. — Die Dekapitation mit dem Braunschen Haken. Küstners Rachiotom. — Die Geburt conduplicato corpore.

XI. Vorlesung.

Fall 14. Unvollkommene Steißlage. Fieber in der Geburt. Eiweiß im Urin. (Temp. 38,6. Puls 124). Erstgebärende . . . . 195—208
  Verhalten bei Beckenendlagen im allgemeinen. — Ueber das „Herunterholen" eines Fußes bei Steißlagen. — Beispiel der Schwierigkeit der Entbindung bei Steißlagen und Beckenanomalien. — Was lehrt uns dieser falsch behandelte Fall? — Der stumpfe Haken, seine Anwendung und seine Gefahren. — Ueber die Extraktionsschlinge. — Die A. Müllersche Extraktion. — Beckenendlagen müssen streng exspektativ behandelt werden.

Fall 15. Hydrocephalus bei Beckenendlage. Mehrgebärende . . . . 209—214
  Macht der nachfolgende Kopf bei der Entbindung Schwierigkeiten, so hat man zuerst nach der Ursache zu forschen. — Beispiel eines falsch behandelten Falles bei Hydrocephalus. — Geburt: Abschneiden des Kindskörpers; subperitoneale Uterusruptur. — Die Perforation des nachfolgenden hydrocephalen Schädels.

Fall 16. Fußlage mit Nabelschnurvorfall. Mehrgebärende . . . . . 215—222
  Unterschied der Prognose und Therapie des Nabelschnurvorfalles bei Beckenendlagen und Schädellagen. — Tod des Kindes, verschuldet durch Extraktion bei unerweitertem Muttermund. — Perforation des nachfolgenden Kopfes. — Der vaginale Kaiserschnitt bei Nabelschnurvorfall. — Vorsichtsmaßregeln bei forcierter Extraktion. — Naht der Cervixrisse. — Prophylaktisches Anlegen des Momburgschen Schlauches. — Die Anwendung des Metreurynters bei Nabelschnurvorfall. — Tödlicher Ausgang einer indikationslos behandelten Beckenendlage (vgl. hierzu Musterbeispiel 3 im Anhang S. 413). — Ein submuköses Myom als Geburtshindernis. — Schlecht geleitete Querlagen-Geburt.

XII. Vorlesung.

Fall 17. **Gesichtslage,** plattrachitisches Becken. Conj. vera 10 cm.
Mehrgebärende . . . . 223—229
    Ueber Deflexionslagen im allgemeinen. — Die Diagnose der Gesichtslage. — Die Therapie bei Gesichtslagen. — Die Wendung. — Der Thornsche Handgriff. — Nabelschnurvorfall bei Ausführung des Thornschen Handgriffes. — Wendungsversuch bei bestehendem Kontraktionsring. — Perforation des abgestorbenen Kindes. — Aehnlicher Fall von Thies.

Fall 18. **Gesichtslage** bei allgemein verengtem Becken. Erstgebärende 230—240

Fall 19. **Gesichtslage** bei normalem Becken. Mehrgebärende. . . . 230—240
    Therapie im Fall 17. Warum keine Wendung? — Spontaner Ausgang. Entstehung schwerer Dammrisse bei Deflexionslagen. — Der Austrittsmechanismus der Deflexionslagen. — Tabelle. — Die Zange bei Deflexionslagen. — Gesichtslage: „Kinn hinten".
    Therapie in Fall 18. Die Wendung bei Gesichtslage. — Vorteile und Nachteile des Prager Handgriffes. — Uebersicht über unsere therapeutischen Maßnahmen bei Gesichtslagen.

Fall 20. **Stirnlage,** normales Becken. Erstgebärende . . . . 241—244
    Die Stirnlage ist eines der schwierigsten Ereignisse in der Geburtshilfe. — Zangen-Mißerfolge bei nicht diagnostizierten Stirnlagen. — Erfolgreicher Thornscher Handgriff.
    Therapie in unserem Falle. — Zuerst abwartendes Verhalten. — Drohende Uterusruptur als schließliche Indikation zum Eingriff. — Tiefe Narkose.

XIII. Vorlesung.

    Die Differentialdiagnose bei Eklampsie, Hysterie und Epilepsie. — Die Prodromalsymptome der Eklampsie. — Das Wesen der Eklampsie. — Die verschiedenen Theorien. — Die Placenta als Ursache der Eklampsie. — Die Erfolge der Schnellentbindung. — Tabelle der Behandlung der Eklampsie nach Stroganoff. — Weiteres statistisches Material zur Eklampsieforschung. — Die Schnellentbindung ist die beste Eklampsiebehandlung . . . . . 245—281

Fall 21. **Eklampsie** am Ende der Schwangerschaft. Erstgebärende. Cervikalkanal geschlossen.

Fall 22. **Eklampsie** in der Schwangerschaft. Erstgebärende. Cervikalkanal geschlossen.

Fall 23. **Eklampsie.** Erstgebärende. Portio verstrichen. Muttermund zweimarkstückgroß.

Fall 24. **Eklampsie.** Alte Erstgebärende. Vorderscheitelbeineinstellung. Platt-rachitisches Becken (Conj. vera $7^{1}/_{2}$—8). Cervix fingergliedlang, für 3 Finger durchlässig.

Fall 25. **Eklampsie.** Erstgebärende. Cervix erhalten, für 2 Finger durchlässig, 3 Fingerglied lang.

Fall 26. **Eklampsie.** Erstgebärende. Gesicht auf dem Beckenboden. Kinn vorn.

Fall 27. **Eklampsie.** Erstgebärende. Unvollkommene Steißlage.
Fall 28. **Eklampsie.** Mehrgebärende. Hinterscheitelbeineinstellung.
Verwechselung der Prodromalsymptome bei Eklampsie und Hysterie. — Urinuntersuchung im Privathaus. — Verhüten der Zungenbisse. — Morphium und Chloralhydrat. — Transport Eklamptischer. — Die Hysterotomia vaginalis anterior im Privathaus.

Therapie der Fälle 21 und 22 für den Praktiker, der keine Klinik in der Nähe hat. — Die Narkose bei Operationen an Eklamptischen. — Die Desinfektion bei Kreißenden vor der Vornahme größerer Eingriffe. — Das Freilegen der Portio, die Haltung der die vordere Lippe fixierenden Kugelzange (vgl. Uebung am Phantom S. 409). — Die Dilatation mit Hegarschen Stiften. — Das Einlegen des Metreurynters. — Uebung in den Phantomkursen. — Beim Einlegen des Metreurynters soll die Blase nach Möglichkeit geschont werden. — Dührssensche Inzisionen auf dem Metreurynter bei rigider Cervix. — Dührssens Scheiden-Dammschnitt. — Wendung und Extraktion. — Perforation des nachfolgenden Kopfes, wenn keine Aussicht besteht, ein lebendes Kind zu bekommen. — Laminaria und Blasenstich zu langsame Methoden. — Der klassische Kaiserschnitt.

Therapie im Falle 23. Dilatation mit den Fingern. — Inzisionen auf der Zange. — Metreuryse bei tiefstehendem Kopf. — Der Bossische Metalldilatator ist für den Praktiker nicht empfehlenswert. — Demonstrationsexperiment, um die Vorzüge der Metreuryse vor der Dilatation nach Bossi zu zeigen. — Verletzungen durch den Bossischen Dilatator.

Therapie im Falle 24. Der Kaiserschnitt nach Latzko. — Die Hebosteotomie hier nicht ratsam. — In der Praxis: Metreuryse, Wendung und Perforation des nachfolgenden Kopfes.

Therapie im Falle 25. Metreuryse, Wendung und Extraktion.

Therapie im Falle 26. Der Schutz des Dammkörpers bei Gesichtslagen. — Anlegen der Zange. — Atonie gestillt durch Spülung mit Alkohol. — Die Venaesectio.

Therapie im Falle 27. Extraktion mit dem stumpfen Haken bei abgestorbenem Kind. — Ausbruch der Eklampsie nach dem Fruchttod.

Therapie im Falle 28. Seltener Fall von Eklampsie bei einer Mehrgebärenden. — Zangenversuch bei Hinterscheitelbeineinstellung. — Der Handgriff der Siegemundin, seine Gefahren.

Die Behandlung Eklamptischer nach der Entbindung (Tabelle). — Aderlaß und Kochsalzinfusion. — Die künstliche Atmung nach Silvester. — Die Herzmassage.

Therapie bei drohender Eklampsie, — bei Nephritis gravidarum, Chorea, Hysterie und Epilepsie.

XIV. Vorlesung.

Das gemeinsame Symptom der folgenden Fälle ist die Blutung . . . 282—309

Fall 29. **Placenta praevia partialis.** Cervix zweifingergliedlang, für 2 Finger durchlässig. Mäßige Blutung. Mehrgebärende.

Fall 30. **Placenta praevia.** Cervikalkanal geschlossen, mäßige Blutung. Mehrgebärende.

Fall 31. **Placenta praevia totalis.** Querlage. Muttermund zweimarkstückgroß. Mehrgebärende.

Fall 32. **Placenta praevia totalis.** Erstgebärende. Frühgeburt. Cervix fingergliedlang, für 2 Finger durchlässig.

Fall 33. **Placenta praevia partialis.** Fußvorfall bei Schädellage. Mehrgebärende.

 Klinik und Praxis. — Leitende Gesichtspunkte bei der Bahandlung der Placenta praevia. — Cervixrisse sind hierbei lebensbedrohend. — Vier Fragen vor jedem therapeutischen Eingriff bei Placenta praevia.

 Therapie im Falle 29. Beurteilung der Anämie. — Die einfachste therapeutische Maßnahme besteht im Sprengen der Blase. — Ausführung. — Eine Placenta praevia darf man nicht verlassen. — Leichte Fälle sind mittels jeder Methode zu beendigen. — Die Wendung nach Braxton Hicks. — Ihre Ausführung ist meines Erachtens für den Anfänger schwerer als die Metreuryse. — Cervixriß bei falscher Ausführung. — „Manuelle Placentarlösung" bei falscher Ausführung. — „Wende, aber extrahiere nicht" (Fehling).

 Therapie im Falle 30. Die Hegarschen Dilatatoren hier unanwendbar. — Scheidentamponade oder Kolpeurynter. — Die Symptome der „vorzeitigen Lösung der Placenta". — Die Technik der Metreuryse. — Wendung mit der ganzen Hand. — Müllersche Extraktion. — Veit-Smelliescher Handgriff, lebendes Kind.

 Therapie im Falle 31. Querlage und Placenta praevia. — Die Wendung nach Braxton Hicks, hierbei Ablösung der Placenta. — Perforation der Placenta mit der Kugelzange. — Gewichtsbelastung. — Leichte Atonie durch den Fritschschen Druckverband und Scheidentamponade zum Stillstand gebracht. — Das Sprengen der Blase ist bei Placenta praevia und Querlagen resultatlos. — Die äußere Wendung ist empfehlenswert.

 Therapie im Falle 32. Seltenheit der Placenta praevia bei Erstgebärenden. — Durchleiten der Füßchen mit der Kugelzange.

 Therapie im Falle 33. Extraktion nach Müller. — Wiegand-Winckelscher Handgriff. — Diese Art der Entbindung ist für Anfänger nicht empfehlenswert.

 Die Bekämpfung der schweren Anämien bei Placenta praevia. — Die Autotransfusion in Kombination mit dem Momburgschen Schlauch.

Fall 34. Placenta praevia oder **Karzinom?**

 Differentialdiagnose zwischen Karzinom, Placenta praevia und Anencephalus. — Verjauchtes Myom, eine Placenta praevia vortäuschend. — Karzinomatöse Kreißende gehören in die Klinik. — Klinische Methoden hierbei.

Fall 35. **Vorzeitige Placentarlösung.**

 Therapie hierbei.

XV. Vorlesung.

Fall 36. **Nabelschnurvorfall bei Schädellage.** Erstgebärende. Muttermund fünfmarkstückgroß 310 332

Fall 37. **Nabelschnurvorfall bei Schädellage.** Mehrgebärende. Muttermund gut handtellergroß. Plattrachitisches Becken. Conj. vera: 9½ cm.

Fall 38. **Arm- und Nabelschnurvorfall** bei abgewichener Schädellage. Mehrgebärende. Muttermund nahezu vollständig.

Die Ursache der Nabelschnurvorfälle. — Am gefährlichsten sind die Nabelschnurvorfälle bei Schädellagen.

Therapie im Falle 36. Die Prophylaxe der Nabelschnurvorfälle. — Falsches Vorgehen bei der Behandlung. — Bei Erstgebärenden und wenig erweitertem Muttermund ist die Reposition der Nabelschnur in Knieellenbogenlage empfehlenswert. — Knieellenbogenlage oder Beckenhochlagerung. — Die Hand ist besser als alle Repositorien. — Die Metreuryse ist weniger zu empfehlen, vgl. hierzu den auf S. 141 geschilderten Mißerfolg.

Therapie im Falle 37. Wendung. Extraktion. Wiegand-Winckelscher Handgriff. — Bereitlegen des Trachealkatheters. — Herrichten eines guten Lagers für das Neugeborene. — Herrichten eines warmen und kalten Bades.

Der Scheintod der Neugeborenen:

Bei Asphyxia livida: Hautreize. — Das Hervorziehen der Zunge nach Laborde. — Die Wiederbelebung ist erst beendet, wenn das Kind laut schreit.

Bei Asphyxia pallida: Zuerst müssen die Atemwege freigemacht werden. — Richtige und falsche Anwendung des Trachealkatheters. — Bei allen Manövern vor allen Dingen die Abkühlung des Neugeborenen vermeiden. — Die Prochowniksche Methode. — Die Schultzeschen Schwingungen. — Praktische Winke hierzu. — Bei Frühgeburten nur die Prochnowniksche Methode oder die Insufflation. — Die Nachbehandlung wiederbelebter Neugeborener.

Therapie im Falle 38. Ueber den Vorfall von Extremitäten. — Wendung. — Müllersche Extraktion. — Prager Handgriff.

Blutung in der Nachgeburtsperiode: Cervixriß durch Einstellen mittels Doyenscher Specula auszuschließen. — Momburgscher Schlauch bei atonischem Uterus. — Ueber die manuelle Lösung der Placenta. — Gefährlichkeit. — Statistik. — Unterschied bei Placenta accreta und bei Retentio placentae. — Zurücklassen von Kotyledonen bei der Ausräumung.

XVI. Vorlesung.

Fall 39. **Spontane Uterusruptur** bei großem Kind und platt-rachitischem Becken. Conj. vera 8 cm. Mehrgebärende . . . . 333—354

Fall 40. **Spontane Uterusruptur** bei Wehenbeginn. Becken normal. Mehrgebärende.

Fall 41. **Violente Uterusruptur** nach Zangenperforation und nachheriger Wendung. Mehrgebärende.

Die Diagnose der erfolgten Uterusruptur. — Welche Fehler hat man im Falle 39 gemacht? — Uterusruptur im Bandlschen Ring. — Spontane Uterusruptur. — Fundusruptur als Spätfolge einer interstitiellen Tubargravidität (Fall 40). — Der Wert einer exakt aufgenommenen Anamnese.

Violente Uterusruptur im Falle 41. — Perforation des Scheidengewölbes und des Uterus durch die Zange. — Danach Wendungsversuch durch die mit der Zange gemachte Perforationsöffnung. — Klinische Beschreibung einer atypisch verlaufenden Uterusruptur. — Die Therapie der kompletten Uterusruptur in der Klinik und in der Privatpraxis. — Der Momburgsche Schlauch. — Die Uterustamponade. — Perforation mit der Uteruspinzette bei der Tamponade und die Mittel, eine solche Perforation zu vermeiden.

Fall 42. **Beginnende Ausziehungserscheinungen bei Hydrocephalus.** Erstgebärende.
    Punktion des hydrocephalen Schädels mit der Schere.

Fall 43. Deutlicher Kontraktionsring. Mehrgebärende. **Mißbildung als Geburtshindernis.**
    Die Diagnose „Mißbildung" wird per exclusionem gestellt. — Beendigung der Geburt mit der Zange. — Meningocele.

Fall 44. **Vagina septa als Geburtshindernis.** Erstgebärende.
    Beendigung der Geburt mit der Zange. — Partielles Septum der Cervix bei Fußlage als Geburtshindernis.

Fall 45. **Das Haematoma vulvae et vaginae.** Mehrgebärende.
    Zur Entstehung des Haematoms in der Geburt. — Differentialdiagnose. — Therapeutische Ueberlegungen. — Beendigung der Geburt mit der Zange. — Weiteres zur Therapie der Haematocoele. — Erinnerung an den Fall: Myom als Geburtshindernis S. 220. Figur 165.

XVII. Vorlesung.

Fall 46. **Diabetes mellitus, Nephritis gravidarum. Hydramnios.** Mehrgebärende . . . . 355—359
    Differentialdiagnose zwischen: Zwillinge und Hydramnios (Tabelle). — Wegen hochgradiger Dyspnoe bei starkem Hydramnios wird die Blase mit der Sonde gesprengt. — Bald darauf starke Blutung. — Wendung nach Braxton Hicks. — Herzmittel. — Extraktion. — Manuelle Lösung. — Uterustamponade. — Wochenbettsverlauf. — Entstehung des Hydramnios in diesem Falle. — Methode, um den langsamen Fruchtwasserablauf des Hydramnios zu bewirken. — Vorteile der Anwendung der Metreurynter-Methode. — Momburgs Schlauch. — Diabetes und Sepsis.

Fall 47. **Zwillingsgeburt** und Placenta praevia lateralis bei einer Mehrgebärenden . . . . 360—365
    Geburtsverlauf des ersten spontan; Wendung und Extraktion nach Müller des zweiten Zwillings. — Der kombinierte Handgriff des Verfassers. — Schilderung eines Falles von Fieber in der Geburt, in dem der Handgriff zur Anwendung kam. — Uebersehen des zweiten Zwillings. — Die Nachgeburt bei Zwillingen.

XVIII. Vorlesung.

Fall 48. **Fieber in der Geburt.** Erstgebärende . . . . 366—369
    Diagnose des Fiebers in der Geburt. — Fall von Otitis media und septischem Abort. — Allgemeines. — Fieber bei stehender und bei gesprungener Blase. — Abfall der Temperatur nach dem Sprengen der Blase.

— Kohabitationsinfektion. — Therapie des Fiebers in der Geburt. — Vor allen Dingen keine Verletzungen der Mutter, weder durch Schnitt noch durch Riß.

Fall 49. **Herzfehler, Nephritis** (Esbach 8%) und Geburt (Frühgeburt). Mehrgebärende. Starke Dyspnoe. Blutung aus der Scheide. Blase gesprungen. Cervix für 2 Finger durchlässig . . . . 370—375

Fall 50. **Herzfehler und Geburt.** Mehrgebärende. Blase steht. Muttermund vollständig . . . . 370—375

Besprechung von Fall 49. Woher stammt die Blutung? — Diagnose der Blutung in der Schwangerschaft. Varixblutung. — Therapie herzkranker Schwangerer. — Medizinisch-diätetische Behandlung. — Einleitung des Abortes oder der Frühgeburt. — Damit ist die Sterilisation zu verbinden. — Die Einleitung der Frühgeburt wird widerraten. — In der Geburt soll man die Anstrengung der Kreißenden in der Austreibungsperiode nach Möglichkeit mildern oder abkürzen. — Vorsicht nach der Geburt des Kindes. — Therapie in diesem Falle.

Besprechung von Fall 50. Therapie: Aeußere Wendung. Sprengen der Blase. Herabholen eines Fußes. — Anwendung des kombinierten Handgriffes des Verfassers in einem Falle. — Sphygmogramme.

Maßnahmen bei tuberkulösen Frauen.

Komplikation in der Nachgeburtsperiode bei Fall 50. Zurückbleiben eines Kotyledo. — Ist die Diagnose sicher post partum gestellt? — Eingehen in den Uterus; bei unsicherer oder zweifelhafter Diagnose lieber exspektatives Verhalten.

XIX. Vorlesung.

Die Abortbehandlung ist für den Praktiker von großer Wichtigkeit . . 376—405

Fall 51. **Abortus mensium III.** Cervikalkanal für 2 Finger durchlässig.

Fall 52. **Abortus mensium III.** Starke Blutung. Cervikalkanal geschlossen.

Fall 53. **Blutung, Tumor neben dem Uterus.**

Eine Abortausräumung ohne digitale Austastung. — Technik bei einfacher Ausräumung (Fall 51). — Vorteile der großen, Bummschen, Gefahren der kleinen Curette. — Perforation mit dieser. — Spülung oder Tamponade bei einfachen Fällen überflüssig.

Therapie im Fall 52. Exakte Untersuchung der Adnexe. — Einstellen der Portio. — Stets an kriminelle Aborte denken. — Gutachten bei kriminellem Abort. — Sondierung. Perforation bei nicht diagnostizierter Retroflexio. — Zurücklassen des ganzen Eies bei Curettage ohne Dilatation. — Kein intrauteriner Eingriff ohne Dilatation, keine Dilatation ohne vorherige Sondierung. Die langsame, die kombinierte und die forcierte Dilatation. — Die langsame Dilatation. — Tamponade mit Gaze oder Laminaria. — Fehler beim Einlegen der Stifte. — Vorbereitung der Laminariastifte. Die forcierte Dilatation. Vorteil der Schnelligkeit. Nachteile. Cervixrisse hierbei. — Schwierigkeiten bei der Extraktion des Fötus, das Abreißen des Kopfes. — Die Gefahren bei Gebrauch der Kornzange. — Abreißen eines Stückes Darm mit der Winterschen Abortzange. Tod der Frau. — Die kombinierte Methode. 1. Akt. — 2. Akt. Die Behandlung von Aborten vom 4. Monat aufwärts. — Die Curettage in späteren Monaten. — Die Uterusspülung. — Verhalten nach Perforation des Uterus. — Seltener Fall von Perforation des Scheidengewölbes mit dem Finger bei Abortausräumung.

Verhalten bei Blasenmole. — Verhalten bei Einleitung des artifiziellen Abortes. — Ueber Sterilisation hierbei.

Therapie im Fall 53. Diagnose: Tubenschwangerschaft. — Gefahren, wenn die Diagnose nicht richtig gestellt wird. — Uebersichtstabelle der verschiedenen Arten von Extrauteringravidität. — Fehldiagnosen bei der Extrauteringravidität. — Einige seltene Fälle: Myom, Schwangerschaft vortäuschend. Geburt bei Vaginofixur. Geburt bei Ventrifixur.

Anhang.

I.	Neuere Lehrmittel für den Unterricht am Phantom	406—412
II.	Musterbeispiele gelöster seminaristischer Aufgaben	412—413

Repetitorium und Sachregister . . . . 414—423

Uebersicht der beigefügten Tabellen.

1.	Geburtsmechanismus beim plattrachitischen Becken	12
2.	Zeittafel beim Gebrauch von Pituglandol	47
3.	Uebersicht des Kopfstandes im Beckenraum und die bei Indikation jeweilig mögliche Operationsart	76—77
4.	Die gebräuchlichsten Handgriffe und ihre Anwendung	146
5.	Der Geburtsmechanismus bei Deflexionslagen	234—235
6.	Abwartende Methode und Schnellentbindung bei Eklampsie	251
7.	Behandlung der Eklampsie nach Stroganoff	252
8.	Die Nachbehandlung Eklamptischer	280
9.	Differentialdiagnose: Zwillinge oder Hydramnios	356
10.	Uebersicht der verschiedenen Arten der Extrauteringravidität	400
11.	Uebersicht der Blutungen in Schwangerschaft, Geburt und Wochenbett. siehe Sachregister und Uebersichtstabellen.	

Uebersicht der Fälle von engem Becken.
Nach der Länge der Conjugata geordnet.

Conjugata vera	Besonderheiten	Seite
10,0	Mehrgebärende. Gesichtslage	223
9,5	Mehrgebärende. Nabelschnurvorfall bei Schädellage	310
9,5	Erstgebärende. Hinterscheitelbeineinstellung	139
9,0	Mehrgebärende. Allgemein und gleichmäßig verengtes Becken (die übrigen sind platte Becken)	70
8,5—9,0	Mehrgebärende. Abgewichene Schädellage	15
8,5	Mehrgebärende. Vorderscheitelbeineinstellung	59
8,5	Mehrgebärende. Hinterscheitelbeineinstellung	125
8,5	Mehrgebärende. Querlage	173
8,0	Mehrgebärende. Spontane Uterusruptur	333
7,5—8,0	Erstgebärende. Eklampsie	258
5³/₄—6,0	Mehrgebärende	109
Conj. externa 17 cm	Erstgebärende	1

Verzeichnis der Abbildungen.

Figur		Seite
1.	Muttermund fast völlig erweitert, Blase sprungfertig	5
2.	Wirkung der Blase zur Erweiterung der Cervix	6
3.	Darstellung der mechanischen Wirkung der Fruchtblase	7
4.	Darstellung der Erweiterung durch den Schädel bei vorzeitigem Blasensprung	7
5.	Erschwerte Erweiterung bei vorzeitigem Blasensprung	8
6.	Normales und plattrachitisches Becken	10
7.	Konfiguration des Kopfes durch Uebereinanderschieben der Scheitelbeine	11
8.	Konfiguration des Schädels bei spontanem Verlauf	13
9.	Ungünstige Konfiguration durch Anlegen der hohen Zange	13
10.	Der Kopf hat sich konfiguriert und ist tiefer getreten	14
11.	Abgewichene Schädellage bei stehender Blase	17
12.	Derselbe Fall mit eingelegtem Schutzballon	18
13.	Falsch ausgeführter Wiegand-Winckelscher Handgriff	22
14.	Richtig ausgeführter Wiegand-Winckelscher Handgriff	23
15a und 15b.	Handlampe zur Benutzung fertig und in Seitenansicht	24
16.	Rahmentasche, geöffnet	26
17.	Schimmelbusch und Kühlschale	26
18.	Apotheke	26
19.	Uteruspinzette mit verdickter Spitze	29
20.	Anwendung der Beinhalter	29
21.	Abnabeln mittels Kocherscher Klemmen	31
22.	Eimer mit darüber liegendem Tuch zur Kontrolle von Nachblutungen („Handtuchkontrolle")	32
23.	Typische Haltung bei Hinterhauptslage	36
24.	Das Kinn hat sich von der Brust entfernt	37
25.	Die Lage der Hypophyse auf einem Sagittalschnitt	39
26.	Die Flüssigkeit im Ampullenhals wird heruntergeschleudert	40
27.	Der Ampullenhals wird angeritzt, dann „abgehoben"	41
28.	Aufziehen der Flüssigkeit mit der Rekordspritze	42
29.	Subkutane Injektion	43
30.	Intramuskuläre Injektion	45
31.	Intravenöse Injektion	46
32.	Typische Konfiguration bei Vorderhauptslage	48
33.	Abgewichene Schädellage bei gesprungener Blase	54
34.	Eingeführter und aufgefüllter Metreurynter	55
35.	Prager Handgriff	57
36.	Vorderscheitelbeineinstellung	61
37.	Wohnungsskizze	62
38.	Hebosteotomie, erster Akt	64
39.	Hebosteotomie, zweiter Akt	65
40.	Tubeneckenplacenta	67

Verzeichnis der Abbildungen.

Figur		Seite
41.	Partielle Lösung und Retention in der Tubenecke	67
42.	Erfassen der retinierten Placenta	67
43.	Skenescher Dauerkatheter	68
44.	Kleines Kind bei allgemein verengtem Becken, Sagittalschnitt	71
45.	Maßverhältnis des normalen Beckens (rot)	72
	„ des allgemein verengten Beckens	72
	„ des kindlichen Schädels (Fall 6)	72
46.	Hodgesche Beckenebenen	74
47.	Gewöhnlich gebrauchte Beckenebenen	74
48/55.	Tabelle des Geburtsmechanismus	76 u. 77
56.	Tiefer Querstand, Rücken links	78
57.	Anlegen der Zange hierbei	78
58.	Tiefer Querstand, Rücken rechts	79
59.	Anlegen der Zange hierbei	79
60.	Hoher Geradstand, kleine Fontanelle vorn. Kopf im Beckeneingang. Positio occipitalis pubica	80
61.	Hoher Geradstand. Kleine Fontanelle hinten. Kopf im Beckeneingang. Positio occipitalis sacralis	81
62.	Wirkung der Tarnierschen Zange	83
63.	Anlegen der Naegeleschen Zange an den hochstehenden Kopf	84
64.	Die Wirkung der Zangenspitze im Sinne des Achsenzuges ist erreicht	85
65.	Naegelesche Zange am hochstehenden Kopf	86
66.	Damm und Clitorisgegend beim Durchschneiden des Kopfes stark gespannt	87
67.	Damm entspannt durch vorsichtiges Zurückschieben der vorderen Kommissur in die Gegend des Subocciput	87
68.	Die oberflächliche Muskulatur des weiblichen Dammes	89
69.	Zweite Schicht des weiblichen Dammes	90
70.	Dritte Schicht des weiblichen Dammes	90
71.	Becken mit entfaltetem weichem Geburtsweg	91
72.	Geburtskanal von innen präpariert mit Richtungslinie	92
73.	Richtige Haltung des Hegarschen Nadelhalters	93
74.	Dasselbe zweites Bild	93
75.	Dasselbe drittes Bild	94
76.	Dasselbe viertes Bild	94
77.	Falsche Haltung des Nadelhalters	94
78.	Das Anlegen der Serres fines	95
79.	Das Anlegen der Michelschen Klemmen	96
80.	Naht eines Dammrisses in der Klinik	97
81.	Naht eines Dammrisses im Privathause	98
82.	Freilegen einer Dammwunde mittels Klemmen	99
83.	Projektion der Dammuskulatur auf die äußere Haut	100
84/85.	Entfalten der Dammwunden mittels Wattebausch	101
86.	Entfalten der Dammwunde mittels Wattebausch	102
87.	Der weibliche Damm auf einem Sagittalschnitt	103
88.	Centrale Dammruptur im Entstehen	103
89/90.	Naht eines Dammrisses II. Grades	104/105
91/92.	Dammriss III. Grades	107
93.	Anschützsche Chloroformflasche	108
94/97.	Vergleich zwischen einer rachitischen und einer normal gebauten Frau	112/113

Figur		Seite
98.	Porros Kaiserschnitt. Erster Akt	116
99.	Porros Kaiserschnitt. Letzter Akt	117
100.	Verlauf des Peritoneums bei Beginn der Austreibungsperiode	119
101.	Sellheims extraperitonealer Kaiserschnitt	120
102.	Latzkos extraperitonealer Kaiserschnitt. Erster Akt	120
103.	Latzkos extraperitonealer Kaiserschnitt. Zweiter Akt	120
104.	Narbe nach Pfannenstielschem Querschnitt	121
105.	Veits transperitonealer Kaiserschnitt	122
106.	Franks transperitonealer Kaiserschnitt	122
107.	Vaginaler Kaiserschnitt. Einstellen der Portio	124
108.	Vaginaler Kaiserschnitt. Portio mit Krallenzangen vorgezogen	125
109.	Vaginaler Kaiserschnitt. Die Portio ist vorgezogen. Die Blase stumpf nach oben abgeschoben und nicht mehr sichtbar. Die Cervix liegt frei da und ist in der unteren Partie eingeschnitten	126
110.	Hinterscheitelbeineinstellung, von vorn gesehen	130
111.	Hinterscheitelbeineinstellung. Sagittalschnitt	131
112.	Stumpfer und scharfer Haken	133
113.	Braunscher Kranioklast	133
114.	Sieboldsche Schere	133
115.	Falsches Ansetzen des Perforatoriums	134
116.	Richtiges Ansetzen des Perforatoriums	135
117.	Kranioklasie	137
118.	Stellung der Verschlußschraube, im Fall die Blätter des Kranioklasten den Schädel nicht genügend fassen	137
119.	Verschlußschraube bei richtigem Anlegen des Instrumentes	137
120.	Falsch ausgeführter Wiegand-Winckelscher Handgriff	150
121.	Richtig ausgeführter Wiegand-Winckelscher Handgriff	151
122.	Wirkung des Thornschen Handgriffs	153
123.	Zweifingerwendung bei Placenta praevia	156
124.	Kegelkugelhandgriff	157
125/127.	Entstehung des schräg verengten Beckens	163
128.	Normales Becken	166
129.	Plattrachitisches Becken	166
130.	Trichterbecken	166
131/132.	Entstehung des Trichterbeckens	167
133/134.	Trichterbecken aus der Sammlung des Pathologischen Instituts der Kgl. Charité	168
135.	Normaler Beckenausgang und Beckenausgang in Fall 11	169
136.	Messung des queren Durchmessers des Beckenausgangs mit dem Osianderschen Tasterzirkel	171
137.	Kopf auf die linke Darmbeinschaufel abgewichen. Vorliegen der linken Hand. Blase steht	176
138.	Nach dem Sprengen der Blase ist aus der abgewichenen Schädellage eine Querlage mit Armvorfall geworden	177
139.	Credéscher Handgriff	180
140.	Credéscher Handgriff (Sagittalschnitt)	181
141.	Richtig angelegter Momburgscher Schlauch	182
142.	Atonischer Uterus post partum nach Ausstoßung der Nachgeburt	183
143.	Fritschscher Druckverband	184
144.	Verschleppte Querlage ohne Armvorfall	188

Verzeichnis der Abbildungen.

Figur		Seite
145.	Der linke Arm zur Dekapitation heruntergeholt	189
146.	Selbstentwicklung bei Querlage	190
147.	Selbstentwicklung nach Modus Denman	191
148.	Dekapitation mit dem Braunschen Schlüsselhaken	192
149.	Geburt conduplicato corpore	193
150.	Unvollkommene Steißlage	197
151.	Oedem der Vulva	198
152.	Unvollkommene Steißlage, Touchierbefund	199
153.	Vollkommene Steißlage	200
154.	Herabholen eines Fußes bei Schädellage	201
155.	Herabholen eines Fußes bei unvollkommener Steißlage	202
156.	Anwendung des stumpfen Hakens bei unvollkommener Steißlage	203
157.	Müllersche Extraktion. 1. Akt	205
158.	Müllersche Extraktion, 2. Akt	206
159.	Müllersche Extraktion, 2. Akt. Vorziehen des hinteren Armes	207
160.	Kindskörper geboren, Kopf (Hydrocephalus) über dem Becken stehen geblieben	211
161.	Durch übermäßiges Reißen am Kindskörper ist die Cervix auf der rechten Seite eingerissen und ein großes, subperitoneales, bis über die rechte Beckenschaufel reichendes Hämatom hat sich gebildet	212
162.	Perforation des nachfolgenden Kopfes (Hydrocephalus) mit der Schere	213
163.	Fußlage mit Nabelschnurvorfall	217
164.	Naht eines Cervixrisses	219
165.	Submuköses Myom als Geburtshindernis	221
166.	Gesichtslage	225
167.	Thornscher Handgriff hierbei	227
168.	Plötzlicher Vorfall der Nabelschnur nach vergeblichem Thornschen Eingriff	228
169.	Gesichtslage. Einschneiden des Gesichts.	231
170.	Schädel nach Geburt in Gesichtslage	232
171.	Durchtritt des Kopfes bei vorderer Hinterhauptslage	234
172.	„ „ „ hinterer Hinterhauptslage	234
173.	„ „ „ „ Vorderhauptslage	234
174.	„ „ „ „ Gesichtslage	234
175.	„ „ „ Stirnlage	235
176.	Gesichtslage, Kinn hinten	236
177.	Wendung bei Gesichtslage	238
178.	Wendung bei Gesichtslage, beim Tieferziehen des Füßchens gibt der Kopf allmählich die Deflexion auf	239
179.	Stirnlage, Hasenscharte. Größtes Planum noch über dem Beckeneingang. Kopfgeschwulst fest auf dem Beckenboden	243
180.	Graphische Darstellung der abwartenden Methode und der Schnellentbindung bei Eklampsie	251
181.	Eklampsie. I. Lage. Kopf fest auf dem Beckeneingang. Portio erhalten. Aeußerer Muttermund fest geschlossen. Am Ende der Schwangerschaft	256
182.	Eklampsie. Muttermund zweimarkstückgroß	257
183.	Eklampsie. Portio noch nicht ganz verstrichen. Cervix fingergliedlang, für drei Finger durchlässig. Vorderscheitelbeineinstellung	258
184.	Eklampsie. Cervix erhalten, für 2 Finger durchlässig. Etwa dreifingergliedlang. Blase vor ½ Stunde gesprungen. Kopf im Beckeneingang	259
185.	Eklampsie. Gesichtslage. Gesicht auf dem Beckenboden. Gesichtslinie im geraden Durchmesser. Kinn nach vorn gedreht	260

Figur		Seite
186.	Eklampsie. Unvollkommene Steißlage. Steiß fest unterhalb der Spinalebene	261
187.	Eklampsie. Hinterscheitelbeineinstellung	262
188.	Gummikeil für Eklamptische	265
189.	Der Metreurynter liegt gut in der Gebärmutter	268
190.	Einfacher Metreurynterschnitt	269
191.	Metreuryse. Rigidität des Muttermundes. Inzisionen auf dem Metreurynter (Dührssen)	270
192.	Dilatation mit 2 Fingern	273
193/194.	Demonstration der Gewalt des Bossischen Dilatators gegenüber dem weichen Zug des Metreurynters	274
195.	Bossischer Dilatator. Richtige Lage	276
196.	Bossischer Dilatator. Falsche Lage	277
197.	Handgriff der Siegemundin	279
198.	Bildung einer Wendungsschlinge	279
199.	Schematische Darstellung der verschiedenen Formen der Placenta praevia	287
200.	Placenta praevia partialis. Die Blase wird mit der Kugelzange gesprengt	289
201.	Wirkung des Blasensprunges hierbei	289
202.	Placenta praevia partialis. Cervix geschlossen	292
203.	Wirkung des Druckes von unten hierbei mit dem Kolpeurynter	292
204.	Die mit dem Metreurynter armierte Zange sprengt mit ihrer Spitze die Eiblase	293
205.	Metreurynterzange	293
206.	Placenta praevia partialis mit eingelegtem Metreurynter	294
207.	Placenta praevia centralis. Querlage	296
208.	Derselbe Fall. Wendung nach Braxton Hicks	297
209.	Derselbe Fall. Fötus gewendet	298
210.	Placenta praevia partialis. Fußvorfall bei Schädellage	300
211.	Karzinom und Schwangerschaft	303
212.	Touchierbefund bei Placenta praevia totalis	304
213.	Touchierbefund bei Carcinoma cervicis	304
214.	Touchierbefund bei Anencephalus	304
215.	Myom, Placenta praevia vortäuschend	305
216.	Touchierbefund bei obigem Fall	306
217.	Vorliegen der Nabelschnur bei stehender Blase	313
218.	Vorfall der Nabelschnur und Blasensprung	314
219.	Knieellenbogenlage bei Nabelschnurvorfall	316
220.	Beckenhochlagerung nach Abrahams	317
221.	Beckenhochlagerung nach Liepmann	317
222.	Richtiges Einführen des Trachealkatheters	320
223.	Falsches Einführen des Trachealkatheters	321
224.	Künstliche Atmung nach Prochownik	322
225.	Arm- und Nabelschnurvorfall bei abgewichener Schädellage	325
226.	Placenta accreta	326
227.	Schwierige manuelle Lösung der Placenta	326
228.	Normale Lösung der Placenta. Duncanscher Modus	327
229.	Schultzescher Modus	327
230/232.	Schultzes Mechanismus der Ausstoßung der Placenta	328/329
233/235.	Duncans Mechanismus der Ausstoßung der Placenta	330/331
236.	Uterusruptur. Rißstelle im Bandlschen Ring	336
237.	Uterusruptur; Riß seitlich gelegen	337
238.	Fundusruptur	338

XXIV Verzeichnis der Abbildungen.

Figur		Seite
239.	Quere Abreißung der Lippe	339
240.	Violente Ruptur, durch instrumentelle Cervixdilatation entstanden	339
241.	Perforation des Scheidengewölbes des Uterus mit der Zange	340
242.	Hydrocephalus, Auszichungserscheinungen, Schädellage	343
243.	Meningocele als Geburtshindernis	345
244.	Anlegen der Zange hierbei	345
245.	Vagina septa als Geburtshindernis	348
246.	Anlegen der Zange hierbei	348
247.	Auf dem Septum reitender Fötus	349
248.	Haematoma vulvae intra partum im Sagittalschnitt	351
249/252.	Verschiedene Formen des Haematoma vulvae	352/353
253.	Zwillingsgeburt. I. in Schädellage. II. in Querlage. Placenta praevia partialis	361
254.	Dasselbe nach der Geburt des ersten Zwillings	361
255.	Kombinierter Handgriff des Verfassers	363
256.	Eihäute bei Zwillingen	364
257.	Temperaturabfall nach dem Sprengen der Blase	368
258/262.	Sphygmogramme der Fälle 48 und 49 bei Herzfehler und Geburt	373/374
263.	Abort-Uterus. Fötus ausgestoßen. Placenta adhärent. Cervix für 2 Finger durchlässig	377
264.	Uterus im 3. Monat der Gravidität. Blutung bei geschlossener Cervix	378
265.	Tubargravidität, dargestellt im gynäkologischen Phantom des Verfassers	379
266.	Freilegen der Portio. Anhaken der vorderen Lippe	381
267.	Große Bummsche Curette in Tätigkeit	382
268.	Perforation mit der dünnen Curette bei Retroflexio uteri gravidi	383
269.	Sondierung. Handhaltung	384
270.	Uterusperforation	385
271.	Zurücklassen des ganzen Eies nach Curettage ohne Dilatation	387
272.	Laminaria zu tief eingeführt	388
273.	Laminaria zu wenig eingeführt	388
274.	Laminaria zum Einführen mit der Collinschen Zange gefaßt	390
275.	Alte Ruptur	391
276.	Verletzung von Gebärmutter und Darm durch die Wintersche Kornzange	392
277.	Cervixriß, entstanden bei forcierter Dilatation	393
278.	Kornzange zur Herausleitung des abgerissenen Kopfes eingeführt, faßt statt des Kopfes Uterusmuskulatur	394
279.	Dilatation mit Hegarschen Stiften	396
280.	Einführen eines dicken Laminariastiftes und Scheidentamponade nach vorheriger Dilatation mit Hegarstiften bis Nr. 8	397
281.	Sekretröhrchen zur Uterusspülung verwandt	397
282.	Perforation des Scheidengewölbes mit dem Finger bei Ausräumung des Abortes. Man sieht das prolabierte Ovarium	399
283.	Naht dieser Verletzung	399
284.	Myom, eine Schwangerschaft vortäuschend	402
285.	Muttermund oberhalb des Promontoriums nach Vaginofixur	403
286.	Muttermund oberhalb der Schoßfuge nach Ventrifixur	404
287/288.	Phantomeinlagen des Verfassers	407/408
289.	Phantomeinlage in situ. Uebung der Metreuryse im Phantomkurs	409
290/292.	Das Kamannsche Phantom	410

I. Vorlesung.

Meine Damen und Herren! Sie sind mit geburtshilflichen Vorlesungen, theoretischen und praktischen, mit geburtshilflichen Kursen und Phantomübungen hinreichend belastet. Und ich sehe es Ihren fragenden Augen an: Nun noch diese Vorlesung unter einem neuen Namen „geburtshilfliches Seminar"?

Wie in jedem Fache der praktischen Medizin, so sind auch in der Geburtshilfe zwei Komponenten nötig, die erst den Arzt zu selbständigem Handeln befähigen: Das Wissen und das Können. Fast in jedem Semester behandelt mein verehrter Lehrer, Herr Geheimrat Bumm in klassischen Worten dieses Thema vor Ihnen. Das Können, d. h. die technische Fertigkeit, die notwendig gewordenen geburtshilflichen Operationen auszuführen, dieses Können, das wissen Sie, kann niemals in Vorlesungen gelehrt werden. Technik erfordert Uebung, und Uebung kann man nur in eigenen Versuchen erwerben, in den Phantomkursen und in den Polikliniken unter Leitung des Lehrers.

Aber auch das geburtshilfliche Wissen ist keine leichte Kunst. Während Sie in den meisten andern Zweigen der Medizin durch Abwarten, durch Darreichung irgend eines indifferenten Mittels Zeit gewinnen können, bis Sie Ihrer Diagnose sicher sind, in der praktischen Geburtshilfe gibt es keine Zeit zu verlieren, wenn nicht Mutter und Kind Schaden leiden sollen. Offenbarer wie in jedem andern Zweig der Medizin liegen hier Ihre Fehler auch dem Laien klar vor Augen und die Kritik einer in ihrem Fach erfahrenen Hebamme kann oft dem jungen Arzt verderblich werden und ihn um Ansehen und um die frisch begründete Praxis bringen.

Wenn der erfahrene Geburtshelfer an das Bett der Kreißenden tritt, wenn er nach gewissenhafter und gründlicher Untersuchung die Diagnose gestellt hat, so überlegt er sich, was er in dem speziellen Fall tun soll. Und in seiner Erinnerung ziehen gleichartige, ähnliche Fälle vorüber: der Erfolg bei dem einen zeigt ihm, daß er richtig gehandelt hat, der Mißerfolg bei dem andern hat ihm, wenn er ehrlich ist, manche gute Lehre erteilt, die oft um so fester in seinem Gedächtnis haftet, als sie ihm traurige, schwere, sorgenreiche Fälle in die Erinnerung zurückruft. Ganz anders der Anfänger. Er stellt ebenfalls zuerst die Diagnose. Nehmen wir einmal an, es handelt sich um eine Placenta praevia und nun denkt er an sein Lehrbuch, oder er blättert in seinem Vademecum nach und findet dort hintereinander aufgezählt eine Reihe von Eingriffen, den Blasenstich, die Metreuryse, die Wendung nach Braxton Hicks, den vaginalen oder gar den klassischen Kaiserschnitt. Sein Wissen verwirrt ihn mehr als es ihm nützt.

Hier soll das „geburtshilfliche Seminar" helfend einsetzen. Es soll ihm individuell verschieden behandelte Einzelbilder in das Gedächtnis zurückrufen und soll so dem jungen Geburtshelfer das geben, was der alte Geburtshelfer besitzt: **Die Erfahrung des Einzelfalles.**

Ein Seminar aber, meine Damen und Herren, ist keine Vorlesung. Der Lehrer allein kann hier nicht zum Ziele kommen, Ihrer regen Mitarbeit bedarf es, und Sie werden sehen, daß aus diesem Doppelspiel reicher Gewinn und besseres Verstehen resultieren wird.

Ich werde Ihnen in den nun folgenden Vorlesungen Einzelfälle geben, die ich selbst in der Klinik, Poliklinik und in meiner Privatpraxis behandelt habe, und Sie sollen dann, nachdem Sie vom Stand der Geburt, der Diagnose und häufig auch von der sozialen Lage und dem Milieu der Kreißenden Kenntnis genommen haben, Ihre eigene Ansicht äußern, was zu tun ist und was Sie für das Beste halten. Dadurch, daß Sie mir Ihre Antworten schriftlich geben, sind Sie von jeder Verlegenheit und Unannehmlichkeit befreit, und Sie werden sehen, daß wir beide, Lehrer wie Lernende, aus diesem Modus manche Vorteile und Anregungen schöpfen werden:

"Longum iter est per praecepta, breve et efficax per exempla."

Fall 1.

Name, Alter, Para: Frau H., 21 Jahre, I para.
    Meldung der Hebamme: Enges Becken. Geburt geht nicht vorwärts.
Anamnese: Rachitis, mit 3 Jahren laufen gelernt.
    Frühere Entbindungen: —
    Letzte Regel: 20. Oktober.
    Schwangerschaft: In den ersten Monaten leichtes Erbrechen, sonst gut.
    Wehenbeginn ⎱ 2. August,
    Blasensprung ⎰ Gleichzeitig, 14 Stunden vor Ankunft des Arztes.
Status: Brachycephaler Schädel. Schmelzdefekte an den Schneidezähnen.
    Skelett: Kurze obere, verkrümmte untere Extremitäten.
    Temperatur: 36,5.
    Puls: 80. **14 Stunden nach Wehenbeginn.**
    Aeußere Untersuchung: Beckenmaße: Sp. 27. Cr. 27. Tr. 32. Conj. ext. 17. Conj. diag. nicht mehr zu messen. Fundus uteri 3 fingerbreit unter dem Processus. Rücken rechts, kleine Teile links: Kopf fest im Beckeneingang.
    Besonderes: Keine Druck- oder Ausziehungserscheinungen.
    Herztöne: 120, rechts unterhalb des Nabels.
Innere Untersuchung: Scheide weich und dehnbar.
    Muttermund: Handtellergroß.
    Vorliegender Teil: Kopf. Pfeilnaht quer, kleine Fontanelle rechts, große Fontanelle links, etwas gesenkt.
    Stand des vorliegenden Teils im Beckenraum: Fest im Beckeneingang, starke Kopfgeschwulst, die Conj. diag. infolgedessen nicht mehr zu messen.
Wehentätigkeit: In regelmäßigen Abständen und kräftig.
    Es wird beschlossen, die Geburt weiter zu beobachten.
    16$^1/_2$ Stunden nach Wehenbeginn:
Zweite Untersuchung: Aeußerer Befund wie vorher.
    Innerer Befund: Muttermund vollständig. Kopf in beginnender Konfiguration im Beckeneingang. Pfeilnaht quer, keine Obliquität. Die sehr starke Kopfgeschwulst reicht bis zum Beckenboden[1]).
Therapie: ?

Antworten der Hörer.

5 sind für Zange ohne Angabe der Indikation.
2 sind für Zange; Indikation: Enges Becken, lange Dauer der Geburt, insbesondere der Austreibungsperiode.
1 ist für Zangenversuch, eventuell Perforation.
1 ist für Wendung.
2 sind für Symphyseotomie.
2 sind für Hebosteotomie.
1 ist für vaginalen Kaiserschnitt.
1 ist für klassischen Kaiserschnitt.
1 ist für Abwarten, da keine Indikation von seiten der Mutter oder des Kindes vorhanden ist.

---

[1]) Nach Ansicht des Praktikanten stand der Kopf schon auf dem Beckenboden (Verwechselung der Kopfgeschwulst mit dem Schädel).

Meine Damen und Herren! Wir sehen aus dem ersten Ergebnis unserer Uebungen, wie recht ich mit meinen einleitenden Worten hatte. Der Begriff „enges Becken" hat in dem Gehirne des jungen Geburtshelfers zahlreiche Assoziationsbahnen mit allen möglichen operativen Maßnahmen ausgelöst, und ich bin sicher, daß Sie diesen Fall nach einer dieser verschiedenen Möglichkeiten beendet hätten, wenn zufällig diese Entbindung die erste in Ihrer Praxis gewesen wäre.

Nur einer von Ihnen hat sich überhaupt die **wichtigste Frage** gestellt, die man sich vor jeder Operation stellen muß, und die ich Sie bitten möchte, bei allen folgenden Aufgaben recht genau zu beantworten: **Ist überhaupt eine Indikation zum Eingriff gegeben?** Die Indikation zum Eingriff muß nun in diesem Falle strikte verneint werden. Weder die Mutter befindet sich in Gefahr, noch das Kind. Der Puls der Mutter ist ruhig, voll, 80 in der Minute, die Temperatur beträgt 36,5. Die Herztöne des Kindes sind regelmäßig, 120 in der Minute, und deutlich auf der rechten Seite unterhalb des Nabels hörbar. Irgendwelche Symptome, die bei längerdauernden Geburten und engem Becken sonst in Frage kämen und über die wir noch bei anderen Fällen zu sprechen haben werden, fehlen gänzlich. Nichts von Ausziehungserscheinungen, die, wie wir wissen, der Uterusruptur vorangehen und die sich außer an dem schon bei der bloßen Betrachtung des Leibes der Kreißenden sichtbaren Höhersteigen des Kontraktionsringes, an dem Hinaufschnellen der Temperatur, der Beschleunigung des Pulses, dem ängstlichen, unruhigen Benehmen der Kreißenden, der starken Druckempfindlichkeit des Leibes und der Spannung der Ligamenta rotunda kund tun. — Nichts von Drucksymptomen, die durch das Aufpressen des Kopfes auf den Muttermund und die Blase zustande kommen und die sich kennzeichnen an der Einklemmung der vorderen Muttermundslippe, an blutigem Urin, an Oedemen und heftigen Schmerzen der Kreißenden. Ich glaube, nach diesen kurzen Ausführungen wird es Ihnen klar sein, daß sich weder Mutter noch Kind in Gefahr befinden, und die einzige Gefahr ihnen beiden durch die Ungeduld des jungen, nur allzu operationsfreudigen Arztes droht.

Andere Indikationen aber als eine Gefahr für die Mutter oder eine Gefahr für das Kind gibt es für den Geburtshelfer nicht. Weder das „enge Becken" als solches, noch die „lange Dauer der Geburt", wie einer von Ihnen meint, kann als eine berechtigte Indikation angesehen werden. Uebrigens ist ja die Dauer der Geburt in diesem Falle durchaus keine überaus lange. Nach der Statistik von G. Veit beträgt sie bei Erstgebärenden etwa 20 Stunden (bei Mehrgebärenden etwa 12 Stunden), nach Ahlfeld sogar 20—24 Stunden. Und wenn nun auch Bumm — wie Sie wissen — die Geburtsdauer nach einer von ihm vorgenommenen Statistik kürzer berechnet, nämlich 15 Stunden (bzw. 10 Stunden bei Mehrgebärenden), so dürften Sie doch bei unserer Kreißenden nicht außer acht lassen, daß hier ein pathologischer Fall vorliegt.

Erstens handelt es sich um einen vorzeitigen Blasensprung und zweitens um ein enges Becken. Eine außerordentlich häufig vorkommende Komplikation. Sie wissen — und ich sage das nur für die Anfänger unter Ihnen —, daß der Blasensprung in der Regel erst dann erfolgt, wenn die Blase ihre Funktion erfüllt hat. Ihre Funktion, die langsame und schonende Erweiterung des Muttermundes, hat sie aber erst dann erfüllt, wenn das Orificium externum vollständig erweitert ist (Figur 1). Mit der völligen Eröffnung des Muttermundes aber hört die Eröffnungsperiode auf und die Austreibungsperiode, die fälschlicherweise einer von Ihnen vom Blasensprung an rechnet, nimmt ihren Anfang. Besser als viele Worte zeigen Ihnen die umstehenden Skizzen die Wirkung der erhaltenen Fruchtblase und die schädliche Wirkung des vorzeitigen Blasensprungs. Sie sehen in Figur 2, wie die Blase trichterförmig, und wie die Pfeile es Ihnen zeigen, allseitig den Zervikalkanal dehnt, und Sie sehen ferner, wie die Dehnung durch die Blase in demselben Sinne wirkt, wie die durch die Wehen hervor-

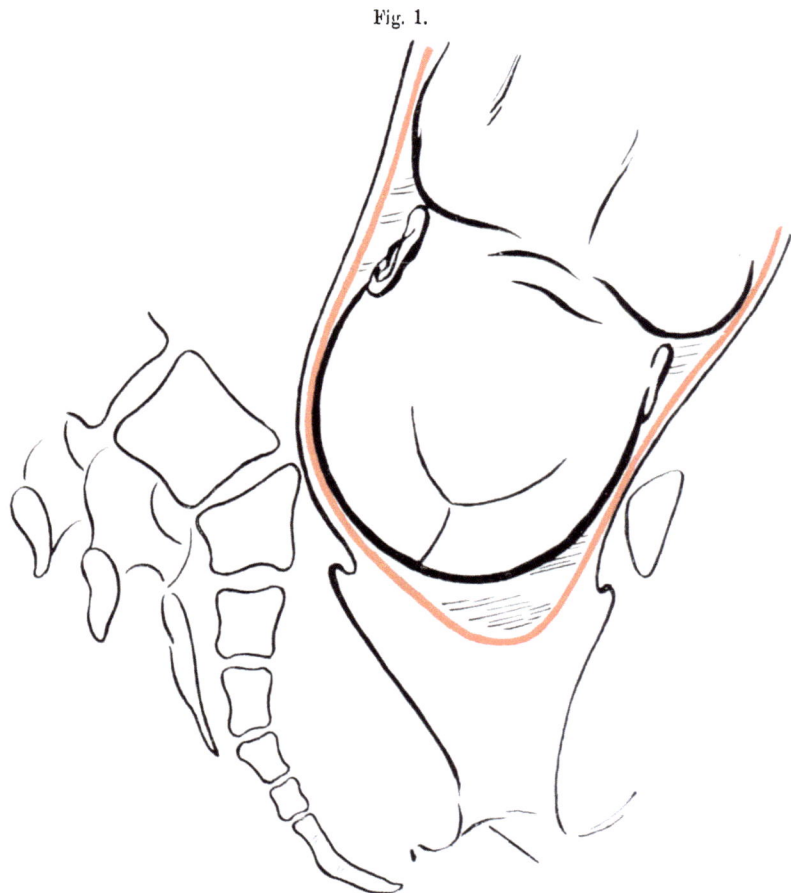

Fig. 1.

Muttermund fast völlig erweitert. Blase sprungfertig.

gerufene Muskelbewegung. Der Muskelschlauch des Uterus zieht sich gewissermaßen über der vordringenden Blase zurück, wie ein Gummifingerling, in dem beim Touchieren in der Spitze ein Loch entstanden ist. Und nun vergleichen Sie mit diesem Mechanismus den Vorgang bei vorzeitig geborstener Blase (Figur 5). Statt der weichen Blase drängt hier der Kopf gegen den spaltförmigen inneren Muttermund an, ihn eher zusammenpressend als ihn erweiternd. Der Zug der Muskelfasern, der hier wie oben natürlich in gleicher Weise funktioniert, wird nicht unterstützt, im Gegenteil, der Kopf wirkt als harte, kräftige Bremse; und es gehört erst eine lange, vermehrte Wehentätigkeit dazu, diese Bremswirkung zu überwinden. In manchen Fällen müssen wir dann künstlich eingreifen und ich werde Ihnen geeigneten Ortes zeigen, welche Methode meines Erachtens die beste und der natürlichen Blasenwirkung ähnlichste ist. Wollen Sie sich den Mechanismus bei vorzeitig gesprungener Blase mechanisch recht klar machen, so tun Sie dieses am besten in dieser Weise: Ich öffne die Tür, so daß nur ein kleiner Spalt entsteht. Durch diesen Spalt stecke ich den Daumen und Zeige-

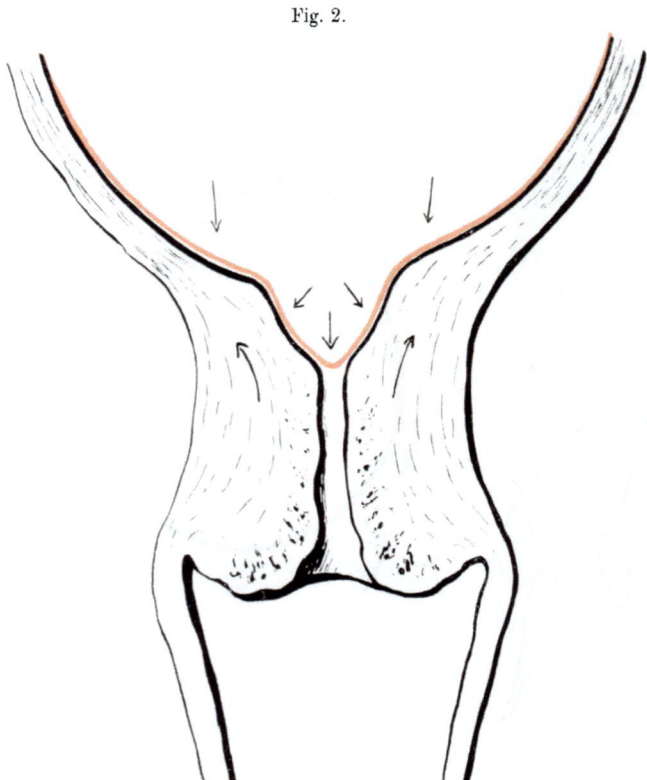

Fig. 2.

Wirkung der Blase zur Erweiterung der Cervix. (Vgl. Text S. 5.)

finger meiner Hand; indem ich die beiden Finger spreize, öffnet sich leicht die Tür (Figur 3). Jetzt nehme ich statt dieses leichten doppelseitigen, in richtigem Sinne ausgeübten Druckes einen kugelförmigen Gegenstand, etwa diesen Kindesschädel, und versuche, ihn auf den Spalt legend, durch Druck die Tür zu öffnen: Sie sehen, es gelingt mir nicht (Figur 4) und wären Türrahmen und Türkante statt aus Holz, aus einem weichen, elastischen Gewebe, so würde durch den Druck mit diesem harten, kugeligen Gegenstand eher ein Verschluß des Spaltes als ein Oeffnen resultieren. Vergleichen Sie mit diesem einfachen Vorgang die Skizzen Figur 2 und Figur 5, so sehen Sie, daß dem Spreizen der beiden Finger die Richtung des Blasendrucks

Fig. 3.

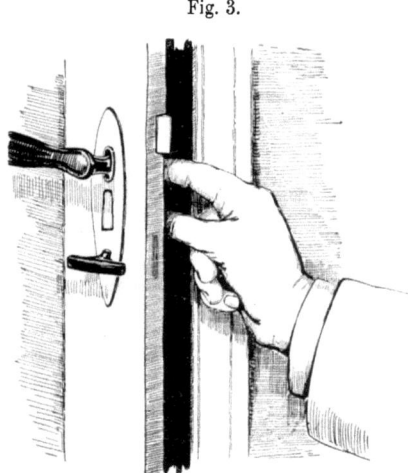

Die Finger stellen an der leicht geöffneten Tür die Wirkung der Fruchtblase dar. (Text S. 6.)
(Aus Liepmann, Die Frau. 1914. Union, Deutsche Verlagsgesellschaft, Stuttgart.)

Fig. 4.

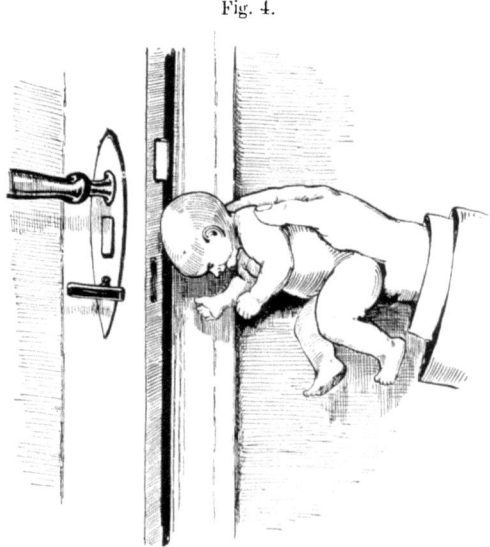

Statt der Finger (Fig. 3) ist ein harter, kugeliger Teil, der Schädel einer Phantompuppe, gewählt.
(Text S. 6.)
(Aus Liepmann, Die Frau. 1914. Union, Deutsche Verlagsgesellschaft, Stuttgart.)

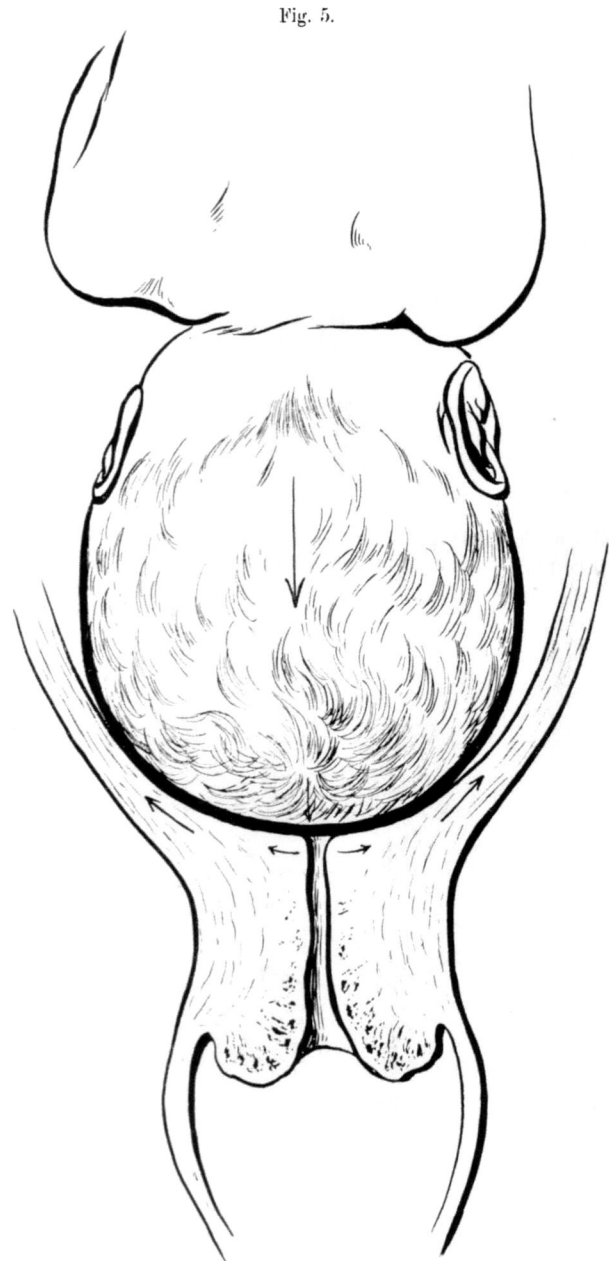

Fig. 5.

Erschwerte Erweiterung bei vorzeitigem Blasensprung. (Vgl. Text S. 6 und 9.) (Schematisch.)

entspricht; die Wirkung ist allseitig und eröffnet daher leicht in richtigem Sinne. In Figur 5 aber steht der Druck des Kopfes direkt senkrecht zur Wirkung des Muskelzuges. In diesen Fällen kommt es leicht zu einer Einklemmung der vorderen Muttermundslippe, wie wir das an der Hand eines tragisch verlaufenden Falles in einer späteren Vorlesung besprechen werden.

Ich bin absichtlich auf diese einfachen Vorgänge so genau eingegangen, weil ich weiß, daß mechanische einfache Verhältnisse oft mißverstanden werden.

In unserem Falle aber haben die kräftigen und regelmäßigen Wehen es doch fertig gebracht, trotz des vorzeitigen Blasensprunges in $16^1/_2$ stündiger Geburtsarbeit den Muttermund vollständig zu erweitern. Und in dem gleichen Augenblicke, wo die Weichteile der Gebärmutter dem kindlichen Kopfe keinen Widerstand mehr leisten, drängt sich uns die Frage auf: Werden die knöchernen Teile des Beckens dem Kopfe den Durchtritt gestatten oder nicht? Diese Frage, meine Damen und Herren, wird Ihnen noch oft schwere Stunden machen, denn mit dem Augenblick, wo wir uns entscheiden abzuwarten, müssen wir uns klar sein, ob ein Abwarten hier wirklich am Platze ist. Mit anderen Worten, ob das Mißverhältnis zwischen dem kindlichen Kopf und dem mütterlichen Becken so groß ist, daß es die Naturkräfte nicht überwinden können. Wir haben in diesem Falle abgewartet und deshalb bin ich Ihnen Rechenschaft schuldig, warum wir glaubten, daß hier das Mißverhältnis nicht so groß war, daß wir uns zu einer eingreifenden Operation entschließen mochten.

Wie ich in das Gebärzimmer unserer Kreißenden eintrat, sah ich sofort, daß es sich wahrscheinlich um eine Rachitika handelte. Nicht die lange Geburtsdauer, sondern die Betrachtung ihres brachycephalen Schädels: an den Zähnen die charakteristischen Schmelzdefekte und bei weiterer Untersuchung der typische Rosenkranz an dem Brustskelett und die kurzen oberen Extremitäten ließen uns die Diagnose stellen. Bumm hat einmal an dieser Stelle gesagt: „Wenn ich die Arme einer Frau sehe, weiß ich schon, wie die Form und Größe ihrer Beine sind." So auch hier. Die unteren Extremitäten ebenfalls zu kurz; lassen Sie die Frau die Beine fest zusammenschliessen, so können Sie leicht zwischen die Knie Ihre Faust legen, was Ihnen bei einer Frau mit normalen geraden Extremitäten niemals gelingen wird (vgl. Figuren 94 und 95). Auch die Anamnese spricht für Rachitis, denn die im Zimmer überaus tätige Mutter der Kreißenden erzählt uns, daß ihre Tochter erst mit 3 Jahren laufen lernte und solche Säbelbeine hatte, daß man sie in der Schule oft mit der Frage ärgerte, ob ihr Vater denn Radmacher wäre.

Bei jeder Erstgebärenden, aber auch bei Mehrgebärenden, sobald auch nur der geringste Verdacht einer Beckenanomalie besteht, ist es Ihre Pflicht, sich über die Art der Beckenveränderung Klarheit zu verschaffen. Wissen Sie doch, wie verschieden die Prognose und Therapie bei den verschiedenen Beckenformen ist. Daher sagt der einfache Begriff „enges Becken" gar nichts und darf nur schlechten Hebammen gestattet sein. Der denkende Arzt sollte nur vom platt-rachitischen, einfach platten, allgemein verengten oder sonst einem pathologisch veränderten Becken reden.

Es kann nun nicht im Rahmen unserer Vorlesung liegen, Ihnen einen erschöpfenden Vortrag über die Anomalien des knöchernen Beckens zu halten. Das praktisch Wichtigste, das, was Sie bei keinem Falle unberücksichtigt lassen dürfen, möchte ich Ihnen kurz in die Erinnerung zurückrufen. Das wesentlichste Hilfsmittel bei der

Diagnose und Prognose des engen Beckens ist die innere Beckenmessung. Hinzu kommt zur weiterer Klärung unseres Befundes die äußere Messung, die wir — Sie dürfen mich nicht mißverstehen — schon aus äußeren Gründen in der Regel zuerst vornehmen. Eine große Zahl von Mitteilungen von Kollegen, die in der Praxis stehen, hat mich belehrt, daß viele von ihnen, da sie der äußeren Beckenmessung nur einen geringen Wert beimessen, einem Beckenzirkel in ihrem Geburtskoffer kein bescheidenes Plätzchen gönnen. Dem ist aber durchaus nicht so. Gerade der Praktiker soll auf die außerordentlich einfache und leicht durchzuführende äußere Beckenmessung niemals verzichten und statt vieler, unnützer und teurer Instrumente sich einen Beckenzirkel zulegen.

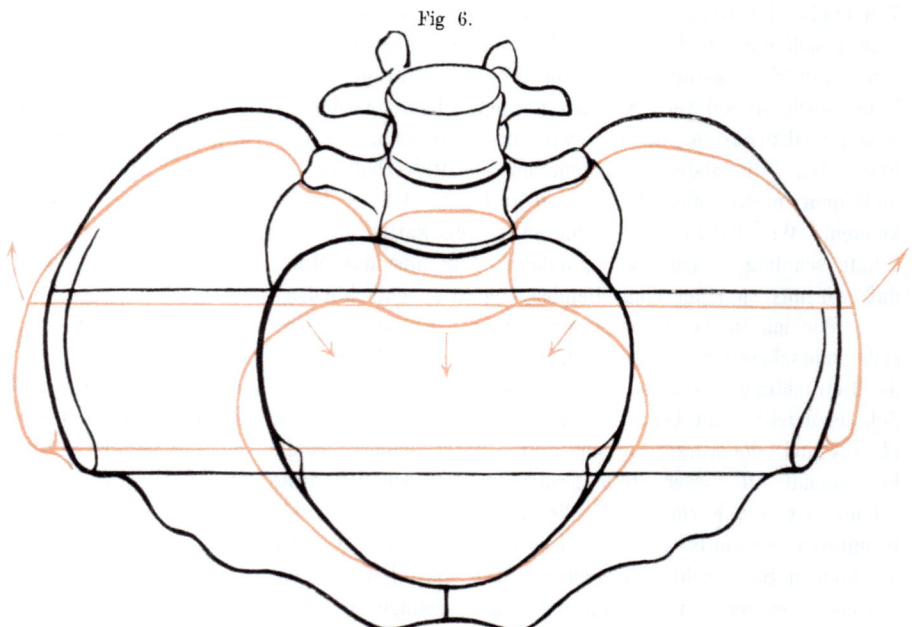

Fig 6.

Normales Becken: schwarz. Platt-rachitisches Becken: rot.

Als ich noch poliklinischer Praktikant bei Gusserow war, war das erste, was wir jungen Geburtshelfer uns kauften, ein Beckenzirkel, und diesem ersten Instrumente bin ich bis zum heutigen Tage treu geblieben.

Für den Praktiker kommen im allgemeinen nur 2 Beckenanomalien in Frage: das platt-rachitische und das allgemein verengte Becken. Ueber die viel selteneren anderen Becken werden wir gegebenenfalls zu sprechen haben. Wie liegen nun die Verhältnisse in unserem Falle?

Schon der einfache Vergleich der Distanz der Spinae mit der der Cristae lehrt uns, daß wir es hier mit einem platt-rachitischen Becken zu tun haben. Die beistehende Skizze (Fig. 6) zeigt Ihnen, wie dieser Zustand durch das Tiefertreten des Promontoriums und das starke Auseinanderklaffen der Darmbeinschaufeln zustande kommt. Das normale Becken ist in schwarzer, das platt-rachitische in roter Farbe eingezeichnet. Die Distanz der Trochanteren ist entweder normal oder sogar etwas vergrößert wie in unserem Falle. Die Conjugata externa von 17 cm weist uns wieder auf ein plattes Becken hin. Aber ich rate Ihnen gerade auf diese Messung nicht allzu viel zu geben, sondern lieber in solchen Fällen sofort die Conjugata diagonalis zu messen. Das haben wir auch in diesem Falle versucht, allein mit negativem Resultat! Der Kopf stand schon fest im Beckeneingang und die starke Kopfgeschwulst hinderte uns, mit gestreckten Fingern, wie es zur Messung nötig ist, an

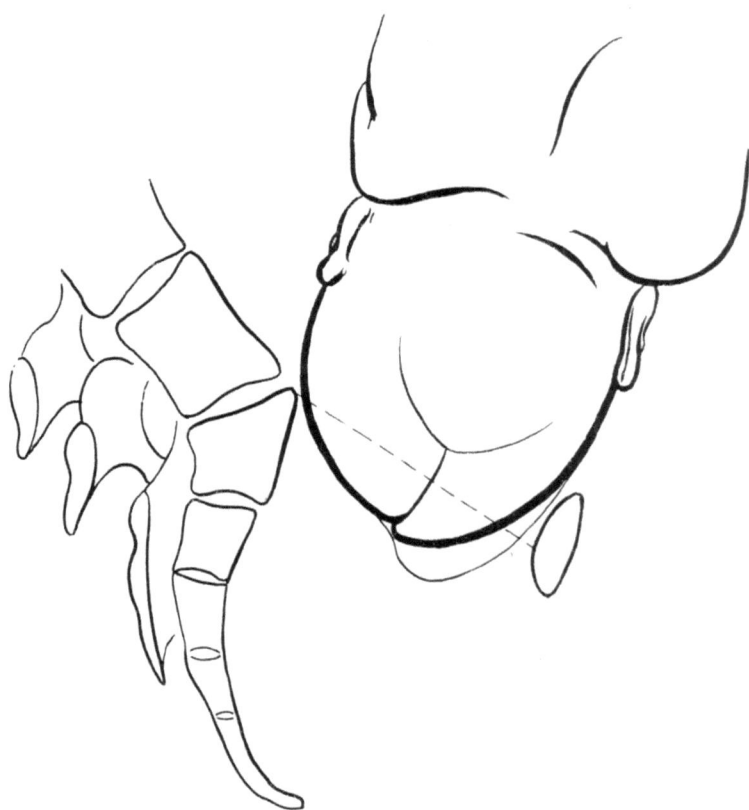

Fig. 7 (Fall 1).

das Promontorium zu gelangen. Gleichzeitig konnten wir nun aber bei dieser Untersuchung feststellen, daß das Mißverhältnis zwischen dem kindlichen Kopf und dem Becken kein allzu großes war, und zwar aus folgenden Gründen (vgl. hierzu die Skizze unseres Falles, Figur 7):

1. Der Kopf steht fest im Beckeneingang; wäre er zu groß oder wenig konfigurationsfähig, also zu hart, so würde er in diesem Stadium der Geburt sicherlich noch beweglich über dem Beckeneingang stehen und uns gestatten, das Promontorium zu erreichen und die innere Beckenmessung vorzunehmen.

2. Die Pfeilnaht verläuft quer von rechts (kleine Fontanelle) nach links (große Fontanelle). Ihr Abstand von der Symphyse und vom Promontorium ist nahezu

gleich groß. Die kleine Fontanelle steht annähernd in derselben Höhe wie die große Fontanelle. Nun wissen Sie, daß der Geburtsmechanismus beim platt-rachitischen Becken in dreifacher Hinsicht von dem Mechanismus beim normalen Becken abweicht: Erstens ist die Pfeilnaht andauernd und ausgesprochen quer gestellt.

Zweitens ist die Pfeilnaht der hinteren Beckenwand stark genähert (Vorderscheitelbeineinstellung).

Drittens pflegt sich die große Fontanelle frühzeitig zu senken und tiefer zu stehen als die kleine Fontanelle. Die Gründe, warum gerade dieser Mechanismus beim platt-rachitischen Becken so überaus häufig ist, habe ich Ihnen in dieser Tabelle zusammengestellt, weil sie auch für die Beurteilung unseres Falles von Wichtigkeit sind.

Geburtsmechanismus beim platt-rachitischen Becken.

	Mechanismus	Ursache
1.	Quergestellte Pfeilnaht.	Die platte Form des Beckeneingangs bietet nur in der queren Richtung genügenden Raum.
2.	Vorderscheitelbeineinstellung.	Durch den Hängebauch wird das hintere Scheitelbein an das Promontorium gepreßt und wird durch den erhöhten Widerstand dort zurückgehalten.
3.	Senkung der großen Fontanelle.	Der bitemporale Durchmesser findet leichter den Durchgang durch das verengte Promontorium als der biparietale größere Durchmesser.

Nun finden wir in unserem Falle außer der lange andauernden Querstellung des kindlichen Schädels keinerlei Abweichung von dem normalen Geburtsverlauf und können daraus ohne weiteres und mit Sicherheit den Schluß ziehen: Da weder eine Vorderscheitelbeineinstellung noch ein Tiefertreten des Vorderhaupts vorhanden, da ferner der Kopf fest in den Beckeneingang getreten ist, kann das Mißverhältnis zwischen Kopf und Becken nicht groß sein. Eine Gefahr für Mutter oder Kind liegt nicht vor, also werden wir abwarten.

Aber, meine Damen und Herren, so logisch nach unseren bisherigen Auseinandersetzungen auch diese konservative Behandlung erscheinen mag, in der Praxis bedürfen Sie der größten Energie und des sichersten Auftretens, um ihren wohlüberlegten Entschluß durchzusetzen. Die Hebamme, die meist nur ein Interesse hat, bald fortzukommen, wird Sie, besonders wenn Sie noch ein junger Anfänger sind, mit allen möglichen Ratschlägen bedrängen: „Herr Dr. Soundso macht in solchen Fällen eine Zange und der Kopf steht ja schon so tief." Hier ist ein energisches Auftreten am Platze. Sie zeigen der Hebamme, daß der Kopf noch hoch, d. h. im Beckeneingang, steht und nur die Kopfgeschwulst tief bis zur Beckenmitte, kenntlich an den beiderseits deutlich zu fühlenden Sitzbeinstacheln, reicht. Sie machen ihr klar, daß beim engen Becken und hochstehenden Kopf die Zange paßt, wie die Faust aufs Auge; denn da man ja bei hochstehendem Kopf die Zange nur so ungünstig wie möglich, nämlich über Stirn und Hinterhaupt, anlegen kann, erhöht man noch durch den Zangenzug das Mißverhältnis zwischen Kopf und Becken, indem die Zangenlöffel den Kindesschädel von vorn nach hinten zusammenpressen, seinen Querdurchmesser vergrößernd. Die Wirkung der normalen Wehenkraft auf den Kindesschädel, die zweckmäßige Konfiguration durch Uebereinanderschieben der Scheitelbeine zeigt Ihnen die Skizze Figur 8. Die unzweckmäßige Kompression durch den Zug der hohen Zange, die Vergrößerung des queren Durchmessers und die dadurch bedingte Erhöhung des Mißverhältnisses sehen Sie in Figur 9 dargestellt. Solche Zangen fördern nur tote Kinder mit zersplittertem Schädel zutage oder zerreißen den Beckenring der Mutter (Symphysenruptur).

Mit aller Ruhe und Entschiedenheit werden Sie ebenso die Angehörigen auf die nutzlose Gefährlichkeit einer Operation hinweisen, indem Sie sich bemühen, in populärer Form ihnen klar zu machen, daß jetzt eine glückliche Entbindung ohne Gefährdung des kindlichen und mütterlichen Lebens unmöglich ist. Ich halte gerade in der Geburtshilfe die Art und Weise, wie man mit der Kreißenden und ihrer Umgebung redet, für wichtig. Ein einfaches „nein" schreckt, ja erbittert die Arme, die unter

Fig. 8.   Fig. 9.

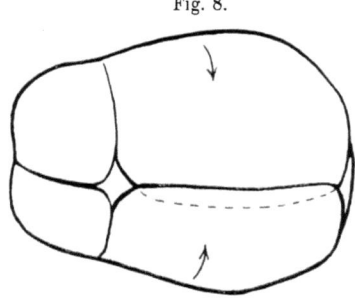
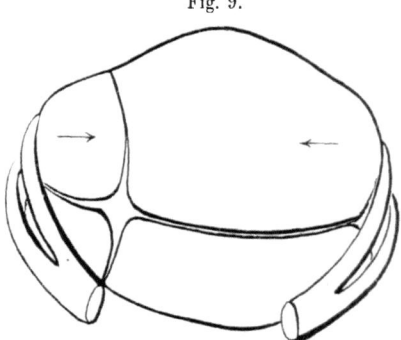

Konfiguration des Schädels bei spontanem Verlauf.   Ungünstige Konfiguration durch Anlegen der hohen Zange.

den fortdauernden Wehen leidet, deren ganze Gedanken sich an den einen Wunsch anklammern, erlöst zu sein. Mit aus diesem Grunde habe ich meine im Auftrag des Komitees für volkstümliche Kurse Berliner Hochschullehrer gehaltenen Vorträge: „Die Frau" der Allgemeinheit im Druck übergeben (Verlag Union, Deutsche Verlagsgesellschaft, Stuttgart 1914). Wer von Ihnen, meine Damen und Herren, diese Zeilen durchblättert, der wird — so hoffe ich — finden, wie eine verständige Aufklärung Erkenntnis fördert ohne zu schrecken, und wie durch diese Aufklärung dem Geburtshelfer sein ohne dies schon schweres Amt durch das jetzt vorhandene Verständnis erleichtert wird. Lassen Sie sich, meine Herren Kollegen, niemals die Zange in die Hand drücken, Sie werden sich und Ihre Ihnen anvertrauten Kranken dadurch vor manchem nicht wieder gutzumachenden Schaden bewahren!

So haben wir denn abgewartet und bei den guten Wehen der Kreißenden bald, schon nach $2\frac{1}{2}$ Stunden, gesehen, daß der Kopf sich konfiguriert und tiefer tritt (Figur 10). Beim engen Becken müssen Sie stets zwischen Eröffnungs- und Austreibungsperiode die Konfigurationsperiode berücksichtigen. Das ist diejenige Zeit, in der sich der Kopf der Beckenform anpaßt, sich gewissermaßen ummodelliert; die beistehenden Skizzen zeigen Ihnen, in welcher Art und Weise das geschieht, indem sich nämlich die Scheitelbeine übereinanderschieben und insbesondere das hintere Scheitelbein unter das vordere tritt.

³/₄ Stunden danach wurde ohne Dammriß ein gesunder, kräftiger Knabe von 50 cm Länge, 3120 g Gewicht geboren. Die kurze Austreibungsperiode ist für das platt-rachitische Becken, dessen Ausgang ja durch das zurückspringende Kreuzbein häufig weiter als normal ist, geradezu typisch.

Fig. 10 (Fall 1).

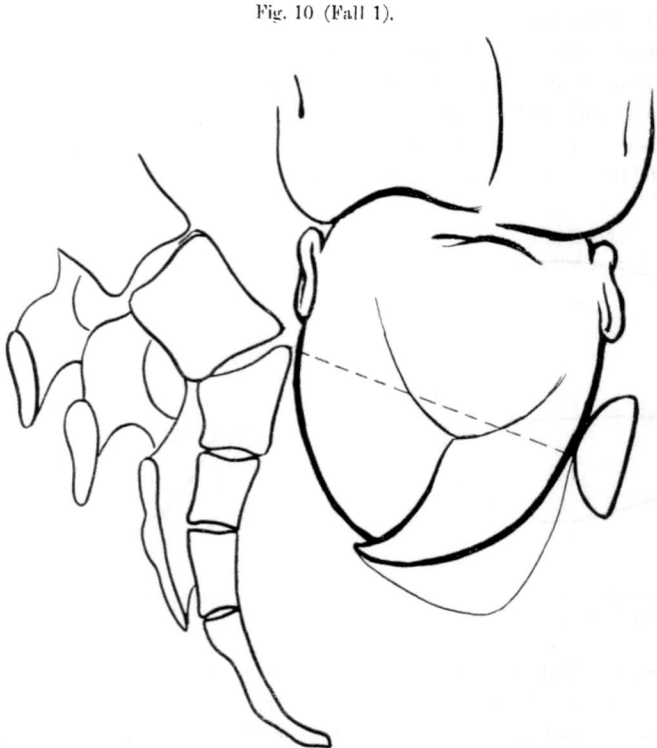

Der Kopf hat sich konfiguriert und ist tiefer getreten.

Die Zeit aber — diese 3¹/₄ Stunden — die wir ruhig gewartet haben, kann aus den angedeuteten Gründen für den Geburtshelfer wie für die Umgebung recht qualvoll sein. Hier haben sich in den letzten Jahren die Verhältnisse wesentlich geändert. Wir verfügen jetzt über wirklich vorzügliche, die Wehenschmerzen herabsetzende Mittel, andererseits aber auch über ein neues, höchst interessantes Präparat, die durch Narkotika oder aus anderen Gründen herabgeminderte Wehenkraft mächtig anzuregen. So halten wir heutzutage die kreißende Gebärmutter wie an einem Zügel, bald mildernd, beruhigend, abschwächend, bald sie zu stärkerer Tätigkeit anregend. Erst die Erfindung eines trefflichen Wehenmittels hat uns zum Herren der Situation gemacht. Und diese beiden für die moderne Leitung der Geburt so wichtigen Komponenten werden uns noch oft bei unseren Uebungen beschäftigen.

II. Vorlesung.

Meine Damen und Herren! Der Fall, den ich heute mit Ihnen besprechen möchte, wird Ihnen in vieler Beziehung Gelegenheit geben, sich an unsere letzte Entbindung zu erinnern.

Fall 2.

Name, Alter, Para: Frau A. T., 37 Jahre, Vpara.
    Grund der Meldung: „Enges" Becken.
Anamnese: Rachitis? Weiß nicht, wann laufen gelernt.
    Frühere Entbindungen: Immer schwierige und langdauernde Geburten. 3 mal von demselben Arzt Zange, tote Kinder. Eine Geburt (2.) spontan; kleines schwächliches Kind, das im ersten Lebensjahr starb.
    Letzte Regel: Mitte September.
    Schwangerschaft: Ohne Besonderheiten.
    Wehenbeginn: 28. Juli.
    Blasensprung: Noch nicht erfolgt.
    Ankunft des Arztes: 28. Juli, 3 Stunden nach Wehenbeginn.
Status: Brachycephaler Schädel. Kleine, untersetzte Frau.
    Temperatur: 36,7.
    Puls: 84.
Aeußere Untersuchung: Sp. 28, Cr. 29, Tr. 32, C. ext. 18. C. diag. 10,5. C. vera 8,5—9.
    Michaelissche Raute fast dreieckig. Fundus uteri handbreit unter dem Processus. Rücken links, kleine Teile rechts. Kopf auf die rechte Darmbeinschaufel abgewichen.
    Herztöne: 130, links unterhalb des Nabels.
Innere Untersuchung: Starke Varicen an den äußeren Genitalien.
    Scheide: Sehr weit, dehnbar, leichter Descensus.
    Portio: Erhalten. Cervix: 2 fingergliedlang, für 1 Finger durchgängig. Blase prall gespannt.
Therapie: ?

Antworten der Hörer.

1 klassischer Kaiserschnitt.
4 Hebosteotomie.
3 Wendung nach Braxtons Hicks ohne besondere Angaben.
2 Metreuryse, dann Wendung.
2 Abwarten, nach völliger Eröffnung Wendung.
3 Abwarten, Zange.

Meine Damen und Herren! Unter den eingelaufenen Antworten möchte ich zuerst diejenigen besprechen, die sofort eine aktive Therapie befürworten. Einer von Ihnen will sogar den klassischen Kaiserschnitt an unserer Kreißenden ausführen. Nun gebe ich zu, daß in diesem Falle die Zeit zur Ausführung des klassischen Kaiserschnittes richtig gewählt ist, denn die Blase steht noch, die Wehentätigkeit hat eben begonnen und eine Infektion der Mutter liegt, nach Puls und Temperatur zu urteilen, nicht vor. Aber bevor wir überhaupt an eine so eingreifende Operation denken, die überdies nur im allergrößten Notfall, wenn nämlich keine Klinik zu erreichen ist, im Privathaus ausgeführt werden soll, bedarf es neben einer absoluten Indikation und der Einwilligung der Kreißenden einer Technik, die allen Anforderungen einer exakten, aseptischen Laparotomie gerecht wird. Alle drei Momente scheinen uns aber in diesem Falle zu fehlen.

Die Conjugata beträgt nur 9 cm bzw. 8,5 cm, es handelt sich also um eine Beckenverengerung ersten, vielleicht zweiten Grades, und dementsprechend hat die Frau viermal ihre normalen ausgetragenen Kinder per vias naturales gebären können. Bei einer so geringen Beckenverengerung kann also weder der Kaiserschnitt aus absoluter noch der aus relativer Indikation in Frage kommen.

Bevor wir uns jedoch entscheiden, was zu tun ist, müssen wir, meine Damen und Herren, noch einmal ganz gründlich uns darüber zu orientieren suchen, wie groß der kindliche Schädel in diesem Falle ist. Im Gegensatz zu dem in der letzten Vorlesung besprochenen Falle ist der Kopf des Kindes hier abgewichen, er steht auf der rechten Darmbeinschaufel, eine weitere Komplikation, die beim engen Becken durchaus nicht selten vorkommt. Sie sehen den Befund, der sich uns bei der ersten Untersuchung bietet, in der beistehenden Figur 11. Das erste, was man bei abgewichener Schädellage immer zu tun hat, haben die meisten von Ihnen außer acht gelassen, die richtige Lagerung der Kreißenden! Durch das Abweichen des Schädels wird der eine Teil des Beckeneinganges offen gelassen; dieser bietet gewissermaßen einen Locus minoris resistentiae. Das Vorwasser steht dort mit dem übrigen Fruchtwasser in offener Kommunikation und Sie wissen, daß in solchem Falle beim Blasensprung leicht ein Ereignis eintreten kann, das dem Kinde schwere Gefahr bringt, der Nabelschnurvorfall. Diesem möglichst vorzubeugen und eventuell den Kopf zum Eintritt in den Beckeneingang zu veranlassen, dient die richtige Lagerung. Bei unserer Ankunft finden wir, wie sehr häufig, die Kreißende auf der falschen Seite liegend. Die alte, mit den Vorschriften des Hebammenlehrbuches nicht mehr vertraute Hebamme hat sich überlegt: Der Kopf ist nach rechts abgewichen, deshalb muß ich die Frau auf die linke Seite legen. Das ist nun aber grundfalsch; ein Blick auf unsere Skizze zeigt Ihnen, daß in diesem Falle der Steiß des Kindes nur noch mehr nach links herübersinken und der Kopf nur noch mehr nach rechts abweichen würde. **Aus diesem Grunde muß man die Frauen bei abgewichener Schädellage (auch bei abgewichener Steißlage) auf diejenige Seite lagern, nach der der vorliegende Teil abgewichen ist.** Wir haben nun die Kreißende auf die rechte Seite gelagert: trotzdem zeigt der Schädel keine Tendenz, in das Becken einzutreten. Schon dieser Mißerfolg mußte uns zu der Ueberzeugung drängen, daß es sich hier um ein wirkliches Mißverhältnis zwischen Kopf und Becken handelt, ganz anders als das Mißverhältnis im erst besprochenen Falle. Die Frau ist aber Fünftgebärende, und wir haben an den früheren Entbindungen einen gewissen Maßstab, in

Fig. 11 (Fall 2).

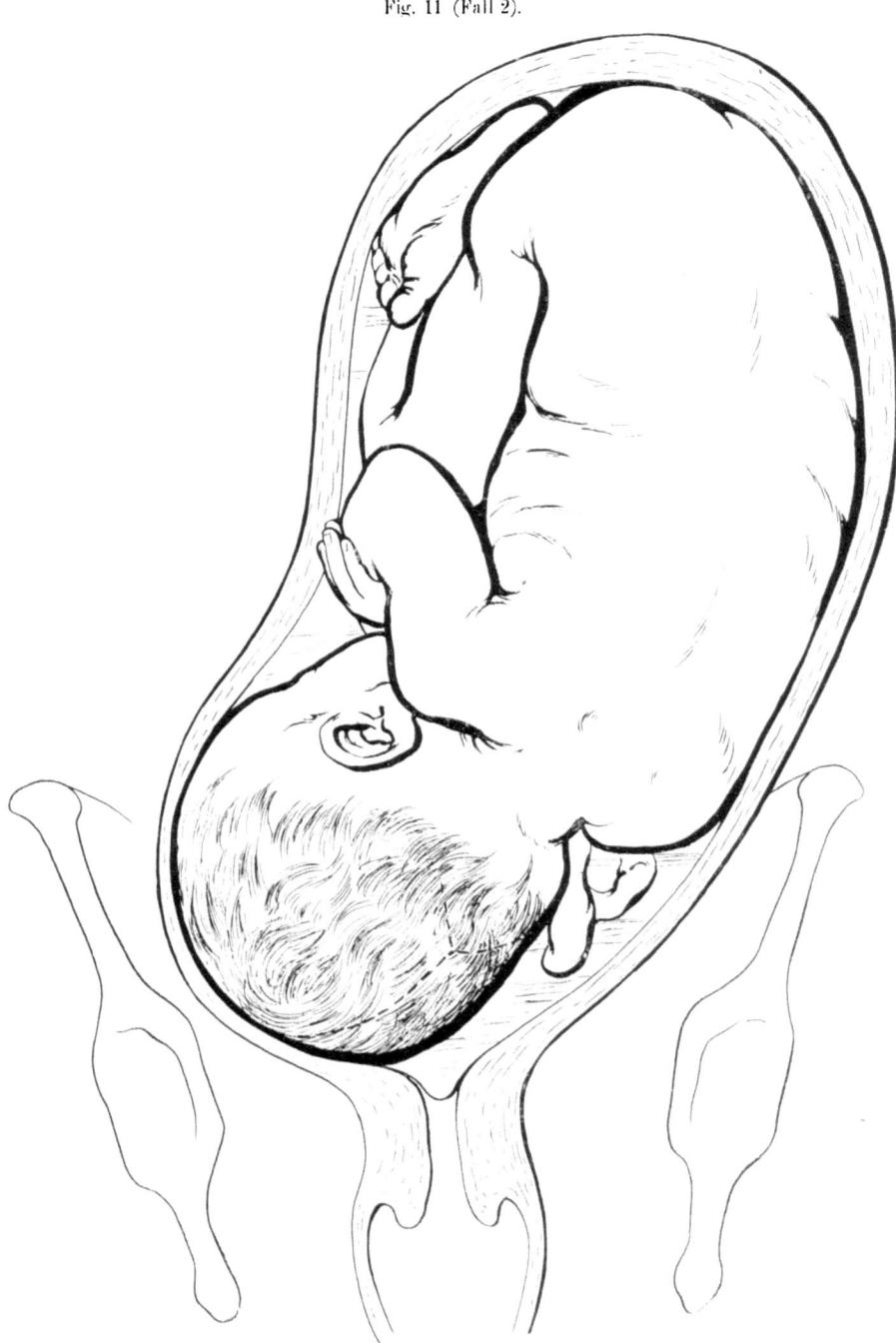

Fig. 12 (Fall 2).

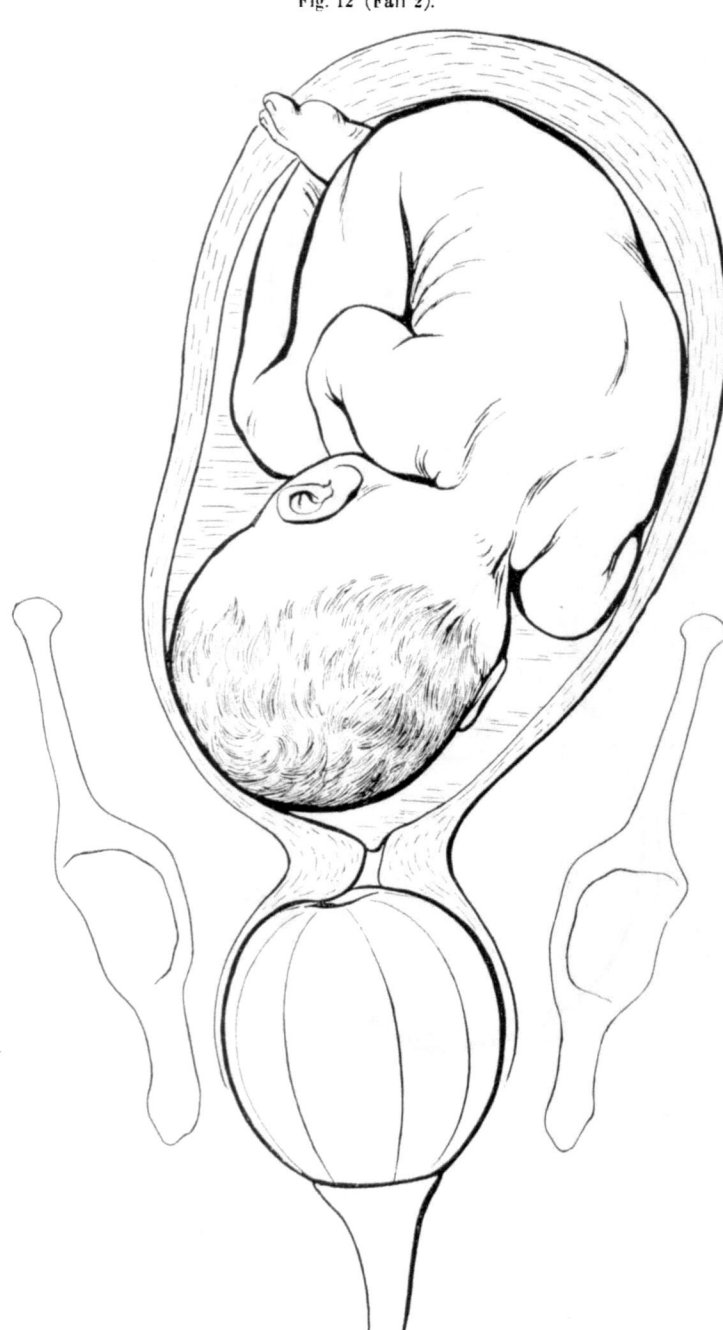

Mit eingelegtem „Schutzballon". (Vgl. Figur 11 mit dieser Skizze.)

welcher Weise wir hier die Entbindung zu leiten haben. Alle vorhergehenden Geburten waren Schädellagen, alle waren von sehr langer Dauer und dreimal konnte mit der Zange nur ein totes Kind zutage gefördert werden. Wir werden also durch die Anamnese direkt aufgefordert, zu versuchen, ob in diesem Falle leichter Beckenverengerung die Geburt in Beckenendlage nicht glücklicher vonstatten gehen wird. Sie wissen, daß man diese Methode mit dem Namen „prophylaktische Wendung" bezeichnet. Nun von einer prophylaktischen Wendung im strikten Sinne können wir hier nicht sprechen, da es sich ja um eine abgewichene Schädellage handelt, die den Gedanken an eine Wendung an sich nahelegt. Sobald wir aber in einem solchen Falle an eine Wendung denken, müssen wir uns zwei Fragen vorlegen; erstens: **wann ist der beste Zeitpunkt zur Ausführung der Operation? und zweitens: besteht überhaupt die Möglichkeit, den nachfolgenden Kopf schnell und unzerkleinert durch den Beckenkanal zu ziehen?**

Der beste Zeitpunkt für eine Wendung ist unzweifelhaft der Augenblick, wenn bei stehender Blase der Muttermund vollkommen erweitert ist. Wäre in diesem Falle bei meiner Ankunft die Blase geborsten — was dem Anfänger leicht bei unvorsichtigem Untersuchen passiert — dann allerdings wäre ich auch der Ansicht, die einige von Ihnen geäußert haben, gleich einzugreifen. Allerdings müßte man dann eine Erweiterung des Cervicalkanals mit dem Metreurynter nach Champetier de Ribes vorausschicken. Es ist mir unverständlich, wie Sie bei einem Cervicalkanal, der nur zwei Fingern den Durchgang gestattet, wenden wollen. Aber selbst wenn die kombinierte Wendung nach Braxton Hicks möglich wäre, selbst dann würde ich nicht Ihrer Meinung sein. Ist Ihnen in einem solchen Falle wirklich die Wendung gelungen, was immerhin schon eine weit größere Technik voraussetzt, als die Wendung mit der ganzen Hand, was dann, meine Damen und Herren? Wollen Sie gleich extrahieren und entweder der Mutter einen tiefen Cervixriß beibringen, oder schließlich fruchtlos von der Extraktion Abstand nehmen, weil sich der unerweiterte Muttermund ringartig um den kindlichen Hals zusammenschnürt? Oft haben nach solchen, zur Unzeit vorgenommenen Wendungen und Extraktionen Mutter und Kind ihr Leben lassen müssen, die Mutter an Verblutung und das Kind an Asphyxie bei der langandauernden und schwierigen Extraktion oder an einer Wirbelsäulenfraktur durch den starken Zug.

Wir werden also hier abzuwarten haben, bis der Muttermund vollständig erweitert ist und wir werden unsere ganze Aufmerksamkeit darauf verwenden, einen Vorfall von Nabelschnurschlingen oder kleinen Teilen zu vermeiden. Beides erreichen wir durch eine von Ahlfeld zweckmäßig als „Schutzballon" bezeichnete Blase. Ich verwende hierzu in der Regel den Kolpeurynter von C. Braun, den ich Ihnen hier ebenso wie den Metreurynter von Champetier de Ribes als zwei vorzügliche, oft zu brauchende Instrumente herumgebe (vgl. Figur 12 und Figur 34).

Die Einführung des Braunschen Ballons ist außerordentlich einfach. Bevor Sie anfangen, sich zu desinfizieren, legen Sie den Ballon in kochendes Wasser, aber so, daß er nicht auf dem Wasser schwimmt, sondern untertaucht, was Sie am besten dadurch erreichen, daß Sie ihn mit einigen Kocherschen Klemmen beschweren. Sind Sie genügend desinfiziert und haben Sie sich mit ausgekochten Gummihandschuhen versehen, dann lassen Sie von der Hebamme die Frau auf das Querbett legen, und waschen sie nun selbst in der üblichen Weise. Ich bin draußen in der Poliklinik von den Herren so oft verwundert gefragt worden, warum man sich zur Desinfektion der Kreißenden erst selbst desinfizieren müsse, daß ich hier ganz kurz darauf eingehen will. **Die wirklich gefährlichen Keime haften nicht an den Genitalien der Kreißenden, sondern an unsern Händen: daher besser gar keine Desinfektion der Kreißenden, als eine Desinfektion mit ungewaschenen Händen.** die eher gefährliche Keime heranführen als ungefährliche beseitigen wird. Eine Desinfektion der Scheide — am besten mit Sublimatlösung 1 : 1000 oder 2 % Lysol — die in vielen Kliniken, besonders aber in der Universitätsklinik in Würzburg (Direktor Geh. Hofrat Prof. Dr. Hofmeier) obligatorisch ist, halte ich im allgemeinen für überflüssig. Nur in den Fällen, in denen wir von der Güte des aseptischen Apparates nicht überzeugt sind, z. B. wenn eine untüchtige Hebamme vorher untersucht hat oder in Kliniken, in denen viele Studenten untersuchen, oder wenn kurz vor der Entbindung eine Kohabitation stattgefunden hat (Anfrage diskret an den Ehemann), ist m. E. eine vorherige Scheidenspülung mit den genannten Mitteln am Platze. Jetzt legen Sie selbst den Ballon aus dem kochenden Wasser in eine Schale, die mit kalter Lysollösung gefüllt ist, machen eine Lysolscheidenspülung und schieben den wie eine Zigarette zusammengelegten Ballon mit der rechten Hand in die Scheide bis hoch zur Portio hinauf, während die linke Hand die Schamlippen auseinanderhält. Schließlich wird der Ballon mit schwacher Lysol- oder Borsäurelösung mittels einer Kolpeuryntersprize oder im Notfall mit dem Irrigator gefüllt und das Schlauchende zugebunden, wenn der Ballon prall gefüllt ist (Figur 12).

Bald danach sahen wir bessere, regelmäßige Wehen auftreten und am nächsten Morgen gegen 7 Uhr früh wurde der Ballon ausgestoßen. Der Mutterwund ist jetzt nahezu vollständig, die Blase erhalten, kein Vorfall von Nabelschnurschlingen und kleinen Teilen eingetreten. Wir haben also unseren Zweck erreicht und können jetzt, zumal der Kopf noch immer abgewichen ist, ruhig die Wendung ausführen. Bevor wir aber die Wendung ausführen, müssen wir uns ungefähr im klaren sein, worin bei unseren operativen Maßnahmen die Hauptschwierigkeit liegt. Nicht in der Wendung; die ist bei stehender Blase selbst für den Anfänger, der sie genügend oft am Phantom ausgeführt hat, ohne Schwierigkeiten. Im allgemeinen habe ich die Erfahrung gemacht, daß sie gerade von den Damen infolge ihrer kleinen Hände schnell und elegant ausgeführt wird. Der Anfänger soll immer möglichst hoch zum Fundus heraufgehen, um nicht aus Versehen einen Arm herunterzuholen. Nur einmal hat einer meiner Kursisten die Nabelschnur statt des Fußes heruntergeholt und ich hatte nachher große Mühe, das Kind noch lebend zur Welt zu bringen. Im allgemeinen also, sage ich, wird Ihnen die Wendung in einem solchen Falle keine Schwierigkeiten machen; auch der erste Teil der Extraktion pflegt schnell vonstatten zu gehen. Die Schwierigkeit kommt erst bei der Armlösung und bei der Entwicklung der Kopfes. Auch in diesem Falle war die Armlösung nicht einfach, da beide hinter dem Kopfe des Kindes in die Höhe geschlagen waren. Je schneller und technisch geschulter der Geburtshelfer hierbei zuwege geht, um so größer sind die Aussichten, das Kind am Leben zu erhalten. Die Hauptschwierigkeit aber bietet die Entwicklung des Kopfes. Sobald es sich nämlich, wie in unserem Falle, um ein Mißverhältnis zwischen ihm und dem Becken handelt, bleibt er nach erfolgter Armlösung über dem Beckeneingang stehen. Der erste Fehler, den ich bei Anfängern außerordentlich oft gesehen habe, ist nun der, daß sie den Rücken des Kindes nach vorn stellen, das Kind auf ihrem Arm reiten lassen und nun mit dem linken Zeigefinger in den Mund des Kindes eingehen, also gewissermaßen den Veit-Smellieschen Handgriff bei hochstehendem Kopf ausführen. Das Falsche dieses Vorgehens demonstriert Ihnen am besten die Skizze Figur 13. Sie sehen, daß es jetzt geradezu unmöglich ist, den geraden Durchmesser des kindlichen Kopfes, der in unserem Falle 12 cm beträgt, durch den auf 8,5 cm verengten Beckeneingang zu pressen, selbst wenn Ihnen die Hebamme oder ein Kollege durch kräftigen Druck von den Bauchdecken her zu Hilfe kommt. Auf der umstehenden Skizze Figur 14 sehen Sie nun wiederum im Sagittalschnitt und darunter von oben gesehen, die richtige Ausführung des Wiegandschen Handgriffes. Der Kopf ist quer gestellt; durch leichte Flexion mittels des am Unterkiefer wirkenden Zeigefingers der linken Hand kommt jetzt der kleinste Durchmesser des Schädels, nämlich der bitemporale (8 cm), an die engste Stelle des Beckens, und nun gelingt es durch kräftigen Druck von oben, den Sie entweder selbst oder die Hebamme ausführt, den Kopf in das Becken hineinzupressen. Ich rate Ihnen dringend, zuerst die leichte Flexion des Kopfes auszuführen, dann stark von oben zu drücken, **während des Druckes von oben aber nicht am Kindeskörper zu ziehen**, da sonst sehr leicht Frakturen der Wirbelsäule vorkommen. Die Erklärung des Zustandekommens dieser Frakturen ist außerordentlich einfach. Der Druck von oben ist auf die Steißbeinspitze gerichtet, der Zug von unten steht in einem stumpfen Winkel zu diesem; es kommt infolgedessen zu einer Abknickung der Wirbelsäule, da ja während des Druckes der Kopf fixiert ist. Erst den Kopf nach der Flexion durchpressen, dann ihn in den geraden Durchmesser stellen und ihn nach Veit-Smellie entwickeln, ist das Richtige. Ich habe stets nach diesem Modus verfahren und gute Resultate gehabt.

A. Martin legt in einem Artikel (Berliner klin. Wochenschrift, 1910) Wert darauf, diesen schon von Celsus erwähnten, von Pugh und Paré zuerst empfohlenen Handgriff folgendermaßen zu modifizieren:

„Um dieser Aufgabe gerecht werden zu können und keinen Schaden (Kieferfraktur!) anzurichten, muß der Mittelfinger der eingeführten Hand in den kindlichen Mund bis auf die Zungenwurzel vorgeschoben, Zeige- und Ringfinger auf die Fossae caninae aufgelegt werden, dann hat man den Kopf sicher in der Hand und kann ihn beliebig drehen."

Da das Eingehen in den Mund den Fötus leicht zu Schluckbewegungen, die in utero, wie Sie sich denken können recht gefährlich sind, reizt, da ich bei der von mir beschriebenen Methode niemals eine Kieferfraktur gesehen habe, so kann ich Ihnen aus eigener Erfahrung nicht diese A. Martinsche Modifikation empfehlen.

Zur Ausführung dieser Operation — wie überhaupt, wenn es sich um schwierige Eingriffe handelt — empfehle ich Ihnen, die Frau auf einen Tisch zu lagern. Nicht nur für den Anfänger, auch für den erfahrenen Geburtshelfer ist es äußerst schwierig, in den niedrigen Betten einen wirklichen Zug nach unten auszuführen; man muß dann bald auf der Erde knien, bald sitzen, und die Asepsis wie Ihr Anzug leidet unter den Manövern. Für die Hebamme und die Kreißende hat aber die Lagerung einer operativen Entbindung auf den Tisch mannigfache Vorteile, die Sie kennen müssen, um den oft vorhandenen Widerstand zu überwinden. Die Hebamme kann nach stattgefundener Operation in der größten Ruhe das Bett und die Unterlagen herrichten und spart die doppelte Mühe, da ich die Nach-

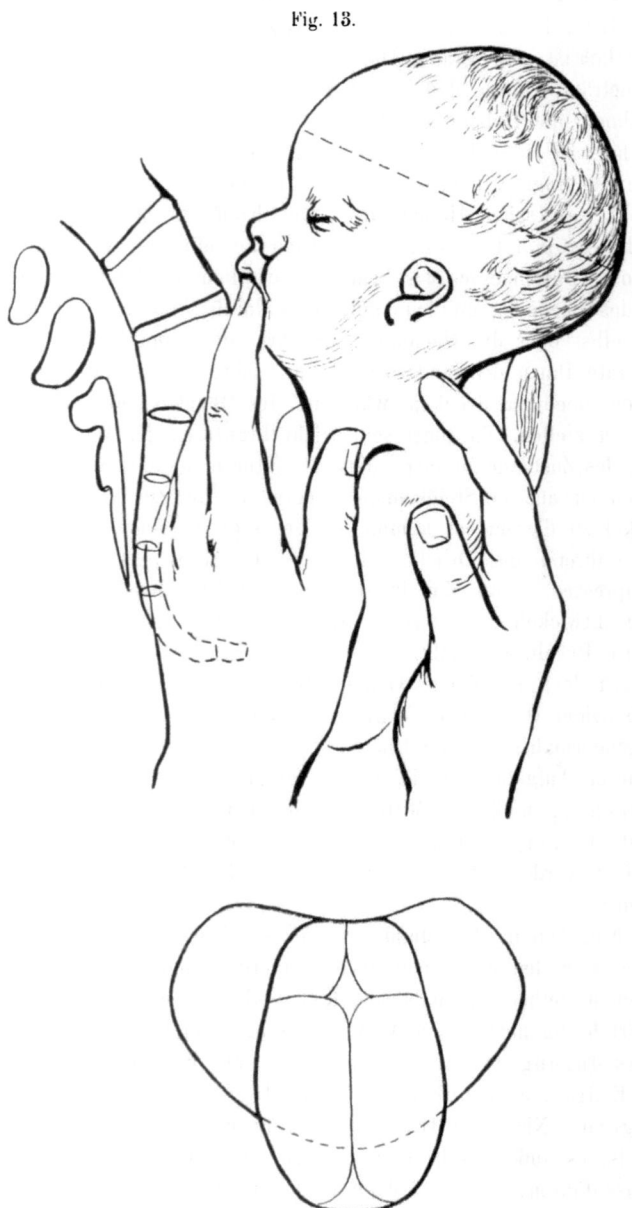

Fig. 13.

Falsch ausgeführter Wiegand-Winckelscher Handgriff.

Fig. 14.

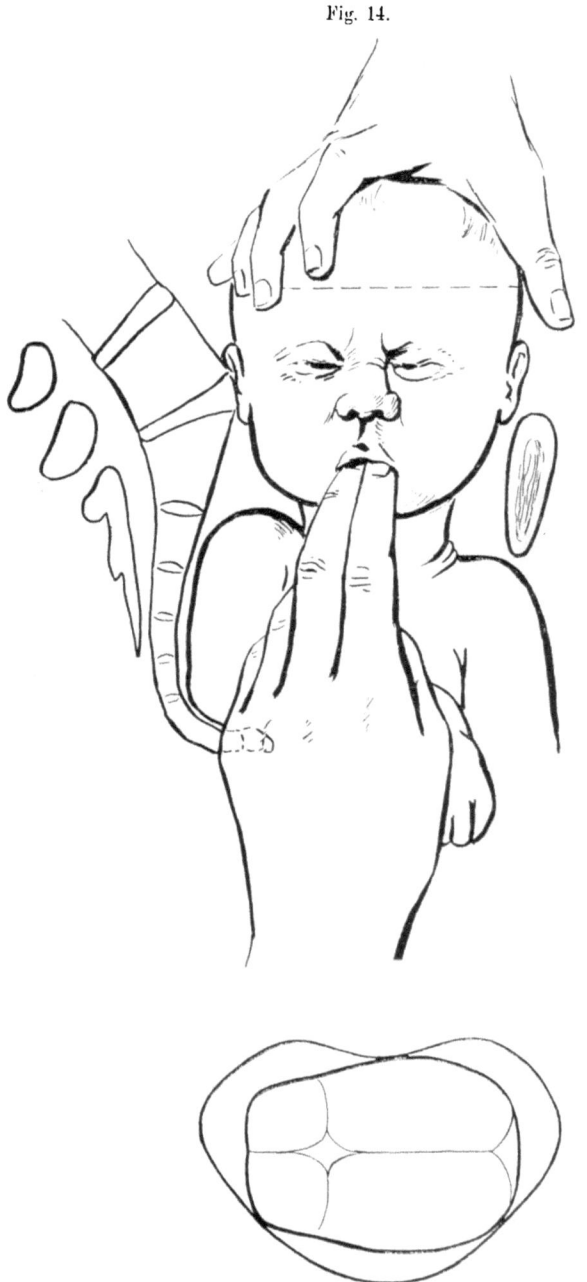

Richtig ausgeführter Wiegand-Winckelscher Handgriff.

geburtsperiode in der Regel auch auf dem Tisch abwarte. Die Kreißende aber hat den Vorteil, sofort in ein reines Bett zu kommen und nacher in Ruhe gelassen zu werden.

Neben der guten Lagerung der Kreißenden wird Ihnen die Beleuchtung oft Schwierigkeiten machen. Wenn eine Gaslampe im Hause ist — und man findet diese jetzt auch häufig bei ärmeren Leuten in der guten Stube —, so würde ich immer meinen Tisch so aufstellen, daß ich den Vorteil der guten Beleuchtung ausnutzen kann. Sonst muß eine richtig angehängte Küchenlampe genügen. Ich benutze in letzter Zeit einen kleinen umhängbaren Taschenakkumulator, den man selbst laden kann und den ich Ihnen hier herumgebe (vgl. Figur 15a und b). Auf Tageslicht werden Sie in Proletarierwohnungen in der Regel verzichten müssen, da die Fenster meist niedrig und

Fig. 15a.   Fig. 15b.

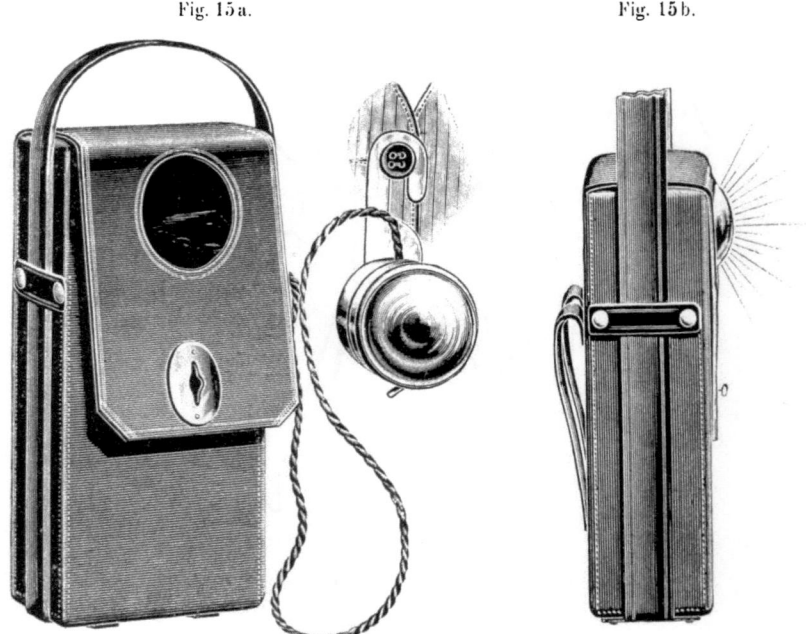

Handlampe zur Benutzung fertig und in Seitenansicht (geliefert von dem Akkumulatorenwerk „Union", Berlin, Friedrichstraße 16).

mit Gardinen aller Art verhängt sind; diese aber abzunehmen gestattet in der Regel das neugierige Gegenüber nicht.

Wie ein guter Stratege müssen Sie sich, wenn der Feldzugsplan festgelegt ist, ein möglichst gutes Operationsterrain zu schaffen suchen. Wie oft in der Praxis dagegen gesündigt wird, kann ich Ihnen nur an der Hand von konkreten Beispielen erhärten. Einmal wurde ich von einem Kollegen zu einer hohen Zange gerufen; er kam damit nicht zustande, weil er in einem Winkel des Zimmers auf dem niedrigen Querbett die Zangenlöffel nicht so senken konnte, wie es der Fall erforderte. Ein andermal fand ich die Kreißende auf einem Tisch richtig gelagert, aber der Tisch stand in der Küche, hinter ihm der glühend heiße Herd, und im Fenster ein Loch, durch das die eiskalte Winterluft (es waren damals gerade 12° Kälte) hineinpfiff. Die Kreißende hätte dabei leicht eine Pneumonie und der Arzt einen kräftigen Rheumatismus bekommen, und doch verfügten die Leute über eine große, geräumige, gute Stube, die allerdings ungeheizt war. Man kann sich in solchen Fällen leicht helfen, indem man eine große Emailleschale oder einen Eimer mit $1/4$ Liter Brennspiritus füllt und diesen dann anzündet; nur muß man das Gefäß, um den Fußboden oder Teppich zu schonen, auf ein Holzbrett, eine Zigarrenkiste oder dergl. stellen. Es ist erstaunlich, wie leicht man auf diese Weise ein kaltes Zimmer erwärmen kann. Die große Emailleschale dient dann später, wenn sie als Schnellofen funktioniert hat, zur Aufnahme der sterilen Instrumente. Nichts ist unbequemer, als die Instrumente in eine mit Lysol gefüllte Schale zu legen. Die undurchsichtige Lösung macht es einem schier unmöglich, im geeigneten Moment das Instrument zu finden, das man gerade nötig hat. Wollen Sie die Instrumente schnell abkühlen, so übergießen Sie dieselben mit einer 3 proz. Karbolsäurelösung.

Nachdem Sie also Ihr Operationsterrain so gut wie möglich instand gesetzt haben, muß sich Ihre Aufmerksamkeit den Instrumenten zuwenden. Dem Anfänger ist sehr zu raten, lieber zu viel als zu wenig Instrumente auszukochen. Nichts ist peinlicher und gefährlicher, als wenn Sie im entscheidenden Moment ein Instrument brauchen und Sie es dann erst durch die Hebamme aus dem Koffer holen und abkochen lassen müssen. Die narkotisierte Frau bleibt allein. Sie selbst können nicht zufassen, da Sie ja steril bleiben müssen. Kurzum eine Fülle von Widerwärtigkeiten, die Ihnen Zeit und Nerven kosten und vor denen Sie sich bei zweckmäßiger Anordnung bewahren können. Ich habe schon seit 12 Jahren ein von mir konstruiertes geburtshilfliches Besteck im Gebrauch, das sich mir sehr bewährt hat und das ich Ihnen empfehlen kann. Ich gebe Ihnen einen solchen geburtshilflichen Koffer herum und bitte Sie, sich gelegentlich die Separatabdrücke aus der Münchener medizinischen Wochenschrift, die ich Ihnen mit herumreiche, durchzulesen:

„Von den gebräuchlichen geburtshilflichen Bestecken sind die meisten weder aseptisch noch bequem. Da es nicht immer möglich ist, die Instrumente nach dem Gebrauch sofort gründlich zu reinigen und zu desinfizieren, werden die Stellen des Besteckes, welche mit den gebrauchten Instrumenten in Berührung kommen, leicht zum Depot septischer Stoffe. Außerdem dringt der Staub ein und die Instrumente befinden sich, wenn sie nach längerer Pause gebraucht werden sollen, in einem sehr zweifelhaften Zustand von Reinheit. Die Unbequemlichkeit der Bestecke liegt darin, daß man gezwungen ist, jedes Instrument genau an seinen, oft durch eine sehr komplizierte Anordnung gegebenen Platz zu bringen, wenn sich der Behälter überhaupt schließen lassen soll. Auch die eigenartige Form der Bestecke und das Klirren der Metallteile, welches den unheimlichen Inhalt verrät, sind z. B. beim Benützen von Tram- und Eisenbahn nicht angenehm" (Bumm, Grundriß zum Studium der Geburtshilfe, III. Aufl.).

Diese Uebelstände fallen sämtlich fort, wenn man sich — nach dem Rate von Bumm — einer genügend großen, ledernen Reisetasche bedient und die notwendigen Instrumente in leicht auswaschbaren Leinenbeuteln mit sich führt. — So sehr diese Anordnung dem Prinzipe der Reinlichkeit Rechnung trägt, so läßt doch die Bequemlichkeit beim Herausnehmen der Instrumente aus den Beuteln zu wünschen übrig. Außerdem fiel mir auf, daß die Instrumente in den Beuteln leicht Reibungen gegeneinander ausgesetzt sind und dadurch schnell die Vernickelung leidet. Diese beiden Unannehmlichkeiten soll die „Rahmentasche" beseitigen, ohne auf die erwähnten Vorzüge der Beutel zu verzichten.

Die „Rahmentasche" ist in ihrer Konstruktion äußerst einfach (vgl. Figur 16). Sie besteht aus einem metallenen Rahmen in Form eines Rechteckes, der für geburtshilfliche Bestecke so groß sein muß, daß er das längste Instrument, das in Frage kommt — den Kranioklasten — wenigstens in der Diagonale aufnehmen kann. Ueber den Rahmen ist ein Segel-

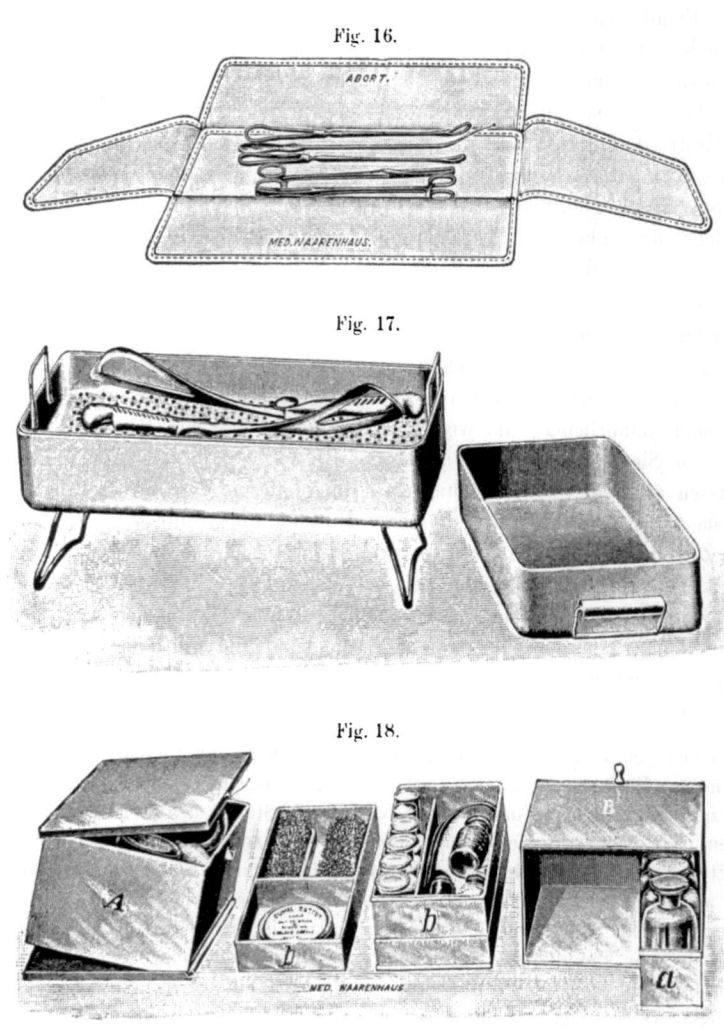

Fig. 16.

Fig. 17.

Fig. 18.

Geburtshilfliches Besteck nach Liepmann. (Figuren 16, 17 u. 18.)

tuch gespannt; dieses hat vier Klappen, wie die Figur zeigt, die nach oben über dem Rahmen zusammengeschlagen werden, nachdem die Instrumente einfach flach auf dem mit Segeltuch überspannten Rahmen, nebeneinander plan liegend, ihren Platz gefunden haben, der übrigens ganz beliebig und durch keine Schlaufen und „keine komplizierte Anordnung" bestimmt ist. Auf der Tasche bringt man eine entsprechende Aufschrift an: „Abort" — „Naht" — „Zange" — „Perforation" — „Hebosteotomie" oder sonst dergleichen. Die einzelnen Taschen werden einfach übereinander gelegt und es bleibt bei der Benutzung dem Arzte freigestellt, ob er nur die eine, etwa „Abort", oder mehrere Taschen in der Reisetasche mit sich führen will. Die Taschen lassen sich wie die Beutel leicht reinigen und auskochen. Bei der Benutzung ist es außerordentlich bequem, daß die Instrumente plan wie auf einem Teebrett liegen, und so leicht von der Hebamme zugereicht werden können.

Für die geburtshilfliche Praxis hat sich mir unter Anwendung dieser „Rahmentaschen" ein Besteck als äußerst bequem und aseptisch bewährt, das vom Medizinischen Warenhaus A.-G. (Berlin, Karlstraße) nach meinen Angaben hergestellt wurde. Die Vorteile dieses Bestecks sehe ich in folgenden Punkten:

1. Das Instrumentarium befindet sich in einer rindledernen Reisetasche, die sich in nichts von einer der eleganten Mädlertaschen unterscheidet.

2. „Das Klirren der Metallteile", das den „unheimlichen Inhalt verrät", ist durch die Lagerung der Instrumente in Rahmentaschen aus Segeltuch vermieden. Der Arzt braucht nur die Instrumente mitzunehmen, die ihm nach den Umständen geboten erscheinen.

3. **Die mit Instrumenten versehenen Rahmentaschen finden ihre Aufbewahrung in einem aus einem Stück gestanzten und daher unverwüstlichen Sterilisierapparat** (vgl. Figur 17), **dessen überhängender Deckel gleichzeitig als Kühlschale dient und außerdem ein Eindringen von Staub unmöglich macht.** Die Instrumente befinden sich daher auch bei längerer Nichtbenutzung in einem tadellos sauberen Zustand[1]).

4. Der Kasten mit Arzneimitteln, die Spülrohre, Trachealkatheter, Infusionskanülen usw., finden in dem mehrere Liter fassenden Irrigator ihren Platz (Figur 18. *B a* und *b*), ebenfalls in einem besonderen Fach die Waschinstrumente.

5. Eine Blechschachtel mit doppeltem Boden (Figur 18. *A*) nimmt auf der einen Seite die Gummihandschuhe, Watte, sonstiges Verbandmaterial, Dührssenbüchsen usw., auf der anderen Seite Narkoseninstrumente auf. Viel einfacher als eine den Raum unnütz beschwerende Tropfflasche mitzunehmen, ist es, auf eine Anschützchloroformflasche einen selbst mit 2 Rillen versehenen Korken aufzusetzen.

6. Die unter 4 und 5 geschilderten Teile stehen in der Tasche zu oberst, da sie diejenigen Utensilien enthalten, die man bei der ersten Untersuchung allein braucht. Ist ein instrumenteller Eingriff nicht nötig, so legt man einfach das benutzte zurück, und das übrige Instrumentarium bleibt unberührt.

7. In dem gewölbten Deckel des Lederkoffers ist außerdem Platz für einen Beckenzirkel und einen Operationsmantel („da man nicht im Rock, aber auch nicht in Hemdsärmeln Geburtshilfe treiben soll" [Bumm]). In diesen Operationsmantel werden am Schlusse der Operation die Instrumente eingewickelt, die benutzt waren, so daß keine Stelle des Bestecks mit gebrauchten Instrumenten in Berührung kommt.

8. Ein- und Auspacken ist in der denkbar kürzesten Zeit möglich, da es ja durch die Rahmentaschen völlig gleichgiltig ist, an welche Stelle die Instrumente kommen

In unserem speziellen Falle, einer Wendung bei noch nicht völlig erweitertem Muttermund, würden Sie also vorzubereiten haben:

1. Ein leinenes Band zum Anschlingen des etwa vorgezogenen Armes (vgl. Fig. 198).

2. 2 Doyensche Specula zum Freilegen der Portio zur Vornahme der Cervixnaht. Ich benutze dazu 2 Platten von 9 (für das obere Blatt) und 11 cm (für das

---

1) Man kann natürlich auch den Sterilisator zu Hause lassen. Das Abkochen der Instrumente im Fischkessel ist mir persönlich so unsympathisch, daß ich lieber eine schwere Tasche mitnehme. In der poliklinischen Praxis ist man oft in der Lage, überhaupt keine geeigneten Gefäße zum Abkochen der Instrumente zu erhalten.

untere Blatt) und je von $4^1/_2$ cm Breite. Dieselben fehlen in den meisten zusammengestellten geburtshilflichen Bestecken; und doch sind es die einzigen Specula, die Ihnen in Fällen dringender Not schnell und sicher die Scheide entfalten und die blutende Cervix freilegen können (vgl. Figuren 164 und 191).

3. 4 Collinsche Zangen zum Vorziehen des Muttermundes bei der Cervixnaht (vgl. Figur 164).

4. 2 Hegarsche Nadelhalter (vgl. Figuren 73—77).

5. 3 oder 4 Nadeln, die möglichst groß und nicht zu flach sein sollen. Dieselben werden in einem Wattebäuschchen fixiert (Figuren 73—77).

6. Eine lange Uteruspinzette mit möglichst stumpfen Spitzen (das abgebildete Modell Figur 19 ist von mir angegeben) zur eventuellen Uterustamponade.

Alle diese Instrumente werden in ein Handtuch geschlagen, das man zweckmäßig mit 2 Kocherschen Klemmen (vgl. Figur 21) schließt, und dann in kochendem Wasser sterilisiert. Man kontrolliere stets selbst, daß das Wasser auch sicher kocht, da die Hebamme oder das sonstige Hilfspersonal in diesem Punkte nicht immer zuverlässig ist.

In ein zweites Handtuch schlagen Sie diejenigen Instrumente, die Sie bei jeder operativen Entbindung brauchen.

2 Kochersche Klemmen zum sofortigen Abnabeln des Kindes. Nichts ist unangenehmer, als wenn ein Kind asphyktisch geboren wird, und die Hebamme weglaufen muß, um die Nabelbändchen zu holen. Haben Sie die Klemmen abgekocht, dann genügt eine Sekunde, um das Kind abzunabeln, und die Hebamme kann später, wenn sie bei der Mutter entbehrlich ist, die Klemmen mit einem Nabelbändchen vertauschen.

Ferner 1 gerade Schere zur eventuellen Episiotomie und zum Durchtrennen der Nabelschnur und ein Metallkatheter, am besten ein männlicher.

In ein Taschentuch, das mit einem Löffel oder einer Gabel beschwert wird, damit es mit den eingebundenen Handschuhen, völlig untersinkt, oder in ein Tee-Ei (Teesieb nach Dr. Aschheim) kommen die Handschuhe. Man muß nur dafür sorgen, daß sie vollkommen von kochendem Wasser bedeckt sind, da sonst die Desinfektion nicht genügend ist.

Nachdem Sie nun den aseptischen Teil Ihres Instrumentariums in Ordnung gebracht haben, richten Sie die Narkose. Sie klappen die Maske auf, versehen die Chloroformflasche mit dem Tropfpfropfen (Figur 93), legen sich für alle Fälle eine Kugelzange (vgl. Figur 266), die viel besser ist als die breite, unnötig quetschende Zungenzange, und einen Mundsperrer zurecht. Ich möchte jedoch betonen, daß ich niemals — außer bei Eklamptischen — genötigt war, mich dieser Instrumente zu bedienen. Die Frauen klagen sonst über starke Schmerzen im Kiefer und an der Zunge, wenn sie aus der Narkose erwachen.

Zur Naht von Cervixrissen, Scheidenwunden und tiefen Dammnähten gebrauchen wir trocken sterilisiertes Cumol-Catgut von Droncke, Nr. 4, das in kleinen Schachteln gebrauchsfertig im Handel ist und sich mir auch in der Privatpraxis und in der Kriegschirurgie trefflich bewährt hat. Sie stellen sich eine Schachtel geöffnet hin, so daß Sie mit sterilen Händen hineingreifen und sich Ihre Fäden zur Naht richten können. Daneben stellen Sie eine Dührssensche Büchse zur eventuellen Uterustamponade. Nach meinen letzten Erfahrungen rate ich Ihnen, sich ebenfalls einen Momburgschen Schlauch zurechtzulegen (Näheres hierüber siehe in Vorlesung X).

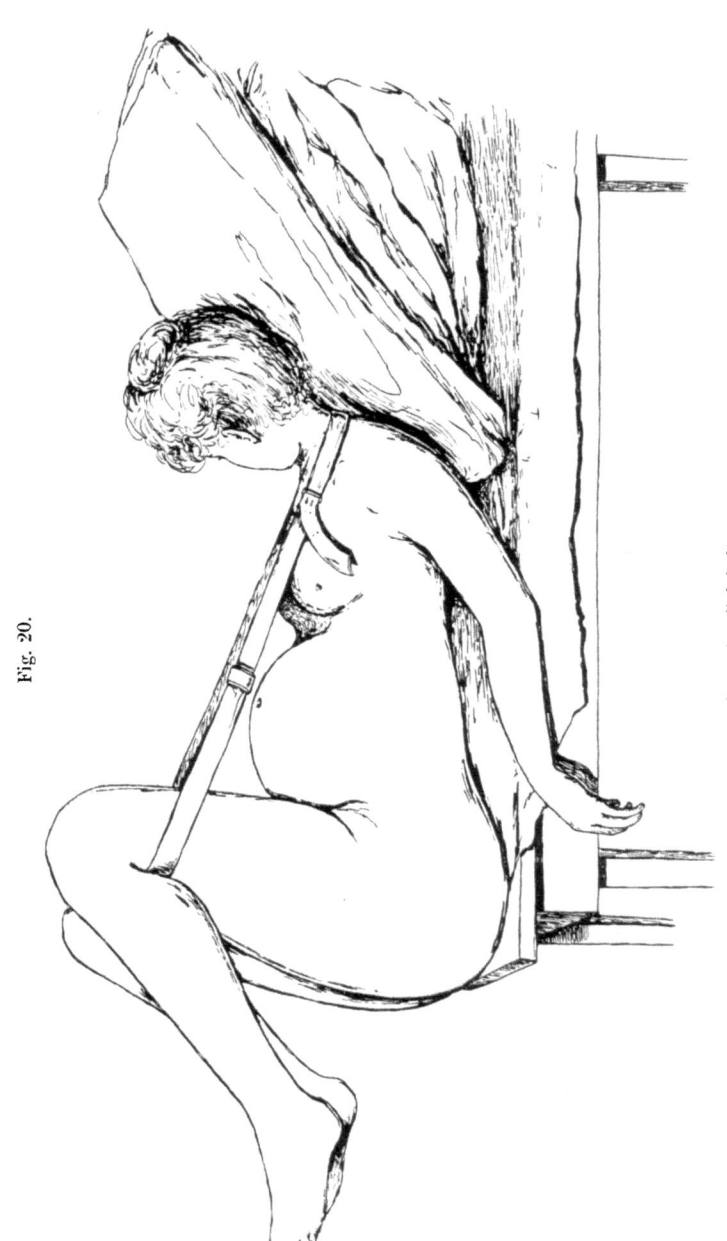

Fig. 19. Uteruspinzette nach Liepmann mit verdickter Spitze (L. u. H. Löwenstein, Berlin, Ziegelstraße).

Fig. 20. Anwendung der Beinhalter.

An dieser Stelle muß unseres Arzneischatzes noch kurz Erwähnung getan werden. Durch die Aufbewahrung der bekanntesten und für den Geburtshelfer wichtigsten Medikamente in sterilen, gerade für eine Injektion ausreichenden Glasampullen ist nicht nur der Exaktheit und der Asepsis bei der Benutzung gedient, sondern auch der Bequemlichkeit. Eine solche Apotheke läßt sich bequem in der Rocktasche mit sich führen. Ich habe eine solche geburtshilfliche Taschenapotheke in der Kaiser Friedrich-Apotheke, Berlin NW. 6, Karlstraße 20a, herstellen und mit folgenden Medikamenten in Ampullenform ausstatten lassen:

1. Oleum camphoratum
2. Coffein. natriobenzoic. 20% } Herzmittel bei Collapsen, oder nach gestillter Blutung.
3. Digalen
4. Pantopon zur Herabsetzung des Wehenschmerzes.
5. Secacornin in der Nachgeburtsperiode bei Atonie.
6. Pituglandol als souveränes Wehenmittel und vorzügliches Mittel neben Secacornin bei Atonien.
7. Pantopon-Scopolamin nach Brüstlein zur Erzielung der schmerzlosen Entbindungen im Dämmerschlaf nach Krönig.

Jetzt erst, nachdem alle Vorbereitungen getroffen sind, wird die Frau auf den Tisch gelegt; die Nachbarin auf der rechten, die Hebamme auf der linken Seite halten die Beine der Frau, und zwar so, daß die Gehilfin zur Rechten ihren rechten Arm von außen unter die Kniekehle der Kreißenden schiebt und das Bein in der Hüfte stark flektiert, mit dem freien linken Arm aber die Maske zur Narkose faßt. Die Gehilfin auf der linken Seite, am besten die Hebamme, faßt mit dem linken Arm unter der Kniekehle das Bein und tropft mit der rechten Hand vorsichtig Chloroform auf die Maske. Haben Sie keine Assistenz, so können Sie sich auch mit einfachen Beinhaltern wie ich sie gelegentlich benutze, behelfen (vgl. Figur 20). Nur so ist die Frau so sicher gelagert, wie es die Asepsis erfordert, sonst werden Sie oft sehen, wie die Kreißenden im Beginn der Narkose sich an die Genitalien fassen oder wild um sich schlagen. Auf dem Querbett können Sie die Fixierung der Arme noch leichter vornehmen, indem Sie die Kreißende auffordern, ihre Hände mit dem Rücken nach oben auf die Matratze zu legen, und dann lassen Sie Ihre beiden lebenden Beinhalter auf den Händen, die natürlich durch die weiche Matratze in keiner Weise gedrückt werden, Platz nehmen. Ich schildere Ihnen dieses Bild absichtlich in ganz realistischer Form, damit Sie sehen, wie anders sich die Geburtshilfe bei armen Leuten abspielt, als in den Wohnungen der Reichen oder in Kliniken (vgl. hierzu auch Figur 81).

Und nun beginnen Sie selbst die Narkose, oder wenn Sie einen befreundeten Kollegen haben, um so besser. Nichts ist einfacher, als die Narkose einer Gebärenden: warum also auf sie verzichten und der Patientin einen psychischen Insult zufügen. Ich habe bei mehreren Tausend Narkosen bei Geburten niemals einen schlimmen Zufall gesehen. Lassen Sie die Kreißende ruhig zählen, sobald sie anfängt einzuschlafen, geben Sie die Tropfflasche der Hebamme, die sie mit der rechten Hand faßt, die nun ja nicht mehr den Arm der Kreißenden zu fixieren braucht. Jetzt waschen Sie sich so, daß Sie immer das Gesicht der Narkotisierten sehen und die Atmung beobachten können; von Zeit zu Zeit lassen Sie die Hebamme wenige Tropfen auf die Maske träufeln. Nachdem Sie mit der gründlichen Desinfektion Ihrer Hände fertig sind, ziehen Sie die ausgekochten Gummihandschuhe an. Das geht sehr leicht, wenn Sie dieselben ganz mit Lysol füllen, dann sehen Sie auch am besten kleine Löcher, die ihren aseptischen Wert herabsetzen und sie daher untauglich machen. Jetzt verdrängen Sie das Lysol durch Ihre Finger und streichen den Handschuh mit der Lysolbürste in der Lysolschüssel glatt.

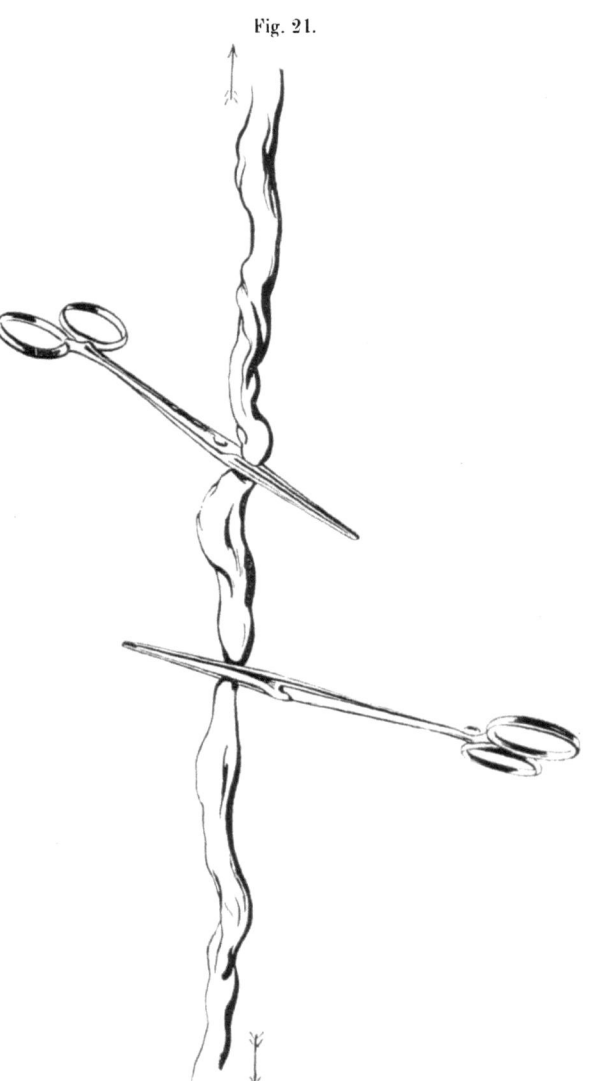

Fig. 21.

Abnabeln mittels Kocherscher Klemmen.

Nun erst wickeln Sie die bis dahin abgekühlten Instrumente aus den Handtüchern aus, legen sie in die ausgebrannte Schale und benutzen die Handtücher, um je eins über die Schenkel der zu Operierenden zu legen, so daß auch der Bauch bedeckt ist und Sie die außen manipulierende Hand rein behalten. Unter den Steiß wird ein drittes in Lysol getränktes Handtuch gelegt, das in den Eimer, der unter dem Tisch steht, hinabhängt. Und nun, nachdem Sie die Frau nochmals abgespült haben, indem Sie mit Lysolgetränkter Watte die Genitalien berieseln, — nun erst können Sie, wie von dem Komfort eines kleinen aseptischen Operationssaales umgeben, an die Operation gehen. In unserem Falle geht alles nach Wunsch. In wenigen Sekunden erscheint nach der Wendung das Knie des Kindes in der Vulva: die Wendung ist beendet. Nach einigen Minuten ruhigen Abwartens langsame Extraktion bis zum Nabel, schnelle Armlösung und richtiger Wiegandscher, dann der Veit-Smelliesche Handgriff, und das Kind ist geboren. Da es asphyktisch ist, wird es sofort abgenabelt, obgleich wir wissen, daß wir dem Kinde damit ca. 50 bis 120 ccm Blut entziehen. Aber hier tut Eile not, denn das Leben des Kindes und unser ärztliches Ansehen steht auf dem Spiele.

Sie klemmen also die Nabelschnur ab, wie es Ihnen die beistehende Skizze (Figur 21) zeigt, und schneiden zwischen den Klemmen durch. Jetzt sind Sie in einer

Fig. 22.

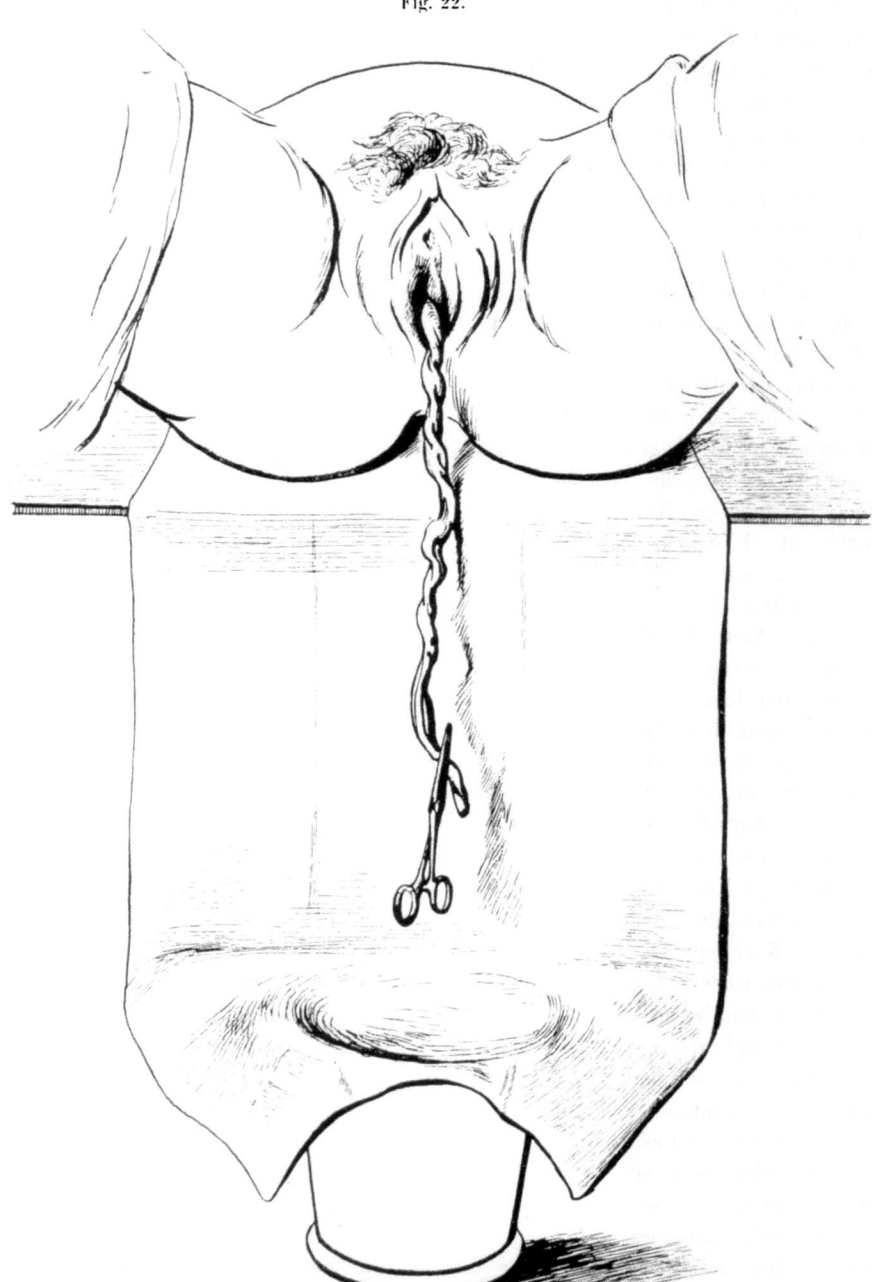

Eimer mit darüberliegendem Tuch zur Kontrolle von Nachblutungen.
Die „Handtuchkontrolle" nach Liepmann.

Situation von drangvoller Enge. Auf der einen Seite die Mutter, die eventuell bluten kann, auf der anderen Seite die Wiederbelebung des Kindes, das Sie unmöglich der Hebamme überlassen können.

Hierbei gehen Sie am besten so vor: Sie lassen einen Moment das Kind von der Hebamme halten, und zwar an den Knöchelgelenken, so daß der Kopf gerade nach unten hängt, damit der Schleim nach außen fließt, legen schnell die Beine der Kreißenden über die Lehne des Stuhles, auf dem Sie gesessen haben, zusammen und hängen jetzt das Handtuch, daß Sie bei Beginn der Operation unter den Steiß der Gebärenden geschoben hatten, und das **in den** Eimer ragte, so **über** den Eimer, daß Sie jeden Blutstropfen, der abfließt, auf dem über dem Eimer liegenden, rein weißen Teil des Handtuchs sehen können (Figur 22). Das sofortige Zusammenlegen der Beine halte ich für wesentlich, ich habe oft Blutungen atonischer Art zum Stillstand kommen sehen, nachdem die vorher gespreizt gehaltenen Beine fest geschlossen waren.

Die Handtuchkontrolle des Blutabganges ist ebenso wichtig. Während Sie das Kind wiederbeleben, müssen Sie sonst immer die Hebamme fragen; meist sind ihre Antworten unnütz aufregend oder unnütz beruhigend. Jetzt genügt für Sie ein Blick auf das Handtuch, um sich zu überzeugen: es blutet nicht! Wie gut ist es, meine Damen und Herren, daß wir die volle Eröffnung abgewartet haben. Ein Cervixriß in der Klinik, wo so viel gut geschulte Hilfskräfte zur Verfügung stehen, das ist eine Lappalie — in Ihrer eigenen Praxis kann ein solches Ereignis leicht dem Kinde das Leben kosten, wenn Sie wegen der Blutstillung seine Wiederbelebung unterlassen müssen, oder der Mutter, wenn Sie über den Schultzeschen Schwingungen die Mutter vergessen. Also hüten Sie sich, meine Damen und Herren, vor den Cervixrissen.

Die Mutter blutet nicht, das Handtuch bleibt weiß, schnell jetzt zu dem Kinde. Auch hier müssen Ihre Manöver schnell, überlegt und sachgemäß vorgenommen werden. Zuerst wird der Mund von dem Schleim und Blut durch ein weiches Läppchen oder durch Watte gereinigt. Dann werden mittels des Trachealkatheters die Luftwege freigemacht (siehe Abbildung Vorlesung XV). Und jetzt erst machen Sie etwa 6 oder 7 Schultzesche Schwingungen, deren Technik Sie ja hinlänglich aus den Lehrbüchern kennen. Nach den Schultzeschen Schwingungen bringen Sie das Kind in ein warmes Bad. Sorgen Sie immer, besonders bei lang dauernden Wiederbelebungsversuchen, daß sich das Kind nicht zu stark abkühlt, da sonst oft Ihre Bemühungen nicht von Erfolg gekrönt sein werden. (Genaueres über die Wiederbelebung der Neugeborenen in Vorlesung XV.)

Nun, in unserem Falle schreit der 54 cm lange und 3900 g schwere Knabe bald kräftig und wir können um so mehr mit unserem Erfolge zufrieden sein, als sich inzwischen (es ist schon über $1/2$ Stunde nach der Geburt vergangen) die Placenta gelöst hat und leicht nach Credé exprimiert werden kann. Wie unser Handtuch zeigt, hat die inzwischen aus der Narkose erwachte Mutter kaum 150 ccm Blut verloren. Die Placenta ist vollständig. Die Mutter wird in das inzwischen gut vorbereitete Bett gebracht, nachdem sie der Operateur gesäubert hat (ich überlasse das aus aseptischen Rücksichten niemals der Hebamme).

In der nächsten Vorlesung sollen Sie mir Ihre Ansicht sagen über einen Fall, in dem es sich um ein normales Becken handelt, und ich bin schon heute auf Ihre Antworten gespannt.

III. Vorlesung.

Fall 3.

Name, Alter, Para: Frau Jg., 26 Jahre, II para.

  Grund der Meldung: Der Hausarzt hält die Beendigung der Geburt im Interesse von Mutter und Kind für indiziert.

Anamnese: Ohne Besonderheiten.

  Frühere Entbindung: Vor 1 Jahr Beckenausgangszange aus Indikation für das Kind.

  Letzte Regel: Der Zeitpunkt kann nicht angegeben werden, da die Kreißende damals gestillt hat.

  Wehenbeginn: 20. April, 8 Uhr abends.

  Blasensprung: 21. April, 7 Uhr morgens.

  Wehen: Alle 30—35 Minuten eine schwache Wehe.

  Ankunft des Arztes: 21. April, 9 Uhr früh.

Status: Mittelgroße, gut gewachsene Frau. Ehemann von gleicher Größe.

  Beckenmaße: Sp. 26, Cr. $28^{1}/_{2}$, Tr. 31, Conj. ext. 22.

  Herztöne: Wechselnd 105—160.

Aeußere Untersuchung: I. Schädellage. Kopf fest auf dem Beckeneingang.

Innere Untersuchung: Scheide weit. — Muttermund handtellergroß. Portio verstrichen. Blase gesprungen, kleine Fontanelle kaum zu erreichen. Große Fontanelle rechts, stark gesenkt, so daß das Vorderhaupt bis zur Glabella abzutasten ist.

Therapie: ?

Antworten der Hörer.

7 Wendung, Extraktion, Wiegandscher Handgriff.

3 Metreuryse, Zange.

1 Hebosteotomie.

1 Schutzballon. Abwarten.

2 Pituitrin als wehenanregendes Mittel.

Meine Damen und Herren! Bei weitem die meisten von Ihnen haben sich allzusehr von den Erfahrungen des Falles, den wir in voriger Stunde zusammen erlebten, leiten lassen. Nur so ist es zu erklären, daß sieben Geburtshelfer zu dem Entschlusse gekommen sind, die Geburt durch Wendung und Extraktion zu beenden.

Hören wir einmal, wie einer von Ihnen diesen Entschluß begründet:

„Das Alter der Kreißenden bietet keinerlei Besonderheiten. Sie ist Zweitgebärende. Die erste Geburt ist zwar mit Kunsthilfe beendet worden, aber die Indikation lag nicht bei der Mutter, sondern war durch das Kind begründet, dessen Herztöne wahrscheinlich, wie auch heute, von wechselnder Schnelle waren. Auch die Beckenmaße weichen nicht von der Norm ab, so daß wir uns überlegen müssen, warum denn eigentlich die Geburt ins Stocken geraten ist. Da der Kopf schon gut in den Beckeneingang eintrat, so können wir nur annehmen, daß die Senkung der großen Fontanelle, mit anderen Worten das Herabtreten des Vorderhauptes die Ursache der Verzögerung war. Solche Fälle nennen wir Vorderhauptslage, und wir sprechen, je nachdem der Rücken links oder rechts liegt, von einer linken oder ersten, bzw. einer rechten oder zweiten Vorderhauptslage." Die Entwicklung unseres Falles bis hierher ist so vorzüglich, daß ich diesen Ausführungen nur einige anschauliche Demonstrationen hinzuzufügen brauche, sachlich aber nichts zu ändern habe. Ein Blick auf die beiden Figuren 23 und 24, die ich Ihnen hier zeige, lehrt Sie besser als viele Worte die Unterschiede der typischen Haltung bei der uns ja bekannten Hinterhauptslage und bei der uns hier zum ersten Male auftretenden Vorderhauptslage erkennen.

Auf dem einen Bilde (Figur 23) sehen Sie, wie sich das Gesicht des Kindes fast auf seiner Brust verbirgt, wie das Hinterhaupt als führender Teil in den Geburtskanal eintritt. Auf dem zweiten Bilde (Figur 24) liegen die Verhältnisse wesentlich anders. Hier hat sich das Kinn des Kindes von seiner Brust entfernt und der touchierende Finger merkt diese Deflexion dadurch, daß er die große (nicht wie bei der gewöhnlichen Flexionsstellung die kleine) Fontanelle als den tiefsten Punkt des Schädels fühlt und bei tieferem Eingehen auch noch das ganze Vorderhaupt bis zur Glabella abtasten kann. Daß bei dieser Art des Durchpassierens des Schädels größere Widerstände sich bieten, lehren Sie wiederum diese beiden Figuren. Nehmen Sie einen gewöhnlichen Zirkel und messen Sie den funktionierenden, d. h. den in Frage kommenden Durchmesser bei Figur 23, so beträgt dieser 4,2 cm, während der funktionierende Durchmesser in Figur 24 5,3 cm beträgt. Dieser also schon bei unseren Bildern evidente Unterschied ist in Wirklichkeit ebenso bedeutend. Während der funktionierende Umfang, das Planum, bei der gewöhnlichen Hinterhauptslage 32,3 cm beträgt — es ist das Planum suboccipito-frontale —, so beträgt das Planum fronto-occipitale bei der Vorderhauptslage 34,4 cm. — Näheres hierüber werden wir noch in einer späteren Vorlesung (VI, dort auch eine Tabelle) zu besprechen haben.

Genug. Sie werden jetzt ohne weiteres verstehen, daß Ihr Kollege recht hatte, wenn er in der Vorderhauptslage das Geburtshindernis in diesem Falle sah.

Hören wir nun weiter seine Ausführungen:

„Da es sich nun um eine II para mit aufgelockerten Weichteilen und um ein normalgroßes Becken handelt, da die Blase erst vor 2 Stunden gesprungen ist, so ist anzunehmen, daß eine Wendung in Narkose leicht gelingen wird und daß man aus den geschilderten Gründen auch ohne größere Mühe wird ein lebendes Kind durch die Extraktion entwickeln können."

Unzweifelhaft sind diese Erwägungen, meine Damen und Herren, ganz richtige. Auch ich glaube, daß in diesem Falle eine Wendung und Extraktion eine ganz vorzügliche Prognose für beide, für Mutter und Kind, haben wird, und wenn ich Ihnen diese Aufgabe hätte im Jahre 1910 geben können, dann würde ich wohl so vorgegangen sein. Aber jetzt im Jahre 1917 ist es anders.

Fig. 23.

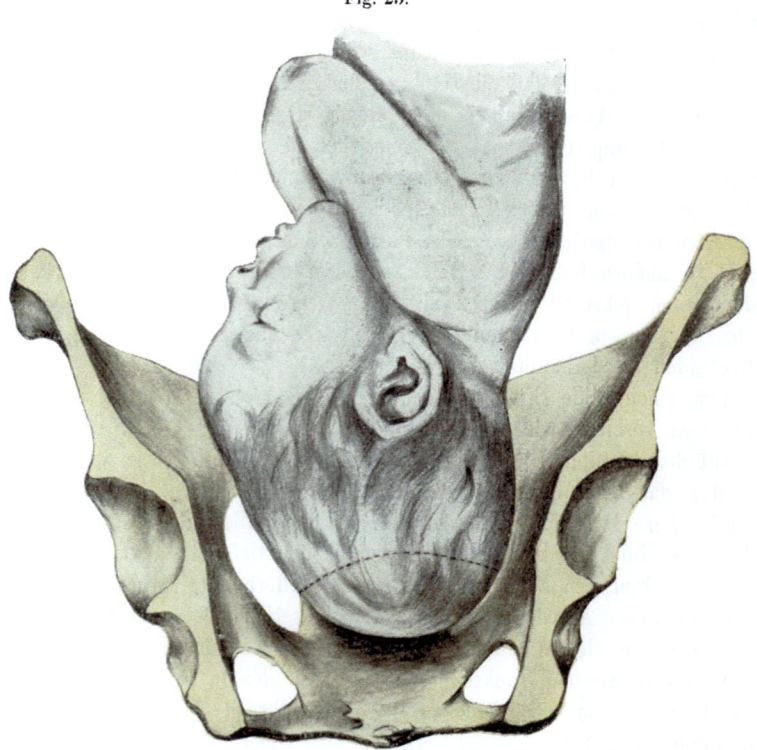

Typische Haltung bei Hinterhauptslage. Sitz der Kopfgeschwulst durch punktierte Linie gekennzeichnet (nach Liepmann, Handbuch der Frauenheilkunde, Leipzig 1914, Vogel).

Das Bessere ist stets der Feind des Guten gewesen. Und wenn es jetzt ein Mittel gibt, das imstande ist, ohne innerlichen Eingriff und ohne Narkose solche Geburtshindernisse zu überwinden, dann ist es unsere Pflicht, es anzuwenden.

Bei dieser Gelegenheit kann ich einen sozialen Gedankenexkurs nicht unterdrücken. Meines Erachtens hat nichts die geburtshilfliche Ethik, die geburtshilfliche Indikationskunst der Praktiker und damit das Wohl der leidenden Frauen so geschädigt, als die sinnlose Kassenarztbestimmung, die dem Arzte bei Entbindungen ohne Kunsthilfe, bei Beistand in der Nachgeburtsperiode und bei der Naht von Dammrissen keinerlei Honorarentschädigung gewährt, während er eine solche bei Zange und Wendung erhält. Ist das nicht eine direkte Prämie auf aktives, unindiziertes, handwerksmäßiges Vorgehen? Ist es einem gequälten und schlechter wie ein Handwerker bezahlten Kassenarzt zu verübeln, wenn er, statt stundenlang sorgenvoll bei einer Entbindung zu sitzen, seine kostbare Zeit, seine Nervenkraft und seine Nachtruhe zu verlieren, schnell entschlossen mittels Zange oder Wendung im Verlauf einer halben Stunde seine Tätigkeit beendet. Es ist wahrhaftig, um eine Satire zu schreiben: Der gute Geburtshelfer, der Zeit und Geld — denn: Time is money! — opfert, geht ohne Entlohnung davon, und der schlechte

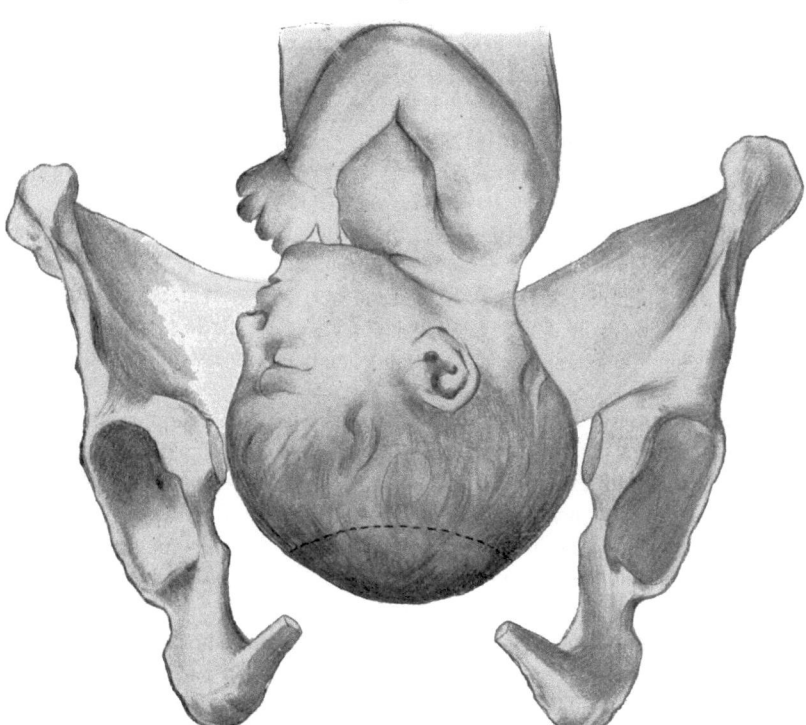

Fig. 24.

Das Kinn hat sich von der Brust entfernt. Leichter Grad einer Vorderhauptslage (nach Liepmann, Handbuch l. c.).

und gewissenlose Arzt, der mit gewagter Zange mütterliches und kindliches Leben gefährdet, erhält eine Belohnung dafür. Man könnte lachen, wenn man nicht weinen müßte. Jetzt erst werden Sie ganz den bekannten Ruf der Hebamme verstehen: „Schnell, Herr Doktor, sonst kommt das Kind von selbst!" Schnell entschlossen, werden die Zangenlöffel schlecht desinfiziert eingeschoben. Arme ärztliche Ethik, wie hat man dich geknebelt und gebunden.

Nun aber fort von diesen traurigen Bildern zu unserer reinen Wissenschaft. Also es gibt jetzt ein Mittel, Geburtshindernisse zu beseitigen und zwei von Ihnen haben es auch erwähnt:

Der Extrakt der Glandula pituitaria als wehenanregendes und wehenverstärkendes Mittel.

Ich darf wohl hoffen, daß Sie alle in Ihrer Praxis dieses einzige Wehenmittel anwenden und damit dem Satze zur Ehre verhelfen werden, den ich in der Augustnummer des Jahres 1912 in den Therapeutischen Monatsheften ausgesprochen habe:

„**Keine Zange ohne vorherigen Versuch mit Pituglandol, kein Kaiserschnitt ohne Hypophysenextrakt, keine Geburtsanomalie, wie Zwillinge oder Hydramnios, ohne prophylaktische Darreichung des Präparats und auch bei Atonien post partum ist ein Versuch wohl der Ausführung wert."**

Denn das eine werden Sie mir wohl alle zugeben, daß es besser für jede Frau ist, wenn sie ohne geburtshilflichen Eingriff entbindet. Das Beste aber für unsere Frauen in ihren schweren Stunden zu tun, das ist die herrliche Lebensaufgabe des Geburtshelfers!

Wie ich aus der einen Beantwortung dieser Aufgabe ersehe, ist Ihnen die Bedeutung der Hypophyse im Stoffwechsel nicht bekannt; ja der Schreiber dieser Arbeit verwechselt sogar die Hypophyse (Glandula pituitaria) mit der Zirbeldrüse.

So muß ich denn wenigstens mit kurzen Worten auf die Anatomie und die Physiologie dieses lebenswichtigen Organs eingehen. Jeder aber, der für diese höchst wissenswerten Fragen tieferes Interesse hat, möge das betreffende Kapitel in dem neuesten Werke hierüber, in der Sexualphysiologie von L. Fränkel in meinem Handbuch der Frauenheilkunde, nachlesen. Meine heutigen Erörterungen sind derselben Quelle entlehnt.

Wie Sie aus unserer Figur 25 und 25a ersehen, ist die Hypophyse als etwa haselnußgroßer Körper der Sella turcica eingelagert; der schwarze Pfeil auf unserer Hauptfigur weist gerade darauf hin, während Sie an der kleinen Nebenskizze (Figur 25a) die einzelnen Teile der Drüse noch genauer dargestellt sehen. Ohne mich hier auf Details einlassen zu können, nur so viel, daß sie in zwei Lappen zerfällt, von denen der Vorderlappen graurötlich gefleckt ist und mikroskopisch aus Zellsträngen und Zellnestern besteht. Der Hinterlappen, wegen seiner nervösen Elemente auch als Neurohypophyse bezeichnet, setzt sich aus glattem ependymähnlichen Gliagewebe zusammen. Für uns Geburtshelfer kommt nur der Extrakt des Hinterlappens in Frage; aus ihm werden alle die Präparate, die Sie als Pituitrin, Pituglandol u. a. m. kennen, gewonnen. Es ist das Verdienst von Foyer und Hofstätter, das Präparat zuerst in die Geburtshilfe eingeführt und für atonische Blutungen empfohlen zu haben. Als Wehenmittel wandte es zuerst Hofbauer an.

Das möge Ihnen zunächst zur Einführung genügen, denn die physiologische Wirkung dieses Extraktes werden Sie am besten im Kreißzimmer studieren, erkennen und schätzen lernen.

Und somit sind wir aus den theoretischen Hörsälen der Anatomie und Physiologie an das Kreißbett unserer Patientin zurückgekehrt. Nachdem wir uns jetzt entschlossen haben, von einem Eingriff abzustehen und das neue Präparat (ich verwende mit Vorliebe das Pituglandol) anzuwenden, müssen wir auch ganz kurz die Technik der Injektion besprechen.

Die Injektionstechnik, früher im wesentlichen auf die Morphiumspritzen beschränkt, erfreut sich jetzt mit Recht der steigenden Beliebtheit aller Aerzte. Gibt es doch keine Methode, die besser, d. h. genauer dosiert die Arzneistoffe, ohne den Magen zu belästigen, dem Körper zuführt. Und dann, wieviel schneller wirken solche Injektionen,

Fig. 25.

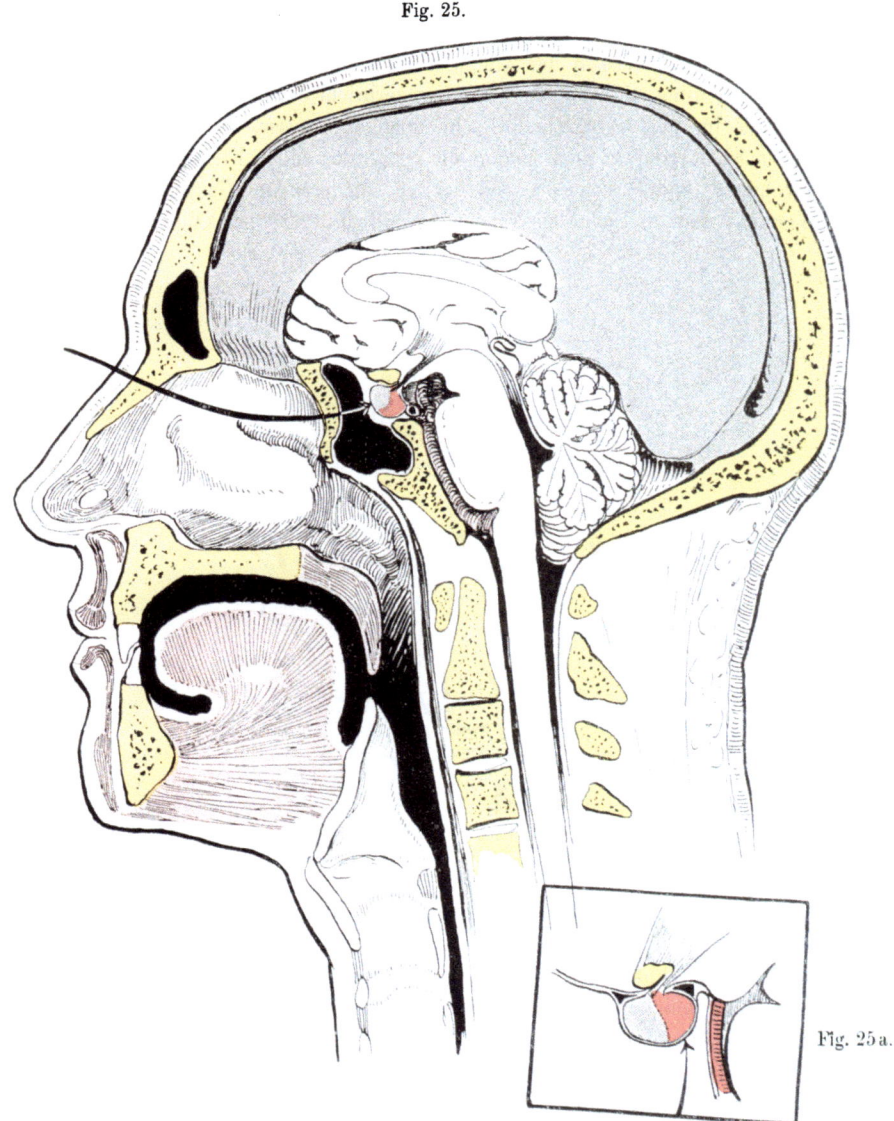

Die Lage der Hypophyse auf einem Sagittalschnitt.

als die alte Darreichung in Tränkchen und Mixturen. Der Schnelligkeit ihrer Wirkung nach kommt zunächst die intravenöse, alsdann die intramuskuläre, schließlich die subkutane Injektion.

Das Instrumentarium ist so einfach wie möglich; eine gute Rekordspritze, die mit der alten niemals gehenden Pravazspritze nur noch die Form gemein hat (Figuren 29, 30, 31), etwas Watte und die Ampullen, die sich ja in der Taschenapotheke befinden, ist alles, was Sie brauchen. Benzin und Spiritus, Eau de Cologne tut es auch und findet sich in jedem Haushalt.

Nun zuerst das Oeffnen der Ampullen. Ja, Sie lachen! Hätten Sie gesehen, wie ich, wie oft der Neuling entweder die Ampullen zerbricht oder sich in die Finger schneidet, was ja gerade für den Geburtshelfer sehr unangenehm ist, Sie würden mir die Berechtigung nicht abstreiten, auch gerade diese unbedeutenden Kleinigkeiten zu erwähnen.

Sehr häufig findet sich ein Teil der zu injizierenden Flüssigkeit im Ampullenhalse. Versteht man es nicht, sie in den Ampullenkörper zurückzubringen, dann reicht

Fig. 26.

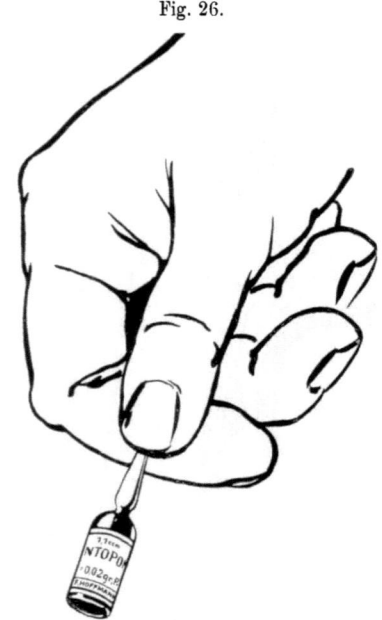

Die Flüssigkeit im Ampullenhals wird heruntergeschleudert.

die Menge des zu injizierenden Mittels nicht aus und der junge Arzt schilt unberechtigt die Ungenauigkeit der Dosierung.

Diesen Fehler vermeidet man leicht, wenn man folgendermaßen verfährt: Man faßt die Ampulle mit der rechten Hand an der Spitze des Ampullenhalses (Figur 26) und nun schleudert man die Flüssigkeit in den Ampullenkörper, wie Ihnen das ja von der Benutzung des Fieberthermometers her bekannt ist.

Ueber die unliebsamen Ereignisse beim Oeffnen der Ampullen haben wir schon gesprochen. Der Ampullenhals soll mit der Glasfeile so gut angeritzt werden, daß man ihn nicht abzubrechen braucht, sondern ihn einfach abhebt.

Das erreicht man auf folgende Weise: Man faßt den Ampullenkörper mit der linken Hand, nimmt in die rechte Hand die kleine Feile und ritzt jetzt die eingeschnürte Stelle zwischen Ampullenhals und -körper so an, bis man durch ein leichtes Geräusch hört, daß die Feile gefaßt hat (Figur 27).

Besprechen wir zunächst nun die subkutane Injektion: In ein sauberes, in jedem Haushalt vorrätiges Porzellanschälchen (Teller) wird etwas Spiritus getan und ein kleines Wattebäuschchen bereit gehalten. Zum nachherigen Verschluß der Injektions-

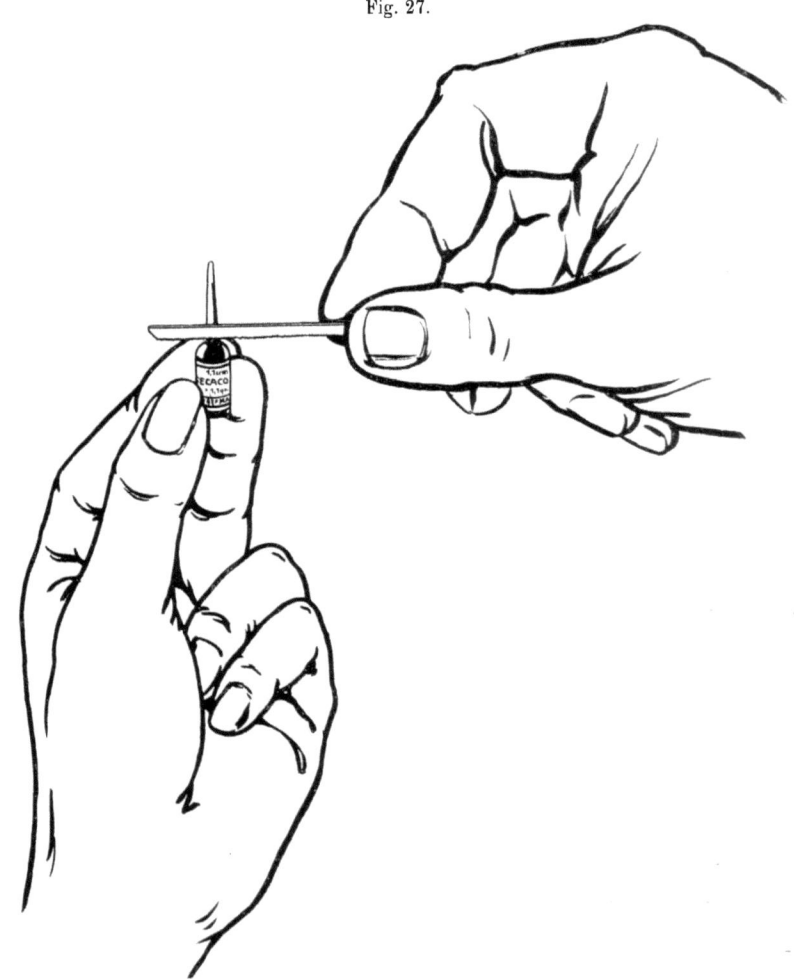

Fig. 27.

Der Ampullenhals wird angeritzt, dann „abgehoben".

öffnung dient etwas englisches Heftpflaster oder Kollodium, falls dieses überhaupt nötig sein sollte.

Aus der Kanüle wird der Mandrin entfernt und dieser sowie die Stempelhülle und der Stempel in den Spiritus hineingelegt und alsdann die Spritze zusammengesetzt. Darauf spritzt man etwa dreimal den Spiritus durch die Spritze hindurch. Soll der Alkohol aus der Spritze, was bei einigen Medikamenten notwendig ist, entfernt werden.

so kann man dieses dadurch erreichen, daß man in die Spritze Aether aufzieht, sie wieder ausspritzt und den Aether verdunsten läßt; exakter, indem man mehrmals die Spritze mit sterilisierter physiologischer Kochsalzlösung durchspritzt.

Fig. 28.

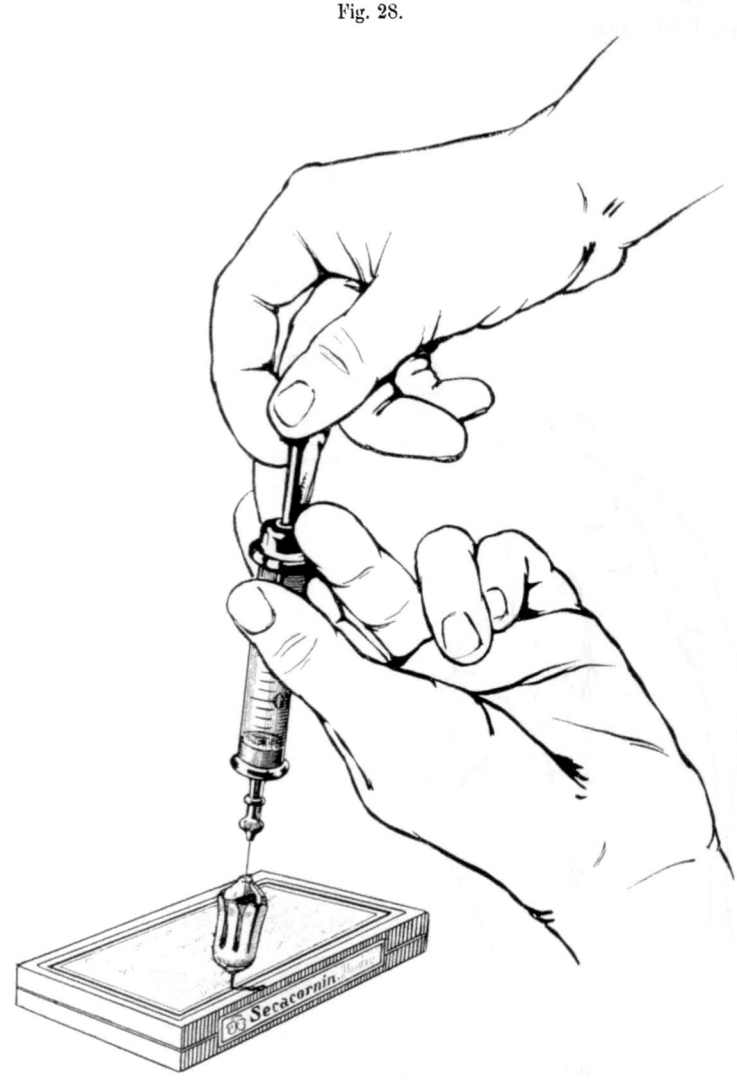

Aufziehen der Flüssigkeit mit der Rekordspritze.

Nunmehr feilt man mit der Feile den Hals der Ampulle an, „hebt" ihn ab und zieht die zu benutzende Lösung in die Spritze auf (siehe Figur 28). Bei ängstlichen Patienten können alle diese Manipulationen im Nebenzimmer ausgeführt werden.

Jetzt wird eine Stelle an der Außenseite des Ober- oder Unterarmes oder des Oberschenkels sorgfältig mit Alkohol eingerieben, die Haut mit der linken Hand zu

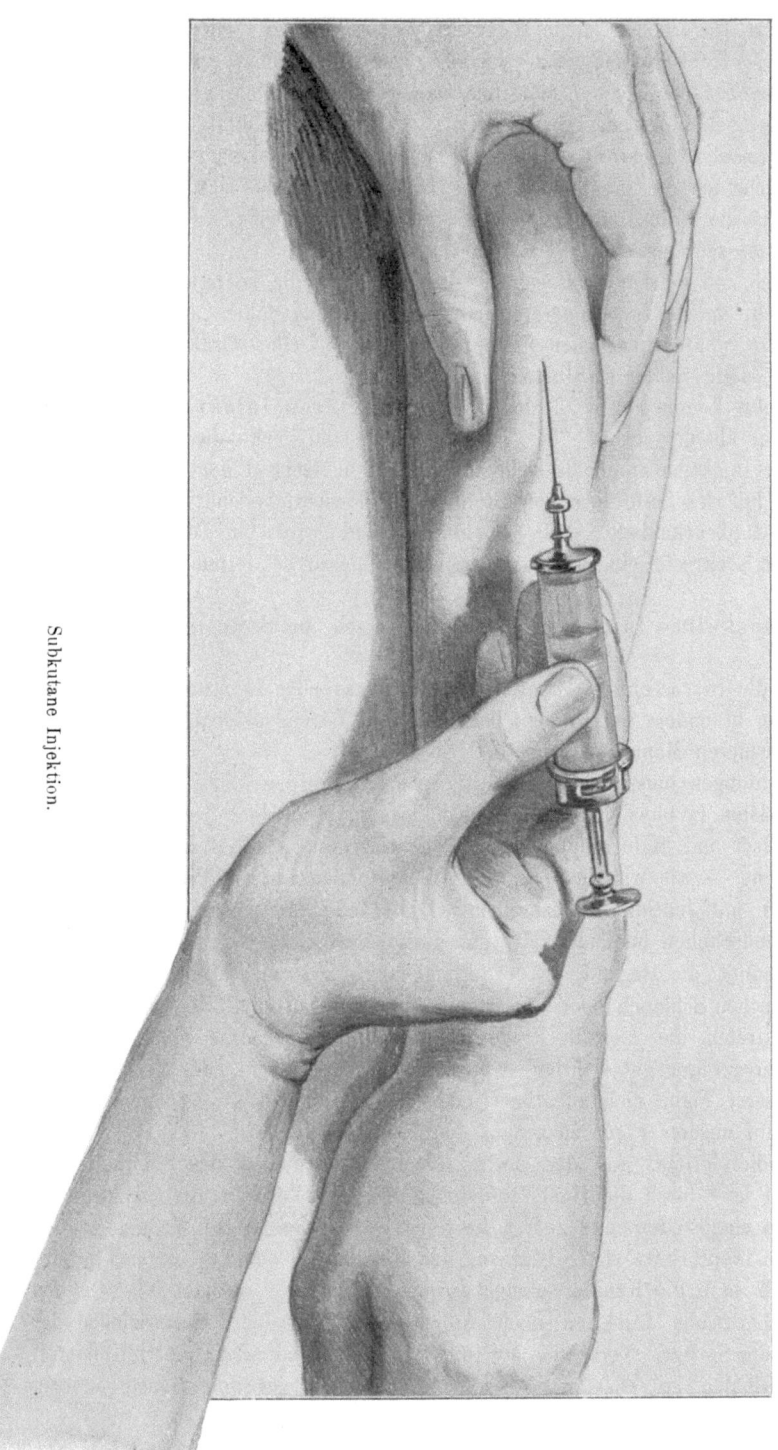

Fig. 29. Subkutane Injektion.

einer ordentlichen Falte erhoben (siehe Figur 29), die Spritze in Schreibfeder-Haltung gefaßt und in diese Hautfalle möglichst parallel dem Gliede eingestoßen. Langsame Injektion. Herausziehen der Spritze samt der Kanüle. Leichte Massage und Verschluß der kleinen Oeffnung mit Heftpflaster oder etwas Watte + Kollodium.

Die subkutane Injektion eignet sich namentlich für schmerzstillende Mittel; für Pituglandol ziehe ich die intramuskuläre Injektion vor, die sich gerade in der Geburtshilfe, wo ja die Frau sich sowieso in Steißrückenlage befindet, auch für alle übrigen Arzneimittel sehr eignet.

Fehlerquellen sind hierbei nicht selten. Besonders ist die intrakutane Injektion zu vermeiden, da sie zu Schmerzen und Quaddelbildung führt. Wird die Haut, wie beschrieben, zu einer ordentlichen Falte erhoben, so ist eine intrakutane Injektion unmöglich, sie ist dann richtig subkutan.

Und nunmehr kommen wir zu der intramuskulären Injektion. Diese ist fast noch einfacher als die vorige. Die Vorbereitungen sind genau die gleichen.

Als Ort der Injektion empfiehlt sich am besten die Gegend der Musculi glutaei — in stehender, auf der Seite liegender Stellung der Patientin (siehe Figur 30) oder, wie gesagt, in Steißrückenlage. Mit der linken Hand wird ein Muskelwulst erhoben, die Kanüle senkrecht eingestoßen; man nimmt hierzu bei fetten Individuen eine längere Nadel.

Die intramuskuläre Injektion empfiehlt sich sehr bei Secacornin, Pituglandol und Digalen.

Schließlich die intravenöse Injektion. Die intravenöse Injektion ist die technisch schwierigste, besonders bei Frauen, bei denen die Venen schlechter hervortreten, als bei dem fettärmeren Manne.

Die Vorbereitungen müssen hier sorgfältig gemacht werden. Spritze und Kanüle kocht man am besten in physiologischer Kochsalzlösung. Die Haut der Patientin wird mit warmem Wasser und Seife und alsdann ordentlich mit Alkohol abgerieben. Es empfiehlt sich nicht — wie wir das jetzt bei Laparotomien tun —, die Haut einfach mit Benzin, dann mit Jodtinktur einzureiben. Die Hände des Operateurs sollen mit sterilen Gummihandschuhen bekleidet oder gut desinfiziert sein.

Als Ort kommt die Gegend in der Ellenbeuge in Frage. Durch Stauen mit einem Esmarchschen Schlauch oder besser mit einer mit Luft auffüllbaren Staubinde (siehe Figur 31) treten die hier in Frage kommenden Venen: die Vena cephalica (lateral, auf unserer Figur gut sichtbar und zur Injektion benutzt), die Vena basilica (medial, auf unserer Figur nicht sichtbar) und die diese beiden vereinigende Vena mediana cubiti (auf unserer Figur zu sehen) deutlich hervor.

Jetzt wird die Spritze, aus der durch leichtes Vorschieben des Stempels jede Luftblase entfernt ist, durch die Haut, möglichst mit der Vene parallel gehalten, in eine dieser Venen eingestoßen und zuerst die Spritze von der an der Vene liegenden Kanüle entfernt. Tropft jetzt stetig Blut aus der Kanüle, so befindet sie sich in der Vene, sonst muß man die Kanüle solange dirigieren, bis diese erreicht ist. Oeffnen der Staubinde. Langsame Injektion nach Aufsetzen der Spritze. Herausziehen der Kanüle mitsamt der Spritze. Verschluß der Injektionsöffnung mit Gaze und Heftpflaster.

Will man Digalen zu schnellster Wirkung bringen — vor Operationen oder in dringenden Fällen —, so empfiehlt sich die intravenöse Injektion.

Als Fehlerquelle kommt in Betracht: Die Injektionsflüssigkeit wölbt die Haut vor. Dann fließt sie also nicht in die Vene, sondern unter die Haut. Sie ist zu

Fig. 30.

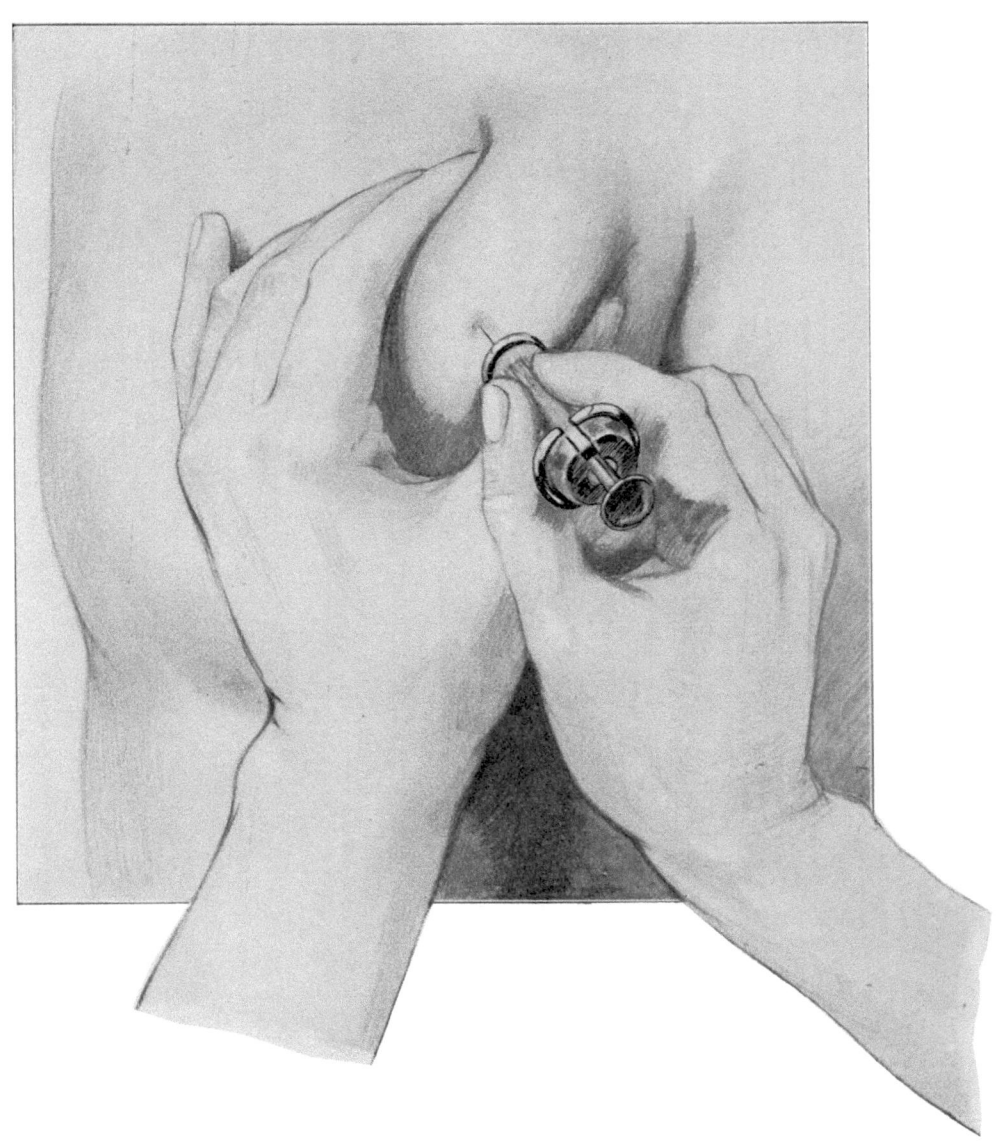

Intramuskuläre Injektion.

vermeiden, wenn man, wie beschrieben, nach Einstoßen der Kanüle kontrolliert, ob wirklich stetig Blut abfließt.

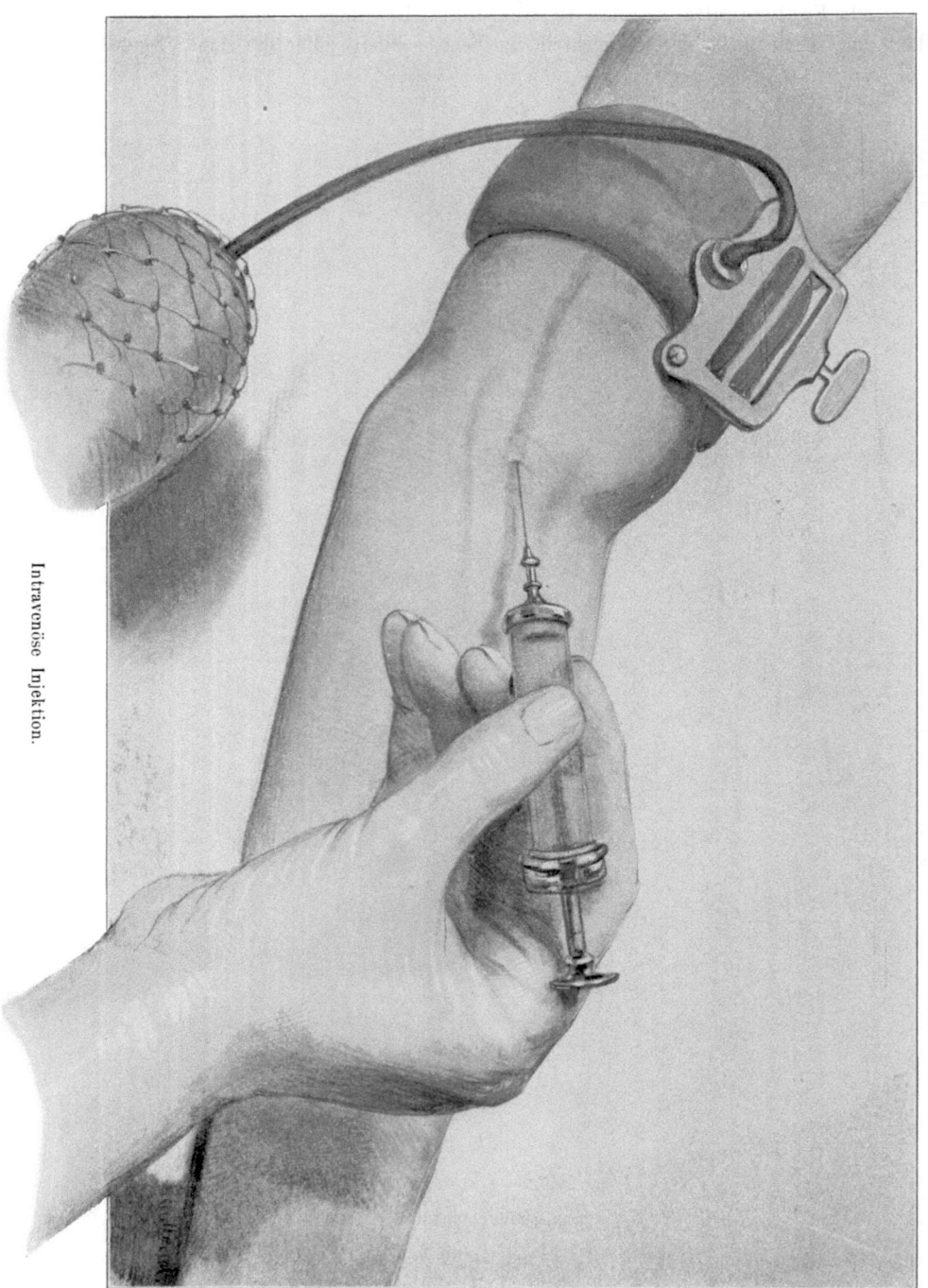

Intravenöse Injektion. Fig. 31.

Nachdem ich Ihnen absichtlich genauer als Sie es in den meisten Lehrbüchern finden, die für den Praktiker hauptsächlich in Frage kommenden Injektionen geschildert habe, wenden wir uns wieder unserer Patientin zu.

Wie Sie aus der Aufgabe wissen, langte ich um 9 Uhr bei der Kreißenden an. Die äußere Untersuchung, die exakte Desinfektion zur inneren Untersuchung und die Vorbereitungen zur Injektion dauerten bis 9 Uhr 46 Min. Ich ließ nun die Patientin gleich auf dem Querbett liegen und machte um 9 Uhr 51 Min. eine intramuskuläre Injektion von 1,1 ccm Pituglandol. Wie ich gleich bemerken möchte, ziehe ich in der Geburtshilfe diese Art der Injektion allen übrigen der Einfachheit halber vor.

Die weitere Geburt spielt sich nun folgendermaßen nach meinem Protokoll ab:
9 Uhr 51 Min. Injektion von 1,1 ccm Pituglandol.
1. Wehe . . . 9 Uhr 53 Min. bis 9 Uhr 55 Min.
2. „ . . . 9 „ 56 „ „ 9 „ 58 „
3. „ . . . 9 „ 59 „ „ 10 „ 2 „
4. „ . . . 10 „ 3 „ „ 10 „ 4 „
5. „ . . . 10 „ 5 „
                10 „ 5 „ Geburt des Kindes.

Während wir also vorher nur alle 30—35 Minuten schwache Wehen beobachten konnten, treten die Wehen nach der Injektion in nahezu ununterbrochener Reihe und erheblicher Kraft auf, so daß 2 Minuten nach der Injektion die erste Wirkung bemerkbar wird und 14 Minuten danach das Kind, ein Mädchen von 3670 g Gewicht und 51 cm Länge, mit der für Vorderhauptslagen typischen Konfiguration des Kopfes (Figur 32) geboren wird. Die Nachgeburtsperiode verlief ohne Besonderheiten.

Nach diesem doch wirklich schlagenden Ergebnis der Hypophysiswirkung brauche ich nur ganz kurz auf die Antworten einiger von Ihnen einzugehen, die nun uns so erscheinen werden, als wenn man mit Kanonen auf Spatzen schießen würde.

Die Hebosteotomie — ja, glauben Sie denn, das ist ein kleiner Eingriff? — nun, wir werden uns wieder sprechen, wenn Sie einer solchen, gefährlichen Operation selbst einmal (Vorlesung V) beiwohnen.

Die Zange bei Vorderhauptslagen ist aber gleichfalls gefährlich, besonders wenn der Kopf eben erst wie hier in das Becken eingetreten ist.

Und schließlich der Schutzballon — nun, ich weiß nicht recht, was der hier soll — wo die Gefahr eines Vorfalles der Nabelschnur und der kleinen Teile ja gar nicht mehr besteht.

Und somit, meine Damen und Herren, werden wir wohl alle einer Meinung sein, daß wir mit dieser Therapie wohl am besten und einfachsten für die uns anvertrauten Leben von Mutter und Kind gesorgt haben.

Um Ihnen aber diese „pharmakologische" Geburtshilfe noch plastischer zu schildern, möchte ich die heutige Vorlesung nicht schließen, ohne Ihnen wenigstens über einen zweiten Fall berichtet zu haben.

Als ich im Jahre 1908 die geburtshilflichen seminaristischen Uebungen, die uns jetzt vereinigen, begann, da wäre es ganz unmöglich gewesen, Ihnen über ein Thema zu sprechen wie das heutige: Pharmakologie und Geburtshilfe. Von den wenigen Präparaten, die damals dem Geburtshelfer zur Verfügung standen, wie Morphium, Chinin, Chloralhydrat, Ergotin, war wenig zu sagen; und wenn Sie die Blätter meines Buches

(Das geburtshilfliche Seminar, 1. Aufl., Hirschwald 1910) daraufhin durchsehen, so werden Sie finden, daß die Geburtshilfe damals wahrlich nicht an einem Zuviel ihres medizinischen Armatoriums gekrankt hat.

Erst die eben geschilderte Entdeckung von Fröhlich und von Frankl-Hochwart brachte neben dem von Krönig und Gauß emphatisch empfohlenen Dämmerschlaf in die Aera schlafenden Nihilismus pulsierendes Leben hinein, und wir können wohl sagen, daß heute nur wenige pathologische Geburten ohne eine verständnisvoll gehandhabte, medikamentöse Therapie vor sich gehen. Aber, meine Damen und Herren, es hieße unseren Zielen untreu werden, wollte ich durch Worte Ihnen sagen, was in

Fig. 32.

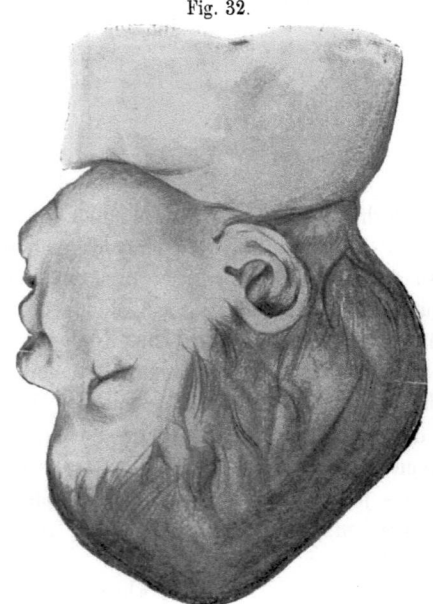

Typische Konfiguration des Kopfes bei Vorderhauptslage (nach Liepmann, Handbuch l. c.).

diesen Stunden nur Beispiele beweisen können. Exempla docent. „Grau, teurer Freund, ist alle Theorie, doch grün des Lebens goldener Baum."

Am 27. Januar werde ich um 6 Uhr früh zu einer 19 jährigen Erstgebärenden gerufen, bei der soeben das Wasser abgegangen ist. Schon die Schwangerschaft war bei dieser Dame durch eine schwere, eiterige, rechtseitige Pyelitis gravidarum gefährdet, die mit hohen bis auf 41° gehenden Temperaturen einherging. Der innige Wunsch der Eltern, die Schwangerschaft weiter auszutragen, konnte erfüllt werden, da ein dreimal ausgeführter Ureter-Katheterismus die gewünschte Entfieberung brachte. Der weitere Verlauf der Schwangerschaft verlief alsdann ohne Störung. Allerdings war der Termin der Entbindung nach der Berechnung der 8. Februar.

Aeußere Untersuchung: Es handelt sich um eine gutgebaute, muskelkräftige, trotz der überstandenen Krankheit relativ wohlaussehende Norwegerin. Der Umfang des Leibes beträgt 99 cm. Die Bauchdecken sind straff, von zahlreichen frischen Striae bedeckt. Der Fundus uteri steht drei Finger breit unter dem Rippenbogen. Die größere Resistenz befindet sich auf der linken Seite, rechts sind deutlich kleine Teile zu fühlen. Der Kopf ist in das Becken eingetreten.

Innere Untersuchung (7 Uhr 15 Min.): Damm gut entwickelt, Scheide sehr eng, die Cervix bis auf 1 cm verstrichen, für einen Finger durchgängig. Blase gesprungen. Der weitere Geburtsverlauf gestaltet sich, wie Sie sich ja bei dem frühzeitigen, vor den Wehen erfolgenden Blasensprung denken können, langsam und schleppend.

Eine weitere, 12 Stunden nach dem Blasensprung — also um 6 Uhr — erfolgte Untersuchung zeigt, daß die Kreißende trotz relativ guter Wehen (alle 5 bis 10 Minuten) sich noch im Beginn der Eröffnungsperiode befindet. Die Cervix ist jetzt völlig verstrichen, der Muttermund etwa fünfzigpfennigstückgroß. Inzwischen beginnt die Ihnen ja bekannte nervöse Reizbarkeit und Ungeduld des Milieus sich bemerkbar zu machen. Auf meine Frage, was nun zu tun sei, haben einige von Ihnen die Dilatation mit dem Finger, das Einführen eines Metreurynters, einige sogar den vaginalen Kaiserschnitt, mehrere Morphium und mehrere Pituglandol empfohlen. Nehmen wir bei unserer jetzigen Besprechung die operative Maßnahme vorweg.

Wer von Ihnen die beiden von mir so oft in diesen Stunden gepredigten Sätze: nihil nocere et non agere sine indicatione — gewissermaßen als feste Assoziationsbahn mit der Geburtsleitung verbindet, der kann unmöglich hier Eingriffe empfehlen, die durch nichts gerechtfertigt sind; denn niemals darf die Zeit, die Ungeduld und die Gereiztheit der Umgebung die wohlerwogenen Pläne des Geburtshelfers in aktivem Sinne beeinflussen. Gewiß, es ist Ihre Pflicht, hier unablässig und in kurzen Intervallen während der Wehenpause die Herztöne des Kindes zu kontrollieren. Gewiß haben Sie eine entsprechende Rücksicht auf die Ermüdung der Mutter zu nehmen. Beide aber, Mutter wie Kind, befinden sich jetzt noch in einem Stadium völliger Gefahrlosigkeit, und ich sehe umsoweniger ein, wie Sie hier instrumentelle oder manuelle Eingriffe empfehlen können, als Sie ja wissen, daß die junge Frau in der Schwangerschaft eine Pyelitis durchgemacht und am Tage vor der Geburt noch eine Temperatur von 38° gehabt hat, ein Zeichen, daß die Kolibakterien noch nicht völlig aus ihren Harnwegen geschwunden sind. Jeder Eingriff wird infolgedessen eine neue Gefahrenquelle bieten, die virulenten Keime zu verschleppen und deshalb nur als ultimum refugium in Frage kommen.

Nun kommen wir zu der anderen Gruppe von Ihnen, die empfohlen hat, Pituglandol zu verabreichen, und ich möchte dabei nicht unerwähnt lassen, daß einer von Ihnen mir mitgeteilt hat, man solle doch mehrere Spritzen von Pituglandol geben. Nun,- da machen Sie es, wie jener Bauer, dem sein Arzt eine Medizin verschreibt mit dem Bemerken: dreimal täglich einen Eßlöffel, und der sie dann ganz auf einmal austrinkt in der Hoffnung: Das geht schneller. Man gibt im allgemeinen eine Spritze Pituglandol. Wirkt diese nicht oder läßt die Wirkung nach, nach Ablauf einer Stunde eine zweite, und nur in ganz seltenen Fällen eine dritte. Tritt alsdann keine Reaktion ein, so muß man einen solchen Fall als Versager auffassen.

Nun, ich würde in diesem Falle nicht Pituglandol geben. Sie haben selbst gehört, daß die Wehen in durchaus normaler Weise verlaufen, und ich sehe deshalb nicht ein, warum man die normale Funktion durch ein Mittel zu übermäßiger Aktion reizen soll. Das käme mir so vor, als wenn man einem guten Rennpferde, das die andern schon geschlagen hat, noch einen überflüssigen Schlag mit der Peitsche versetzt. Hätten Sie, wie wir das ja oft besprochen haben, auch in diesem Falle, bevor Sie eine Maßnahme empfehlen, sich die Actiologie des langsamen Fortschrittes der Geburt klargemacht, so würden Sie von selbst zu dem Resultat gekommen sein, daß hier lediglich der Spasmus des Muttermundes im Verein mit der vorzeitig gesprungenen Fruchtblase die eigentliche Causa ist.

Und somit komme ich zu den letzten Antworten, die empfohlen haben, hier Morphium zu geben. Dieser Rat ist entschieden der beste. Wenn ich auch in den letzten Jahren mit bestem Erfolge das Morphium durch Pantopon zu ersetzen pflege, weil dieses ebenso schmerzstillend und krampflösend, aber weniger wehenhemmend wie das Morphium wirkt, so habe ich denn auch in diesem Falle der Kreißenden 1,1 ccm Pantopon subkutan injiziert mit bestem Erfolge. Bei der um 9 Uhr 5 Min. erfolgten Untersuchung erweist sich der Muttermund als vollständig erweitert und, was vielleicht noch von größerem Werte ist, erfolgte diese Erweiterung ohne wesentliche Schmerzen der Kreißenden.

Von einer Pantopon-Skopolamin-Dämmerschlaf-Entbindung, die ich in einem Normalfalle hier jetzt angeschlossen hätte, mußte ich Abstand nehmen, weil ich dadurch eine Beeinträchtigung des kindlichen Lebens, das ja schon ohnedies durch den frühzeitigen Blasensprung gefährdet war, befürchtete. So beschloß ich dann, bei der empfindlichen Kreißenden anders vorzugehen. Bei dem schon jetzt unterhalb der Beckenmitte stehenden Kopfe, bei der vollständigen Erweiterung des Muttermundes — ein Zustand, in dem man, wie Sie ja wissen, in jedem Augenblick mit Hilfe der Zange leicht und gefahrlos die Geburt beenden kann, wenn eine Gefahr von seiten des Kindes oder der Mutter droht — gab ich der Kreißenden bei jeder Wehe einige Tropfen Chloroform zu riechen und gleichzeitig, intramuskulär injiziert, 1,1 ccm Pituglandol, beides mit bestem Erfolge. Diese Narkose à la reine wirkte völlig schmerzstillend, ohne die Wehen zu beeinflussen. Die Pituglandolwirkung war so prompt wie möglich; während vorher alle 5 Minuten eine Wehe auftrat, folgte 3½ Minuten nach der Injektion alle 1—2 Minuten eine kräftige Kontraktion des Uterus, und so konnte die Patientin ohne Kunsthilfe 10 Uhr 55 Min. abends von einem gesunden kräftigen Knaben, der 6 Pfund wog und einen Kopfumfang von 35 cm hatte, ohne Dammverletzung entbunden werden.

Da die Pituglandolwirkung auch in der Nachgeburt fortwirkend vorzügliche Kontraktionen zeitigte, konnten wir von einer Verabreichung von Sekakornin Abstand nehmen.

Nun, dieses Beispiel wird Ihnen besser als viele Worte klargemacht haben, wie eine wohlüberlegte pharmakologische Therapie in diesem Falle weit einfacher ist und prognostisch endlich viel günstiger sein muß, wie das von einigen von Ihnen empfohlene aktive Vorgreifen. Gleichzeitig haben wir hier zwei Mittel kennen gelernt, das eine krampflösend — Pantopon, das andere Ihnen ja schon bekannte wehenerregende — Pituglandol, und ich möchte noch einmal betonen, daß gerade in der Austreibungsperiode die Wirkung des Pituglandols eine erheblich bessere ist, wie in der Eröffnungsperiode, und daß es auch weiterhin bis über die Geburt hinaus in die Nachgeburtsperiode hinein seine günstige Wirkung entfaltet. Ich habe an anderer Stelle (Therapeutische Monatshefte, August 1912) an einer Reihe weiterer Fälle über die Wirkung des Pituglandols bei Haltungs- und Lageanomalien berichtet und habe dort gezeigt, daß es gelang, in einem Falle von abgewichener Schädellage, bei Wehenschwäche und in einem anderen Falle von Vorderhauptslage durch dieses Mittel den Geburtsverlauf nicht nur günstig zu beeinflussen, sondern auch völlig physiologisch ohne Kunsthilfe durchzuführen, und Sie werden daraus für unsere weiteren Uebungen den Schluß zu ziehen haben, daß keine Zange heutzutage noch eine Berechtigung hat, wenn man nicht wenigstens vorher einen Versuch mit Pituglandol machte; denn sollte bei Gefährdung des Kindes selbst die Zeit drängen, so würde, eine positive Wirkung des Präparates vorausgesetzt, in der Zeit, in der der Geburtshelfer zur Operation sich vorbereitet, noch eine günstige Beeinflussung des Kopfstandes zu erzielen, die Zange dadurch leichter und gefahrloser, eventuell aber überflüssig zu machen sein.

Auch für die schmerzlose Entbindung nach Krönig, bei der ich immer an die Stelle von Morphium Pantopon zu setzen pflege, nach dem von Brüstlein angegebenen Vorschlag (vgl. Korrespondenzblatt für Aerzte 1910, Nr. 26) empfinde ich es heute als eine wesentliche Bereicherung unseres Arzneischatzes, daß wir bei abnehmender Wehentätigkeit, wie wir sie ja leider beim Dämmerschlaf gelegentlich beobachten können, ein Mittel haben, das wie das Pituglandol diese Fehler aufzuheben imstande ist.

Auch bei atonischen Blutungen der Nachgeburtsperiode haben wir jetzt im Pituglandol (siehe Therapeutische Monatshefte l. c.) allein und im Verein mit Sekakornin ein so vorzügliches pharmakologisches, physiologisch wirkendes, blutstillendes Mittel, das auch hier in den meisten Fällen durch die pharmakologische Therapie die operative zu ersetzen imstande ist.

Ich glaube, Sie haben aus diesen unseren heutigen Besprechungen ersehen, daß tatsächlich die pharmakologische Therapie in der Geburtshilfe nicht mehr als stilles Mauerblümchen ein wenig bekanntes Dasein führt, sondern daß diese pharmakologische Therapie deshalb so große Erfolge erzielt hat, weil sie eine physiologische Therapie ist, und wer wie wir es als oberstes Prinzip des Geburtshelfers ansieht, nicht der Natur mit Zange und mit Metreurynter zu Leibe zu gehen, sondern nach weiser und ruhiger Beobachtung sie zu unterstützen, der wird diese neue Etappe der geburtshilflichen Wissenschaft, auch wenn sie sich von der operativen Aera entfernt, freudvoll begrüßen.

IV. Vorlesung.

Fall 4.

Name, Alter, Para: Frau G., 21 Jahre, IIIpara.
  Grund der Meldung: Die Eltern wünschen dringend ein lebendes Kind, weil sie noch keines besitzen.
Anamnese: Weiß nicht, wann laufen gelernt. Ohne Besonderheiten.
  Frühere Entbindungen: Vor 2 Jahren von dem Oberarzt der Poliklinik entbunden; Zange, totes Kind, 10 Pfund schwer. Vor 1 Jahr Abort, missed labour.
  Letzte Regel: Mitte Januar.
  Wehenbeginn: 31. Oktober, früh 5 Uhr.
  Blasensprung: 31. Oktober, 12 Uhr mittags.
  Ankunft des Arztes: 31. Oktober, 1 Uhr mittags.
Status: Mittelgroße, gut gewachsene Frau. Ehemann sehr groß und kräftig.
  Beckenmaße: Sp. 27, Cr. $29^1/_2$, Tr. 31, Conj. ext. 21.
  Herztöne: 120, links unterhalb des Nabels.
Aeußere Untersuchung: I. Schädellage. Kopf beweglich über dem Beckeneingang, nach rechts abgewichen.
Innere Untersuchung: Scheide sehr weit und dehnbar.
  Muttermund: Fünfmarkstückgroß, Portio verstrichen, Blase gesprungen. Schädel nach rechts abgewichen.
Therapie: ?

Antworten der Hörer.

6 Abwarten, eventuell Zange.
1 Hebosteotomie.
4 Metreuryse, Wendung.
3 Schutzballon, die vollständige Eröffnung abwarten, dann Wendung.

IV. Vorlesung.

Meine Damen und Herren! Ein Teil dessen, was Sie bis jetzt aus den drei ersten Fällen an praktischer Erfahrung mitgenommen haben, dokumentiert sich in Ihren Antworten.

Eine ganz gute Therapie in diesem Falle haben die von Ihnen empfohlen, die den Rat geben, einen „Schutzballon" einzulegen, die vollständige Eröffnung abzuwarten und dann zu wenden. Ich selbst habe eine etwas aktivere Therapie, nämlich die Metreuryse zur Erweiterung der Cervix und dann sofort die Wendung und Extraktion angewandt. Selbstverständlich bin ich Ihnen Rechenschaft schuldig, warum ich das getan habe. — Sie, Herr Kollege, haben die Hebosteotomie empfohlen; ich glaube, Sie würden nicht so leicht in der Praxis diese Operation, die in Kliniken gehört, empfehlen, wenn ich Sie einmal einladen werde, Augenzeuge einer Hebosteotomie im Privathause zu sein.

Nun liegt aber unser heutiger Fall wesentlich anders als die drei bisher besprochenen. Die Frau hat ein normal großes Becken, das Promontorium ist nicht zu erreichen. Zeichen von Rachitis sind nicht vorhanden. Wäre dieses die erste Entbindung unserer Klientin, dann würden wir sicher ganz ruhig abzuwarten haben. Die letzte Entbindung aber, die, wie ich weiß, von einem hervorragenden Geburtshelfer geleitet wurde, verlief recht traurig, es wurde mit der Zange ein überaus großes, zehn Pfund schweres Kind tot geboren. In solchen Fällen von habituellem Riesenwuchs der Kinder ist es immer gut, wenn Sie sich über die Größe des Ehemannes orientieren (bei Unehelichen wechselt ja öfters der Vater, und deshalb bieten uns die vorangehenden Geburten weniger gute Anhaltspunkte). Hier ist nun der Ehemann ein besonders stattlicher, großer Mann, und wenn wir es ihm nicht ansehen würden, so genügte die Mitteilung, daß er im zweiten Garderegiment gedient hat und Flügelmann gewesen ist. Es ist also anzunehmen, daß das Kind wieder sehr groß ist, daß die Kopfknochen sehr hart, sehr wenig konfigurabel sind. Die Annahme wird durch den objektiven Befund vollauf bestätigt. Der Leibesumfang der Frau beträgt 115 cm (99—100 normal); da sie ein nicht übermäßiges Fettpolster besitzt, da Hydramnios wegen der mangelnden Fluktuation und des deutlichen Tastens der kindlichen Lage und wegen des schon erfolgten Blasensprungs auszuschließen ist, gewiß ein recht respektabler Umfang. Der Kopf des Kindes steht beweglich über dem Beckeneingang und ist auf die rechte Darmbeinschaufel abgewichen (Figur 33) und dokumentiert dadurch, da die Geburt schon 8 Stunden dauert und der Blasensprung vor einer Stunde erfolgt ist, ebenfalls ein Mißverhältnis zwischen kindlichem Kopf und mütterlichem Becken; d. h., da das Becken ja normal ist, es handelt sich auch hier, wie bei der letzten Entbindung, um Riesenwuchs des Fötus. Da der Kopf aber beweglich über dem Beckeneingang steht, so daß wir seinen unteren Pol bequem tasten können, werden wir die eine Spitze unseres Beckenzirkels an diesen von außen zu tastenden unteren Pol setzen, die andere Spitze auf den Steiß der Frucht. Wir messen auf diese Weise die Länge der Fruchtachse; noch genauer können Sie dieses tun, wenn Sie den Beckenmesser auskochen und dann die eine Spitze unter Leitung des Fingers in die Vagina einführen und direkt auf den Kopf aufsetzen. Dieses Maß der Fruchtachse müssen Sie mit 2 multiplizieren, um die ungefähre Länge des Fötus zu erhalten. Wir messen hier 30 cm, kommen also zu der beträchtlichen Größe von 60 cm; wir werden jedoch sofort einige Zentimeter abziehen müssen, da wir ja die eine Zirkelspitze nicht intravaginal, sondern von außen

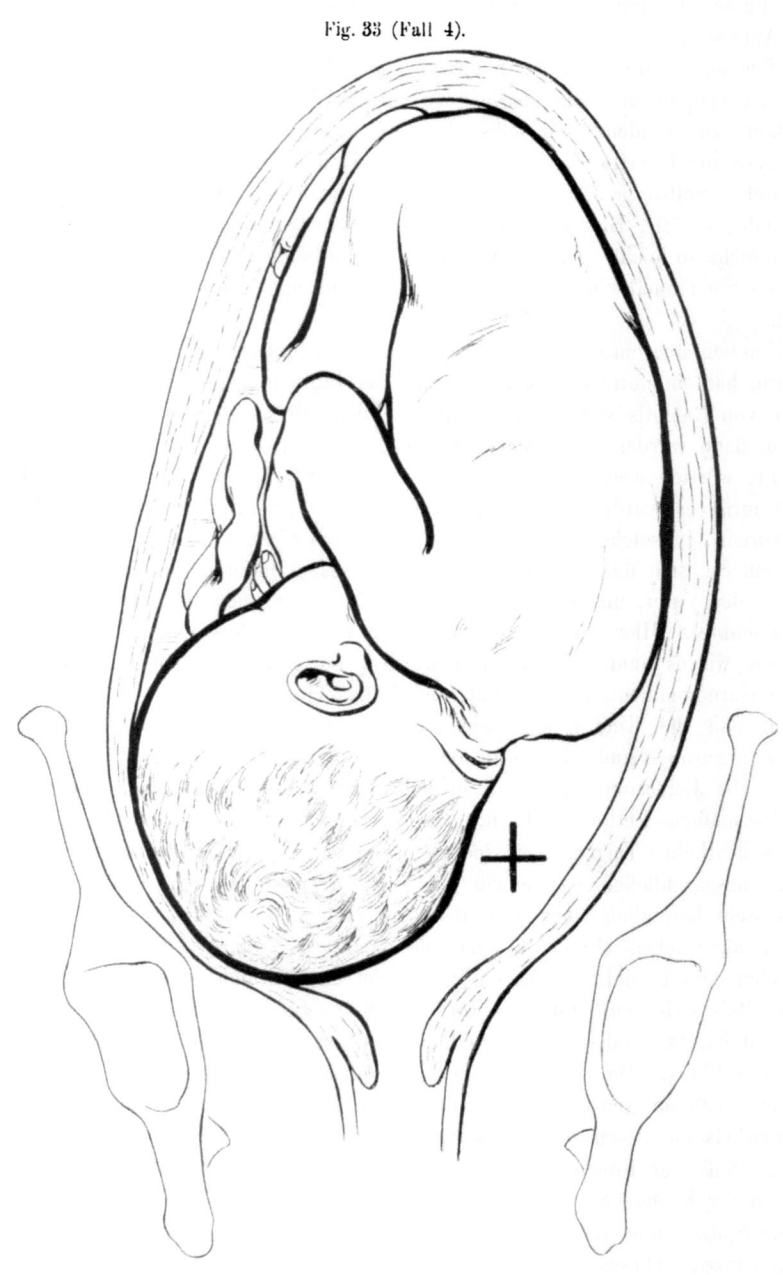

Fig. 35 (Fall 4).

Fig. 34 (Fall 4).

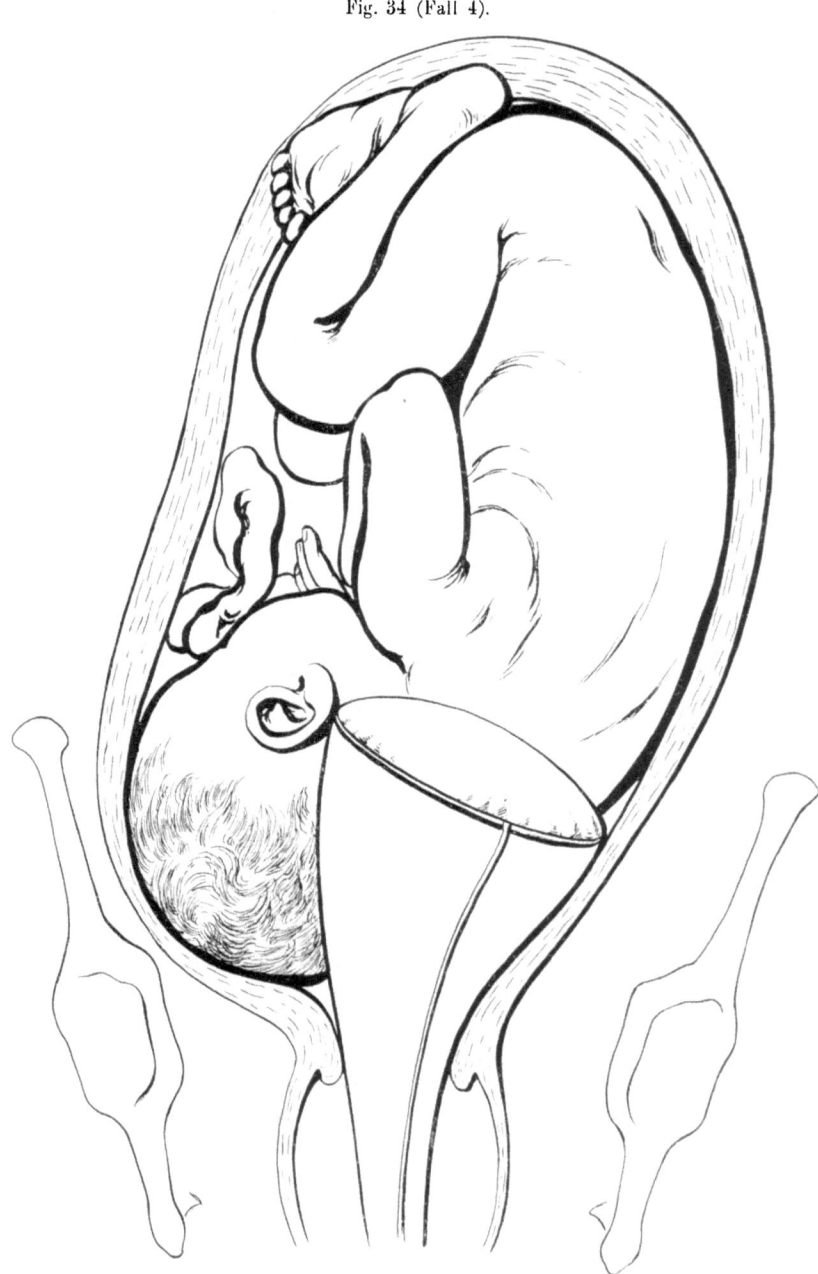

Eingeführter und aufgefüllter Metreurynter.
(Der Ballon liegt neben dem Kindsschädel, da dieser auf die rechte Darmbeinschaufel abgewichen ist.)

angelegt haben. Ein weiteres ausgezeichnetes Mittel, um sich über die Größe des kindlichen Kopfes zu orientieren, ist das von P. Müller angegebene Verfahren, das Eindrücken des Schädels in das Becken. Auch diese Methode bestätigt uns, was wir durch die vorigen Untersuchungen ermittelt haben.

Riesenwuchs und normales Becken bieten aber für den Geburtsverlauf dieselben Schwierigkeiten wie enges Becken und normal großes Kind!

Wir wissen, der sehnlichste Wunsch der Eltern ist auf ein lebendes Kind gerichtet. Uns bleiben zwei Möglichkeiten: Entweder abwarten oder aber, wenn wir nicht abwarten wollen, sofort nach artifizieller Erweiterung des fünfmarkstückgroßen Muttermundes zu wenden. Denn hier in diesem Falle ist ja schon 1 Stunde vor unserer Ankunft die Blase gesprungen, warten wir noch länger, so wird sich bei den guten Wehen der Frau der Uterus immer enger und enger um den Fruchtkörper herum zusammenziehen und die Wendung wird schwieriger und schwieriger, die Chancen, auf diese Weise ein lebendes Kind zu bekommen, werden schlechter und schlechter.

Gegen das Abwarten spricht die geringe Eindrückbarkeit des Schädels in das Becken, die harten Kopfknochen und die gesprungene Blase. **Konfiguriert sich** beim Abwarten nach Stunden **der Kopf nicht, so sind wir machtlos — eine Zange**, das wissen Sie jetzt, **ist dann unmöglich,** sie paßt wie die Faust aufs Auge, **eine Wendung** nach stundenlangem Fruchtwasserabfluß ist für die Mutter wegen der möglichen Uterusruptur **gefährlich** und für das Kind auch nicht viel versprechend. Es bliebe dann nur die Hebosteotomie übrig, die Sie in der Praxis nicht machen können, und ob die Leute eine Ueberführung in die Klinik und eine Beckenaufsägung gestatten werden, ist mir höchst zweifelhaft. So könnte es beim Abwarten, besonders wenn sich noch eine schlechte Kopfeinstellung, eine Vorder- und eine Hinterscheitelbeineinstellung ausbildet, zum Absterben des Kindes und später vielleicht zur Perforation kommen — wir werden auch solche Fälle noch gemeinsam besprechen.

Wir entschließen uns also zur Wendung. Denken Sie an Ihr ganzes technisches Arsenal, richten Sie Ihr Operationsfeld so ein, wie es ein guter Feldherr tut und wie wir es im letzten Falle getan haben. Wir beginnen also unsere Operation mit der Metreuryse und nehmen dazu die größte Nummer des Champetier de Ribes. Nachdem der Ballon ausgekocht ist, wird er wie eine Zigarette zusammengefaltet, seine Spitze mit der Kolpeurynterzange oder einer einfachen Kornzange gefaßt und unter Leitung von 2 Fingern der linken Hand in die Uterushöhle eingeschoben. Sie sehen den Vorgang auf Figur 204, Vorlesung XIV. So leicht dies Manöver dem Geübten gelingt, so ist auch hierbei für den Anfänger die größte Vorsicht geraten. Ich habe einen Fall erlebt, in dem ein Arzt mit der Metreurynterzange das hintere Scheidengewölbe perforierte. Glücklicherweise wurde der Irrtum bald bemerkt und die Frau kam mit dem Leben davon. Der Anfänger sollte deshalb in allen Fällen von Metreuryse, auch der einfachen, die Frau narkotisieren, mit den Doyenschen Speculis die Portio freilegen, die vordere Lippe anhaken und dann unter Leitung des Auges den Metreurynter einführen (siehe Figur 189, Vorlesung XIII). Hat er sich so mehrmals von der einfachen Technik selbst überzeugt, dann wird es ihm auch ohne Schaden für seine Klientin gelingen, den Ballon nur unter Leitung des Fingers, wie wir es hier getan haben, richtig einzuführen. Nachdem der Ballon mit dünner Lysollösung (1 proz.) prall aufgefüllt ist (Figur 34), wird ein langsamer, vorsichtiger Zug auf ihn ausgeübt, und in

Fig. 35.

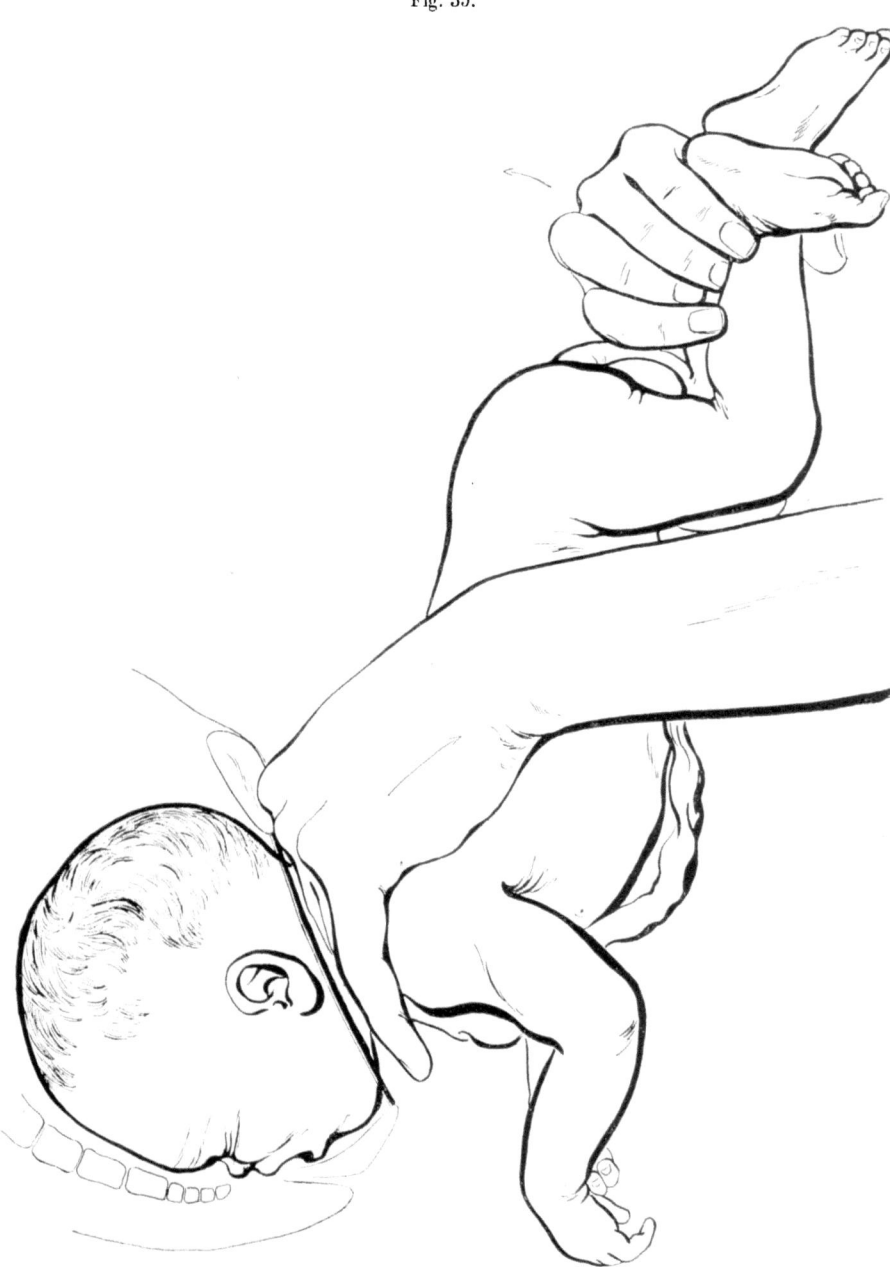

Prager Handgriff.

unserem Falle gelingt es schon nach 8 Minuten (es ist zweckmäßig, sich durch eine Uhr zu kontrollieren, da man sonst stets zu schnell dilatiert), den Metreurynter durchzuziehen. Dabei darf es gar nicht bluten, sonst ist man zu hastig vorgegangen und hat das erreicht, was man vermeiden wollte, nämlich einen Cervixriß. **Es gibt bei ruhigem Vorgehen kein besseres, sichereres und ungefährlicheres Instrument zur Dilatation als den Metreurynter:** daher gehört er zum Instrumentarium des Geburtshelfers, nicht aber der Bossi, auf den ich noch in Vorlesung XIII zu sprechen komme. (Siehe dort Figuren 193—196.)

Die Wendung, die etwas schwieriger ist als im vorigen Falle, geht glücklich vonstatten. Der große Fuß des Kindes zeigt uns sofort, daß unsere Diagnose bezüglich der Größe stimmte, die Armlösung geht schnell und leicht vonstatten. Ein einfacher Wiegand und der Kopf ist im Becken und wird diesmal leicht mit dem Prager Handgriff (siehe Figur 35) entwickelt. Das Kind, ein Mädchen, wiegt $10^1/_2$ Pfund, ist also noch schwerer als das erstgeborene und hat eine Länge von 59, einen Kopfumfang von 37 cm. Die Mutter hat keine Verletzungen davongetragen. Die Nachgeburtsperiode verläuft ohne Besonderheiten.

Wir kommen jetzt zum nächsten Fall, dessen Behandlung uns einige Schwierigkeiten gemacht hat.

V. Vorlesung.

Fall 5.

Name, Alter, Para: Frau M., 32 Jahre, VI para.
  Grund der Meldung: „Die Geburt geht nicht vorwärts."
Anamnese: Als Kind „englische Krankheit".
  Frühere Entbindungen: 1. Zwillinge von 6 Monaten, spontan, tot. 2. Knabe, stirbt nach 8 Tagen, spontan geboren. Nachgeburt angewachsen. Fieber im Wochenbett. 3. Zange, Knabe stirbt nach 2 Tagen. 4. Mädchen, spontan, lebt. Nachgeburt angewachsen. 5. Knabe, spontan, stirbt nach 9 Monaten.
  Letzte Regel: 24. März.
  Wehenbeginn: 4. Januar, 4 Uhr nachmittags.
  Blasensprung: 8. Januar, 7 Uhr nachmittags.
  Ankunft des Arztes: 9. Januar, 10 Uhr vormittags.
  Wehentätigkeit: Schlecht, langsam und träge.
Status: Brachycephaler Schädel, leicht gekrümmte untere Extremitäten, kleine Frau.
  Temperatur: 36,1.
  Puls: 80.
Aeußere Untersuchung: Beckenmaße: Sp. 25, Cr. $26^1/_2$, Tr. 29, Conj. ext. 18, Conj. diag. 10, Conj. vera 8,5.
  Ausgesprochener Hängebauch. Fundus uteri dicht am Processus. Rücken rechts, kleine Teile links. Kopf fest auf dem Beckeneingang, überragt die Symphyse und erscheint schon bei äußerer Betastung sehr groß.
  Herztöne: 160, rechts unterhalb des Nabels.
Innere Untersuchung: Keine Varicen, Scheide weit und schlaff. Portio verstrichen. Muttermund gut handtellergroß, ödematös. Kopf fest auf dem Beckeneingang, Pfeilnaht quer, dicht am Promontorium verlaufend. Kleine Fontanelle rechts, große Fontanelle links.
  Der gleiche Untersuchungsbefund wird während 4 Stunden beobachtet.
Therapie: ?

Antworten der Hörer.

1 Versuch mit hoher Zange, dann suprasymphysärer Kaiserschnitt.
4 Wendung auf den Fuß.
1 Knieellenbogenlage, falls ohne Erfolg: Laparo-Kolpo-Hysterotomie nach Solms.
2 Zangenversuch, Perforation, ist klinische Ueberweisung möglich: Hebosteotomie.
3 Perforation, bei Einwilligung der Eltern Hebosteotomie.

Meine Damen und Herren! Die Wendung und die Zange, die einige von Ihnen in diesem Falle anzuwenden gedenken, sind auszuschließen, und zwar aus folgenden Gründen:

Die Wendung, weil 15 Stunden nach dem Fruchtwasserabfluß vergangen sind und die Gefahr besteht, bei dem fest kontrahierten Uterus eine Ruptur zu machen.

Die Zange, nun meine Damen und Herren, das habe ich Ihnen schon mehrfach gesagt, die Zange also, weil dieselbe bei engem Becken und nicht konfiguriertem Kopf paßt wie die Faust aufs Auge. In einem solchen Falle werden Sie mit der Zange stets schaden, niemals nützen. Ein Blick auf die nebenstehende Figur 36 zeigt Ihnen, wie groß hier das Mißverhältnis ist zwischen dem kindlichen Kopf und dem mütterlichen Becken, wie weit der Kopf hier den Beckenring überragt, wie wenig oder besser gesagt garnicht konfiguriert er ist. Wollen Sie aber, wie es einer von Ihnen wünscht, die Frau einer Klinik überweisen, um durch den suprasymphyären Kaiserschnitt das Kind zu retten, dann widerrate ich Ihnen direkt, vorher einen Zangenversuch zu machen. Ueber die Technik und die Vorteile des suprasymphysären Kaiserschnittes gegenüber dem klassischen Kaiserschnitt werde ich in Vorlesung VII mit Ihnen zu sprechen haben.

Dann will ich auch des gewiß interessanten Vorschlages eines von Ihnen gedenken, der die neue publizierte Methode Dührssens (Solms) empfohlen hat.

Die Sachlage ist hier eigentlich äußerst einfach: Entweder wir verzichten auf ein lebendes Kind, oder wir müssen uns bei den schlechten Herztönen entschließen, sofort zu entbinden. Ich habe in diesem Falle den Leuten die Hebosteotomie vorgeschlagen, weil es sich um eine Mehrgebärende handelt mit weichen, sehr weiten Weichteilen, die nach ausgeführter Beckenspaltung eine sofortige Entbindung ohne Verletzungen ermöglichen. Würde es sich um eine Erstgebärende gehandelt haben, so würde ich wahrscheinlich mehr zum Kaiserschnitt geraten haben. Wir werden alsbald sehen warum. Zunächst aber bitte ich Sie, mich zu der Patientin zu begleiten, um der Hebosteotomie im Privathause beizuwohnen und sich selbst ein Urteil zu bilden, ob Sie diese Operation im Privathaus für empfehlenswert halten. Erstlich möchte ich Ihnen das Operationsterrain, dann die Assistenz, dann die Operation selbst und schließlich die Nachbehandlung ohne irgend welche Beschönigung schildern.

Durch eine nicht gerade angenehm nach Alkohol und Tabak duftende Destillation kommen wir, wie Sie aus der Figur 37 ersehen, über einige Stufen zum Kreißzimmer, dessen Raum durch die üblichen Zimmermöbel und zwei große Betten derart ausgefüllt ist, daß man sich nur mühsam zwischen den Gegenständen hindurchwinden kann. Die Beleuchtung ist, obgleich es gerade unter Mittag ist, so schlecht — die Fenster gehen auf einen dunklen Hof —, daß man nur mit künstlicher Beleuchtung, die in einer besseren Petroleumlampe und einer Küchenlampe besteht, etwas sehen kann. In dieses Zimmer treten, teils zur Assistenz, teils als Zuschauer ein: der Praktikant, 4 Volontärärzte, ein Oberarzt und ich, außerdem befindet sich darin die Hebamme, eine Gehilfin und der Ehemann. Die Luft, die diesen Raum nach einer etwa einstündigen Narkose erfüllte, war fast unerträglich, zumal das Zimmer von der Destillation nur durch eine schlecht schließende Tapetentüre getrennt war und außerdem der Ofen eine schier unheimliche Wärme ausströmte. Sie sehen auf Figur 37, S. 62 die ungefähren Raumverhältnisse.

Fig. 36 (Fall 5).

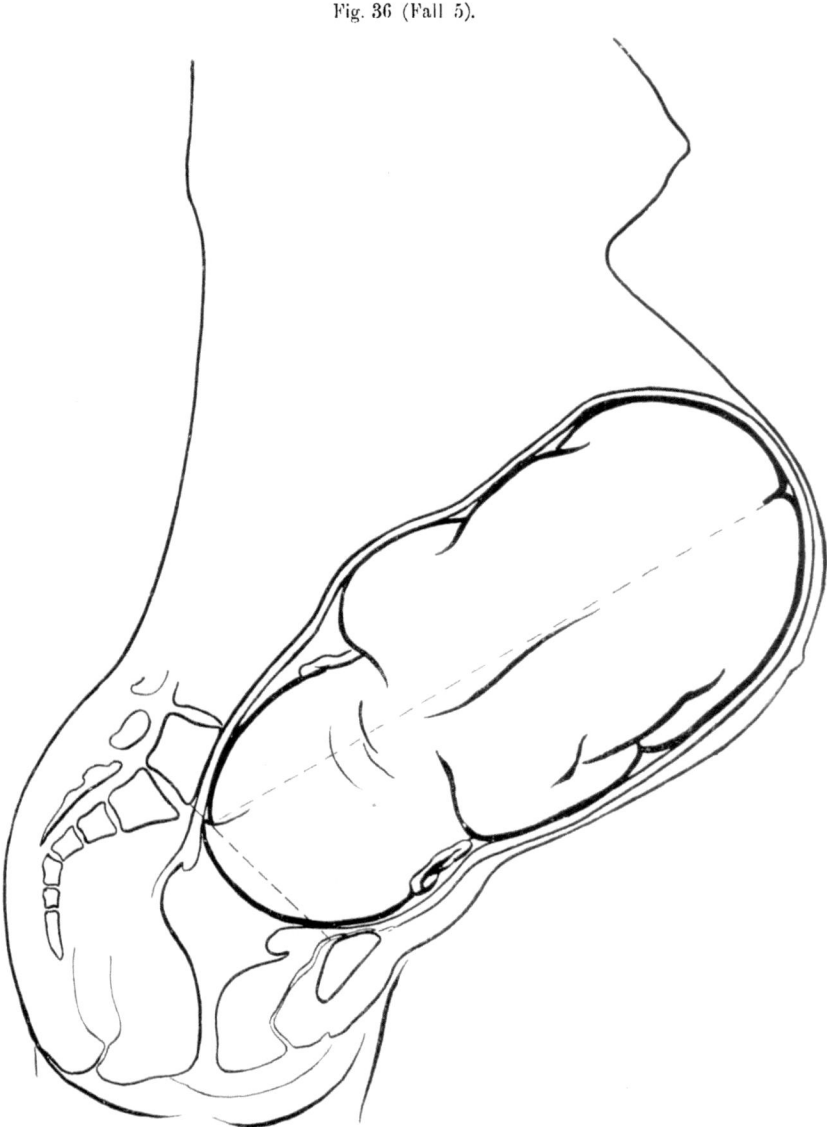

Vorderscheitelbeineinstellung. Oberhalb der Symphyse markiert sich deutlich eine Furche, die der Furche zwischen Kopf und Leib des Fötus entspricht. Man beachte das große Mißverhältnis zwischen dem queren Durchmesser des Kindsschädels und der Conjugata vera.

Unsere Maßnahmen beginnen damit, den Ehemann und die Gehilfin zu bitten, den ohnedies zu engen Raum zu verlassen. Die Frau wird auf den in schon beschriebener Art und Weise vorbereiteten Tisch gelegt, und während der eine Assistent mit der Narkose beginnt, der andere mit der Lampe leuchtet, desinfiziert und rasiert der schon

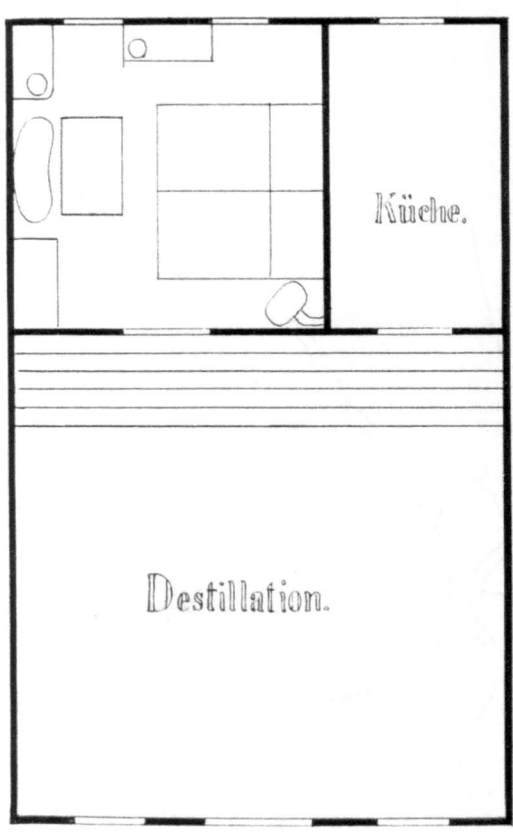

Fig. 37.

Wohnungsskizze. (Vgl. S. 60.)

aseptische dritte die Frau. Inzwischen lege ich mir zum Abkochen die Instrumente zurecht:

Die Bummsche Pubotomienadel   ⎫
Die beiden Sägegriffe   ⎬ Fig. 39, S. 65.
Mehrere neue Giglische Drahtsägen ⎭

Außerdem alle Instrumente zur hohen Zange und zur eventuellen Naht:
Die Tarniersche Zange (Figur 62).
Scheren.
Nadelhalter } Figuren 73—77.
Nadeln
Specula (Figuren 164 und 191).

Dann stelle ich mir die Katgutschachteln — ich gebrauche ausschließlich das trockene Krönigsche Cumolkatgut von Dronke in Köln — zurecht und vergesse vor allen Dingen die beiden äußerst wichtigen Tamponadenbüchsen nicht. Ferner haben wir eine Trommel mit sterilen Tupfern, viel Watte, Verbandgaze und eine Laparotomie-T-Binde mitgebracht. Die Trachealkatheter für das Kind werden ebenfalls eingelegt.

Nachdem sich jetzt der Operateur gründlich desinfiziert und Gummihandschuhe angezogen hat, geht er an die Vornahme der Operation, die Ihnen in der Hand des Geübten, das will ich gleich vorausschicken, außerordentlich einfach erscheinen wird. Mit der linken Hand tastet der Operateur sich möglichst genau das Os pubis ab. Während Zeigefinger und Mittelfinger der linken Hand auf dem oberen Rande der Schoßfuge fest aufliegen, markiert der Daumen den unteren Rand und zieht gleichzeitig die kleine linke Labie mit dem seitlichen Clitorrisschenkel nach rechts herüber (vgl. Figur 38). Die rechte Hand hält die Bummsche Nadel, und zwar so, daß der Griff nahezu senkrecht nach oben gerichtet ist und die Spitze den unteren Knochenrand des Schambeines infolgedessen senkrecht trifft. Nachdem der Operateur mit der Spitze deutlich den unteren Knochenrand gefunden hat, geht seine linke Hand, d. h. Mittel- und Zeigefinger, in die Scheide, um genau die Hinterseite des Schambeines abzutasten und zu kontrollieren. Jetzt wird langsam und vorsichtig der Griff gesenkt, aber immer so, daß der Operateur das Gefühl hat, als wenn die Nadelspitze an dem hinteren Knochen beziehungsweise Periostfläche des Ossis pubis reibt oder sich festspießt. Nur bei so vorsichtigem Vorgehen vermeidet man die Blase zu durchstechen, die dann nicht von der Spitze der Nadel erfaßt werden kann, sondern von ihrer Konvexität zur Seite geschoben wird (Figur 39). Die Richtung der Nadel geht von außen unten nach der Mittellinie und oben. Sobald der Griff stark auf den Damm zu nach unten gesenkt ist, erscheint die Nadelspitze am oberen Symphysenrande, also der Richtung der Nadel entsprechend in der Mittellinie. Jetzt wird die Giglische Säge eingeführt und mit Hilfe der Nadel, die jetzt natürlich den umgekehrten Weg beschreibt, unter Heben des Griffes nach unten durchgeführt (vgl. Figur 39). Die Schenkel der Frau werden nach dem Abdomen zu stark flektiert und von dem Assistenten zusammengepreßt. (Auf unserer Figur 38 mußte der linke Schenkel gesenkt werden, um der Zeichnerin zu gestatten, den wichtigen Akt der Einführung der Nadel deutlich zu sehen). Nach Armierung der Säge mit den Sägegriffen sägt man langsam und ruhig und möglichst ohne allzu starke Beugung der Drahtsäge, da diese sonst leicht reißt. Plötzlich knackt der Knochen auseinander und schwere Blasenzerreißungen und Verletzungen des Plexus venosus praevesicalis wären die Folge, wenn nicht die beiden Assistenten, rechtzeitig darauf aufmerksam gemacht, fest die Schenkel der Frau nach medianwärts zusammendrücken und so ein allzu weites Auseinanderklaffen des Beckens verhüten. Aus der oberen und unteren Ausstichöffnung schießt jetzt ein Strahl dunkel venösen Blutes hervor. Beide Oeffnungen werden sofort mit

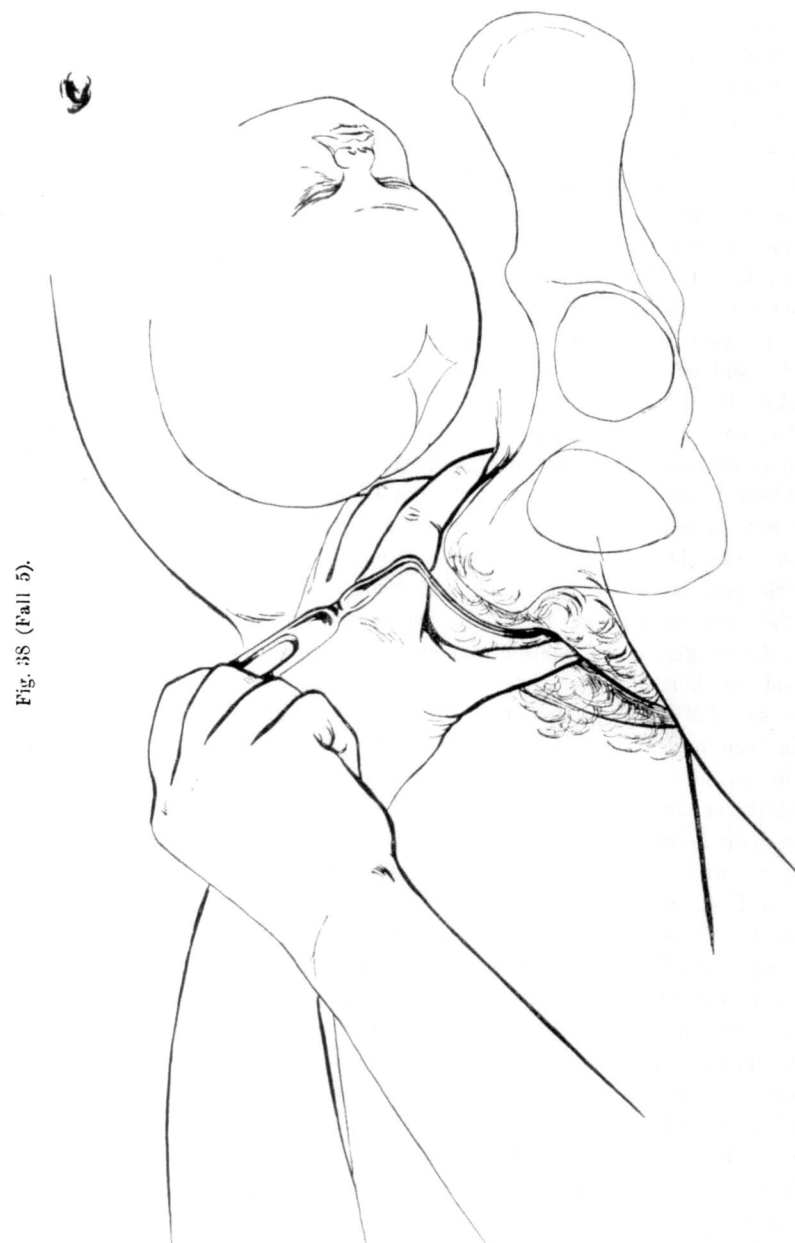

Fig. 38 (Fall 5).

Hebosteotomie erster Akt. Die linke Hand umfaßt die Schoßfuge, während der Daumen den linken Clitorisschenkel zur Seite zieht. Die rechte Hand sticht die Bummsche Nadel zwischen großer und kleiner linken Labie ein. Der Griff der Nadel ist stark nach oben gerichtet.

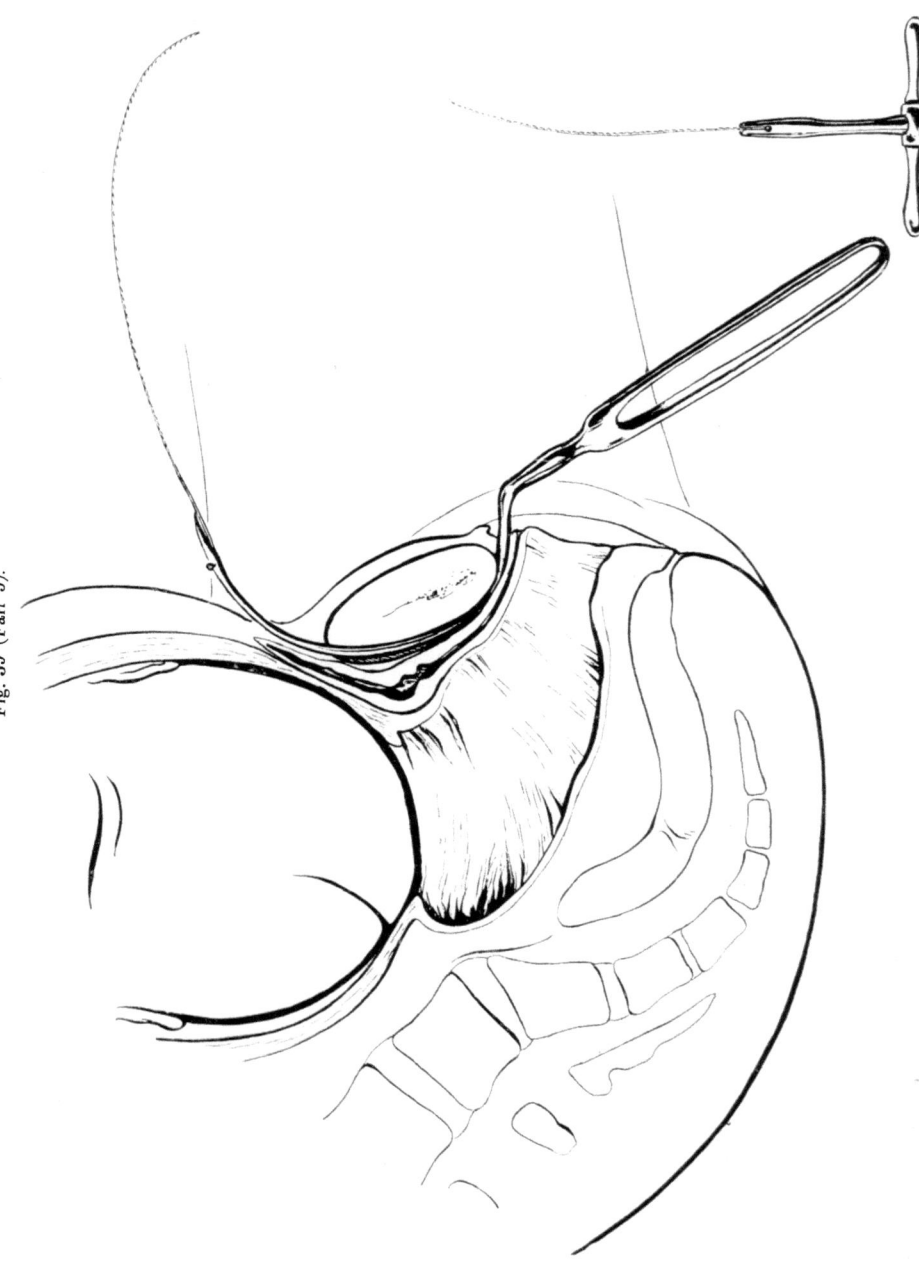

Fig. 39 (Fall 5).

Hebosteotomie zweiter Akt. Durch Senken des Griffes ist die Nadel um den Knochen herumgeführt, ohne die Blase zu verletzen. Die Gigli'sche Säge ist eingefügt, man sieht außerdem den einen Handgriff der Säge.

Gazebäuschen fest komprimiert und dann mit 2 oder 3 bereitliegenden Katgutfäden genäht. Jetzt wird die hohe Zange (Tarniers Modell) im queren Durchmesser angelegt. Ein leichter Probezug zeigt uns, daß der Kopf folgt, und nun wird der Kindesschädel unter Drehung der Pfeilnaht vom queren in den geraden ohne die Zange abzunehmen und ohne besondere Mühe entwickelt. Heute würde ich in einem ähnlichen Falle unbedingt vor dem Anlegen der Zange den Versuch machen, mit Hilfe einer Injektion von Pituglandol (vgl. Vorlesung III) die Geburt spontan zu Ende gehen zu lassen. Der eingeführte Katheter zeigt uns, daß die Blase unverletzt ist, irgendwelche sonstige Risse an der Cervix, der Scheide oder dem Damme sind nicht vorgekommen. Leider aber ist das Kind schwer asphyktisch, und man hat alle Mühe, um es ins Leben zurückzurufen. Indessen komprimiert ein Assistent fest mit Gaze die Ein- und Ausstichöffnung, um dem Entstehen eines Hämatoms vorzubeugen. Denken Sie sich, meine Damen und Herren, wenn in einem solchen Falle die Wiederbelebungsversuche (siehe Vorlesung XV) vergeblich sind; die Stellung des Geburtshelfers wäre dann der Familie gegenüber wirklich keine beneidenswerte, die Mutter einem so schweren Eingriff ausgesetzt und alles umsonst. Glücklicherweise kommt nach etwa halbstündigem Bemühen das Kind, ein kräftiger Knabe von 10 Pfund Gewicht und einer Länge von 56 cm, zu sich und beginnt kräftig zu schreien.

Ein Blick auf das schon erwähnte Handtuch (Figur 22, S. 32) lehrte uns, daß inzwischen die Mutter eine mittlere Menge Blut, etwa 200—300 ccm verloren hatte, und da die Narkose noch andauerte, so versuchten wir die Placenta zu exprimieren. Aber trotz aller Mühen gelang das nicht, man fühlte deutlich, daß es sich um eine Tubeneckenplacenta (vgl. Figur 40, 41 u. 42) handelte. So gern ich in einem anderen Falle noch länger gewartet hätte, hier entschloß ich mich in Rücksicht auf die Pubotomie schweren Herzens zur **manuellen Lösung der Placenta**. Was das heißt, meine Damen und Herren, der Frau neben der Hebosteotomie einen Eingriff zuzumuten, der **eine größere Mortalität und Morbidität hat wie der klassische Kaiserschnitt**, werden Sie begreifen. Glücklicherweise handelte es sich in diesem Falle lediglich um eine Retentio placentae in der Tubenecke (vgl. Figur 40 und 41) und nicht um die viel gefährlichere Placenta accreta (Vorlesung XV, dort auch 2 Abbildungen einer Placenta accreta). Nach der manuellen Lösung machte ich eine Uterusspülung, 1 Liter Brennspiritus (der denaturierte Spiritus ist viel billiger als der reine und ganz ungefährlich) auf 1 Liter kaltes Wasser. In der Zwischenzeit komprimiert der Assistent dauernd in der gleichen Weise die Hebosteotomiestelle. Auch hier würde ich heute zunächst einen Versuch mit Pituglandol machen. Wie gute Resultate man mit diesem Mittel erzielen kann, lehrt Sie ein von mir in Nr. 21 (1913) des Zentralblattes für Gynäkologie von mir publizierter Fall:

Ledige Käthe Ar., 19 Jahre, I para. Wehenbeginn 21. 4. 2 Uhr 30 Min. a. m. Blasensprung 5 Uhr 45 Min. a. m. Geburt 6 Uhr 50 Min. a. m. 21. 4. Erster Versuch einer Expressio placentae 7 Uhr 50 Min. a. m. Zweiter Versuch einer Expressio placentae 8 Uhr 20 Min. a. m. 1 ccm Pituglandol 9 Uhr 10 Min. a. m. Eine starke Wehe, Placenta spontan geboren 9 Uhr 15 Min. a. m.

Nach der Spülung feste Tamponade der Scheide, fester Verband vor die Vulva und um allen Komplikationen zu entgehen, ein Dauerkatheter in die Blase, in der Form des in Figur 43 angegebenen Pferdefußkatheters aus Glas. Jetzt wird die Frau ins Bett gebracht, eine Laparotomiebinde fest umgelegt, der lange Schlauch des Dauer-

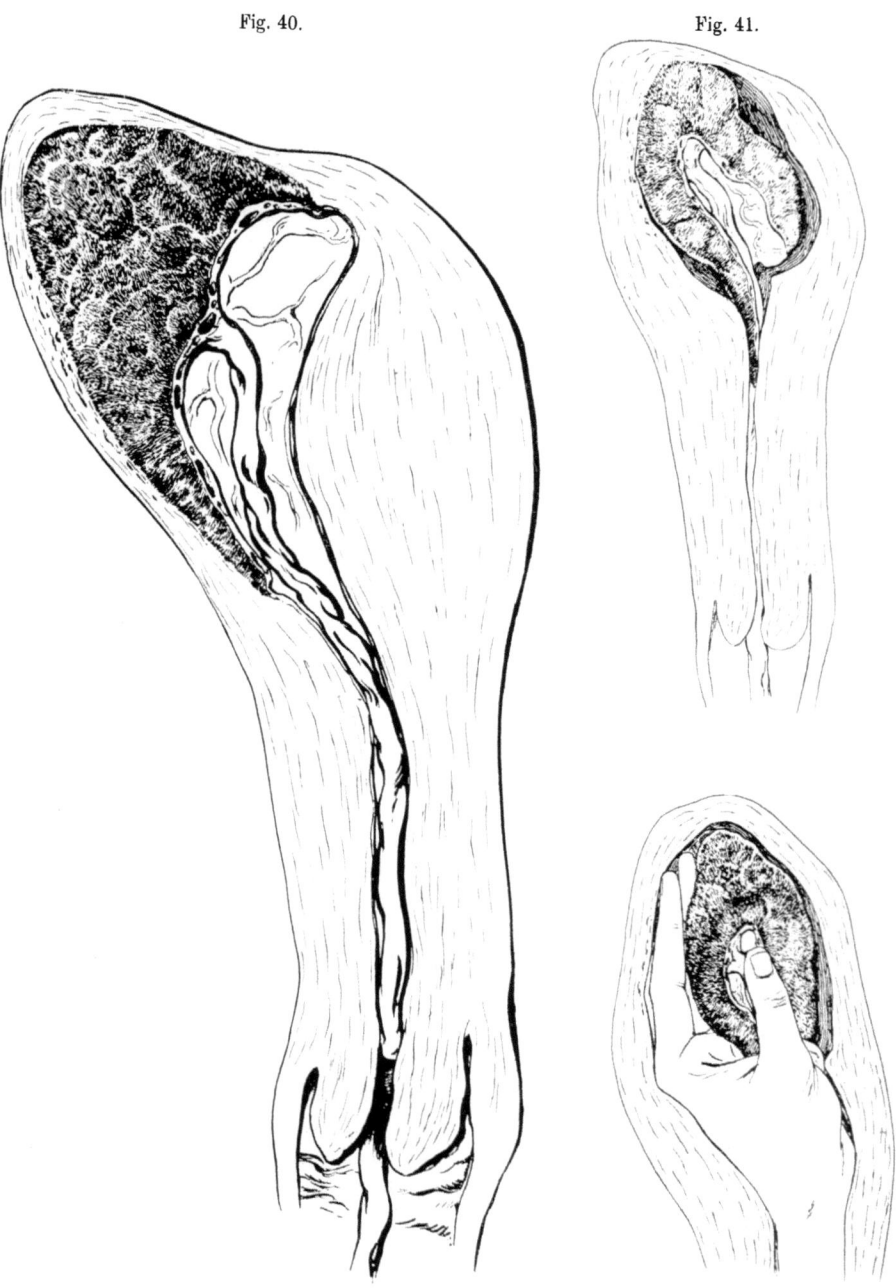

Figur 40: Tubeneckenplacenta. — Figur 41: Partielle Lösung und Retention in der Tubenecke.
Figur 42: Erfassen der retinierten Placenta.

katheters in das unter dem Bett stehende Nachtgeschirr geleitet und nochmals kontrolliert, ob der Urin gut abfließt.

Meine Damen und Herren! So zufrieden wir alle auch mit dem Resultat unserer Operation waren — ein lebendes Kind, eine unverletzte Mutter —, so lastete doch die manuelle Lösung schwer auf mir, und ich sah immer das Schreckgespenst des Geburtshelfers, die drohende Sepsis. Die Frau hat glücklich diese Gefahr überwunden und nur wenige Tage unbedeutend gefiebert, aber auch die Nachbehandlung hat mannigfache Anforderungen an uns gestellt. Wir waren gleichzeitig Arzt, Hebamme und Wochenpflegerin, wir mußten die Kranke umlegen, die Vorlagen erneuern, kurz alle die kleinen Handreichungen machen, von denen der Arzt sonst so wenig weiß und die ihm in der Regel vom Wartepersonal abgenommen werden.

Ziehen wir aus dem, was Sie eben gesehen haben, einen Schluß, so glaube ich, daß es für den praktischen Arzt leichter ist, in einem gut eingerichteten Operationssaal eine Laparotomie zu machen, als dem Spezialisten die Hebosteotomie im Privathause. Und ich für meine Person glaube nicht, daß ich noch einen zweiten Fall draußen operieren werde, und heute bei der 2. Auflage kann ich sagen, daß mein Glaube der richtige war.

Fig. 43.

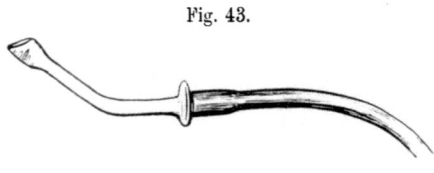

Skenescher Dauerkatheter.

Schon die Vorbereitungen und Maßnahmen in einem so glatt verlaufenden Falle. Was aber dann, wenn schwierige Verletzungen und Zerreißungen, die dringend gutes Licht und gute Assistenz erfordern, eintreten. Ist es doch einem unserer ersten Gynäkologen passiert, daß ihm hierbei eine Frau vor dem Auditorium verblutet ist. Für den Praktiker gilt aber wie überhaupt: quod licet Jovi non licet bovi.

Was Sie aber unbedingt wissen müssen, auch wenn Sie, was ich von Ihnen hoffe, niemals eine Hebosteotomie im Privathause machen werden, das ist der richtige Zeitpunkt und die günstigsten Verhältnisse zur Ausführung der Hebosteotomie. Das müssen Sie wissen, damit Sie der Kreißenden und ihren Angehörigen die Sachlage klar machen und rechtzeitig klinische oder spezialistische Hilfe in Anspruch nehmen können.

Die Indikation zur Hebosteotomie beruht auf der Unmöglichkeit, durch einen anderen Eingriff, Wendung oder Zange, ein lebendes Kind zu erhalten, so daß, wenn die Beckenspaltung verweigert werden sollte, Ihnen nur die Perforation des lebenden Kindes übrig bleibt.

Bezüglich des Beckens und der Weichteile der Mutter muß gefordert werden:

1. Das Mißverhältnis zwischen Kopf und Becken darf nicht zu groß sein (bestimmte Maße, wie etwa 7,5 cm oder 7 cm der Conj. vera können nicht entscheidend sein).

2. Die Mutter darf kein Fieber haben; in diesem Fall wächst die Gefahr für die Kreißende derart, daß ich persönlich mich lieber zur Perforation des lebenden Kindes entschließen würde.

3. Die Wehen müssen so gut sein, daß man annehmen muß, daß nach der Beckenspaltung rasch die Geburt spontan erfolgt, und aus demselben Grunde muß der Muttermund vollständig oder nahezu vollständig erweitert sein.

4. Auf Punkt 3 darf nur dann verzichtet werden, wenn es sich um eine Mehrgebärende, wie in unserem Falle, handelt, mit so weiten Weichteilen, daß man bei einer notwendigen Zangenoperation alle Verletzungen vermeiden kann.

5. Das Kind muß unzweifelhaft am Leben sein; bei absterbenden Kindern die Hebosteotomie auszuführen, ist ein gefährliches Wagnis.

Sie sehen ohne weiteres, daß man sich bei Erstgebärenden viel, viel schwerer zur Beckenspaltung und viel leichter zum extraperitonealen Kaiserschnitt entschließen wird. Denn hier ist die Gefahr eine weit höhere. Haben Sie das Becken durchsägt, geht die Geburt nicht spontan weiter, so müssen Sie das Kind mit der Zange retten. Wer A gesagt hat, muß auch B sagen. Und bei dieser Zangenoperation können Sie die schwersten Verletzungen der Weichteile erleben. Abreißungen der Harnröhre, mit der Knochenwunde kommunizierende Scheidewunden, die so stark bluten können, daß Sie kaum mit der Blutstillung, geschweige denn mit der exakten Naht zustande kommen.

Ich war Ihnen, meine Damen und Herren, gerade deshalb schuldig, genauer über diese Operation zu sprechen, als ich mich in diesem Falle entschlossen hatte, sie im Privathaus auszuführen.

Inzwischen sind Jahre darüber hingegangen. Und da vielfach in Ihren Köpfen die Ansicht herumzuspuken scheint „die Hebosteotomie ist eine gefahrlose Operation," so möchte ich nicht unterlassen, Ihnen eine kurze Statistik aus der Klinik Wertheims, des Mannes, der mit zu unseren besten Operateuren gehört, des Mannes, der um die erweiterte Karzinomoperation die größten Verdienste hat, vorzuführen, die für Sie als Praktiker Bände spricht. In den letzten (bis 1913) fünf Jahren wurden 39 Hebosteotomien ausgeführt.

1 Mutter starb an Thrombophlebitis.

Von den Kindern starben 6.

Viel wichtiger aber sind die postoperativen Komplikationen. Welcher Praktiker ohne Klinik könnte diese mit der Sorgfalt behandeln, die drohendem Verderben allein vorzubeugen vermag.

5 mal entstand ein größeres Hämatom an der Sägefläche;
3 mal Eiterung im Wundgebiet mit 1 Todesfall;
3 mal Blasenfisteln, von denen 2 spontan heilten, 1 durch mehrfache Operationen geschlossen werden mußte;
1 mal Blasenprolaps zwischen den beiden Schambeinästen;
3 mal längeres Wochenbettfieber;
12 mal tiefe Weichteilrisse, die mit der Knochenwunde kommunizieren (darunter nur 3 Erstgebärende).

Man übertrage diese Resultate einer der ersten Kliniken auf die allgemeine Praxis und man braucht wahrhaftig kein Prophet zu sein, um das namenlose Unglück vorzuahnen, das alsdann geschehen würde.

VI. Vorlesung.

Fall 6.

Name, Alter, Para: Frau W., 25 Jahre, III para.
 Grund der Meldung: „Enges Becken", Wunsch ein lebendes Kind zu haben.
Anamnese: Will nie krank gewesen sein und weiß nicht, wann laufen gelernt.
 Frühere Entbindungen: 1. spontan, Kind stirbt nach $1/2$ Jahr. 2. Wendung, Kind tot.
 Letzte Regel: 30. März.
 Wehenbeginn: 11. Januar, 3 Uhr vormittags.
 Blasensprung: 11. Januar, 11 Uhr vormittags.
 Ankunft des Arztes: 11. Januar. 5 Uhr nachmittags.
 Wehentätigkeit: Gut, ohne Besonderheiten.
Status: Brachycephaler Schädel, sehr kleine schmächtige Frau, ausgesprochen kleine Hände, Handschuhnummer 5. Gekrümmte untere Extremitäten.
 Temperatur: 36.7. — Puls: 84.
Aeußere Untersuchung: Beckenmaße: Sp. $23^{1}/_{2}$. Cr. 25, Tr. 28, Conj. ext. $17^{1}/_{2}$, Conj. diag. 11, Conj. vera 9. Fundus uteri: 3 fingerbreit unter dem Processus. II. Schädellage. Kopf ins Becken eingetreten.
 Herztöne: 160, rechts unterhalb des Nabels.
Innere Untersuchung: Scheide weit. Muttermund fast vollständig, nur noch als Saum fühlbar, Pfeilnaht quer, keine Obliquität. Kleine Fontanelle rechts, große Fontanelle links. Kopf fest in Beckenmitte, gut konfiguriert.
Therapie: ?

Antworten der Hörer.

1. Die Herztöne des Kindes indizieren einen Eingriff. Das Becken ist allgemein verengt. Der kindliche Kopf ist klein und gut konfiguriert. Zangenversuch, falls ohne Erfolg, suprasymphysärer Kaiserschnitt.

2. Die Kreißende wird in eine Klinik geschafft, wo zunächst abgewartet wird, ob eine spontane Geburt möglich ist. Die Konfiguration des Kopfes wie die Stellung der Pfeilnaht sind als günstiges Moment zu betrachten. Gefährdet ein weiteres Abwarten das kindliche Leben, so ist die künstliche Entbindung geboten, die Hebosteotomie dürfte sich als ausreichend erweisen.

3. Sehr plattes Becken. Die Einstellung des Kopfes ist ungünstig. Die Wendung könnte vielleicht zum Ziele, vielleicht aber auch zur Perforation des nachfolgenden Kopfes führen. Hier wird unbedingt ein lebendes Kind erwartet. Ist die Ueberweisung in eine Klinik möglich, klassischer Kaiserschnitt, zu Hause wird die Hebosteotomie ausgeführt.

4. Da die Mutter klein ist (allgemein und gleichmäßig verengtes Becken) ist es möglich und nach dem objektiven Befund wahrscheinlich (man achte auf die Größe des Vaters), daß auch das Kind klein ist. Ferner steht die Pfeilnaht in der Mitte des Beckens (keine Obliquität), was auch dafür spricht, daß der Kopf im Verhältnis zum Becken nicht zu groß ist. Wir können also abwarten; werden die kindlichen Herztöne andauernd schlechter, so wird eine Zangenextraktion sicher zum Ziele führen.

Meine Damen und Herren! Ich wurde zu dem Falle gerufen, um wegen eines platten Beckens die Hebosteotomie auszuführen; die Eltern wünschten, da ihre beiden Kinder bald kurz nach der Geburt, bald während der Geburt ihr Leben verloren hatten, so sehnlich ein lebendes Kind, daß sie gewiß auch gern in eine Ueberführung in die Klinik eingewilligt hätten. Aber schon nach der äußeren Besichtigung des Abdomens (vgl. S. 11, I. Vorlesung), nach der äußeren Untersuchung und der Beckenmessung wußte ich, daß man in diesem Falle den Leuten mit Sicherheit ein lebendes Kind

Fig. 44 (Fall 6).

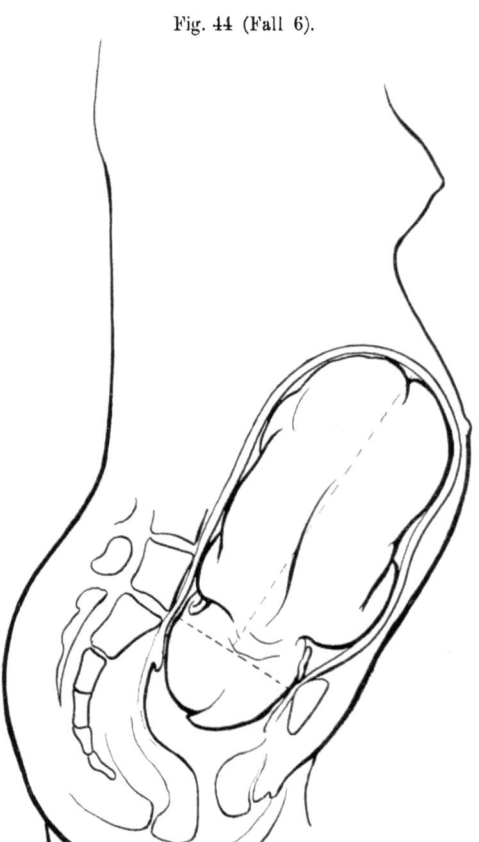

Vgl. hiermit Fig. 36 (Fall 5).

würde versprechen können. Die äußere Besichtigung des Abdomens zeigte mir kein besonderes Mißverhältnis zwischen dem kindlichen Kopf und dem mütterlichen Becken. Vergleichen wir an der Hand unserer Skizzen (Figur 44) das Abdomen dieser Frau mit der des vorigen Falles (Figur 36), so sehen Sie sofort den markanten Unterschied, der darin besteht, daß in dem einen Fall eine deutliche Prominenz des über den Beckenrand ragenden Schädels sich bemerkbar macht, während in unserem heutigen Falle diese Prominenz fehlt; auch von einem Hängebauch ist hier keine Rede. Bei der äußeren Untersuchung finden wir nun eine Bestätigung des Gesehenen. Der Kopf

ist fest ins Becken eingetreten, und die Beckenmaße sagen uns, daß es sich hier keineswegs um ein plattrachitisches Becken handelt, sondern um ein allgemein und gleichmäßig verengtes. Prägen Sie sich die Beckenmaße dieses Falles in Ihr Gedächtnis ein: $23^1/_2$, 25, 28, $17^1/_2$, 11, und Sie werden sehen, daß ein einfaches Addieren von 2 zu allen Maßen gleichmäßig dieses Becken in ein normales verwandelt:
$25^1/_2$, 27, 30, $19^1/_2$, 13.

Einer von Ihnen hat in so vorzüglicher Weise die Diagnose der Beckenverengerung und die daran anzuschließende Therapie so richtig angegeben, daß ich nicht mehr viele Worte über diesen Fall zu verlieren brauche (Antwort Nr. 4).

Wir haben genau so gehandelt. Da die Herztöne beschleunigt waren, haben wir alles zur Zange gerichtet und während unserer Vorbereitungen gesehen, daß die Herztöne nach jeder Wehe schlechter wurden. In einem solchen Falle, in dem nach jeder Wehe die Herztöne schlechter werden, würde ich auch von einem Versuch mit Pitu-

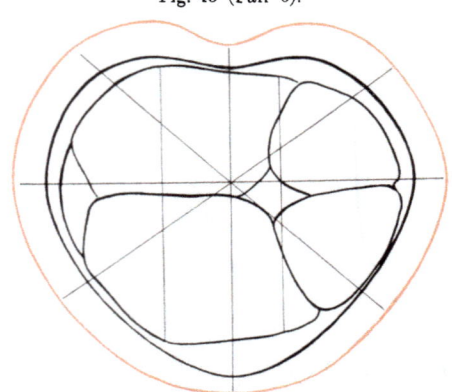

Fig. 45 (Fall 6).

Maßverhältnis des normalen Beckens (rot): 11 : 12 : 13.
      „   des allgemein verengten Beckens (Fall 6): 9 : 10 : 11.
      „   des kindlichen Schädels (Fall 6): 7,5 : 8,0 : 10,5.
Normales Becken: rot. Man sieht, daß trotz des allgemein und gleichmäßig verengten Beckens infolge der Kleinheit des kindlichen Schädels kein räumliches Mißverhältnis besteht. (Vgl. hiermit Figur 44).

glandol abraten. Deshalb haben wir uns entschlossen, die Zange anzulegen, und wir konnten zu unserer Freude auf Grund unseres richtigen Abschätzens der kindlichen Größe leicht und schnell einen lebenden Knaben extrahieren, ohne der Mutter die geringste Verletzung zugefügt zu haben. Dabei war das Kind durchaus nicht übermäßig klein, es war 51 cm lang und der Kopfumfang betrug 34 cm. Wie sich jedoch die genaueren Maßverhältnisse dem vorhandenen Beckenraum anpassen, sehen Sie an der beistehenden Figur 45. Nur wenige Worte noch über die anderen Antworten: Zangenversuch, eventuell nachher suprasymphysärer Kaiserschnitt. Hiermit möchte ich mich nicht einverstanden erklären. Durch den Zangenversuch, den Sie in diesem Falle doch an einem schon gefährdeten Kinde vornehmen, wird die Frucht fraglos noch mehr geschädigt. Dann kommt der Transport in die Klinik hinzu, die Vorbereitungen dort zur Operation, kurz und gut, es vergehen wieder 2 oder 3 Stunden bis zur Vornahme der neuen Operation, und die Aussichten, ein lebendes Kind zu bekommen, sinken dementsprechend. Dann aber leidet die Mutter übermäßig unter dieser Therapie, und die Infektionsgefahr wächst allzu sehr. Sobald Sie sich in einem solchen Falle nicht ganz klar sind, überweisen Sie lieber Ihre Klientin sofort einer Klinik oder einem Spezialisten.

Die Wendung ist in diesem Falle unausführbar, wie Ihnen ein Blick auf unsere Figur 44 zeigt; der Kopf steht schon zu tief und zu fest im Becken.

Die Hebosteotomie ist aber, wie Sie aus der vorangehenden Schilderung gesehen haben, als unnötig zu verwerfen.

Dieser Fall aber gibt mir einen willkommenen Anlaß, um Ihnen einige praktische Winke über die Ausführung von Zangenextraktionen bei noch relativ hoch, d. h. über der Beckenmitte stehendem Kopf zu geben.

Das Erste und Wichtigste, meine Damen und Herren, bevor Sie sich entschließen eine Zange anzulegen, ist die genaue Kenntnis von dem Stande des Kopfes im Beckenkanal. Aber gerade diese fällt dem Anfänger, ja auch dem Geübteren überaus schwer, und ich habe während meiner klinischen Tätigkeit und in der Privatpraxis oft die folgenschwersten Irrtümer gerade bezüglich dieses Punktes erlebt.

Zwei Fragen haben Sie sich stets zu beantworten:
1. Wo steht der tiefste Punkt im knöchernen Beckenkanal?
2. Wo steht die größte Zirkumferenz des Schädels?

Von den durch Knochenpunkte gelegten Ebenen des knöchernen Beckens, die zur Höhenbestimmung des Kopfes in Frage kommen, sind folgende zu nennen:
1. Die Beckeingangsebene, kurzum der Beckeneingang, das ist die Ebene, die man sich durch das Promontorium und den oberen Schoßfugenrand gelegt denkt.
2. Die untere Schoßfugenrandebene, parallel der Beckeneingangsebene, durch den unteren Schoßfugenrand gelegt zu denken.
3. Die Spinalebene. Wiederum parallel den beiden vorhergenannten und durch die bei jedem Becken deutlich zu fühlenden Spinae ossis ischii gelegt zu denken.
4. Der Beckenboden, die vierte Parallele, die durch das Steißbein gelegt ist, so daß dieses einen Teil dieser Ebene einnimmt.

Diese Beckeneinteilung, die von dem Amerikaner Hodge stammt, ist mir stets als die beste erschienen. Und ich habe seit meinen Studienjahren in Freiburg, angeregt durch die Vorlesungen von Hegar und Sellheim, immer den Stand des Kopfes nach diesen Ebenen bestimmt und gefunden, daß sie viel leichter zur Orientierung führen, als die jetzt noch allermeist gebrauchte Beckeneinteilung. Zur größeren Klarheit für Sie habe ich Ihnen hier beide Einteilungsarten nebeneinander abgebildet (Figuren 46 und 47). Um nun in der Praxis die Ebenen überhaupt nutzbringend verwerten zu können, müssen Sie durch fleißiges Touchieren am Phantom und an der Lebenden in jedem Fall in der Lage sein, die wichtigsten Knochenpunkte, das Promontorium, den oberen und unteren Schoßfugenrand, die Spinae ossis ischii und das Steißbein mit Sicherheit zu fühlen. Schneller, als ich dies mit vielen Worten tun kann, sehen Sie den verschiedenen Stand des Kopfes an den nachfolgenden Figuren 48—55, in denen ich stets das Becken in Steißrückenlage, so wie Sie es gewöhnlich vor sich sehen, zeichnen ließ.

Aber wir sind in der Regel nicht nur auf die Knochenpunkte des knöchernen Beckenkanals angewiesen. Da der Schädel, wie Sie wissen, beim Vorwärtsschreiten (progressive Bewegung) auch eine Drehung (Turbinalbewegung) ausführt, so bietet sich uns in der Stellung der Pfeilnaht ein weiteres wichtiges Zeichen des Kopfstandes. Deshalb habe ich auf unserer Uebersichtstabelle (S. 76 und 77) neben dem Sagittalschnitt jedesmal den entsprechenden Touchierbefund die Stellung der Pfeilnaht betreffend angezeichnet. In der Regel also, sage ich, steht der Kopf noch hoch, wenn die Pfeilnaht quer steht, tief im Beckenraum, wenn die Pfeilnaht in einem schrägen Durchmesser und auf dem Beckenboden, bezüglich im Beckenausgang, wenn die Pfeilnaht im geraden Durchmesser verläuft. Hiervon gibt es nur zwei seltene Ausnahmen, den hohen Geradstand und den tiefen Querstand des Kopfes. Beim hohen Gradstand (Figuren 60 und 61) steht die Pfeilnaht im Beckeneingang gerade, ein Irrtum ist für den, der sich gewöhnt hat, alle Knochenpunkte des Beckens abzutasten, ausgeschlossen. Beim tiefen Querstand steht der Kopf fast sichtbar ante portas auf dem Beckenboden (Figuren 56—59). Aber wie gesagt, diese beiden Lagen sind relativ selten.

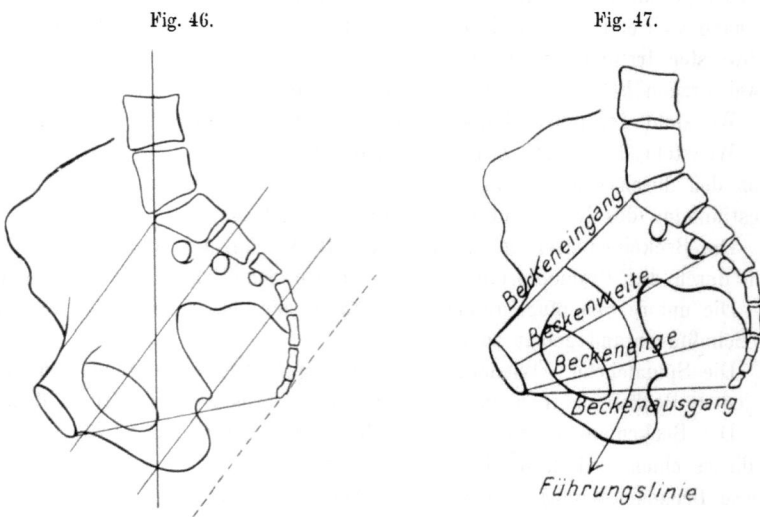

Fig. 46. Hodgesche Beckenebenen. Fig. 47. Gewöhnlich gebrauchte Beckenebenen.

Der größte Feind der exakten Bestimmung des Kopfstandes im Beckenkanal — den Sie kennen müssen — ist die Kopfgeschwulst. Gerade bei langdauernden und schwierigen Geburten ist sie am mächtigsten entwickelt und verleitet den Anfänger oft zu Irrtümern. Sie kann schon den Beckenboden berühren, während die größte Zirkumferenz des Schädels noch im Beckeneingang steht. Wenn Sie aber stets sich nur nach den Punkten des knöchernen Beckens und nach den Punkten am knöchernen Schädel richten, werden Sie auch diesen Irrtum vermeiden lernen. Auf die weitaus schwierigeren Verhältnisse bei Deflexionslagen will ich erst gelegentlich der Besprechung eines solchen Falles (vgl. Vorlesung XII) eingehen.

Vor jeder Zangenoperation sollten Sie nochmals genau untersuchen, vor jeder schwierigen Zangenoperation am besten mit der ganzen Hand in Narkose. Nur so werden Sie im Anfang unnütze, ziellose, Mutter und Kind gefährdende Zangen vermeiden lernen.

Jede, auch die einfachste Zangenoperation erfordert eine Indikation. Wer, wie ich, nach sogenannten „Luxuszangen" (einfache Zangenextraktion im Beckenausgang bei geradestehender Pfeilnaht) von Anfängern schwere Zerreißungen des Dammkörpers recht häufig gesehen hat, der wird immer ernster an die Indikationsstellung herangehen. „Der Wunden spottet, der Wunden nie gefühlt."

Für den Beginn Ihrer Praxis rate ich Ihnen also auf das eindringlichste: Machen Sie keine „Luxuszangen"! und machen Sie vor allen Dingen keine hohen Zangen! Nur so werden Sie sich vor schweren Stunden und Ihre Klientel vor verderblichen Folgen bewahren. Lassen Sie lieber einmal ein Kind absterben, als daß Sie die Mutter schwer gefährden. Versuchen Sie in jedem Falle vor dem Anlegen der Zange ein Hypophysenpräparat, Sie werden sich und Ihrer Klientel manche ruhige Stunde dadurch bereiten und im vollen Erfolge den schönsten Lohn ihrer ärztlichen Tätigkeit sehen. Ich werde noch Gelegenheit haben, Ihnen die großen Gefahren solcher Anfängeroperationen durch tatsächlich beobachtete Fälle zu belegen.

Die einzelnen kleinen Technicismen bei Applikation der Zange kann ich wohl als bekannt voraussetzen; Sie finden sie genugsam erläutert in den Lehrbüchern und den Operationslehren. Hier möchte ich Ihnen einige praktische Winke geben, die — ich bin mir dessen wohl bewußt — zum Teil von den schulgemäßen Forderungen abweichen.

Was Sie bei jeder Zange vermeiden müssen, sind Verletzungen der Mutter.

Muttermundsrisse vermeiden Sie, wenn Sie die Zange nur bei vollständig erweitertem Muttermund anlegen.

Scheidenrisse vermeiden Sie, indem Sie die Zange lege artis, vorsichtig wie eine Sonde, unter voller Ausnutzung der Kopfkrümmung in Schreibfederhaltung unter dem Schutz der Finger der anderen Hand in die Scheide und um den Kopf „gleiten" lassen. Jedes ruckweise, hastige Stoßen ist verderblich, doch das kann man nur durch Uebung lernen. Ich habe öfters schon durch das Wandern der Zangenlöffel, das ungeschickt von Anfängern ausgeführt wurde, Risse entstehen sehen.

Machen Sie nie eine Zange ohne Narkose! Das ist inhuman, erschwert Ihnen unnütz Ihre Manipulationen und schädigt psychisch und häufig durch plötzliches Herumwerfen auch physisch die Mutter. **Nichts ist einfacher und ungefährlicher als eine leichte Narkose bei Zangenextraktionen.** Sie leiten die Narkose ein, und meist ist die Frau entbunden, ehe Sie der Hebamme Auftrag zu geben brauchen, einige Tropfen auf die Maske aufzutropfen.

Niemals habe ich aber einen Nachteil für Mutter und Kind beobachtet, wenn ich von Anfängern die Zange auch bei schräg stehender Pfeilnaht im queren Durchmesser habe anlegen lassen. Diese Applikation ist für den wenig Geübten natürlich viel leichter, außerdem fällt die erste, der Scheide oft gefährlich werdende Drehbewegung der Zange fort, statt dessen dreht sich häufig der Kopf in der Zange. Es ist ein ähnliches Verhältnis, als wenn wir schulgemäß bei tiefem Querstand die Zange im schrägen Durchmesser anlegen.

Die Figuren 56—59 zeigen Ihnen klar und deutlich im Sagittalschnitt und Touchierbefund den tiefen Querstand. Im allgemeinen handelt es sich hierbei um kleine Köpfe und normale Becken oder um normal große Köpfe und sehr weite Becken. Da in beiden Fällen der Reibungswiderstand verringert ist, erfolgt die physiologische Drehung des Kopfes in den geraden Durchmesser auf dem Beckenboden nicht. Obwohl

Touchierbefund.

1. Der touchierende Finger erreicht das Promontorium und die obere Schoßfugenrandebene. Vorderscheitelbeineinstellung. Tiefster Punkt (vorderer Scheitelbeinhöcker) noch oberhalb der unteren Schoßfugenrandebene. Größte Zirkumferenz oberhalb des Beckeneingangs.

Fig. 48.

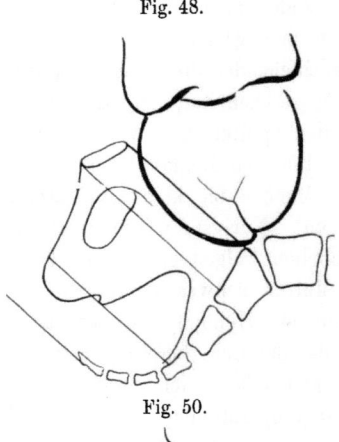

Fig. 50.

2. Tiefster Punkt Pfeilnaht in der unteren Schoßfugenrandebene. Spinae noch gut, Promontorium nicht mehr mit gestreckten Fingern zu erreichen. Größte Zirkumferenz im Beckeneingang.

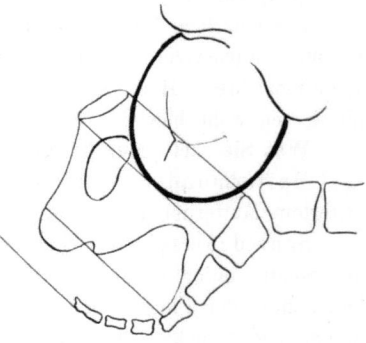

Fig. 52.

3. Tiefster Punkt Pfeilnaht in der Spinalebene schon im schrägen Durchmesser. Größte Zirkumferenz unterhalb des Beckeneingangs fast in der unteren Schoßfugenrandebene. Spinae am tiefsten Punkte gerade noch zu erreichen.

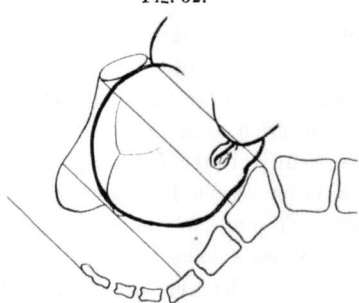

Fig. 54.

4. Tiefster Punkt auf dem Beckenboden schon bei der Wehe sichtbar. Spinae nicht mehr zu erreichen. Pfeilnaht dem geraden Durchmesser genähert.

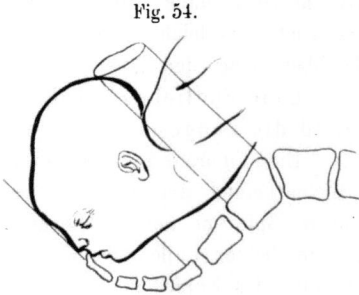

Figuren 48, 50, 52, 54 sind im Sagittalschnitt, Figuren

Fig. 49.

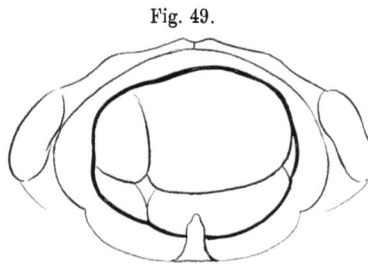

Bei Indikation zur Beendigung der Geburt:

Zange unmöglich! Wendung bei beweglichem Kopf und kurz vorher erfolgtem Fruchtwasserabfluß, bei Mehrgebärenden sonst nur Hebosteotomie oder Sectio caesarea, eventuell Perforation.

Fig. 51.

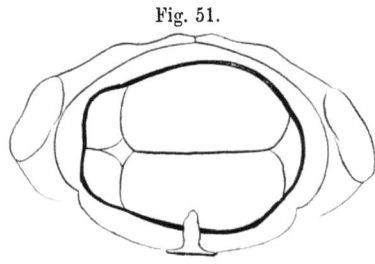

Die Zange ist bei Konfiguration des Schädels, vorausgesetzt, daß kein Mißverhältnis zwischen Schädel und Becken besteht, gerade möglich. (Vorsicht! Besser Abwarten.) Bei Mißverhältnis der Konfiguration, wenn möglich abwarten, sonst wie oben ad 1.

Fig. 53.

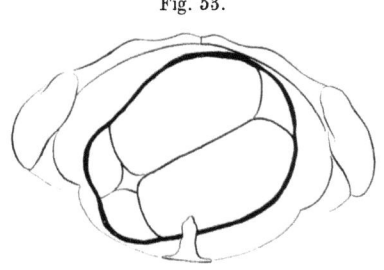

Zange.

Fig. 55.

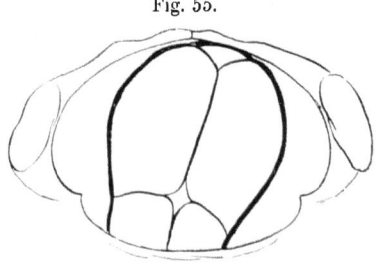

Beckenausgangszange.

49, 51, 53, 55 von unten in Steißrückenlage gezeichnet.

Fig. 56.

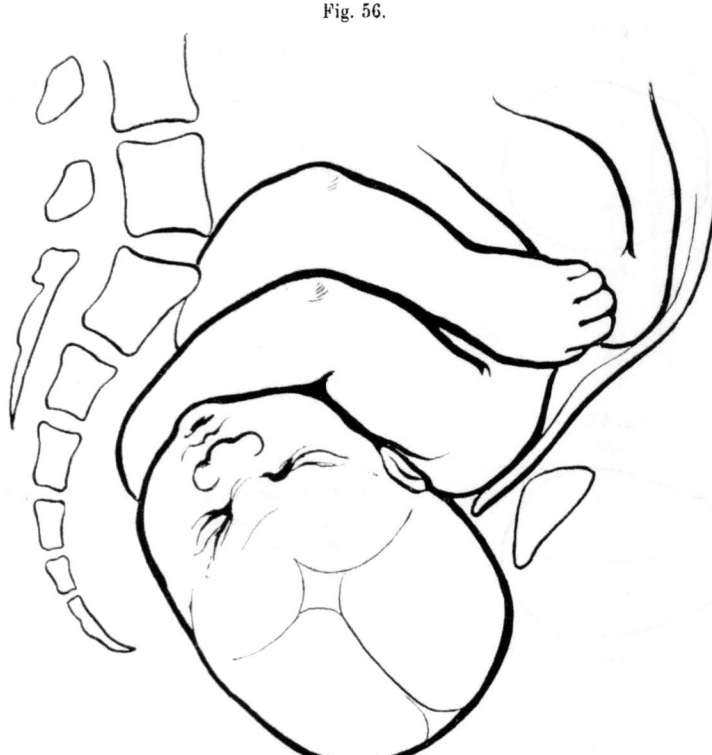

Tiefer Querstand. Rücken links.

Fig. 57.

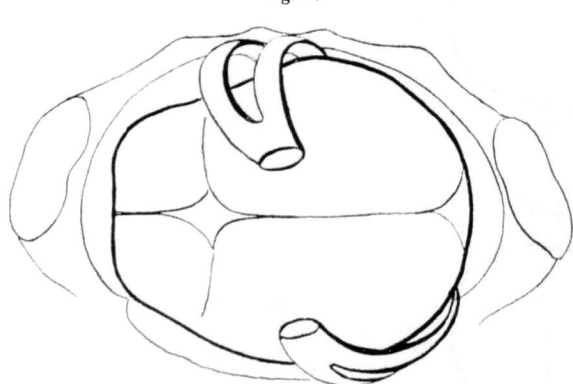

Tiefer Querstand. Rücken links, kleine Fontanelle links, Zange im linken schrägen Durchmesser. (Touchierbefund.)

Fig. 58.

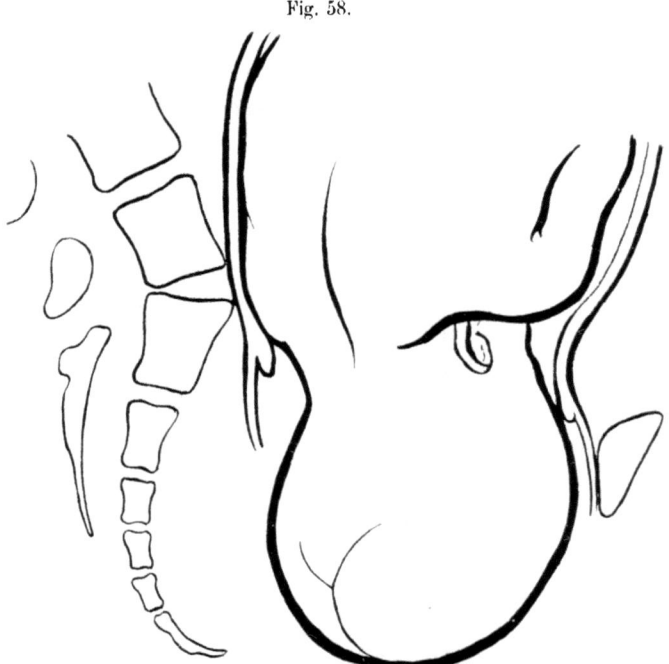

Tiefer Querstand. Rücken rechts.

Fig. 59.

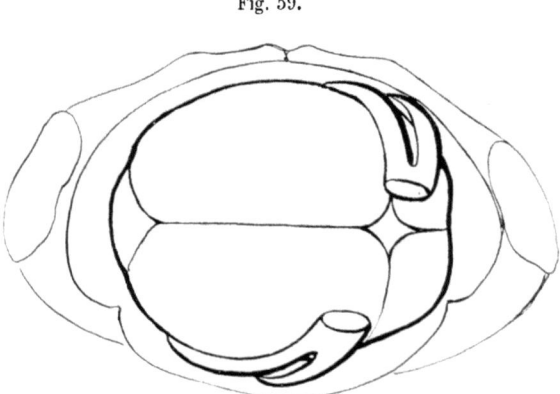

Tiefer Querstand. Rücken rechts, kleine Fontanelle rechts, Zange im rechten schrägen Durchmesser. (Touchierbefund.)

Fig. 60.

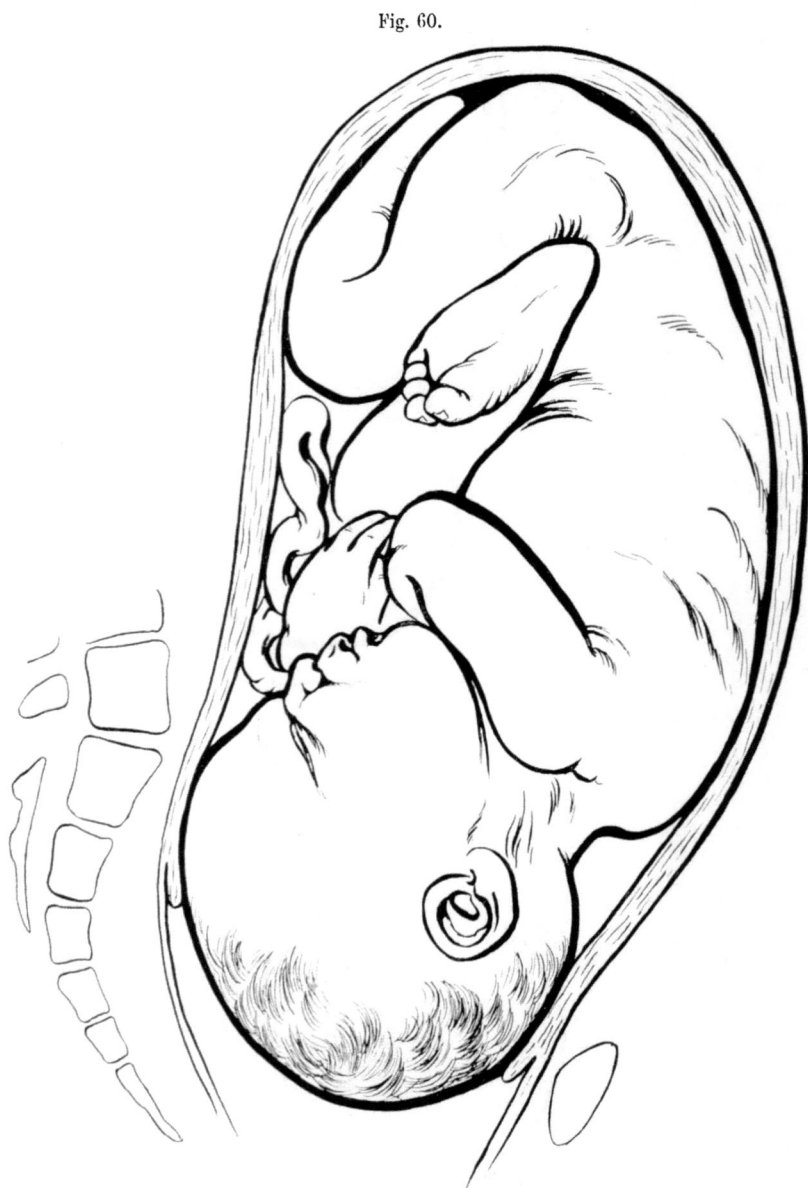

Hoher Geradstand. Kleine Fontanelle vorn. Kopf im Beckeneingang; Positio occipitalis pubica.

Fig. 61.

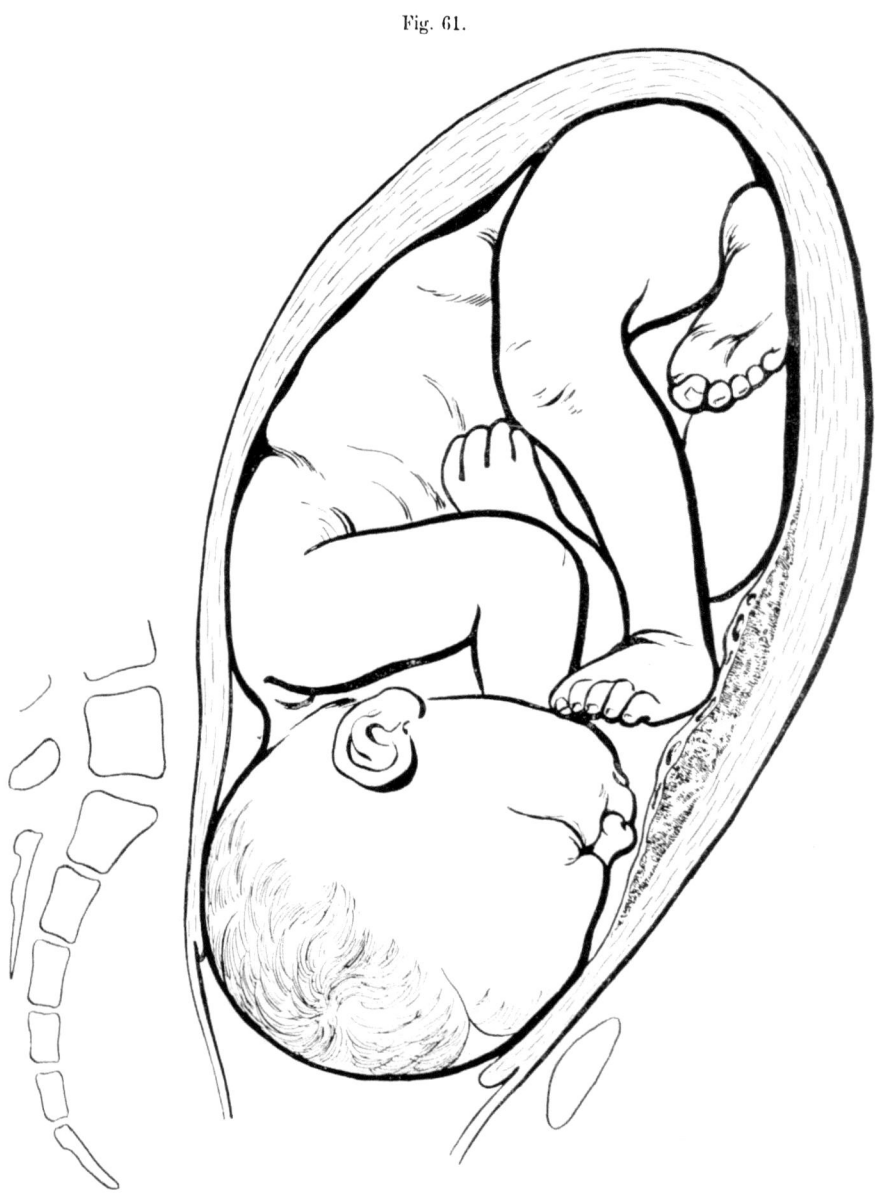

Hoher Geradstand. Kleine Fontanelle hinten. Kopf im Beckeneingang: Positio occipitalis sacralis.

ich in einzelnen Fällen auch bei tiefem Querstand die Geburt spontan zu Ende gehen sah, so wird sich in der Mehrzahl der Fälle doch eine Indikation zum Eingreifen ergeben. Hier legen Sie die Zange, wie es Ihnen die Figuren 57 und 59 zeigen, im schrägen Durchmesser an, und zwar bei einer **linken (I.) Lage im linken schrägen Durchmesser, linker Löffel hinten: bei einer rechten (II.) Lage im rechten schrägen, rechter Löffel hinten**. (Sie sehen, wie leicht man sich das richtige Anlegen der Zange mnemotechnich einprägen kann.) Der Zweck dieses schrägen Anlegens ist Ihnen wohl ohne weiteres klar: es bezweckt, die kleine Fontanelle nach vorn zu drehen, was häufig auch ohne Drehung beim einfachen Schließen der Zange erfolgt.

Der hohe Geradstand, d. h. das Eintreten des Kopfes in den Beckeneingang statt im queren im geraden Durchmesser, ist eine seltene Geburtsanomalie, und es ist wohl nur als ein Zufall zu betrachten, daß ich selbst 8 solcher Fälle beobachten konnte. Man unterscheidet, wie Ihnen die Figuren 60 und 61 zeigen, je nachdem die kleine Fontanelle vorn an der Schoßfuge oder hinten am Promontorium steht, zwei Arten von hohem Geradstand: Die **Positio occipitalis pubica** und die **Positio occipitalis sacralis**. Das Zustandekommen erklärt man sich nach von Olshausen-Henkel am besten folgendermaßen: Drehungen des Fruchtkörpers aus der I. in die II. Lage sind durchaus häufig, wie ich Ihnen ja oft in den Touchierkursen zeigen konnte; verfängt sich nun bei einer solchen Drehung der Kopf gerade in dem Moment, wo der Rücken vorn oder hinten steht, in dem geräumigen Beckeneingang und tritt dann gleichzeitig der Blasensprung und eine fixierende Wehe ein, so kann die Pfeilnaht dauernd diese Lage im Beckeneingang behalten. Kommen Sie zu einem solchen Falle hinzu, so werden Sie, wie das Henkel rät, die Lage durch äußeren und inneren Handgriff zu korrigieren suchen. Häufig geht es aber auch ohne das. Unter meinen 4 Fällen von **Positio occipitalis pubica** ging die Geburt 3mal ohne jedes Zutun spontan vor sich, einmal mußte ich aus Indikation für das Kind 33 Stunden nach dem Fruchtwasserabfluß eine hohe Zange anlegen. In diesen Fällen von hohen Zangen liegt das Instrument, wie Sie sich nach den Figuren leicht vorstellen können, richtig im queren Durchmesser, den Schädel über beiden Ohren fassend. Weit gefährlicher ist die **Positio occipitalis sacralis**. In meinen 4 Fällen ging die eine Geburt ohne Lagekorrektion spontan vor sich, 2 mußten mit der Zange beendet werden: eine Kreißende erlitt dabei einen Dammriß III. Grades. In dem letzten Fall mußte ich wegen drohender Uterusruptur nach vergeblichem Zangenversuch perforieren. Ueber das Anlegen der Zange gilt auch hier das gleiche:

Liegt bei gewöhnlichem Kopfstand, Pfeilnaht quer, die größte Zirkumferenz des Schädels noch im Beckeneingang, dann verbietet sowieso die Form des knöchernen Beckens eine andere Applikation als die im queren Durchmesser, also über Stirn und Hinterhaupt. Bei Erstgebärenden pflege ich, wenn ich ausnahmsweise gezwungen bin, eine hohe Zange zu machen, zuerst den Kopf bis zur Spinallinie unter ganz schwacher Drehung der kleinen Fontanelle nach vorn zu ziehen, dann die Zange abzunehmen und sie nochmals im schrägen Durchmesser anzulegen und das Kind vollends zu entwickeln. Bei Mehrgebärenden und auch bei Erstgebärenden mit weiten Weichteilen braucht man die Zange überhaupt nicht abzunehmen, wenn man sich gewöhnt, wie die Natur mit der Progressivbewegungs-Traktion, auch eine leichte Turbinalbewegungs-Drehung auszuführen. In diesen Fällen wird die Zange am Schlusse der Extraktion fast im **geraden Durchmesser** den Beckenausgang passieren.

Auch über die Zugrichtung bei den Traktionen möchte ich Ihnen noch einige praktische Winke geben. Wer bei jeder Traktion genau über den Stand des Kopfes orientiert ist, wer den physiologischen Austrittsmechanismus kennt, der wird in jedem Augenblick von selbst, fast instinktiv, richtig ziehen.

Am einfachsten liegen die Verhältnisse, wenn der Kopf auf dem Beckenboden, bzw. im Beckenausgang steht (vgl. Uebersichtstabelle, Figuren 54 und 55). Hier tritt

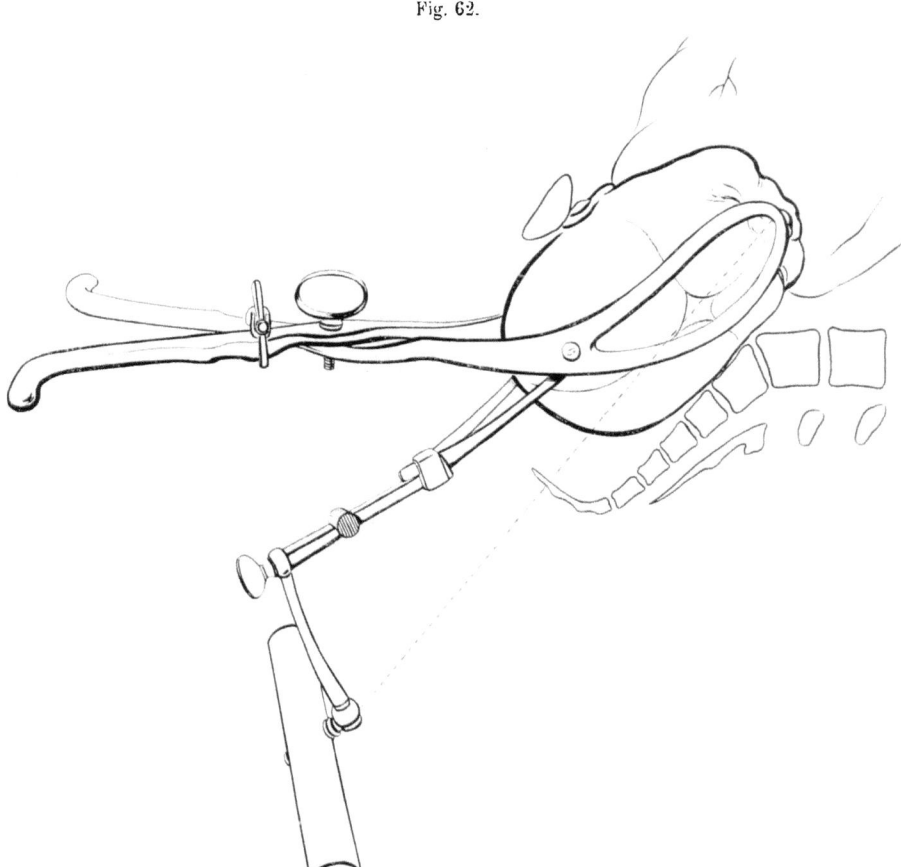

Fig. 62.

Wirkung der Tarnierschen Zange.

nach Anlegen der Zangenlöffel der Geburtshelfer auf die Seite und befördert durch Heben der Zangenlöffel die Deflexion des Kopfes um die Symphyse herum.

Steht der Kopf noch über dem Beckenboden (Figuren 52 und 53), so muß die Traktion nach unten auf die Steißbeinspitze gerichtet sein, und erst, nachdem der Kopf den Beckenboden erreicht hat, darf das Heben der Zangenlöffel erfolgen.

Der Uebergang vom Zuge nach unten zum Heben der Zangenlöffel muß weich und bogenförmig vonstatten gehen. Das beste Instrument zum Zuge nach abwärts

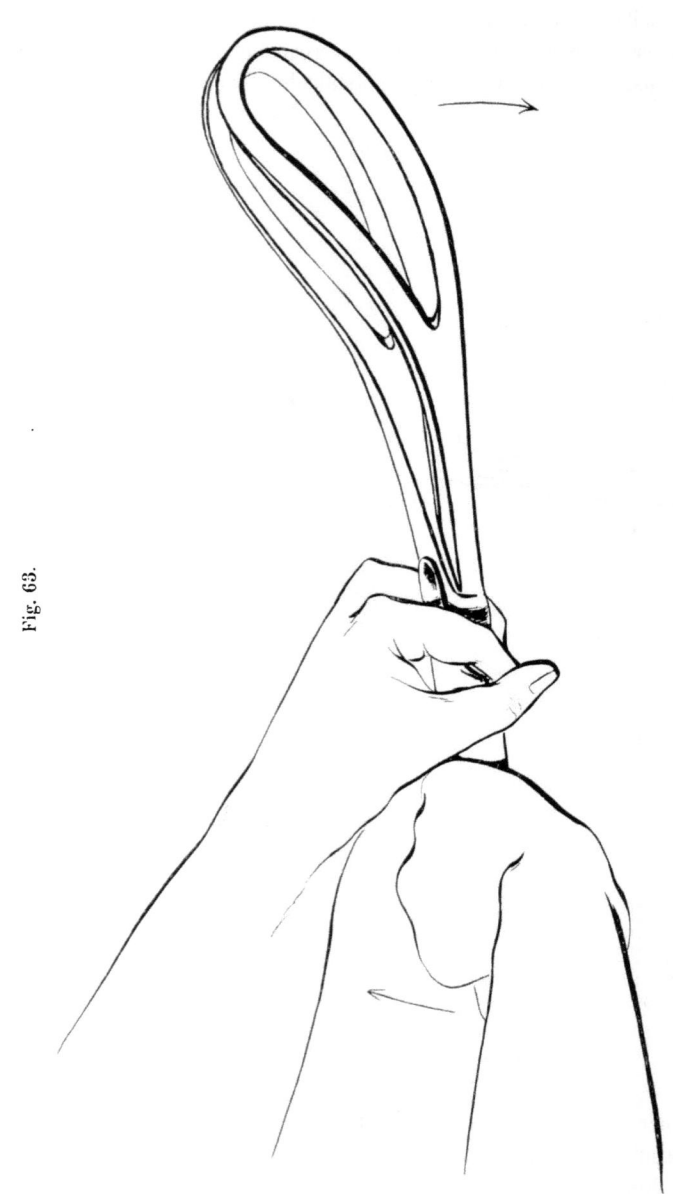

Fig. 63.

Anlegen der Naegeleschen Zange an den hochstehenden Kopf. Die linke Hand bleibt als fester Punkt stehen. Die rechte Hand hebt den Griff wie die Pfeile zeigen und es resultiert daraus eine der Achsenzugzange ähnliche Wirkung.

VI. Vorlesung.   85

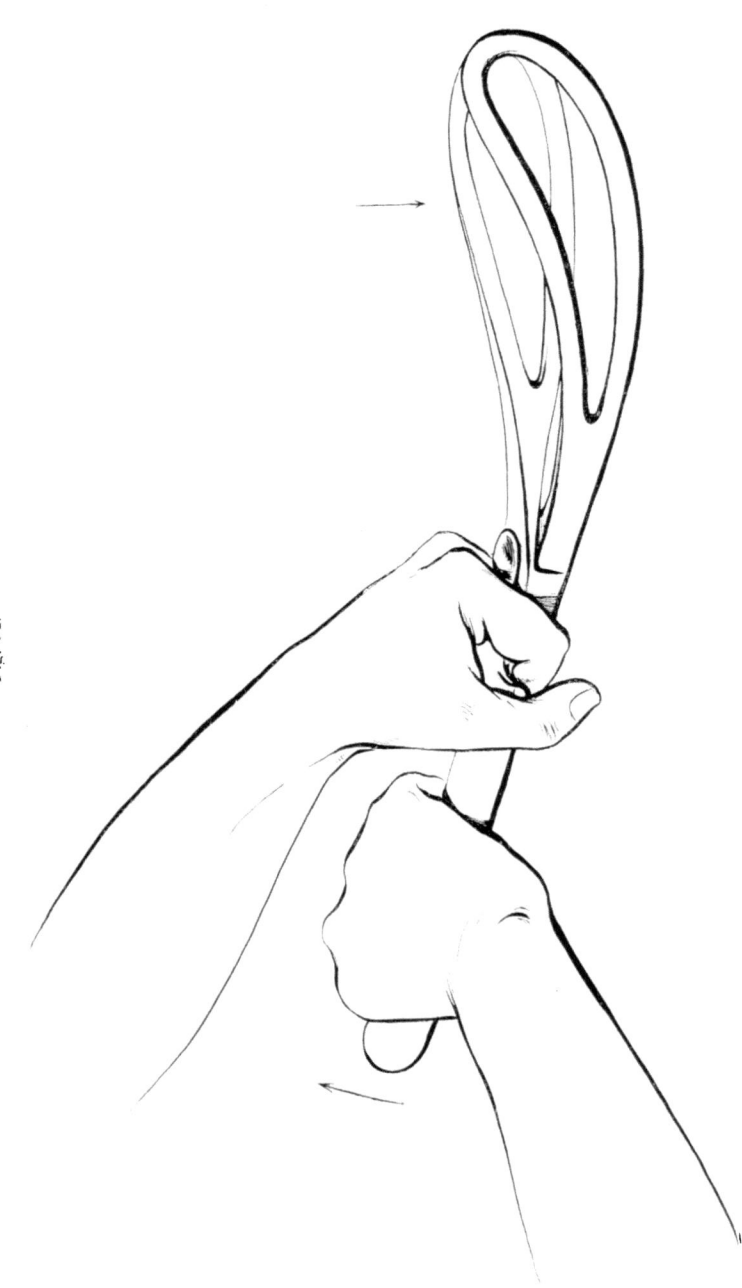

Fig. 64.

(Vgl. Figur 63.) Die Wirkung der Zangenspitze im Sinne des Achsenzuges ist erreicht. Die Hand am Griff ist erhoben, die Hand am Schloß ist als fester Punkt stehen geblieben.

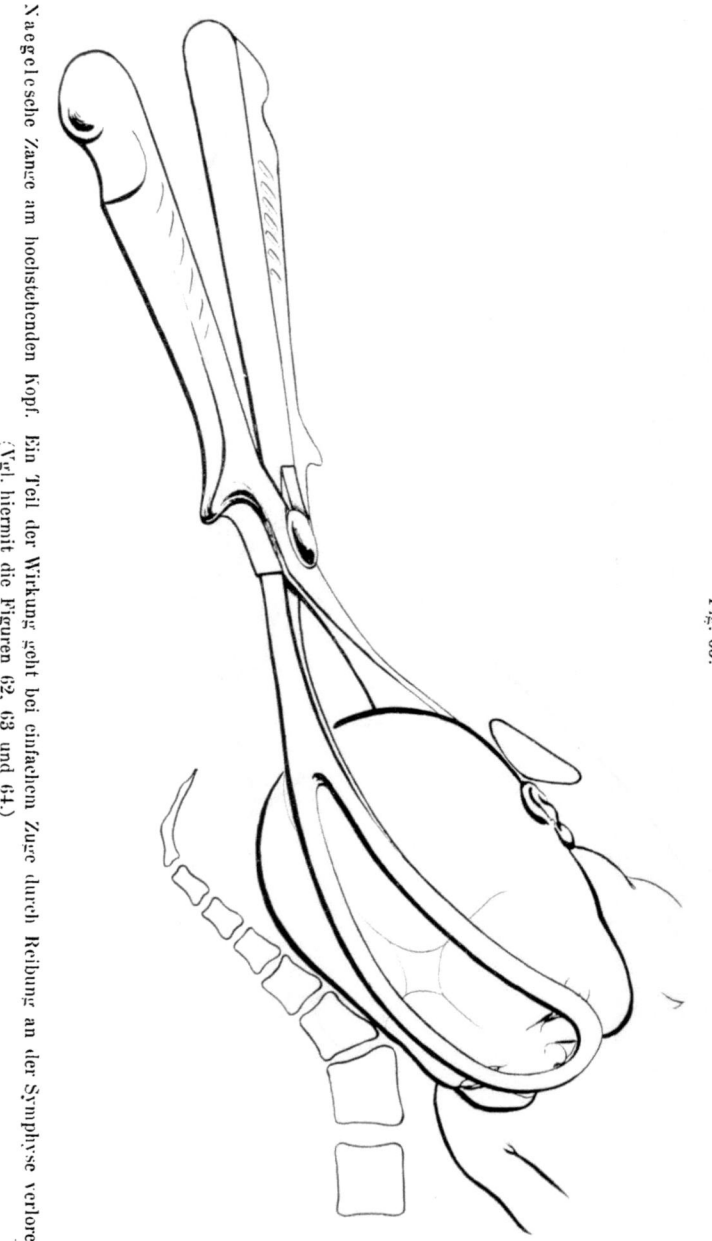

Fig. 65.

Naegelesche Zange am hochstehenden Kopf. Ein Teil der Wirkung geht bei einfachem Zuge durch Reibung an der Symphyse verloren. (Vgl. hiermit die Figuren 62, 63 und 64.)

Fig. 66.

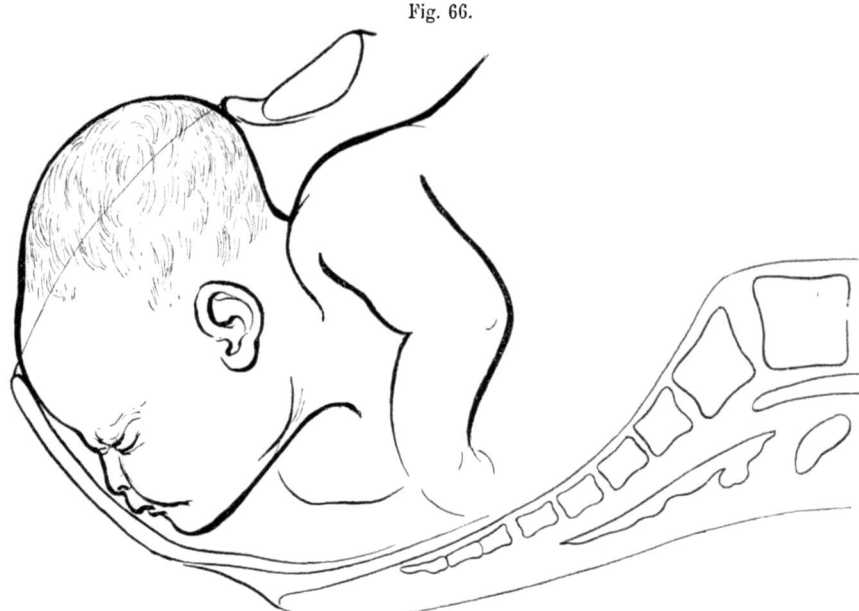

Damm und Clitorisgegend beim Durchschneiden des Kopfes stark gespannt.

Fig. 67.

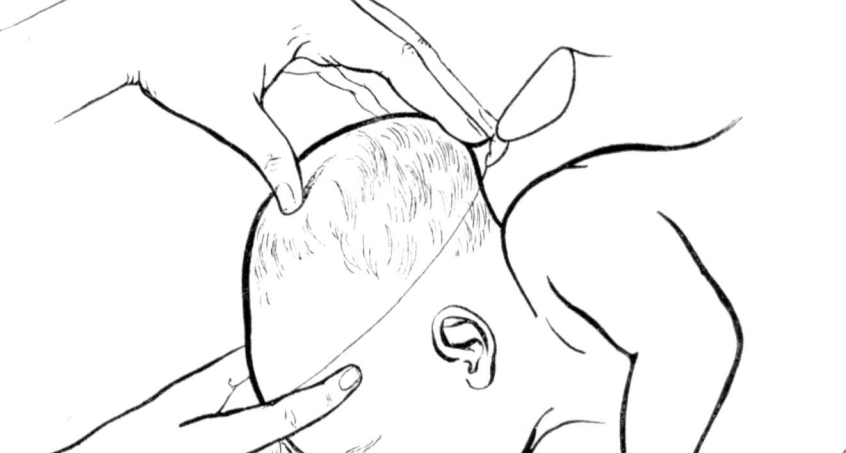

Damm entspannt durch vorsichtiges Zurückschieben der vorderen Kommissur in die Gegend des Subocciput.

ist die Zange nach Tarnier, die man durch Abnehmen des Zuggriffes in eine einfache Zange verwandelt, sobald der Kopf auf dem Beckenboden steht. Wer die Tarniersche Zange in seinem Besteck führt, muß aber auch über ihren Mechanismus genau orientiert sein. Das Anlegen der Löffel erfolgt wie bei der gewöhnlichen Naegeleschen Zange; sobald die Löffel richtig liegen, wird der Zugapparat angesetzt. Die Wirkung des Zuges sehen Sie in Figur 62. Verfügen Sie aber nur über eine Naegelesche Zange, so kann man sich aber auch helfen, indem man mit der linken Hand über das Schloß faßt, mit der rechten unter „Aufgriff" auf die Griffe einen Druck ausübt und so gewissermaßen die Zange um eine horizontale Achse, die man sich durch das Schloß gelegt denkt, bewegt (Figuren 63 und 64). Zieht man in anderer Weise, so wird ein Teil der Kraft durch Druck an die Symphyse verloren gehen (Figur 65). Ein Vergleich dieser 3 Figuren erklärt Ihnen am besten das Gesagte.

Jede Zangenextraktion soll langsam und ruhig gemacht werden; es wird niemandem einfallen, einen Champetier des Ribes in ein oder zwei Minuten durch einen engen Cervikalkanal hindurchzuziehen, wie oft aber sieht man ein diesem analoges hastiges Vorgehen bei Zangen und ganz engen, unvorbereiteten Weichteilen. Dann freilich sind ausgedehnte Scheidendammrisse eine notwendige Folge, wie Cervixrisse bei hastiger Ballondilatation. Und doch ist das Vermeiden eines Dammrisses in bei weitem den meisten Fällen möglich, wenn man sich an einige Winke hält, die ich Ihnen jetzt kurz geben möchte.

Sobald Sie die kleine Fontanelle unter der Schoßfuge entwickelt haben, gehen Sie mit zwei Fingern der linken Hand, die durch einen Handschuh geschützt sind, in den After ein (Olshausenscher Handgriff) und fixieren mit diesem den Kopf, indem Sie das Kinn festhalten. Inzwischen drückt der Daumen derselben Hand fest auf den in der Vulva stehenden Schädel, damit er nicht, wenn Sie mit der anderen Hand ganz vorsichtig, die Zangenkrümmung voll ausnutzend, die Zangenlöffel abnehmen, plötzlich hervorschießt und den Damm zerreißt. Haben Sie die Zange abgenommen, dann warten Sie einen Augenblick und streifen dann mit der rechten Hand, bei noch fest durch die linke fixiertem Kopf, die Clitorisgegend hinter das Occiput zurück, wie es Ihnen Figuren 66 und 67 zeigen. Dieses Zurückschieben muß wie jedes geburtshilfliche Manöver langsam und vorsichtig gemacht werden. Sonst können Sie — wie ich das schon gesehen habe — leicht Zerreißungen in der Clitorisgegend verursachen, die meist sehr stark bluten und eine Umstechung notwendig machen. Sobald die Clitorisgegend zurückgestreift ist, lassen Sie durch ganz zarten, langsamen Druck auf das Kinn (durch die im Rektum liegenden Finger) den Kopf vorsichtig austreten. Einen eigentlichen Dammschutz gibt es bei dieser Methode nicht. Die Entspannung des Dammes aber wird in weitestgehendem Maße durch das Zurückstreifen der Clitorisgegend hinter das Hinterhaupt erreicht. Die Resultate bei diesem Vorgehen sind jedenfalls ganz vorzügliche. Sobald der Kopf da ist, zieht man den Handschuh der linken Hand aus und entwickelt lege artis das Kind vollends.

Häufig ist der Olshausensche Handgriff entbehrlich und kann gut durch den Hinterdammgriff (Ritgen) ersetzt werden. Man drückt mit Daumen und Zeigefinger auf die zwischen Steißbeinspitze und Anus gelegene Weichteilpartie, durch die man deutlich die Stirnbeinhöcker hindurch fühlt. Doch kann es hierbei, wie ich gesehen habe, dem Anfänger passieren, daß nach Abnehmen der Zange der Kopf zurückrutscht, was bei dem Olshausenschen Handgriff unmöglich ist.

Wenn Sie so verfahren, haben Sie immer Zeit, in Fällen von sehr hohem und rigidem Damm eine kleine Episiotomie zu machen, die ich einseitig, meist rechts, ausführe. Aber je größer Ihre Geschicklichkeit wird, um so seltener werden Sie den Hilfsschnitt brauchen. In gleicher Weise verfahre ich auch bei Spontangeburten, nur daß hierbei Daumen und Zeigefinger den Damm stützt, besser gesagt, die Stirnbeinhöcker zurückhält, während die rechte Hand wieder die Clitorisgegend zurückstreift. Die beiden Figuren 66 und 67 zeigen Ihnen deutlich, wie der Damm ohne das Zurückstreifen der oberen Kommissur übermäßig gedehnt wird — da kann auch ein Stützen nichts helfen — und wie er durch das Zurückschieben entlastet wird. Aber auch das Zurückschieben muß ruhig und vorsichtig gemacht werden, sonst entstehen, wie gesagt, hierbei Clitorisrisse, die stark bluten und umstochen werden müssen. Dammrisse, die nicht oder schlecht heilen, sind für die arbeitende Klasse prognostisch ungünstige Verletzungen. Scheiden- und spätere Gebärmuttervorfälle sind die häufige Folge.

Fig. 68.

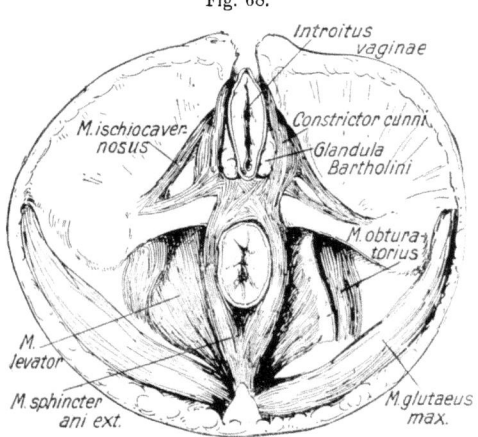

Die oberflächliche Muskulatur des weiblichen Dammes. (Aus Liepmann, Atlas d. Operationsanatomie usw., Verlag Hirschwald, Berlin 1912, und Grundriß der Gynäkologie, Verlag Seemann, Berlin).

Die Vorbereitungen zur Zangenoperation sind im wesentlichen die gleichen wie zur Vornahme einer Wendung (vgl. Vorlesung II). Auch hier ist der Tisch das beste Operationslager aus den geschilderten Gründen und vor allem deswegen, weil man nur auf ihm wirklich nach abwärts gerichtete Traktionen ausüben kann.

In ein Handtuch kommt die Zange, und wenn Sie die Tarniersche Zange benutzen wollen, dürfen Sie nicht, wie es einmal einem meiner Volontäre passiert ist, den Zugapparat vergessen. Dazu legen Sie 2 Kochersche Klemmen zum Abnabeln, eine gerade Schere und einen männlichen Katheter. In das zweite Handtuch kommt alles zur Naht. Für schwierige Fälle, wo Sie zur Rettung der Mutter bei drohender Uterusruptur oder bei hohem Fieber entbinden müssen, und wo Sie selbst vorher den Angehörigen gesagt haben, daß die Zange nur als ein Versuch, das Kind zu retten, anzusehen ist, richten Sie noch ein drittes Handtuch mit den Perforationsinstrumenten, über deren Anwendung wir noch an anderer Stelle zu reden haben werden.

Aber etwas anderes wollen wir heute noch unter Zuhilfenahme meiner Sammlung und eines frischen Leichenbeckens studieren: das ist der weibliche Damm und seine Verletzungen.

Fig. 69.

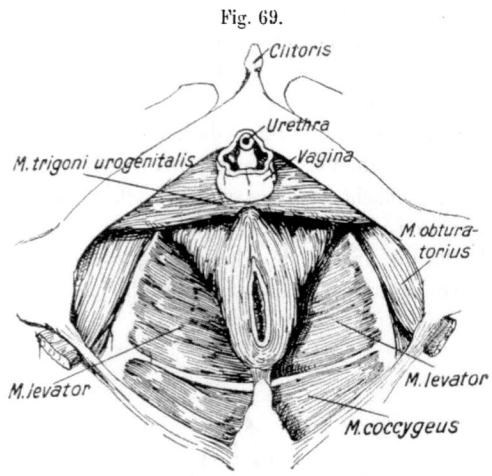

Zweite Schicht des weiblichen Dammes (Trigonum urogenitale). (Aus Liepmann, Atlas u. Grundriß l. c.).

Sie sehen in den beistehenden Figuren die äußeren Beckenmuskeln (Figur 68), das Trigonum urogenitale (Figur 69), die Levatorplatte mit ihrem die Scheide umgreifenden Teil, dem M. pubo-coccygeus (Figur 70), und dieselbe Levatorplatte, vom kleinen Becken aus gesehen (Figur 72), so deutlich dargestellt, daß sich weitere erklärende Worte völlig erübrigen.

Fig. 70.

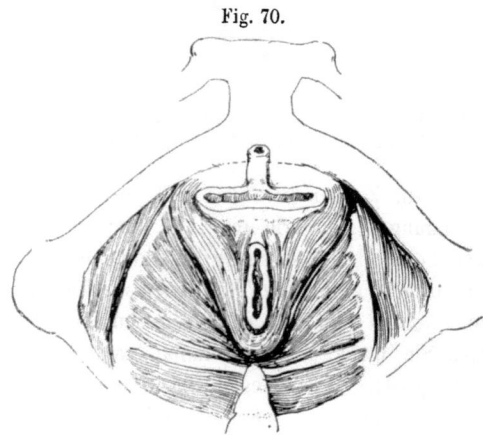

Dritte Schicht des weiblichen Dammes (Levatorplatte). (Aus Liepmann, Grundriß l. c.).

Vergleichen Sie nun diese Präparate, die sämtlich virginellen oder besser gesagt nulliparen Personen entstammen mit dem Muskelsitus einer Frau, die schon mehrfach geboren hat, so werden Sie schwere, bisher von den Anatomen noch viel zu wenig gewürdigte Veränderungen bemerken. Die gewaltige Ueberdehnung, die zum Teil unserem Auge nicht sichtbare subkutane Zerreißung einzelner Muskelfasern, der der Geburt nachfolgende, biologisch so interessante Vorgang der Involution, bedingen eine partielle Atrophie eines großen Teiles dieser Muskelelemente. Und hier haben wir in physiologischer Beziehung zwei große verschiedene Muskelgruppen zu unterscheiden. Diejenigen, die im Leben der Frau eine dauernde Arbeitsleistung zu verrichten haben und infolge dieser Arbeitsleistung nicht oder nur unwesentlich atrophieren können: das ist die Levatorplatte als hauptsächlichster Defäkationsmuskel nebst dem Sphincter ani externus, und dann die Muskelgruppen, die sich im wesentlichen in Ruhe befinden: das sind die äußeren Beckenmuskeln und das Trigonum urogenitale. Wie der bildende Künstler zum Schaffen eines Aktes der Kenntnis der Knochen-, Bänder- und Muskelanatomie bedarf, so bedarf der praktische Geburtshelfer zum Verständnis der notwendigen Veränderungen an dem Genitale der Frau dieser durch die Geburt veränderten Muskelelemente, die ihm bisher nur durch die Anatomie, also in der Ruhe, bekannt waren.

Fig. 71.

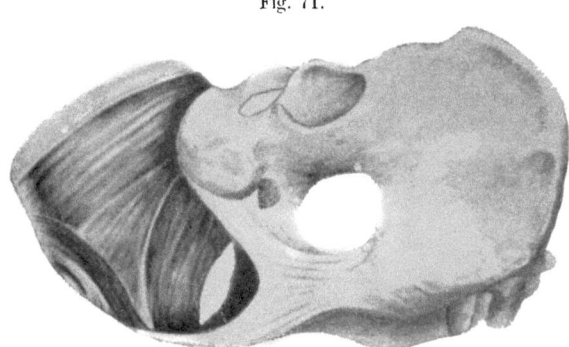

Becken mit entfaltetem weichen Geburtsweg (äußeres Rohr). Gezeichnet nach dem Gipsmodell von Sellheim. (Aus Liepmann, Handbuch [Verlag Vogel]: Physiologie der Geburt, von Jaschke).

Betrachten wir nun an der Hand zweier Figuren (vgl. Figuren 71 und 72), die ich meinem neuen Handbuch der gesamten Frauenheilkunde, und zwar dem Kapitel: Physiologie der Geburt von Jaschke, entnehme, die enorme Dehnung dieser Muskelelemente, so werden wir ohne weiteres verstehen, daß es hierbei zu zahlreichen, irreparablen Veränderungen kommen muß. Ergeben doch die Messungen Sellheims, dem wir die wertvollste Bereicherung dieses so überaus interessanten Gebietes verdanken, daß der Umfang dieses durch die gewaltige Dehnung der Beckenmuskulatur gebildeten Geburtsschlauches bis auf 32 cm (!) exzentrisch erweitert wird.

Jetzt erst werden Sie unsere auf Seite 88 ff. gegebenen Ratschläge zum Schutze des Dammes ganz verstehen. Nicht der Druck gegen den Damm, wie er noch vielfach von Hebammen ausgeführt wird, kann vor Zerreißungen schützen. Wie wollte man ein überdehntes Gummirohr durch Gegendruck vor dem Platzen bewahren. Das Gegenteil ist der Fall. Durch den Druck werden die gedrückten dehnbaren Elemente höchstens ausgeschaltet und das Zerreißen des Schlauches damit befördert. Möglichste Verkleinerung der dehnenden Masse, möglichste Entspannung des gespannten Geburtsschlauches, möglichst langsames Durchtretenlassen des Geburtsobjektes, sind die einzigen

Hilfen, die wir zu leisten im Stande sind. Alles drei erreichen wir — wie es unsere Figur zeigt — durch die Handgriffe, die die Stirnhöcker heben, dadurch den Kopf physiologisch deflektieren, statt das Planum occipito-frontale, das kleinere Planum suboccipito-frontale zum Durchtritt bringen, ferner dadurch, daß wir durch Zurückdrängen der vorderen Kommissur den Umfang des gedehnten Geburtsschlauches, wie ein Blick auf Figur 67 lehrt, erheblich entspannen.

Daß bei diesen Verhältnissen nur ein Geringes hinzuzukommen braucht, um zu einer Zerreißung des Geburtsschlauches zu führen, wird Ihnen nach diesen anatomisch-physiologischen Demonstrationen ohne weiteres klar sein.

Eine ungeschickte oder auch nur unaufmerksame Handhabung des Dammschutzes, ein übergroßer oder ungünstig eingestellter Kopf, eine gewisse Rigidität des Dammes,

Fig. 72.

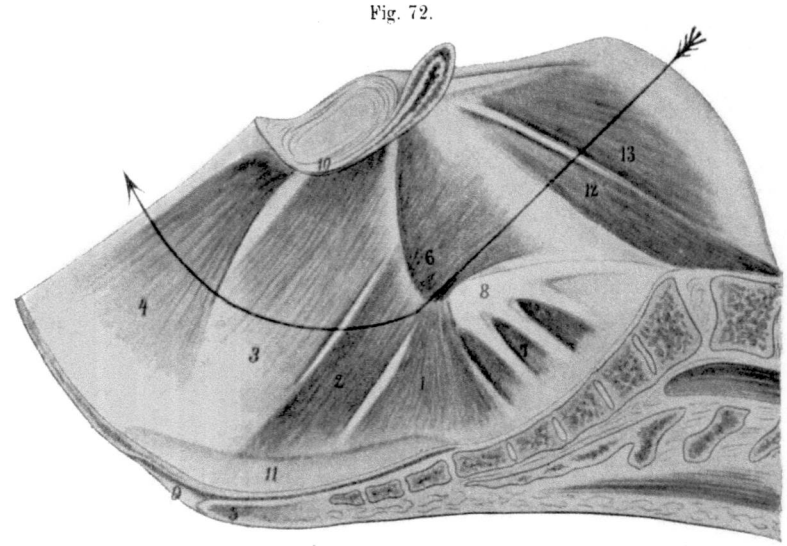

Geburtskanal von innen präpariert mit Richtungslinie. *1* Musculus ischio-coccygeus, *2* Musculus ileo-coccygeus, *3* Musculus pubo-coccygeus, *4* Musculus bulbo-cavernosus, *5* Sphincter ani externus, *6* Musculus obturator internus, *7* Musculus piriformis, *8* Plexus sacralis, *9* Anus, *10* Urethra, *11* Plattgedrückter Mastdarm, *12* Musculus psoas, *13* Musculus iliacus. $^4/_{10}$ nat. Gr. (nach Sellheim, Physiologie der weibl. Genitalien). (Aus Liepmann, Handbuch l. c.)

ein schmaler Schambogen, der den Schädel zwingt, tiefer nach unten, analwärts zu treten, und manche andere Momente noch.

Je mehr Erfahrung und Uebung Sie haben werden, umso mehr Dammrisse werden Sie vermeiden lernen. Deshalb ist gerade für den Anfänger eine möglichst detaillierte Schilderung und am besten eine Vorübung an der Leiche erforderlich.

Die Technik der Naht des frischen Dammrisses.

1. Die beste Zeit zur Naht ist unzweifelhaft die Zeit kurz nach der Geburt. Befindet sich die Kreißende noch in Narkose, um so besser; sonst ist dem Anfänger wenigstens eine leichte Narkose sehr zu empfehlen, wenn anders er wirklich exakt nähen will. Vielfach habe ich die Zeit zwischen Geburt und Nachgeburtsperiode dazu

verwandt, um zu nähen. Aber dieses ist wenig zu empfehlen, da Blutungen leichter bei gespreizten Schenkeln einzutreten pflegen und ein eventuelles Eingehen mit der Hand in die Scheide bei Placenta accreta unsere eben erst gelegte Naht schwer ge-

Fig. 73.

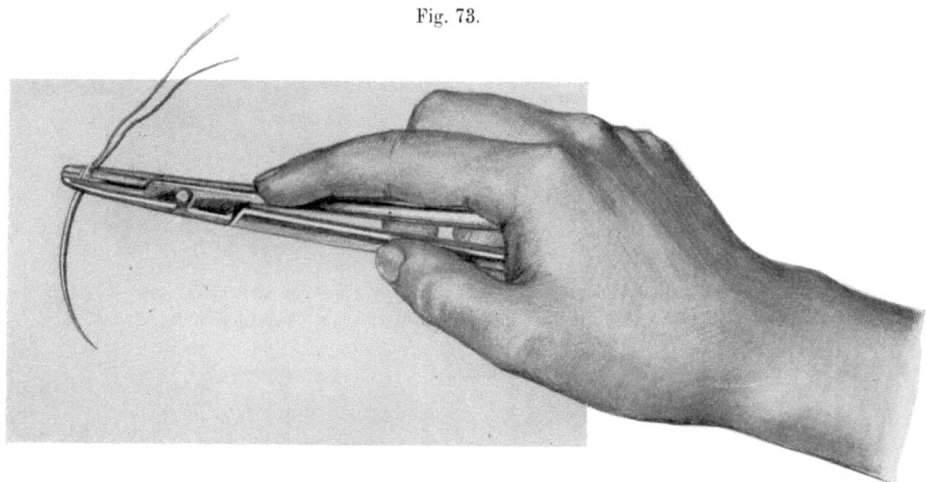

Die richtige Haltung des Hegarschen Nadelhalters (I. Akt). Die Spitze der Nadel trifft das Gewebe nahezu senkrecht. (Aus Liepmann, Gynäkolog. Operationskursus, 2. Aufl.)

Fig. 74.

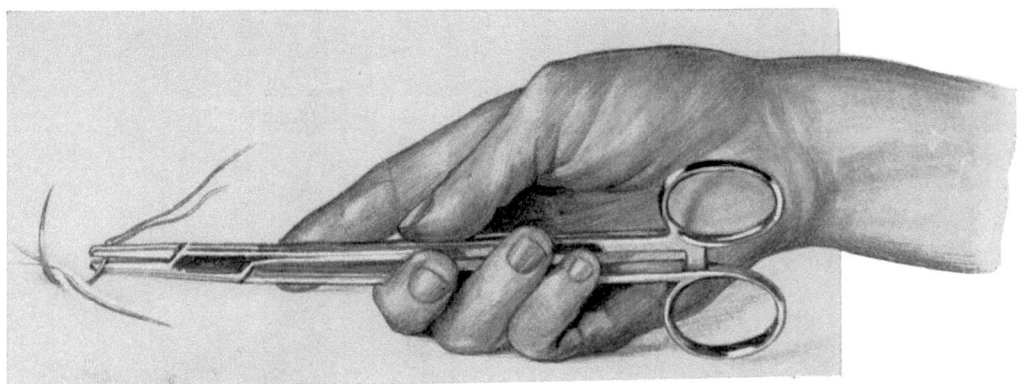

Das Dorsum manus ist nach außen gedreht. Die Nadel hat die Gewebe durchbohrt (II. Akt). (Aus Liepmann, Gynäkolog. Operationskursus, 2. Aufl.)

fährden würde. Je später die Naht aber nach vollendeter Geburt angelegt wird, umso schlechter sind die Chancen der Heilung. Näht man erst mehr als 6 Stunden nach der Entbindung, so wird man oft gezwungen sein, anzufrischen, um eine Prima intentio zu erreichen, und dadurch die Operation schwieriger gestalten.

Fig. 75.

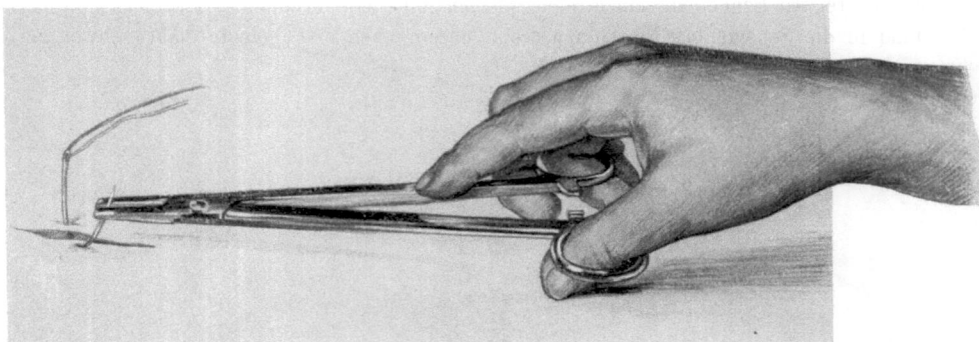

Der Nadelhalter wird im Schloß geöffnet und erfaßt die Nadel jetzt an der Spitze, um sie durch das Gewebe zu ziehen (III. Akt). (Aus Liepmann, Gynäkolog. Operationskursus, 2. Aufl.)

Fig. 76.

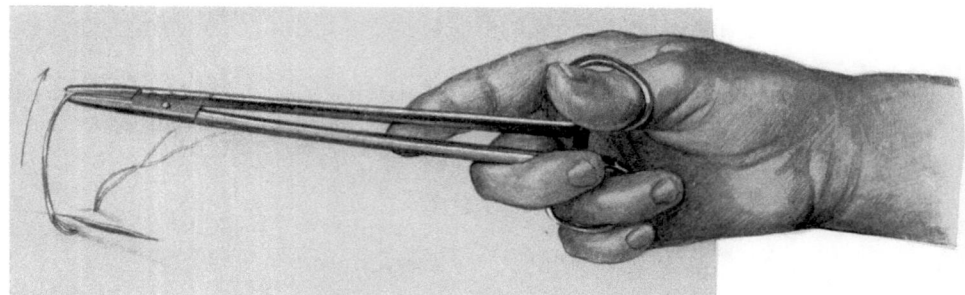

Hierbei rotiert wieder das Dorsum manus nach außen (IV. Akt).
(Aus Liepmann, Gynäkolog. Operationskursus, 2. Aufl.)

Fig. 77.

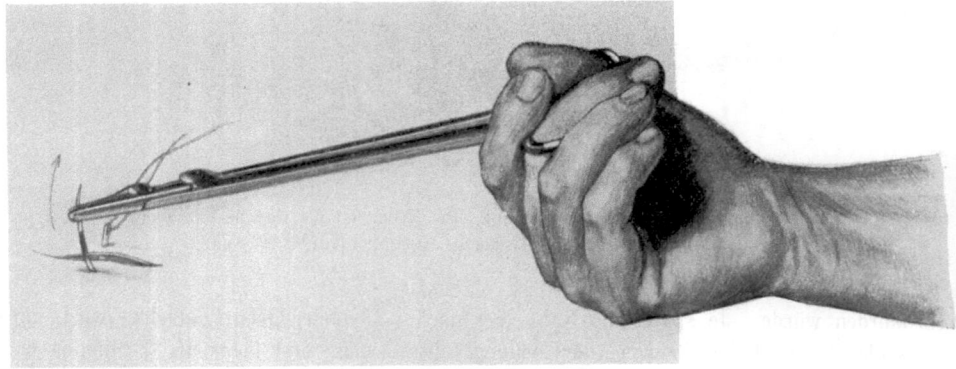

Falsche Haltung des Nadelhalters beim Herausziehen der Nadel. Man vergleiche diese Figur mit Figur 76 und beobachte das Ungeschickte und Unnatürliche dieser Handhaltung. (Aus Liepmann, Gynäkolog. Operationskursus, 2. Aufl.)

2. Die Vorbereitung des Instrumentariums.

Man braucht wenig genug Instrumente. Im Notfall tuts ein Nadelhalter und eine Nadel auch, aber dann geht die Operation langsamer vonstatten, da der Komfort der Klinik fehlt und man sich ja jeden Faden ohne Assistenz selbst einfädeln muß. Wer also über etwa 3 Nadelhalter — ich nehme die nach Hegar — verfügt, ist besser daran. In jeden Nadelhalter wird möglichst eine Nadel festgeklemmt, wie, darüber unterrichten Sie die Figuren 73—77, die ich meinem gynäkologischen Operationskurs 2. Aufl. entnehme. Dort finden Sie auch alle Details der Naht genau geschildert. Am besten aber ist es, wie ich schon mehrfach betont habe, das Nähen erst an der Leiche zu üben, bevor man an der Lebenden Schaden anrichtet. Neben dem Nadelhalter brauchen wir noch eine chirurgische Pinzette und etwa 4 Pinzen, die uns

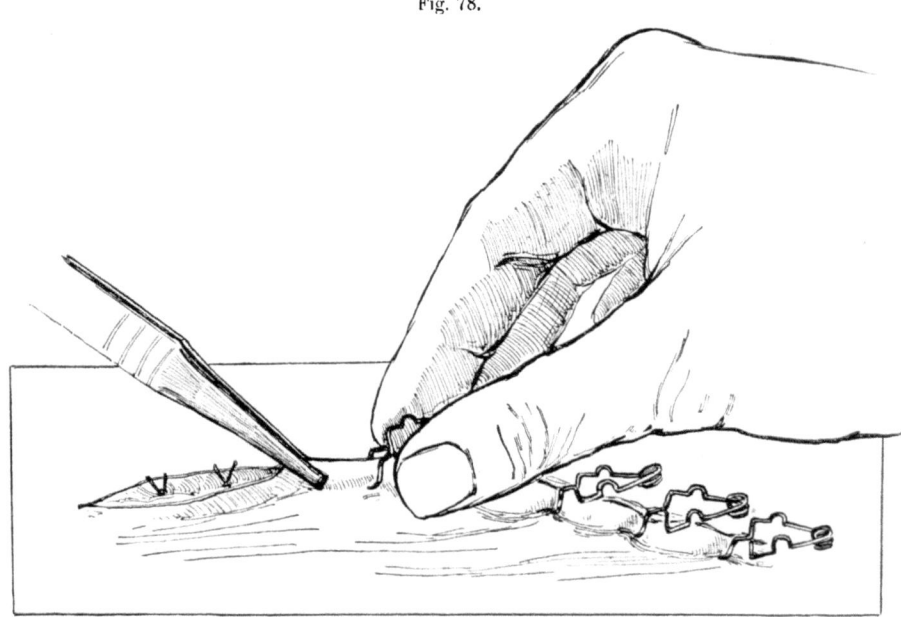

Fig. 78.

Das Anlegen der Serres fines (Hautnaht). (Aus Liepmann, Gynäkolog. Operationskursus, 2. Aufl.)

ja vom Abnabeln her (Figur 21) bekannt sind. Zweckmäßig ist es, noch einen metallenen männlichen Katheter hinzulegen, damit man vor der Naht katheterisieren kann, falls es noch nicht geschehen ist, außerdem noch 4 Sicherheitsnadeln zum Feststecken der Tücher. Alle diese Instrumente werden mitsamt den Gummihandschuhen in ein Taschentuch eingebunden und 10 Minuten in kochendem Dampfe sterilisiert. An dem Taschentuch befestigt man, falls man das Einsatzsieb am Sterilisator nicht benutzen will, oder es vorzieht, sie in einem kleineren Topfe zu kochen, eine Kugelzange, mittels derer man dann leicht die Instrumente herausheben kann.

3. Das Nahtmaterial.

Für alle tiefe Nähte verwende ich Katgut, ein Nahtmaterial, das resorbiert wird. Am besten hat sich mir das Cumolkatgut nach Krönig bewährt, das für die Geburtshilfe von der Firma Dronke in Köln in kleinen Packungen in den Handel kommt, Nr. 2 reicht für alle Dammnähte aus. Für die Naht des zerrissenen Mastdarms und des Sphincter ani externus, bei der gefährlichsten Form des Dammrisses (Dammriß III siehe später) empfehle ich Ihnen sterile Seide Nr. 1 zu nehmen, die in den verschiedensten Formen in Röhrchen eingeschmolzen in den Handel kommt. Zur Naht der äußeren Haut empfehle ich Ihnen Serres fines (Figur 78), die schon Walter Ryff im Jahre 1545 ge-

Fig. 79.

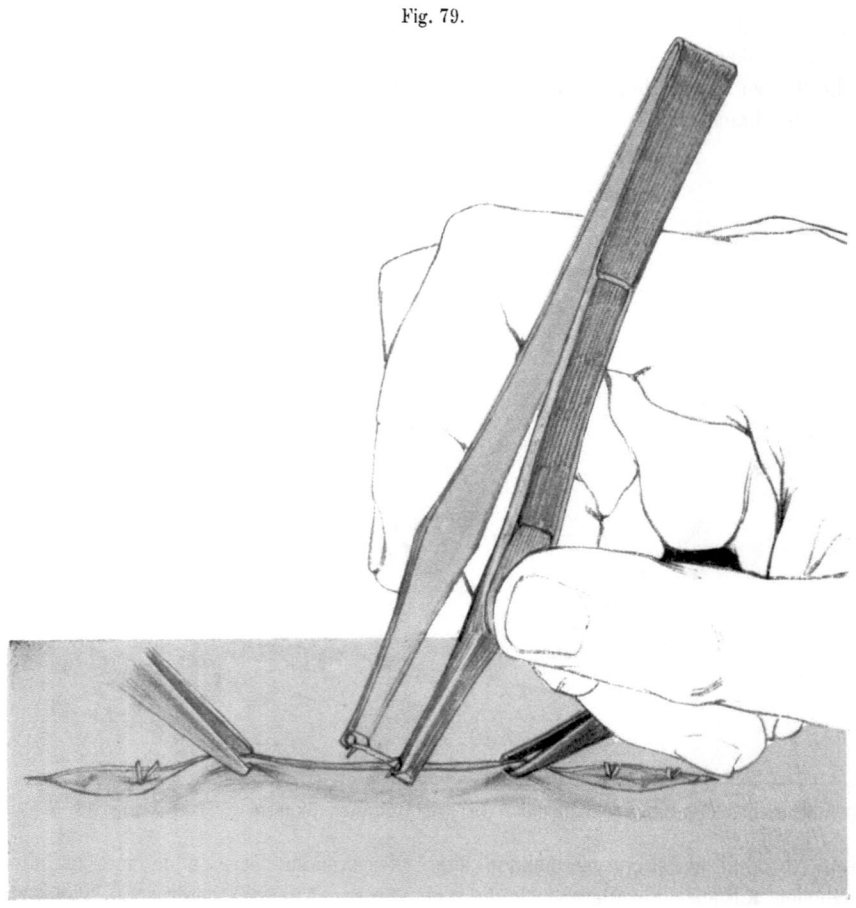

Das Anlegen der Michelschen Klemmen (Hautnaht). (Aus Liepmann, Gynäk. Operationskursus, 2. Aufl.)

brauchte, und deren Hauptvorzug für den Praktiker, wie ich gleich von Herff, der sie wieder neu eingeführt hat, sagen kann, darin besteht, daß sie leicht anzulegen und leicht zu entfernen sind. Außerdem haben sie wie die Michelschen Klammern (Figur 79) den Vorzug, ein nicht imbibitionsfähiges Nahtmaterial zu sein und vor dem Draht, mit dem sie die Imbibitionsunfähigkeit teilen, nicht die ganze Wunde zu durchbohren. Sterilisiert werden sie einfach durch Kochen mit den Instrumenten. Für den Praktiker haben sie außerdem noch den Vorteil der Billigkeit, da man sie mehrmals benutzen kann.

VI. Vorlesung.

4. Die Lagerung der Patientin und die letzten Vorbereitungen.

Wer von Ihnen — und das sind wohl die meisten — in der Klinik einmal die Naht eines Dammrisses gesehen hat, wird sicherlich die Empfindung haben: „das ist ja eine Kleinigkeit" und nur die Herren, die über einige Mensurpraxis verfügen, werden etwas kritischer sein.

Von der schönen hellen Klinik ein kurzer Gang in die Proletarierwohnung.

Achten Sie beim Vergleich unserer Figuren (80 und 81) auf den schwierigen Sitz des Operateurs auf niedriger Fußbank, auf die mangelnde Assistenz, und Ihnen werden

Fig. 80.

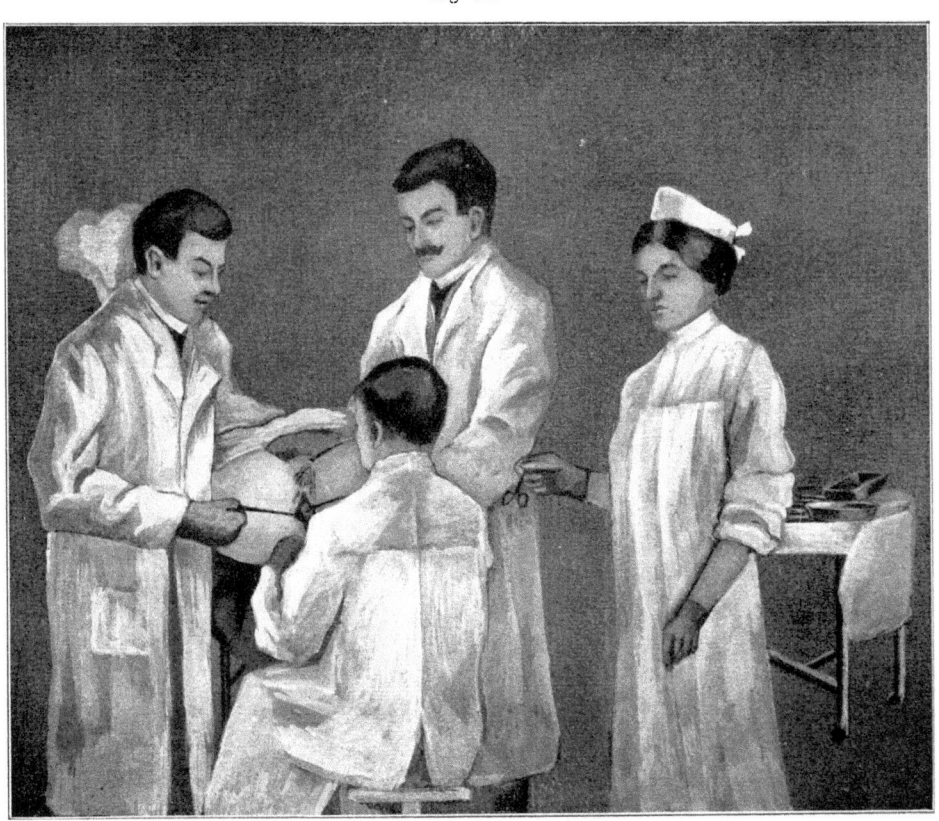

Naht eines Dammrisses, nachts bei guter Beleuchtung und Assistenz in der Klinik.

diese Bilder mehr sagen, als langatmige Ausführungen. Wer nur in Kliniken operiert hat, der freilich kennt nicht die großen Schwierigkeiten, die sich dem praktischen Arzte allüberall bieten. — Aber auch in den ärmlichsten Verhältnissen kann man sich mit einigem Geschick besser einrichten. Statt des niedrigen Bettes nimmt man einen Tisch, statt der Fußbank einen Stuhl, wenigstens eine improvisierte Assistenz durch Pinzen und Kugelzangen und eine gute mitgebrachte Beleuchtung, die Sie ja schon kennen (Figur 15). (Vgl. hierzu Vorlesung II, S. 23.)

Bevor sich der Anfänger anschickt zu nähen, soll er, ein kleiner Stratege, sein Operationsfeld in den richtigen Stand setzen lassen.

Liepmann, Das geburtshilfliche Seminar. 2. Aufl.

5. Die Desinfektion und Asepsis.

Ist eine gründliche Desinfektion der Hände stets in der Geburtshilfe dringendstes Erfordernis, so ist sie es beim Nähen des Dammes in noch höherem Maße. Wie leicht perforiert die Nadel nicht die dünnen Gummihandschuhe und macht dadurch den guten Schutz der Hand illusorisch. Ebenso wichtig ist die Abdeckung des ja in der gefährlichen Nähe des Anus (Bacterium coli!) befindlichen Wundgebietes mit Tüchern. Da wir ja draußen über sterile Tücher nicht verfügen, so tauchen Sie vier reine Handtücher in Sublimatlösung 1 : 1000, drücken sie mit desinfizierten und be-

Fig. 81.

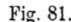

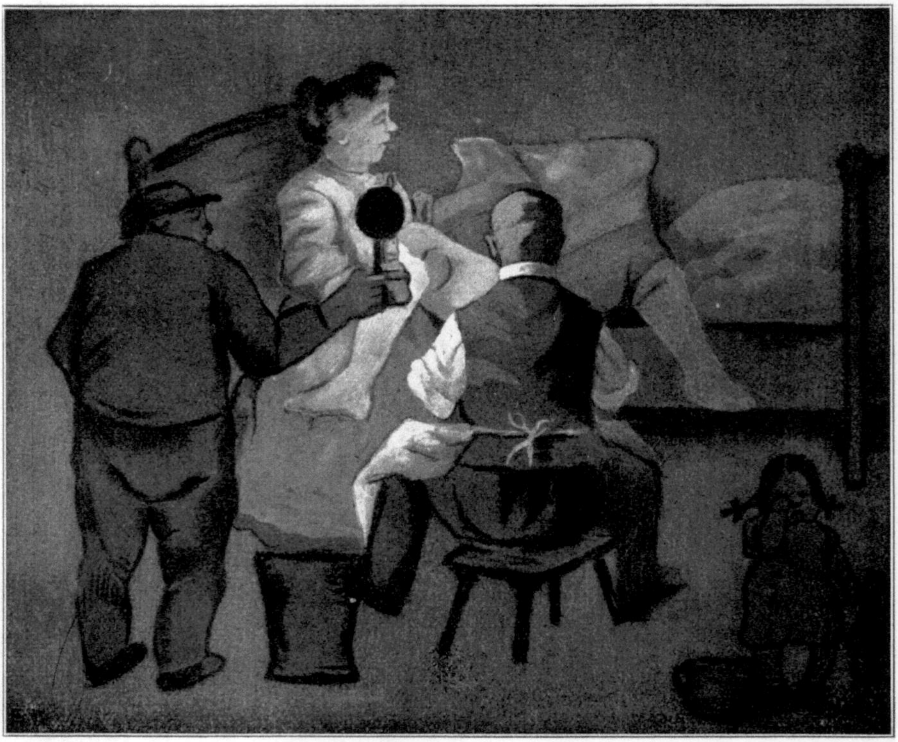

Naht eines Dammrisses, nachts unter schwierigen Verhältnissen.

handschuhten Händen ordentlich aus und nun sind sie gebrauchsfertig. Das Wundgebiet selbst spült man mit 2 proz. Lysol- oder Lysoformlösung oder Sublimat ab. Allzu energische Reinigung halte ich — wie auch Krönig — für nicht nötig; die Keime, die gefährlich sind, kommen von außen, nicht von der Haut der Entbundenen.

6. Die Inspektion der Wunde. — Die verschiedenen Formen des Dammrisses.

Wie der Vorbereitung und Lagerung ein wohlüberlegter Schlachtplan vorauszugehen hat, so beginnt jede, auch die kleinste Operation mit der genauesten Inspektion des Wundgebietes.

VI. Vorlesung.

Fig. 82.

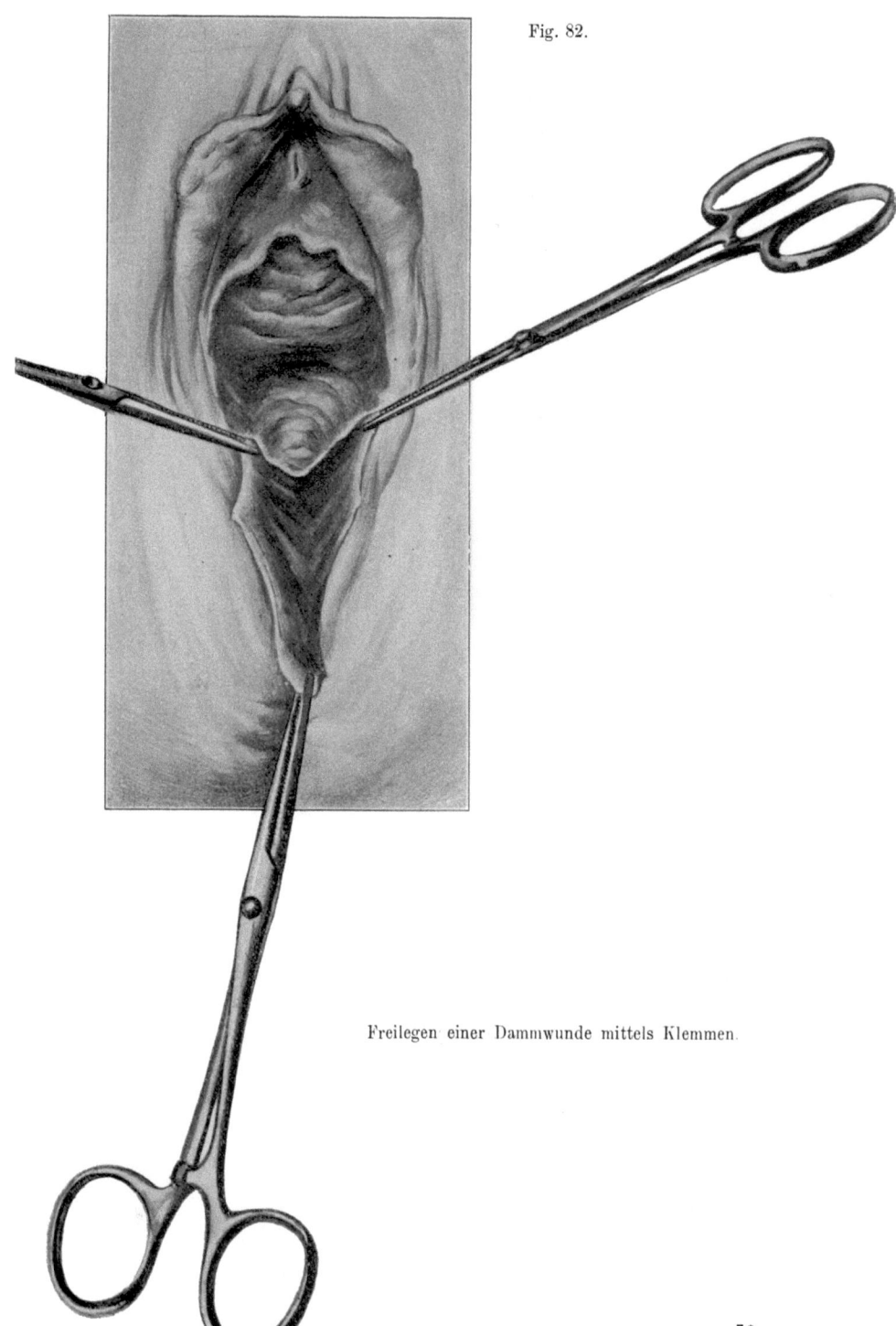

Freilegen einer Dammwunde mittels Klemmen.

7*

Fig. 83.

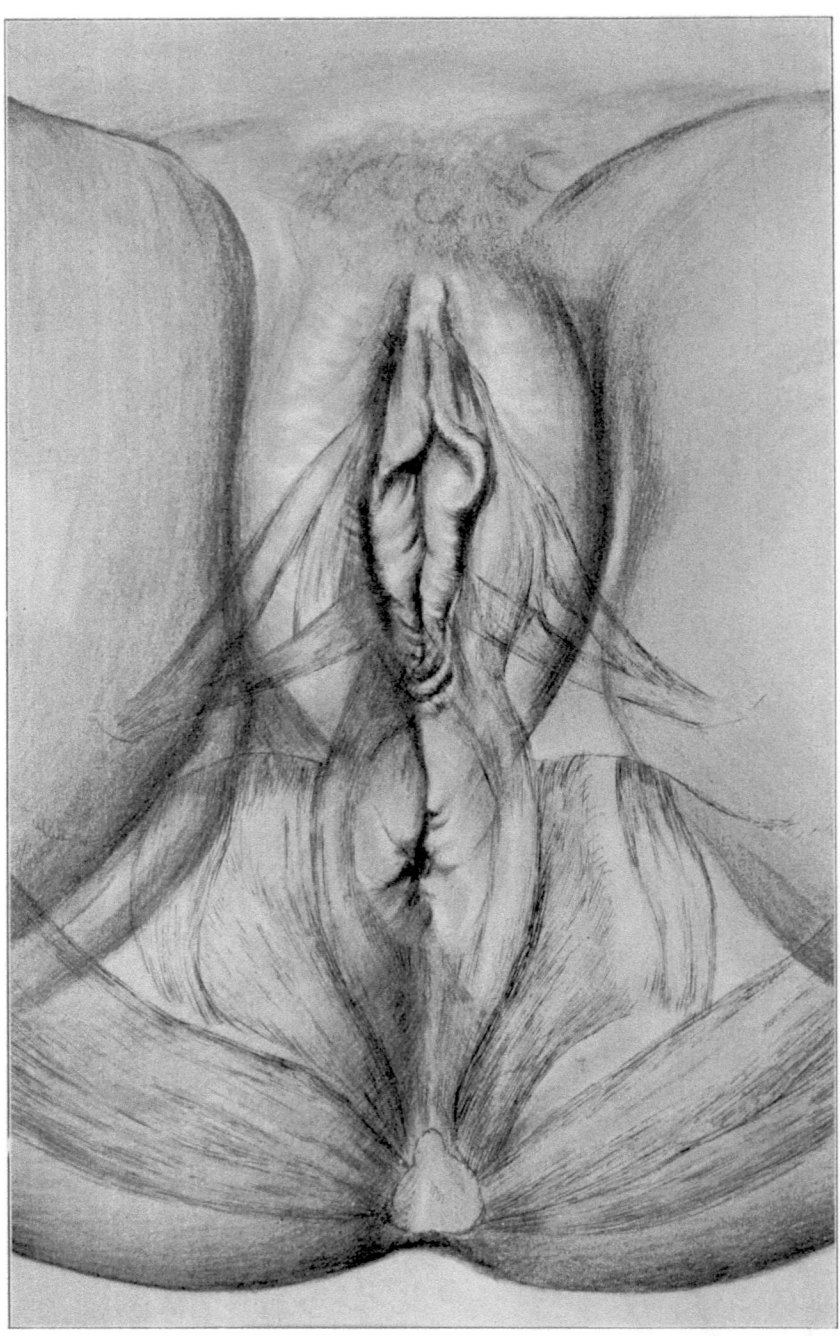

Projektion der Dammuskulatur auf die äußere Haut zum Studium der Naht von Dammrissen (vgl. hierzu Figur 68).

Da der Damm wie ein Keil, dessen Basis nach außen, dessen Spitze nach innen gekehrt ist, zwischen Vagina und Rektum gelagert ist (Figur 87), so müssen Scheiden- und Dammwunden sich in 2 verschiedenen Ebenen finden. Hierin allein liegt schon für den Anfänger eine große Schwierigkeit. Die zweite Schwierigkeit besteht darin, stets die richtigen Elemente miteinander zu vereinigen und vor allen Dingen hinter der Naht

Fig. 84.

Fig. 85.

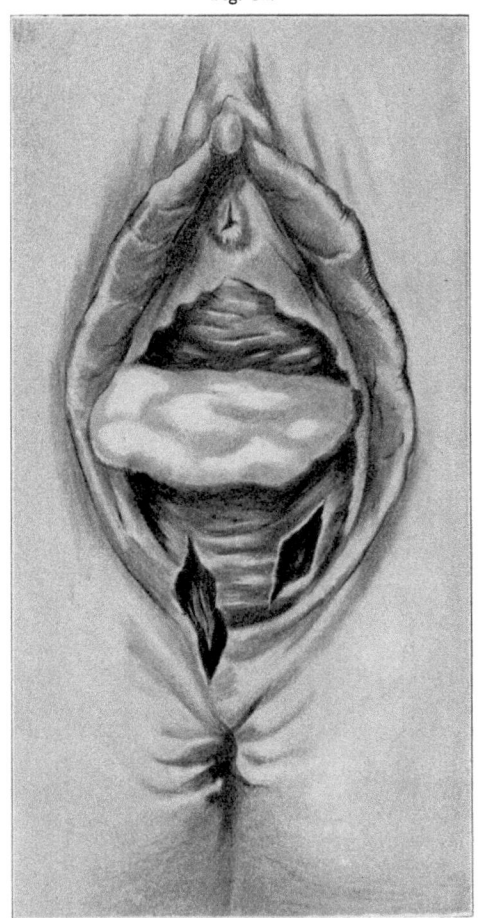
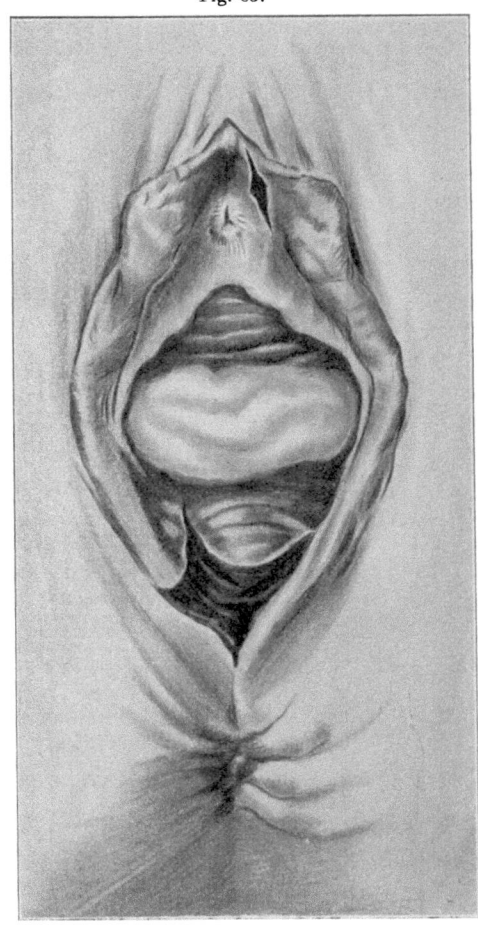

Entfalten der Dammwunden mittels Wattebausch.
Figur 84 kleiner Einriß an der hinteren Kommissur und in der Scheide (Dammriß I. Grades).
Figur 85 Dammriß II. Grades und stark blutender Riß an der Klitoris.

keine Wundhöhlen zu lassen. Betrachten Sie recht häufig die Abbildung Figur 83, damit Ihnen die Topographie der Muskulatur des Dammes nicht nur an der Leiche, sondern auch an der Lebenden ganz geläufig wird.

Für den, der zu sehen gewohnt ist, gibt es allerdings nichts einfacheres, als die äußere Haut von der schiefrigen, weißbläulichroten Schleimhaut der Scheide und diese von der dunkelroten Dammuskulatur zu unterscheiden (auf unseren nach der Natur gezeichneten Abbildungen Fig. 82, 84, 85 und 86 ist dieser Unterschied gut erkennbar). Aber hierzu gehört in praxi zu allererst, daß man möglichst bluttrocken arbeitet und alles sich möglichst gut entfaltet.

Fig. 86.

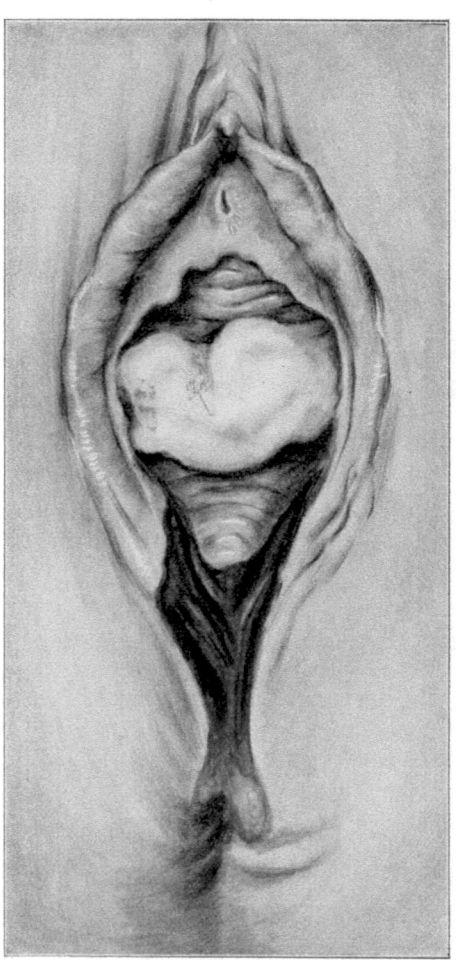

Entfalten der Dammwunde mittels Wattebausch (Dammriß III. Grades).

Das Freilegen des Wundgebietes.

Die beste Freilegung des Wundgebietes geschieht mit Klemmen, wie es Ihnen die Figur 82 zeigt. Leider ist diese Art der Freilegung in der Praxis nicht immer möglich, da dazu die Narkose gehört. Klemmen anzulegen ohne Narkose ist eine Roheit und in die Geburtshilfe gehört höchste Humanität. Spricht doch von Winckel in seinem herrlichen Buch, die allgemeine Gynäkologie, folgende Worte aus: „Die

Fig. 87.

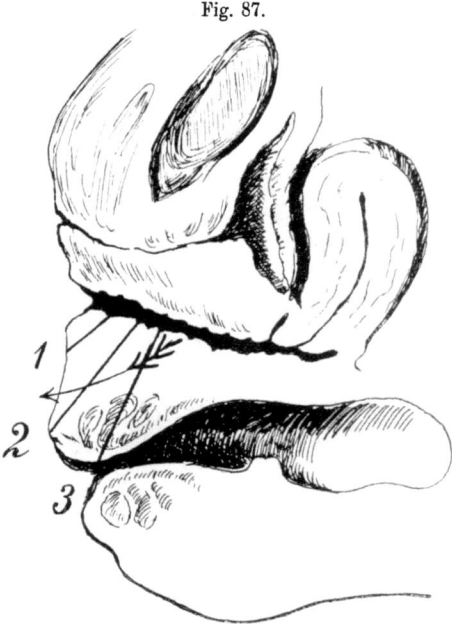

Der weibliche Damm auf einem Sagittalschnitt (Keilform).
1 Dammriß I. Grades, *2* Dammriß II. Grades, *3* Dammriß III. Grades.

Fig. 88.

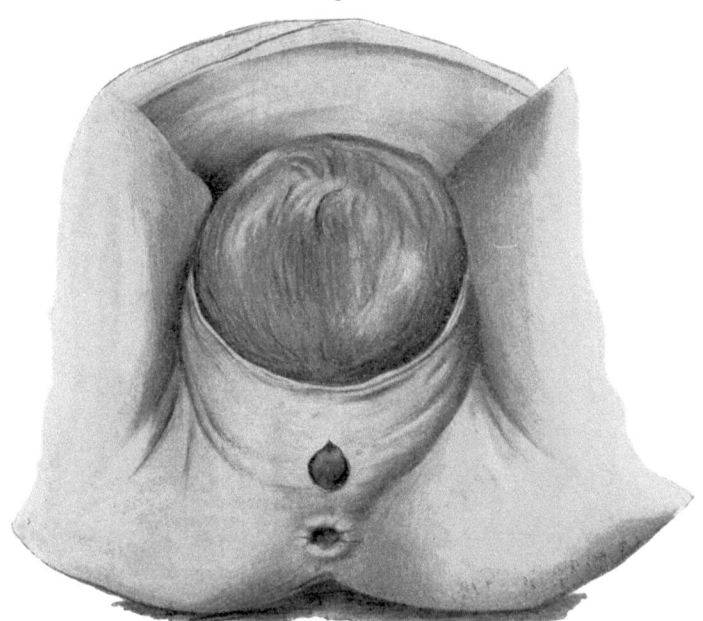

Zentrale Dammruptur im Entstehen. (Eigene Beobachtung.)

Fig. 89.

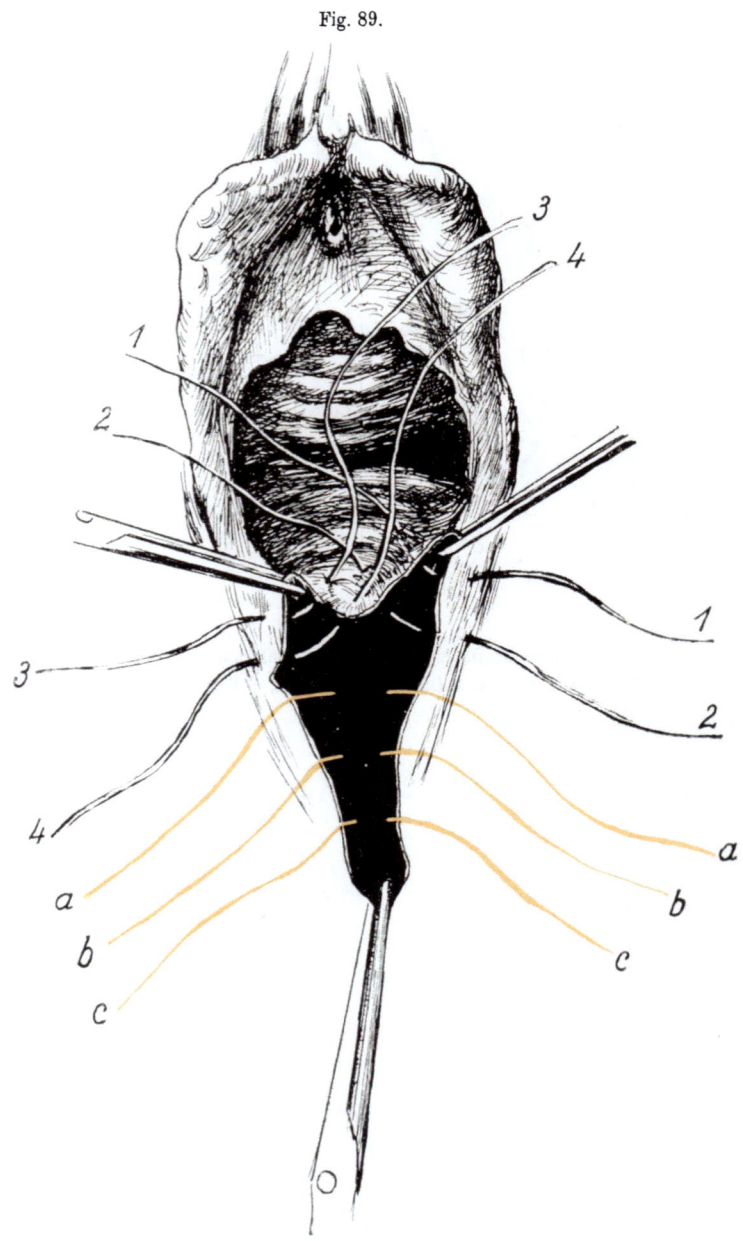

Naht eines Dammrisses II. Grades.
1, 2, 3, 4 Catgut-Scheidenfäden, *a, b, c* versenkte Catgut-Dammfäden (vgl. Figur 90).

Gynäkologie ist der Dank der Wissenschaft an die Frauen für alles, was sie für uns tragen, dulden und leiden". Bedenken Sie, daß alle diese Frauen, bei denen Sie eine Dammnaht ausführen, am Ende einer langen Leidenskette stehen, und seien Sie deshalb zart und mitfühlend. In meinem Buche „Die Frau" (Union Deutsche Verlagsgesellschaft, Stuttgart 1914) finden Sie über die feinere Psychologie bei der Behandlung unserer leidenden Frauen: „Je humaner und je schmerzloser die Geburt geleitet wird, umso mehr nützt der Arzt, das ist meine felsenfeste Ueberzeugung, dem Steigen der Bevölkerungsziffer".

Fig. 90.

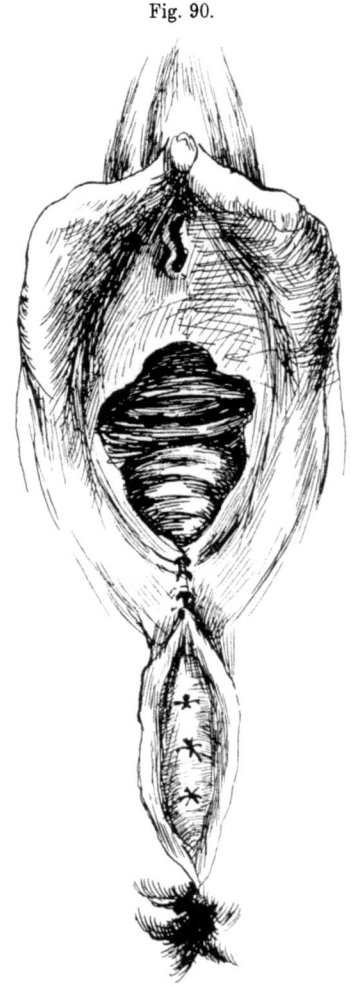

Naht des Dammrisses II. Grades. Scheiden- und tiefe Dammwunde geschlossen. Die Haut des Dammes muß noch vereinigt werden.

Ist man also — und das ist bei einer nicht geringen Zahl kleinerer Dammverletzungen der Fall — genötigt, ohne Narkose zu nähen, so muß man sich nach einem anderen Mittel umsehen, die Wunde zu entfalten. Dieses außerordentlich einfache Mittel ist ein entsprechend großer steriler oder in Sublimatlösung 1 : 1000 getauchter Wattebausch, den Sie auf allen übrigen unserer Dammriß-Figuren dargestellt sehen. Zweckmäßig unterscheidet man — wie Sie ja wissen — 3 Grade von Dammrissen:

I. Grad. Nur die Haut des Dammes ist verletzt (Figur 84). ⎫ Partielle s. in-
II. Grad. Das Centrum tendineum ist verletzt und tiefere ⎬ komplette Risse.
Teile der Muskelfascien (Figur 85). ⎭
III. Grad. Der Sphincter ani ext. ist mitdurchrissen. Rek- ⎫ Totale s. kom-
tum und Vagina öffnen sich infolgedessen in eine ⎬ plette Risse.
gemeinsame Wundhöhle (Figur 86). ⎭

Mit Hilfe unserer Figur 83 und den Kenntnissen, die Sie sich schon über die Dammuskulatur in unserer heutigen Besprechung erworben haben, bedarf es weiter keiner Worte. Gut definiert ist nur der Dammriß III (Sphinkterzerreißung, Figur 86), während es bei I und II alle nur möglichen Uebergänge gibt (Figuren 84 und 85). Da ich aus eigener Beobachtung gerade über einen zentralen Dammriß, den ich bei der Geburt skizzieren konnte, verfüge, so zeige ich Ihnen hier kurz das Bild (Figur 88), aus dem Sie ersehen, daß dabei Frenulum und Sphinkter intakt bleiben. Die Ursache dieser seltensten Verletzung liegt wohl allermeist in einem extrem hohen Damm und einem sehr engen Schambogen.

Nachdem wir uns so Klarheit über das Wundgebiet und über die Ausdehnung der Verletzung geschaffen haben, können wir an die Naht selbst herangehen.

Die Naht des frischen Dammrisses.

Das Wundgebiet wird so mit sterilen oder, falls wir solche nicht haben, mit reinen in Sublimatlösung 1:1000 getauchten und ausgerungenen Hand- oder Taschentüchern umgeben, daß auch der ungeschickte Operateur bei den Nahtmanipulationen nirgends an ungeschütztes Gebiet anstoßen und dadurch die Asepsis aufheben kann.

Der gewöhnlichste Fehler des Anfängers ist es, den obersten Faden nicht in den obersten Wundwinkel zu legen. Dadurch bleibt oberhalb im Scheidenrohre eine Wundtasche zurück, in der sich Lochien sammeln, die schließlich die übrige Dammnaht unterminieren und den ganzen Effekt gefährden. Daher gebe ich Ihnen dies als

Erste Regel: Faden 1 sei der Faden, der den obersten Wundwinkel oder besser gesagt, da es zwei sind (siehe Figur 89), die Fäden, die die beiden oberen Wundwinkel versorgen.

Zweite Regel: Alsdann wird bei einem Dammriß I die Haut mit Serefines vereinigt; bei einem Dammriß II durch tiefe Nähte (Figuren 89 und 90) dieser in einen Dammriß I verwandelt, bei einem Dammriß III erst der Sphincter und das Rektum mit dünner Seide vereinigt, doch so, wie es Ihnen die Figuren 91 und 92 zeigen, daß die Fäden nicht die Rektumschleimhaut durchbohren. Ist der Dammriß III somit zu einem Dammriß II geworden, dann verfährt man, wie oben gesagt, und wie durch die Figuren hinlänglich erläutert ist.

Weitere Regeln sind: Die Fäden nicht zu eng aneinander legen, höchstens in Abständen von 1 cm, da sonst Nekrosen entstehen können. — Die Fäden nicht auf, sondern neben der Wunde knoten. — Versenkte Fäden ganz kurz abschneiden, je weniger Katgut in der Wunde ist, umso besser. Und manches Andere, was sich besser üben als sagen läßt.

Solange aber im Lehrplan der Universitäten es für wichtiger gehalten wird, die Unterbindung der Gefäße zu fordern, die mancher Praktiker niemals in seinem Leben auszuführen hat, als Dammrisse zu nähen, so lange werden die ersten Versuche — nicht zum Nutzen unserer Frauen[1]) — an der Lebenden erlernt werden müssen.

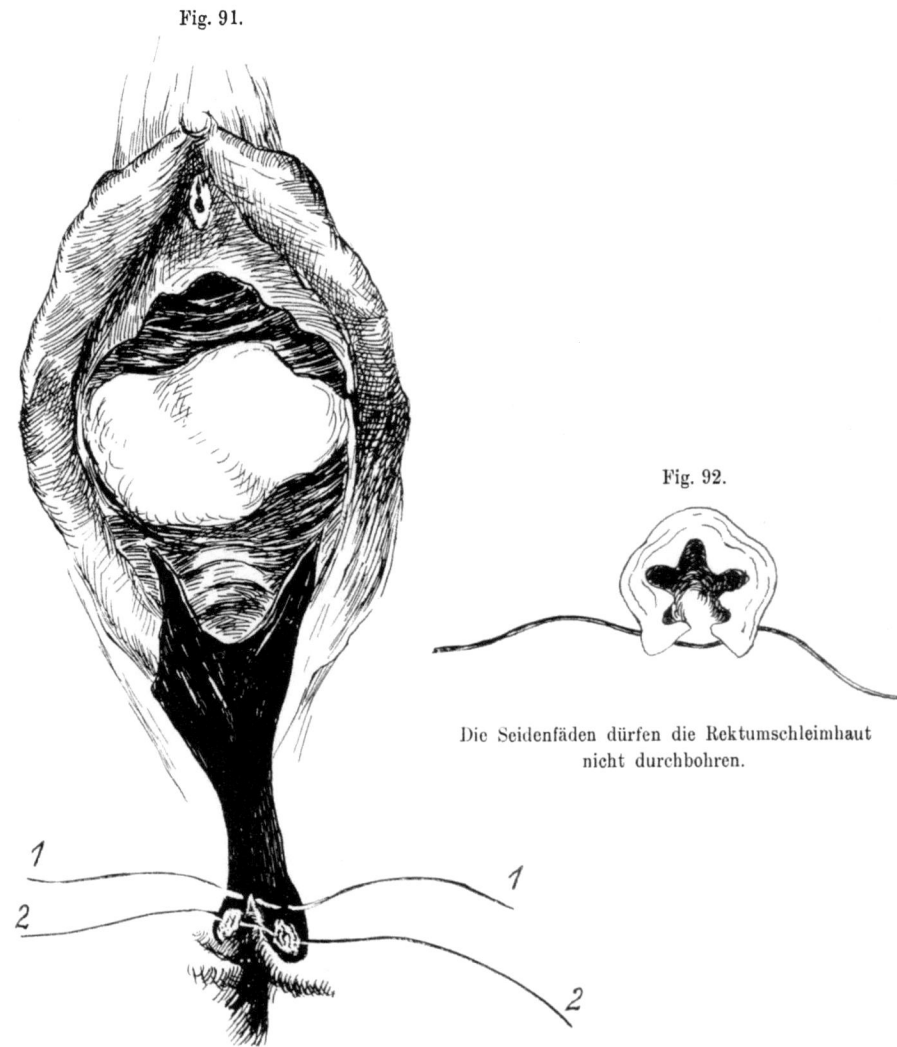

Fig. 91.

Fig. 92.

Die Seidenfäden dürfen die Rektumschleimhaut nicht durchbohren.

Dammriß III. Grades: Zuerst werden M. sphincter und Rektumschleimhaut mit dünner Seide vereinigt, dann Fortsetzung der Naht wie in Figuren 89 und 90.

---

1) In einem Falle wurde ich zu einer Frau gerufen wegen Unmöglichkeit, Urin zu lassen. Die Blase stand in Nabelhöhe. Der Arzt hatte einen blutenden Klitorisriß umstochen (Figur 85) und dabei die Harnröhre zugenäht. Durch Einführen eines Metallkatheters während der Naht in die Harnröhre hätte er diesen Fehler leicht vermeiden können. Zahllos sind die Fälle, in denen durch falsches Nähen Vorfälle entstehen.

Die Nachbehandlung.

Für die Dammnaht gilt die gleiche Regel, wie für alle übrigen chirurgischen Operationen: Wer aseptisch und exakt näht, der braucht für die Nachbehandlung nichts zu tun, als für Wundruhe zu sorgen. Kein Verband, kein Pulver, die Beine mit einem Tuche zusammengebunden. Am 3., bei Dammrissen III. Grades am 4. Tage, durch Rizinus (2—3 Eßlöffel in Weißbier oder Kaffee gequirlt). für Stuhlgang sorgen — und der Riß wird heilen.

Fig. 93.

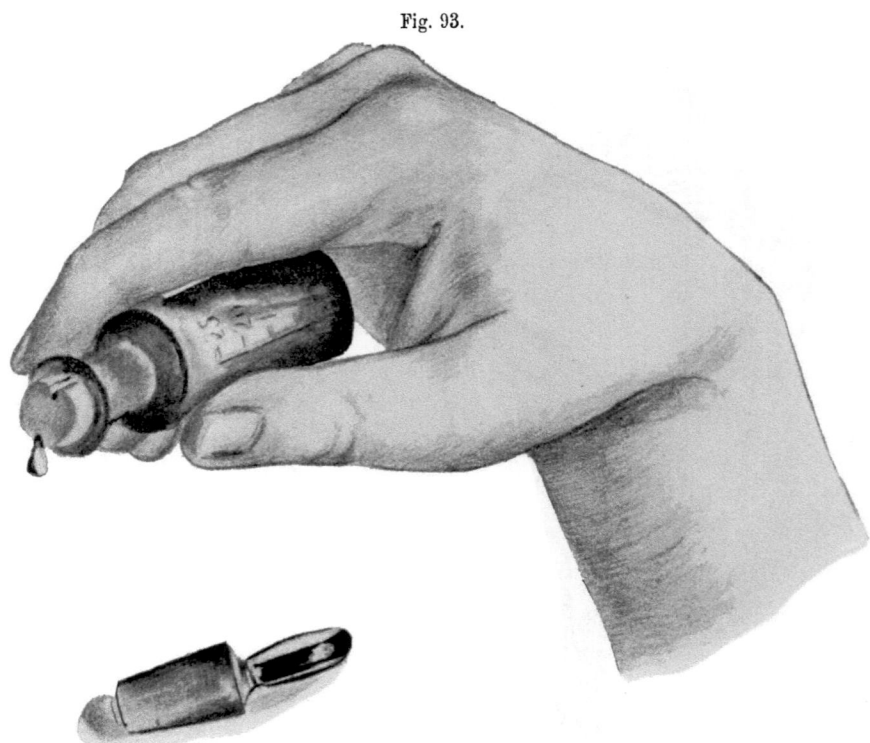

Anschützsche Chloroformflasche, in eine Tropfflasche umgewandelt.

Alles Nachsehen, alles neugierige „Beinespreizen" ist von Uebel und rächt sich durch schlechtes Heilen bitter.

Nun, Sie haben gesehen, wieviel bei einem so einfachen Manöver, wie es doch die Dammnaht ist, zu beachten ist, und da haben einzelne von Ihnen den Mut, die Hebosteotomie als leichte und gefahrlose Operation für die Praxis zu empfehlen. Doch davon später.

Einer von Ihnen hat an mich die Frage gerichtet, wie man sich eine Anschützsche Chloroformflasche in eine Tropfflasche leicht umwandeln kann. Ich gebe Ihnen hier eine solche herum. In einen passenden Korkpfropfen sind zwei Rillen mit dem Taschenmesser geschnitten: die Tropfflasche ist fertig (Figur 93).

VII. Vorlesung.

Fall 7.

Name, Alter, Para: Frau Z., 28 Jahre, III para.
Meldung: „Enges Becken."
Anamnese: Mit $4^1/_2$ Jahren laufen gelernt.
    Frühere Entbindungen: 1. Klassischer Kaiserschnitt. 2. Frühgeburt von 7 Monaten, Wendung, Extraktion, außerdem noch 2 mal laparotomiert wegen Bauchhernien.
    Letzte Regel: 15. Juni.
    Erste Kindsbewegung: November.
    Wehenbeginn: 20. März, 11 Uhr nachmittags.
    Blasensprung: 21. März, $6^3/_4$ Uhr vormittags.
    Ankunft des Arztes: 21. März, $6^3/_4$ Uhr vormittags.
    Wehentätigkeit: Gut und regelmäßig.
Status: Kleine untersetzte Frau (128 cm), untere Extremitäten stark verkrümmt. Michaelissche Raute dreieckig.
    Temperatur: 36,8.
    Puls: 80.
Aeußere Untersuchung: Beckenmaße: Sp. **25**, Cr. **24**, Tr. 31, C. ext. 16, C. diag. $7^3/_4$—8, C. vera $5^3/_4$—**6**. I. Schädellage, Kopf deutlich über dem Becken prominent beweglich.
    Herztöne: 120.
Innere Untersuchung: Blase eben gesprungen, Muttermund vollständig. Kopf beweglich über dem Beckeneingang, sehr hart und anscheinend im Verhältnis zum Becken sehr groß.
Therapie: ?

Antworten der Hörer.

1. Kaiserschnitt wegen platt-rachitischen Beckens.
2. Suprasymphysärer Kaiserschnitt.
3. Dührssens Kolpo-Laparohysterotomie.
4. Hebosteotomie.
5. Perforation des lebenden Kindes.

Meine Damen und Herren! Wir befinden uns bezüglich der Therapie in erfreulicher Uebereinstimmung. Sie alle sind der gleichen Meinung, daß nämlich ein großes Kind in diesem Falle unmöglich per vias naturales geboren werden kann. Nur einer von Ihnen will die Perforation des lebenden Kindes ausführen. Ganz abgesehen davon, daß zu diesem Eingriff unbedingt die absolute Weigerung der Mutter gehört, eine andere Operation an sich vornehmen zu lassen, würde ich aus rein technischen Gründen hier diese Operation nicht ausführen. Bei stehender oder eben erst gesprungener Blase halte ich die Sectio caesarea für viel weniger gefährlich als die Perforation eines großen Kindes bei einer Beckenverengerung unter 6 cm. Obwohl Sie in den Lehrbüchern häufig die Bemerkung finden, daß bei plattem Becken über 5 cm die Extraktion des zerkleinerten Kindsschädels noch möglich (d. h. relative Indikation zum Kaiserschnitt), bei einer Beckenenge unter 5 cm aber auch die Extraktion des zerkleinerten Kindschädels (d. h. absolute Indikation zum Kaiserschnitt) unmöglich ist, so liegen doch in der Praxis und im konkreten Falle die Verhältnisse wesentlich anders. Wir haben schon oft darüber gesprochen, daß nicht die gefundene Zahl in Zentimetern der Beckenenge entscheidend für unser Handeln sein darf, sondern nur das Mißverhältnis zwischen kindlichem Kopf und mütterlichem Becken. Eine Perforation aber in unserem Falle bei einem Becken von $5^3/_4$ und einem so großen Schädel scheint mir überaus schwierig. Wer einmal nur bei großem Kinde und einer Konjugata von 6 cm eine Perforation ausgeführt hat, wird mir recht geben; es gibt kaum eine schwierigere und unerquicklichere Operation wie diese. Ebensowenig ist die Hebosteotomie hier am Platze. Auch sie würde bei einem solchen Mißverhältnis nicht genügend Raum schaffen.

So bleibt uns denn nur eine der Methoden übrig, die uns gestatten, das Kind, ohne das zu enge Becken zu passieren, durch die Bauchdecke hindurch zu extrahieren: „Der Kaiserschnitt." Zu der Zeit, in der ich diese Frau operierte, war die Wahl des Verfahrens weit einfacher als heute, wo eine ganze Reihe verschiedener Operationen dieser Art zur Verfügung steht. Dieser Fall nun gibt mir einen willkommenen Anlaß, Ihnen die wichtigsten dieser Operationen in Skizzen vorzuführen und Ihnen so die Möglichkeit zu geben, Ihrer Klientel die Ihrer Meinung nach beste raten zu können.

[Vorausschicken möchte ich, daß ich bei dieser Uebersicht auch den vaginalen Kaiserschnitt (Dührssen) wie die Hysterotomia vaginalis anterior (Bumm) besprechen werde; obwohl der vaginale Kaiserschnitt beim engen Becken, da er ja nur die Weichteile, nicht den knöchernen Ring eröffnet und das Kind per vias naturales extrahiert werden muß, ergebnislos wäre. Wer — wie das ein Staatsexamenskandidat einmal mir gegenüber geäußert hat — die Hysterotomia vaginalis als Entbindungsverfahren beim engen Becken empfiehlt, der hat keinerlei Vorstellung von den mechanischen Verhältnissen dieser wichtigsten geburtshilflichen Anomalie.]

Die Methoden, die Frucht aus dem geschlossenen Fruchthalter, dem Uterus, durch Schnitte zu entfernen, gliedern sich ihrem Verhalten zum Bauchfell entsprechend in drei Arten:

I. Das Bauchfell wird eröffnet (intraperitoneale Methoden).
    1. Gebärmutterschnitt im Fundus (alter klassischer Kaiserschnitt);
    2. Gebärmutterschnitt im Cervix (cervikaler Kaiserschnitt).

II. Das Bauchfell wird zwar provisorisch eröffnet, alsbald aber wieder verschlossen, um das Eindringen des Fruchtwassers zu vermeiden (transperitoneale Methoden).

1. Mit supravaginaler Exstirpation des Uterus = Porros Operation (Figuren 98 und 99).
2. Transperitonealer Kaiserschnitt im unteren Segment des Corpus und oberen Segment der Cervix. (Frank, Figur 106, Veit, Figur 105. Ein Unterschied besteht, wie Sie aus den Figuren ersehen, nur in der Richtung des Schnittes.)

III. Das Bauchfell bleibt geschlossen. Die Gebärmutter wird in ihrem extraperitonealen Teil eröffnet (extraperitoneale Methoden).
1. Vaginaler Kaiserschnitt (Figuren 107, 108 und 109) **nur bei normal weitem Becken!**
2. Extraperitonealer, suprasymphysärer Kaiserschnitt. (Ritgen [1820], Sellheim, Figur 101, Latzko, Figuren 102 und 103. Ein Unterschied besteht in folgendem: Sellheim löst das Bauchfell von der Kuppe der Blase ab, wobei es leicht einreißt, Latzko schiebt die Blase seitlich ab; nach meiner eigenen Erfahrung ist die Methode Latzkos allen übrigen überlegen. Figur 104 stellt die Stelle der Narbe einer auf diese Weise entbundenen Privatpatientin dar, die am zehnten Tage die Klinik verlassen konnte.)
3. Die modifizierte Vereinigung beider Methoden = die Laparo-Kolpohysterotomie von Solms.

Auf eine genaue exakte Schilderung aller dieser operativen Maßnahmen werde ich natürlich in diesen Vorlesungen verzichten. Aber ich muß Ihnen wenigstens so viel darüber sagen, daß Sie mit den verschiedenen Operationen eine praktische Vorstellung verbinden können. So lade ich Sie denn, wie damals zur Hebosteotomie im Privathause, heute in den mit allem Komfort der Neuzeit ausgestatteten Operationssaal ein, um dem klassischen Kaiserschnitt beizuwohnen, den wir an unserer Patientin ausführen wollen.

Der klassische Kaiserschnitt ist technisch der bei weitem leichteste von allen; wir müssen seine Gefahren kennen lernen, um zu begreifen, warum er mehr und mehr an Terrain verliert, warum er mehr und mehr von den anderen transperitonealen und extraperitonealen Methoden verdrängt wird.

Als ich damals die Kreißende operierte, war mir die Wahl des Verfahrens nicht schwer; damals gab es von allen den geschilderten Methoden nur drei: den klassischen Kaiserschnitt, die Porrosche Operation und den vaginalen Kaiserschnitt.

Der vaginale Kaiserschnitt konnte wegen der hochgradigen Beckenverengerung garnicht in Frage kommen.

Die Porrosche Operation mit Exstirpation des Uterus konnte ebenfalls verworfen werden, da es sich um einen nicht infizierten Fall handelte und die Blase eben erst im Moment meiner Ankunft geborsten war.

Es blieb also nur der klassische Kaiserschnitt. Aber auch heute würde ich mich wohl in gleich günstigem Falle zur gleichen Operation entschließen. Sie haben gehört, daß die Patientin schon einmal einen klassischen Kaiserschnitt durchgemacht, daß sie schon einmal eine Frühgeburt überstanden hat. Aber abgesehen davon wurde sie noch zweimal wegen Bauchhernien, die im Anschluß an die erste Operation entstanden waren, laparotomiert, und sie hegte nun den dringenden und wohlberechtigten

112 VII. Vorlesung.

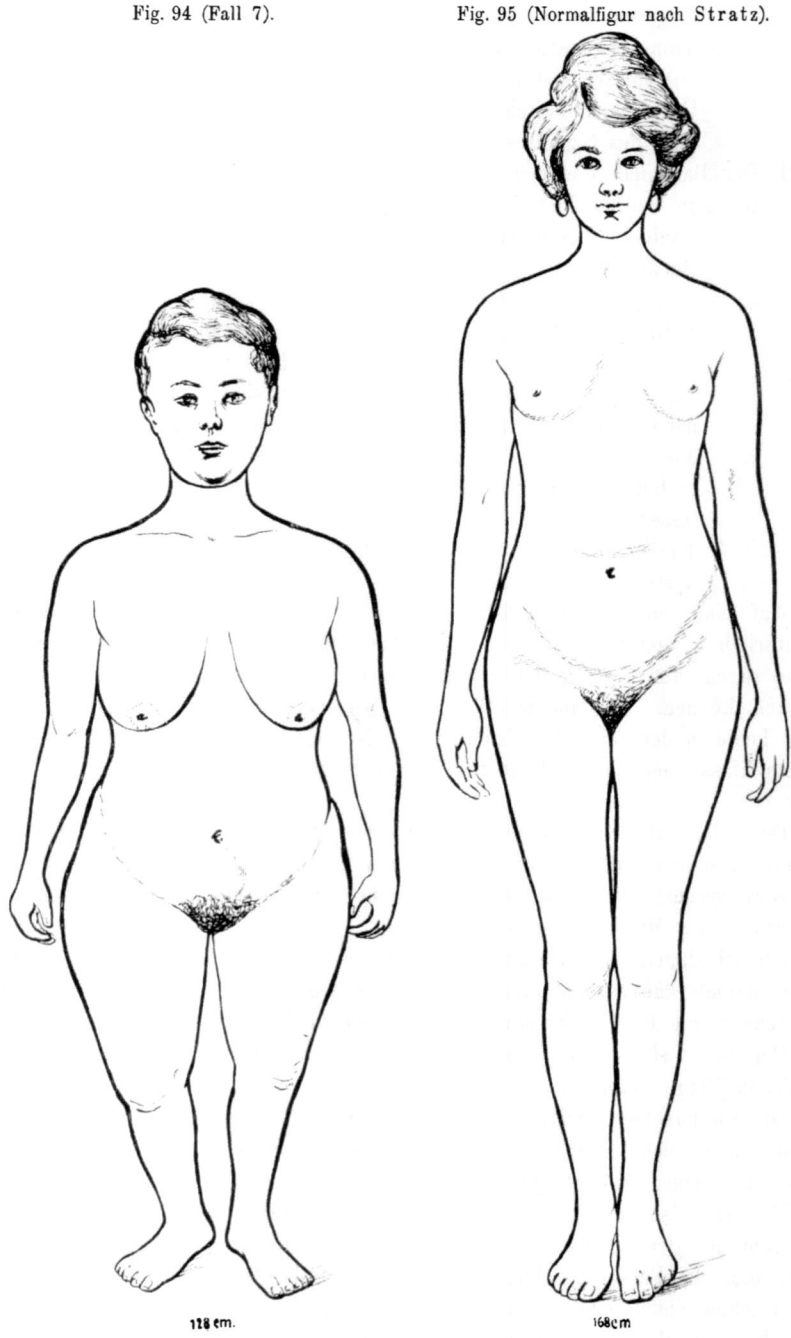

Fig. 94 (Fall 7). Fig. 95 (Normalfigur nach Stratz).

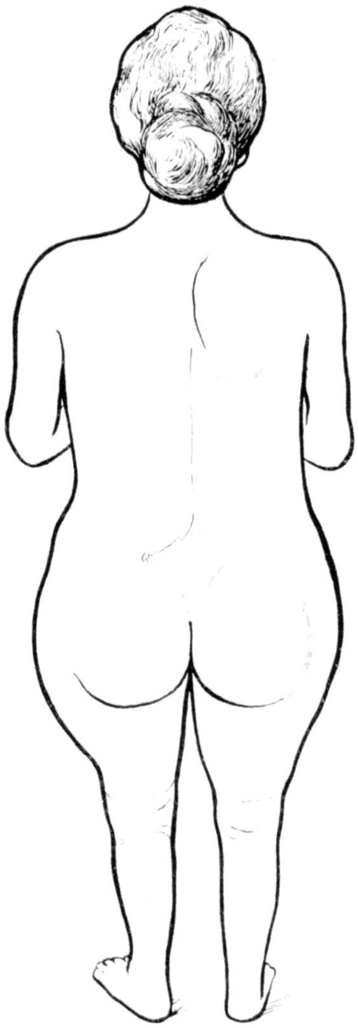

Fig. 96 (Fall 7). 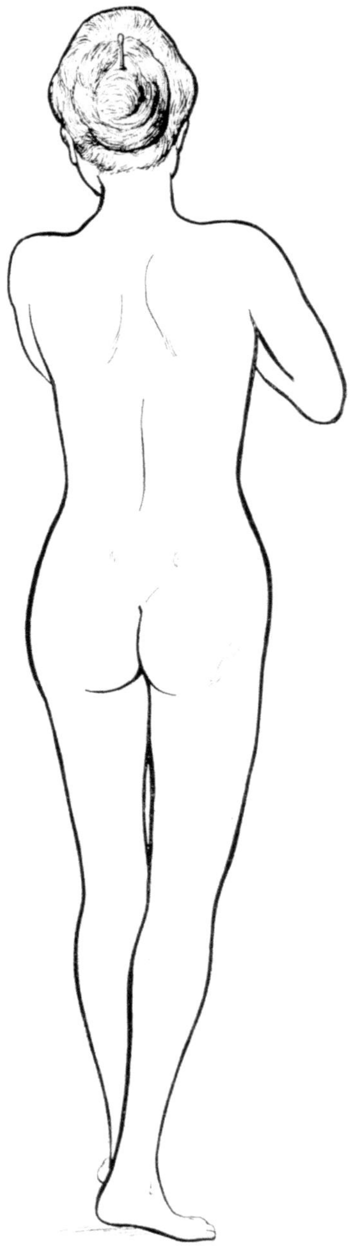 Fig. 97 (Normalfigur nach Stratz).

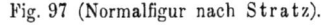

Wunsch, durch eine Sterilisation allen weiteren Folgen und Gefahren einer eventuellen Schwangerschaft für die Zukunft entzogen zu werden. Die Sterilisation läßt sich aber, wie Sie sehen werden, nur beim klassischen Kaiserschnitt in einer Sitzung ausführen, so daß ich — wie ich schon sagte — auch heute wohl in einem gleichen Falle in gleicher Weise vorgehen würde.

Die Kreißende, deren Bild ich Ihnen in Figur 94—97 zum Vergleich neben einer normal gewachsenen Frau zeige, bietet Ihnen ein Prototyp einer hochgradigen Rachitis. Während mit der Narkose begonnen wird, haben Sie vollauf Zeit, die kurzen Extremitäten, die verkrümmten Oberschenkel und das ausgesprochene Caput quadratum in Augenschein zu nehmen. Sie sehen ferner die übermäßige Trochanterenbreite und, wenn Sie die Rückenpartie betrachten, die eingezogene Lendenwirbelsäule, das nach hinten vorspringende Kreuzbein und die unschöne, fast dreieckige Michaelissche Raute, deren Spitze, wie Sie wissen, von dem Dorn des V. Lendenwirbels, deren Seitenkanten von den Spinae posteriores superiores ossis ilei und deren untere Begrenzung von den Glutaealwülsten und der Crena ani gebildet werden.

Aber das sind ja alles Beobachtungen, die Sie schon an einer ganzen Anzahl rachitischer Personen vornehmen konnten, und auf die ich Sie hier nur noch einmal wegen des so überaus ausgesprochenen rachitischen Habitus hinweisen wollte.

Während der Narkose beginnt der Assistent mit der Desinfektion des Leibes der Patientin. Sie alle können auf einsamen Landhöfen oder in kleinen Städten, wo Sie eine Klinik nicht zur Verfügung haben, in die Lage kommen, einen Kaiserschnitt ausführen zu müssen, und deshalb bitte ich Sie, auch auf die kleinsten Kleinigkeiten sorgfältig zu achten. Die großen Gesichtspunkte finden Sie in den Lehrbüchern, gerade die kleinen praktischen Winke sollen Ihnen ja diese Vorlesungen geben.

Am besten ist es natürlich, wenn Sie die Schwangere schon am Tage vor der Operation vorbereiten können, durch Rizinus und einen Einlauf den Darm entleeren, ein reinigendes Bad und für die Nacht einen Sublimat-Prießnitz um den Leib verordnen können. Hier aber drängt alles zu raschem Handeln, und Sie müssen auf diese Vorbereitungen wohl oder übel verzichten.

Schon die Desinfektion der zu Operierenden — so leicht sie erscheinen wird, wenn Sie sie richtig ausgeführt sehen — will gelernt sein.

Zuerst werden die Schamhaare rasiert, und Sie sehen ohne weiteres an den vielen kleinen Schnitten, daß der junge Arzt mit dem Gebrauch des Rasiermessers nicht übermäßig vertraut ist. Dann wird mit einer Kocherschen Klemme der Nabel gefaßt und vorgezogen, nur so können Sie ihn wirklich reinigen. Und nun beginnt das Waschen des Bauches, vom Sternum beginnend bis zur Symphyse, am besten mit der gewöhnlichen grünen Küchenseife, die Sie auf eine weiche Bürste oder, in Ermangelung einer solchen, auf einen Wattebausch aufschmieren. Daß Sie selbst vorher desinfiziert sein müssen, habe ich schon an anderer Stelle (S. 20) genugsam hervorgehoben. Sie waschen sich, wenn es irgend angeht, Ihre Hände in fließendem Wasser, tun Sie das gleiche bei der Desinfektion des Abdomens. Während Sie die Haut mit der seifenhaltigen Bürste reiben, lassen Sie sich den Bauch der Kreißenden unausgesetzt von einer Schwester, die einen Litertopf warmen Wassers in der Hand hält, berieseln. Daß Sie mit der Desinfektion der Nabelgegend beginnen, ist selbstverständlich. Nachdem Sie so etwa 5—10 Minuten systematisch das ganze Abdomen abgeseift haben, spülen Sie alle Seifenreste mit lauwarmem Wasser ab und trocknen die Bauchhaut sorgfältig mit einem sterilen Handtuch ab. Eine Schale mit 70 proz. Alkohol steht bereit. In diese legen Sie mehrere große Bäusche steriler Watte, und während Sie mit dem einen die Bauchhaut abreiben, drücken Sie auf den anderen, in Alkohol getränkten Wattebausch, so daß immer neuer frischer Alkohol den Bauch berieselt. Nach 5 Minuten langem Waschen machen Sie das gleiche Manöver mit 1 prom. Sublimatlösung, und nachdem Sie über das Abdomen ein in Sublimatlösung getränktes und wieder ausgedrücktes Lochtuch, das nur für den Schnitt Raum läßt, das übrige Operationsgebiet aber abdeckt, gelegt haben, ist die Kreißende richtig vorbereitet. Eine wesentliche Vereinfachung bietet die jetzt auch von mir angewandte Benzin-Joddesinfektion. Die Bauchhaut wird mit Benzin abgerieben, alsdann Jodtinktur mit steriler Watte dünn darübergestrichen. Die ganze Desinfektion dauert so höchstens 2 Minuten und gibt gleich gute Resultate. **Die gefährlichen Keime sitzen eben nicht auf dem Bauch der Frau, sondern an unseren Händen.**

Inzwischen ist der Operateur fertig geworden. Die Verhältnisse sind hier nicht so einfache wie sonst, da die Frau schon 3 Laparotomien durchgemacht hat. Deshalb wird das Abdomen auch nicht links vom Nabel eröffnet wie gewöhnlich, sondern rechts vom Nabel durch einen etwa 20 cm langen Schnitt, dessen eine Hälfte oberhalb und dessen andere Hälfte unterhalb vom Nabel gelegen ist. Auf der linken Seite sieht man deutlich die braune pigmentierte Narbe der letzten Laparotomie. Die Bauchdecken sind außerordentlich dünn und schlaff, von einer ausgeprägten Fascien- und Muskellage ist nichts zu sehen. Das Peritoneum wird vorsichtig, um eine Darmverletzung zu vermeiden, mit 2 Kocherschen Klemmen zu einer Falte aufgehoben und dann durchschnitten. Es stellt sich heraus, daß das Netz in großem Umfang an der alten Laparotomienarbe adhärent ist und nach Abklemmen und exaktem Unterbinden mit dem uns ja bekannten Dronkeschen Katgut zum Teil reseziert werden muß. Jetzt erst liegt der große gravide Uterus klar zutage und darüber die Darmschlingen.

Während der Assistent die Darmschlingen mit einem durch einen Faden armierten Bauchtuch zurückhält, wälzt der Operateur den graviden Uterus vor die Bauchdecken, indem er ihn vorsichtig auf die Kante dreht. Ueber dem Bauchtuch, das die Därme zurückhält, wird jetzt der Bauchschnitt oberhalb des Uterus provisorisch mit Kocherschen Klemmen verschlossen, mehr um eine Abkühlung der Därme zu vermeiden, als um einen aseptischen Verschluß zu ermöglichen. Alle weiteren Operationsmanöver spielen sich jetzt vor den Bauchdecken ab.

Die Eröffnung des graviden Uterus kann nun entweder in der vorderen Sagittallinie erfolgen oder besser mittels des queren Fundalschnittes nach Fritsch. In diesem Falle wird wieder atypisch vorgegangen, da man an der Vorderseite der Uteruswand die sagittal verlaufende Narbe des alten Kaiserschnittes sieht und nicht gern in ihr Bereich kommen möchte. Narbengewebe hält schlechter zusammen, als frisch gesetzte Wunden.

So wird denn der quere Fundalschnitt mehr an die Hinterseite des Uterusfundus verlegt, und da die Placenta diesmal an der Vorderwand sitzt, wird sie gut bei dem Schnitt vermieden. Die Blutung dabei ist gering. Das Kind, ein Cäsar von $52^1/_2$ cm Länge und einem Gewicht von $7^1/_2$ Pfund, wird leicht asphyktisch entwickelt. Der Uterus kontrahiert sich, nachdem die Eihäute und die Placenta manuell entfernt sind,

116   VII. Vorlesung.

auf einiges Frottieren mit Gazetüchern, und wir können an den Verschluß der Uteruswunde gehen. Obwohl wir alle diese Manöver vor den Bauchdecken ausgeführt haben, ist es doch unvermeidlich, daß geringe Fruchtwassermengen in die freie Bauchhöhle laufen können, und das ist — wie wir sehen werden — die Achillesferse des alten klassischen Kaiserschnittes. Mit einem einzigen langen Katgutfaden wird jetzt die Uteruswunde vernäht; die erste Schicht vereinigt in fortlaufender Naht die submuköse Partie der Muskulatur, die zweite die mittlere, die dritte die subseröse Uterusmuskulatur,

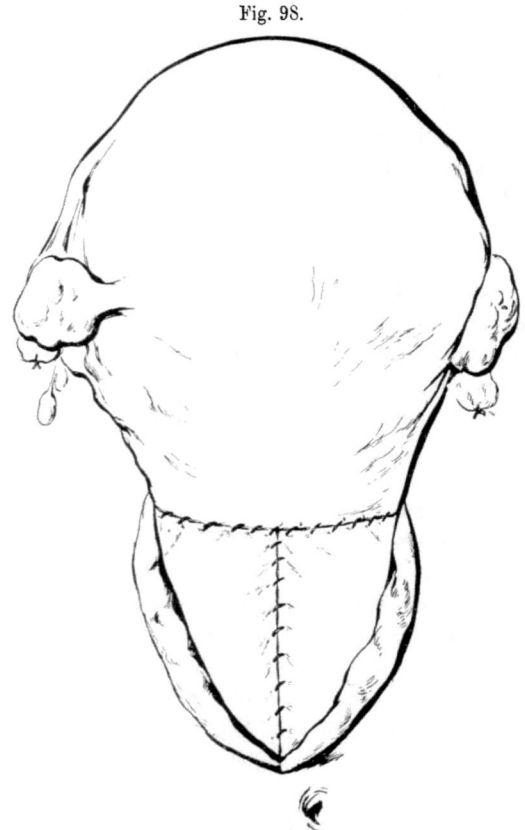

Fig. 98.

Porros Kaiserschnitt. Erster Akt.

und zwar so, daß die dritte Schicht mit der Muskulatur auch die Serosa mitfaßt. Ueber diesen drei Etagen wird eine vierte fortlaufende Seidennaht gelegt, ähnlich wie die Lembertsche Darmnaht, die Ihnen ja aus den chirurgischen Operationskursen geläufig ist. Gerade diese Naht, die Serosafläche an Serosa adaptiert, sichert ein rasches Verkleben und verhindert das Austreten des Uterusinhalts, der Lochien, in die freie Bauchhöhle. Jetzt folgt die Sterilisation, die wir in folgender Weise ausführen:

In der Verlängerung des queren Fundalschnittes wird die Tubenserosa beiderseits gespalten, die Tuben auf etwa 1 cm Länge aus ihrer serösen Umkleidung mit der

Cowperschen Schere stumpf isoliert, die isolierten Partien reseziert und die Tubenserosa wieder mit Seide sero-serös vernäht. Ein Zusammenwachsen der Tube mit dem Uterus ist so durch die dazwischenliegende und schnell verklebende Serosa unmöglich gemacht. (Nähere Angaben hierüber in meinem Gynäkologischen Operationskursus, 2. Auflage, Verlag Hirschwald.)

Schließlich wird der Uterus mit warmen Kochsalzkompressen gereinigt und wieder in die Bauchhöhle versenkt. Bauchraum und Douglas erweisen sich als völlig blutleer. Die Bauchtücher, die die Därme bei Beginn der Operation zurückgehalten haben, werden entfernt und gezählt und die Bauchdecken nun lege artis in drei Etagen,

Fig. 99.

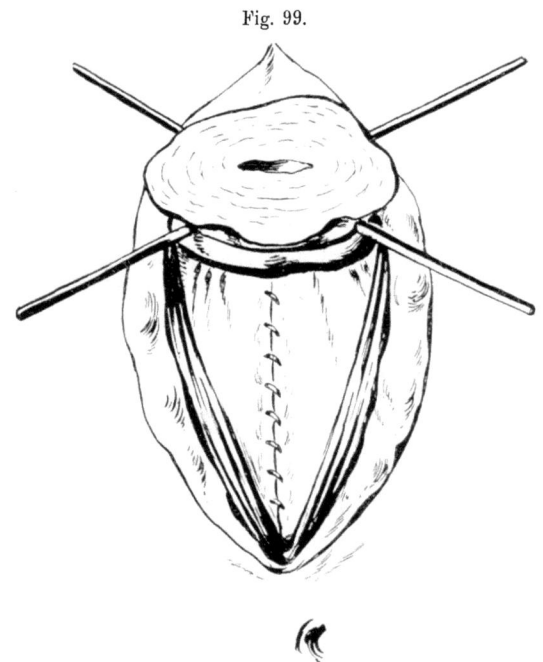

Porros Kaiserschnitt. Letzter Akt.

Bauchfell und Muskel mit fortlaufender Katgutnaht, die Fascie mit Seidenknopfnähten, die Haut mit fortlaufendem Aluminiumbronzedraht geschlossen. Auf den Bauchschnitt kommt sterile Gaze, dann Watte und eine Laparotomiebinde, die fest zusammengesteckt wird, vor die Scheide wird Watte gelegt.

Die Frau hat den Eingriff gut überstanden und mit dem kleinen Cäsar um so glücklicher die Klinik verlassen, als sie wußte, daß ihr nun kein neuer Kaiserschnitt mehr droht.

Während Sie, wie gesagt, alle einmal in die Lage kommen können, eine Frau mit dem klassischen Kaiserschnitt entbinden zu müssen, erfordert die Vornahme aller übrigen Methoden ein solches Maß von technischem Können, daß keine und noch so genaue und lebhafte Beschreibung Sie in den Stand setzen kann, dieselben auszuführen.

Drei Momente sind es, die die Operateure bewogen, von der alten einfachen Methode des klassischen Kaiserschnittes abzugehen und andere transperitoneale und extraperitoneale Methoden auszubilden.
1. Die Gefahr der Blutung.
2. Die Gefahr der Infektion des Peritoneums, bedingt durch eventuell keimhaltiges Fruchtwasser und durch die manuelle Lösung der Placenta.
3. Die Gefahr eines späteren Auftretens einer Bauchhernie.

Die Gefahr der Blutung ist beim klassischen Kaiserschnitt gering, wenn erst bei Wehentätigkeit operiert wird; sollte sich der Uterus nach der Entleerung nicht kontrahieren, so kann man oft sehen, daß ein einfaches Reiben der Uterusserosa mit einem Gazemulltuch genügt, um Kontraktionen auszulösen.

Die Gefahr der Infektion allerdings kann nicht ernst genug genommen werden. In Fällen, wo das Fruchtwasser längere Zeit abgeflossen ist, in Fällen, wo andere Entbindungsversuche, Wendung, Zange oder sonst dergleichen vorangegangen sind, möchte ich Sie dringend vor der Ausführung des klassischen Kaiserschnittes warnen, ebenso wenn von nicht ganz einwandfreier Seite vorher untersucht worden ist.

Ebenso berechtigt ist die Gefahr der späteren Hernienbildung, doch das haben Sie ja selbst an dem eben von mir beobachteten Falle gesehen. Der große über und unterhalb des Nabels befindliche Schnitt, die weichen, dünnen und schlaffen Bauchdecken der Kreißenden prädestinieren direkt zur Bildung von Bauchbrüchen. (Vergleichen Sie die Narbe auf Figur 94 mit der nach Latzko und Pfannenstielschem Querschnitt operierten Patientin Figur 104).

Die Gefahr der Blutung und der Infektion soll durch die alte Porrosche Operation vermindert werden. Hierbei wird der Schnitt wie bei der alten Sectio caesarea angelegt und der Uterus in gleicher Weise vor die Bauchdecken gezogen, aber stärker über die Symphyse gebeugt. Nun wird, wie Ihnen das Figur 98 zeigt, das linke und rechte Ligamentum infundibulo-pelvicum, in dem bekanntlich die Spermatikalgefäße zu den Tuben und Ovarien verlaufen, abgeklemmt und unterbunden und dadurch eine zum Vorziehen weit größere Beweglichkeit des Organes erzielt. Bevor man jetzt den Uterus eröffnet, wird das parietale Peritoneum, das sehen Sie auf der Skizze (Figur 99) deutlich, wie eine Manschette dicht um die Cervix der Gebärmutter herum genäht und damit vermieden, daß etwas von dem dubiösen Inhalt in die Bauchhöhle gelangt. Eröffnung und Entleerung des Uterus in der vorhin beschriebenen Weise. Jetzt werden durch die eingenähte Cervix kreuzweise zwei Stricknadeln geführt und unter Ihnen, wie Ihnen das Skizze (Figur 99) zeigt, ein Gummischlauch fest um den Halsteil des Uterus gelegt und dann die oberhalb des Schlauches und der Stricknadeln gelegene Partie mit einem Paquelin abgebrannt. Durch diese radikale aber verstümmelnde Methode, durch den vorherigen Verschluß des Peritoneums, durch das Abtragen des keimhaltigen Uterus und durch die extraperitoneale Stielversenkung soll der Gefahr der Infektion wie der Blutung entgegengetreten werden.

Weit schwieriger sind die anatomischen Verhältnisse bei den übrigen Methoden. Und es ist für unser Verständnis unerläßlich, uns erst an der Hand einer Skizze (Figur 100) genauer über den Verlauf des Peritoneums beim hochschwangeren Weibe zu orientieren. Sie sehen auf unserer Skizze einen kreißenden Uterus dargestellt, der sich am Ende der Eröffnungsperiode befindet. Das Peritoneum ist rot gezeichnet. Man kann deutlich erkennen, wie sich das Bauchfell, von der Hinterseite der Bauchwand kommend (parietales Peritoneum), über den Blasenscheitel, mit dem es verwachsen ist, auf den Uterus überschlägt, diese Umschlagsfalte nennt man Plica vesico-uterina oder kurzweg Plica. Und nun bitte ich Sie zu beachten — was Ihnen ja von Ihren anatomischen Studien her bekannt ist —, daß sich hier das Peritoneum erst in der Gegend des inneren Muttermundes mit dem Uterusparenchym fest verbindet, während es an der Hinterseite des Uterus tief herabsteigt, um den Douglasschen Raum zu bilden.

Fig. 100.

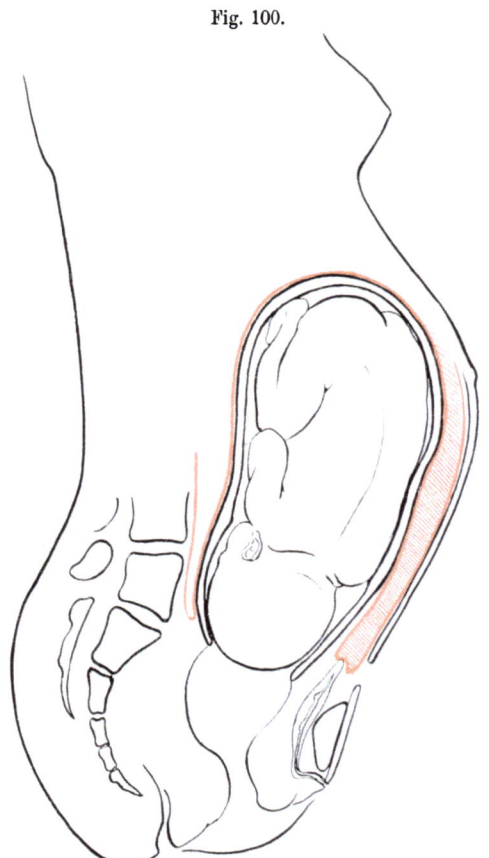

Verlauf des Bauchfells bei Beginn der Austreibungsperiode. Peritoneum: rot.

Der innere Muttermund ist aber bei dem Stadium der Geburt, wie es Ihnen unsere Skizze zeigt, weit hinaufgezogen, indem die Cervix immer mehr und mehr verstrich und zum Durchtrittsschlauch für den Kindskörper wurde. Durch das Hinaufsteigen des inneren Muttermundes steigt natürlich auch die Fixationsstelle des Peritoneums mit in die Höhe, und es entsteht nun zwischen der vorderen Muttermundslippe und dieser Fixationsstelle ein Raum, der zur Hälfte etwa mit Bauchfell bekleidet ist, das man aber leicht bis zur Fixationsstelle am inneren Muttermunde stumpf abzuschieben in der Lage ist. **Auf diesem anatomischen Verhalten basiert der extraperitoneale Kaiserschnitt.**

Fig. 101.*

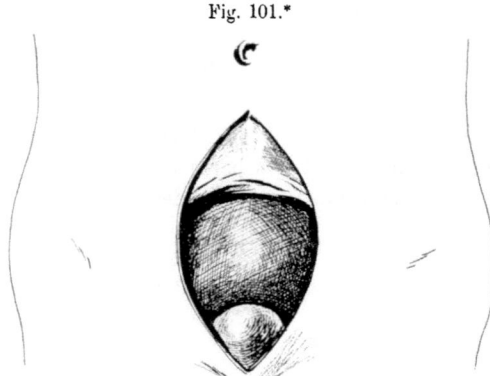

Sellheims **extraperitonealer** Kaiserschnitt. Die Umschlagsfalte des Peritoneums ist von der Blasenkuppe gelöst, nach oben geschoben und die Cervix so freigelegt.

Fig. 102.*

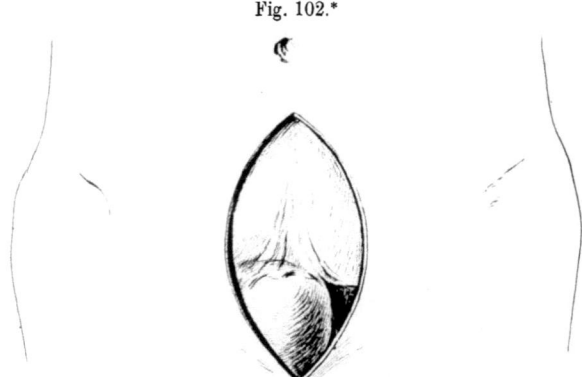

Latzkos **extraperitonealer** Kaiserschnitt. Die gefüllte Blase ist nach rechts verlagert. I. Akt.

Fig. 103.*

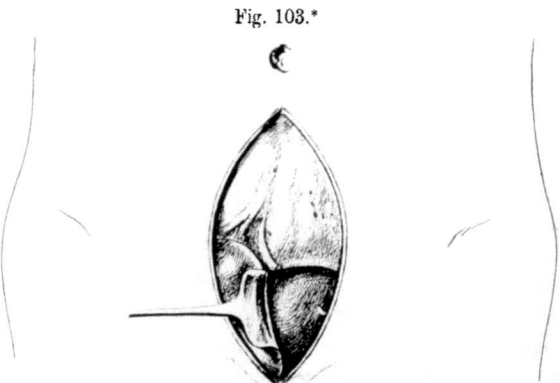

Latzkos **extraperitonealer** Kaiserschnitt. Die Blase ist stumpf seitlich abgelöst, nach rechts verschoben und so die Cervix freigelegt (vgl. Figur 101). II. Akt.

* Figuren 101, 102 und 103 sind nach Zeichnungen von Latzko hergestellt.

Die Haut, das Unterhautzellgewebe und die Fascie werden quer durchschnitten (Pfannenstielscher Querschnitt), und zwar etwa 2—3 Finger breit oberhalb der Schoßfuge, die Muskelbäuche der Recti liegen dann zutage und werden stumpf auseinandergedrängt; es präsentiert sich nun, wie Ihnen die Skizze (Figur 101) zeigt, das parietale Bauchfell. Dieses wird mit einem Tupfer stark nach oben geschoben und seine Verbindung mit dem Blasenvertex gelöst (Sellheims Methode, Figur 101); oder aber es wird nach Latzko, wie ich das in dem zitierten Privatfall getan habe, die Blase von links

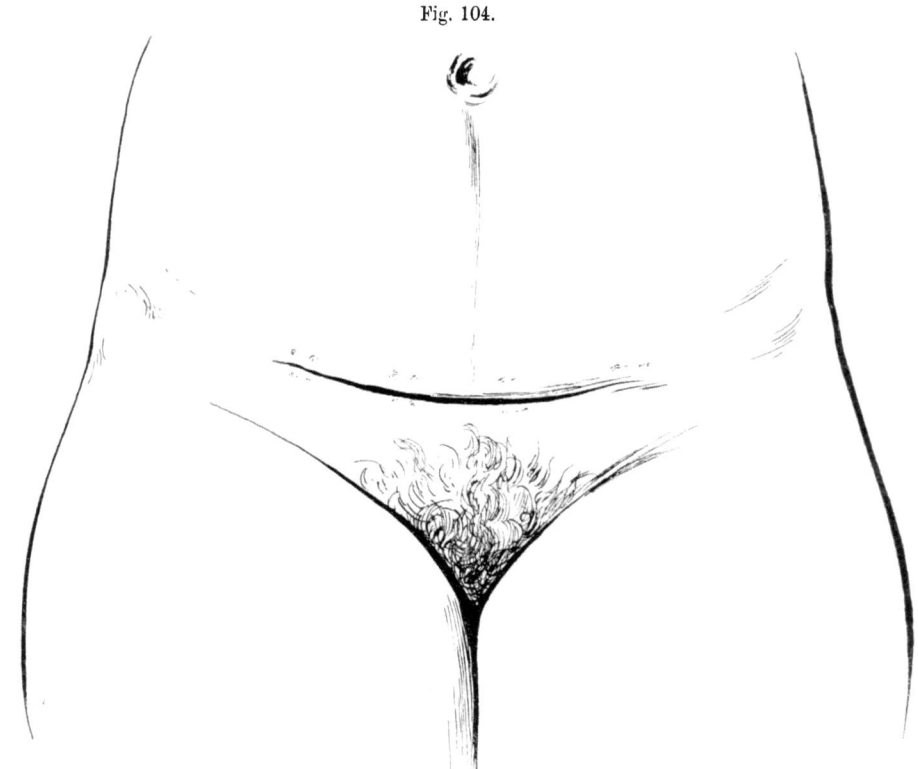

Fig. 104.

Narbe nach Pfannenstielschem Querschnitt. Extraperitonealer Kaiserschnitt nach Latzko. (Privatfall.)

nach rechts zur Seite geschoben (Figuren 102 und 103), was äußerst leicht ohne Einreißen des Bauchfells gelingt. Wie schön die Narbe nach dem Pfannenstielschen Querschnitt aussieht, lehrt Sie der Vergleich von Figur 94 mit Figur 104. Jetzt gelingt es ohne weiteres, das Uterusperitoneum bis zur Haftstelle am inneren Muttermund hochzudrängen, und man kann nun (Figur 103) ohne weiteres extraperitoneal die Cervix einschneiden und das Kind durch diesen Spalt mit der Zange aber oberhalb der Symphyse entwickeln.

Inwieweit ist diese Methode nun dem alten klassischen Kaiserschnitt überlegen? Die Gefahr der Blutung ist geringer. Wird doch der Uterus in seinem cervikalen, weniger blutreichen Abschnitt eröffnet (cervikaler Kaiserschnitt). Aus dem gleichen Grunde ist die verschließende Naht einfacher, Sie brauchen die dünne Wunde in der Cervix nur durch eine einfache Naht zu schließen. Die Därme, die Sie beim klassischen Kaiserschnitt sorgfältig mit Kompressen zurückschieben mußten, kommen garnicht in das Bereich des Operationsterrains, sind also auch keinen Läsionen, keiner Abkühlung ausgesetzt. Der Operationsshock wird dadurch auf ein Minimum herabgesetzt.

Fig. 105.

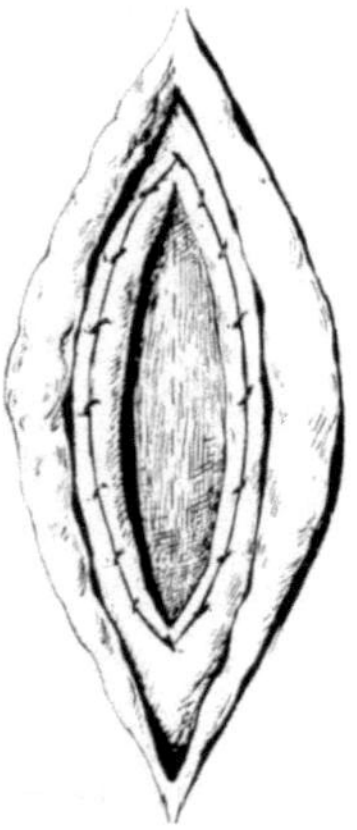

Veits **transperitonealer** Kaiserschnitt. Das Uterusperitoneum ist abgelöst und mit dem parietalen Peritoneum zum Abschluß durch Naht verbunden. Die Cervix liegt jetzt frei.

Fig. 106.

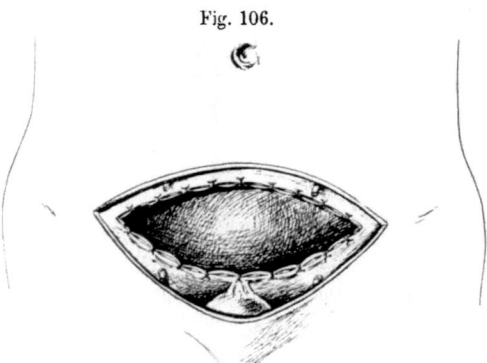

Franks **transperitonealer** Kaiserschnitt (vgl. Fig. 105). Der Unterschied besteht nur in dem queren Verlauf der Eröffnungsschnitte. (Nach einer Zeichnung von Latzko hergestellt.)

Auch die Gefahr der Infektion ist wesentlich vermindert. Das Fruchtwasser kommt nicht mit dem freien Bauchraum in Berührung, fließt aber, und das ist die schwache Seite dieser Methode, über die quer geöffnete Bauchwunde. Auch bei diesem Schnitt sind schon in der kurzen Zeit seines Bestehens tödlich endende Infektionen beobachtet, so daß die meisten Operateure auch den extraperitonealen Kaiserschnitt nur für reine Fälle angewandt wissen wollen. Ein unbestreitbarer Vorteil aber gegenüber der alten Sectio caesarea ist die Möglichkeit, die Lösung der Placenta den Naturkräften zu überlassen und dann erst nach der physiologischen Lösung den Mutterkuchen nach Credé zu exprimieren.

Ein weiterer Vorteil ist die weitaus geringere Disposition zu Bauchhernien. Der Schnitt ist bedeutend kleiner, und die Möglichkeit, hier den von Pfannenstiel angegebenen Querschnitt anzuwenden, ein weiteres Moment der Sicherung der Bauchwand. Beim Längsschnitt wird jede Kontraktion der beiden Musculi recti die Fascie in der Nahtlinie zum Klaffen bringen, beim Fascienquerschnitt nach Pfannenstiel wird die Kontraktion der Recti im Gegenteil die beiden Wundränder der Fascie einander nähern.

Für den in der Bauchchirurgie nicht erfahrenen Praktiker aber ist diese Methode zu kompliziert. Schon der Querschnitt mit seiner Blutstillung und dem Ablösen der Fascie erfordert chirurgisches Können. Dann die schwierigen Peritonealverhältnisse, die infolge der Kleinheit der Schnitte geringere Uebersicht, die Möglichkeit einer Blasenverletzung, die Notwendigkeit, das Kind durch den engen Schnitt mit der Zange zu extrahieren, alles Momente, die den extraperitonealen Schnitt für den Praktiker draußen zur Unmöglichkeit machen.

Weit einfacher, aber in mancher Beziehung deshalb auch weniger vorteilhaft, ist das transperitoneale Vorgehen Veits. Veits Methode unterscheidet sich von der älteren Methode Franks nur durch die Richtung des Bauch- und Uterusschnittes (vgl. Figur 105 mit Figur 106). Veit bedient sich des Längsschnittes und verzichtet damit auf die unbestreitbaren Vorteile des Pfannenstielschen Querschnittes. Er legt aber diesen Längsschnitt, von der Symphyse anfangend, nur etwa 12 cm hoch in die Linea alba. Eröffnung des parietalen Peritoneums. Jetzt spaltet er, von der tiefsten Stelle der Plica beginnend, das Uterusperitoneum bis zur Fixationsstelle am inneren Muttermund in der Medianen, isoliert, von dem medianen Schnitt beginnend, nach den Seiten zu das leicht abschiebbare Uterusperitoneum und näht es (Figur 106) mit einigen Fäden an das parietale Peritoneum an, damit provisorisch die freie Bauchhöhle verschließend. Es wird Ihnen ohne weiteres klar sein, wieviel einfacher diese Methode ist, die eventuell auch der Praktiker ausführen kann. Selbstverständlich kann man heut noch keineswegs sagen, ob sie empfehlenswert ist oder nicht. Inzwischen hört man von Fällen, bei denen bei wiederholter Geburt die Cervixnarbe geborsten ist; auch ein Todesfall ist schon beobachtet. Also auch hier ist weise Vorsicht am Platze!

Anders liegen diesbezüglich die Verhältnisse beim vaginalen Kaiserschnitt von Dührssen. Er hat seine Kriegsjahre schon hinter sich, und in manchen Schlachten erprobt, wird er für alle Zeit eine feste, klassische und gute Operationsmethode in der Geburtshilfe bleiben. Ich möchte Ihnen die Operation jetzt schildern in der Anwendung Bumms als Hysterotomia vaginalis anterior.

Die Kreißende wird in Steißrückenlage gebracht, die Portio zuerst im Spekulum eingestellt (Figur 107), dann mit Collinschen Krallenzangen gefaßt und nach vorn gezogen (Figur 108). Sie sehen jetzt ohne weiteres auf dem Sagittalschnitt, wie durch dieses Manöver, durch das Umstülpen der vorderen Scheidenwand beim Vorziehen der Portio die Blase und mit ihr die Plica mit nach unten gezogen wird. Nach Spaltung der vorderen Scheidenwand liegt die Blase also unmittelbar unter dem Schnitt, und man muß sich vorsehen, sie — wie ich das einmal gesehen habe — nicht gleich-

Fig. 107.

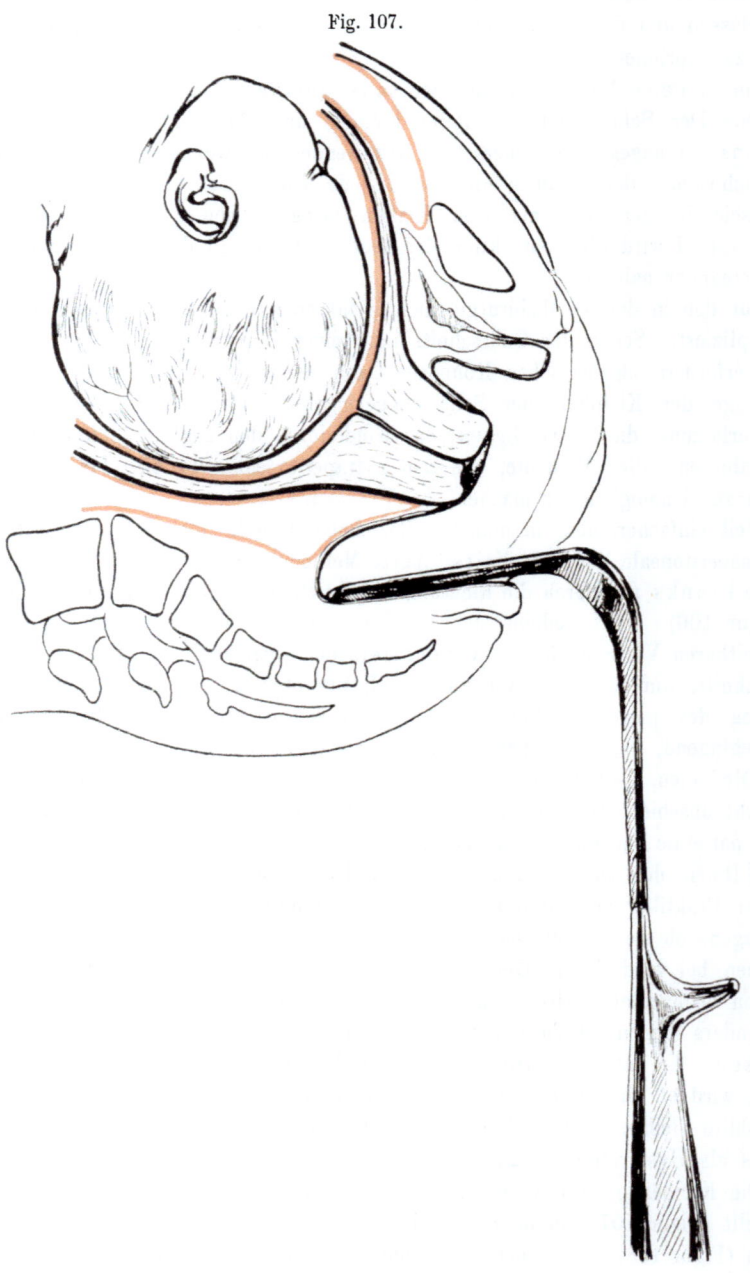

Vaginaler Kaiserschnitt. Einstellen der Portio. (Die Stellung der Blase zur Vorderwand der Scheide beobachten!)

Fig. 108.

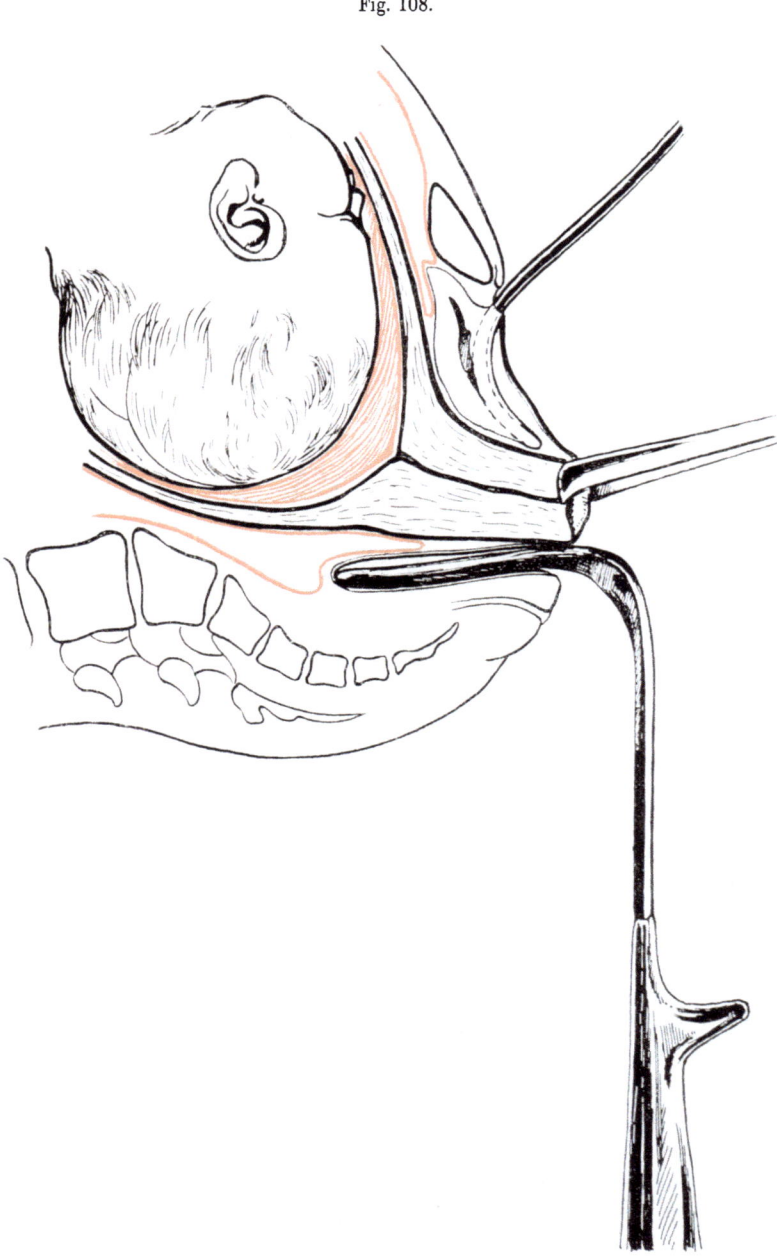

Vaginaler Kaiserschnitt. Portio mit Krallenzange herabgezogen. Die Blase folgt dem Zug, wie der eingeführte Katheter zeigt.

zeitig zu halbieren. Jetzt wird die Blase mit einem Tupfer stumpf nach oben geschoben, was sehr leicht gelingt, da sie ja mit der darunterliegenden Cervix nur durch lockeres Bindegewebe vereinigt ist. Sobald die Blase in die Höhe geschoben ist, liegt die ganze vordere Cervixwand frei vor Ihnen (Figur 109) und kann nun in der einfachsten Weise durch einen Scherenschnitt gespalten werden.

Ich habe bis jetzt an die 40 vaginale Kaiserschnitte ausgeführt und mich immer wieder über die Einfachheit und Vorzüglichkeit dieser Methode gefreut. **Für das enge Becken kommt sie natürlich garnicht in Frage, da sie ja nur den Zugang zum Uterus durch den Beckenkanal gestattet.**

Nun hat Solms in allerjüngster Zeit den vaginalen Kaiserschnitt durch einen Hilfsschnitt in der Flankengegend auch für die Therapie beim engen Becken zu ver-

Fig. 109.

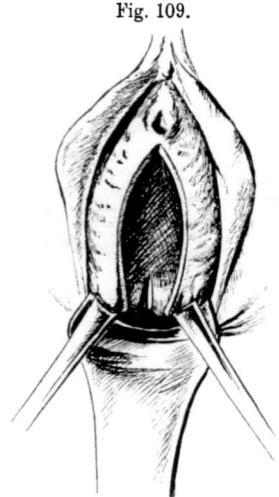

Vaginaler Kaiserschnitt (Hysterotomia anterior). Die Portio ist vorgezogen. Die Blase stumpf nach oben geschoben und nicht mehr sichtbar. Die Cervix liegt frei da und ist in der unteren Partie schon eingeschnitten.

wenden gesucht. Durch einen Flankenschnitt, der extraperitoneal die Seitenwand der Blase vom unteren Uterinsegment abdrängt, bringt er diesen Schnitt in Kommunikation mit der Hysterotomia anterior, und der in die Augen fallende Vorteil ist es nun, daß Fruchtwasser und Placenta per vias naturales, das Kind aber **oberhalb des Beckenringes geboren wird.** Wer sich für diese Operation, die von mir im Zentralblatt für Gynäkologie, 1910, Nr. 37, auch für den technisch Geübten als das technisch schwierigste Kaiserschnittverfahren bezeichnet wurde, interessiert, der möge dort oder in meinem gynäkologischen Operationskursus Näheres nachlesen.

Nach diesen auch für den Praktiker durchaus notwendigen Auseinandersetzungen wollen wir uns zu einem neuen geburtshilflichen Falle begeben.

VIII. Vorlesung.

Fall 8.

Name, Alter, Para: Frau H. W., 38 Jahre, VII para.
  Grund der Meldung: Schlechte Herztöne.
Anamnese: Mit 3 Jahren laufen gelernt.
  Frühere Entbindungen: 1. Wendung, Mädchen, lebt. 2. spontan, sehr klein, sehr lange Geburt. 3. Frühgeburt im 5. Monat. 4. Knabe, klein, spontan, lebt. 5. Zange, nach 3 Wochen gestorben. 6. Abort im 3. Monat.
  Letzte Regel: 1. Juni.
  Wehenbeginn: 11. März, 1 Uhr nachmittags.
  Blasensprung: 11. März, 3 Uhr nachmittags.
  Ankunft des Arztes: 13. März! 12 Uhr mittags, d. h. 47 Stunden nach Wehenbeginn.
  Wehentätigkeit: Sehr kräftig und andauernd.
Status: Rachitischer Habitus, wie oft beschrieben.
  Temperatur: 36,8.
  Puls: 140.
Aeußere Untersuchung: Uterus kontrahiert sich bei jeder Berührung so stark, daß mit Sicherheit nichts durchzufühlen ist.
  Beckenmaße: Sp. 27, Cr. 27½, Tr. 31, Conj. ext. 16, Conj. diag. 10¼, Conj. vera 8½.
  Herztöne: Nicht zu hören, statt dessen ein mit dem mütterlichen Puls synchronisches (140) Geräusch.
Innere Untersuchung: Blase gesprungen. Muttermund vollständig. Pfeilnaht dicht unter der Schoßfuge, kaum zu fühlen, kleine Fontanelle rechts, große links, Kopf fest auf dem Beckeneingang. Besonderes: Linkes Ligamentum rotundum sehr stark gespannt; man sieht deutlich eine quere, von rechts unten nach links oben verlaufende und sehr schmerzhafte Furche über den Leib verlaufen.
Therapie: ?

Antworten der Hörer.

1. Wegen drohender Uterusruptur muß die Frau sofort entbunden werden. Wendung und Extraktion.

2. 2 cg Morphium subkutan, Narkose, Zangenversuch, dann Perforation.

3. Perforation.

4. Da für die Mutter eine Indicatio vitalis gegeben ist, muß das Kind perforiert werden; keine andere Operation kommt in Frage.

5. Wegen des hohen Pulses und der drohenden Uterusruptur muß die Geburt beendet werden. Zuerst gibt man, um den Kontraktionsring wegzuschaffen, Pantopon subkutan, dann Zangenversuch und Perforation. Bei guten äußeren Verhältnissen suprasymphysärer Kaiserschnitt.

6. Da die Herztöne synchron dem mütterlichen Puls, ist es sehr wahrscheinlich, daß es sich um fortgeleitete Aortentöne und nicht um fötale Herztöne handelt; der ausgesprochene Kontraktionsring, die Einkeilung des Kopfes im Beckeneingang berechtigen zur sofortigen Perforation, die Zangenextraktion ist im Interesse der Mutter kontraindiziert.

7. Um den Kontraktionsring zu beseitigen, narkotisiert man die Mutter; dadurch wird die Herztätigkeit der Gebärenden beeinflußt, so daß sich jetzt feststellen läßt, ob das Kind lebt. Ist der Fötus abgestorben, Perforation; lebt er, Zangenversuch. Die Wendung ist nicht angebracht, da die Blase schon vor 47 Stunden geborsten ist.

Meine Damen und Herren! Sie alle haben den gefährlichen Zustand erkannt, in dem sich unsere Kreißende befindet. Ein Zustand, der gebieterisch unser rasches, zielbewußtes Handeln erfordert, wenn anders nicht die Frau an der sich schon vorbereitenden Uterusruptur zugrunde gehen soll. Die drohende Uterusruptur gehört zu den wenigen Anomalien der Geburt, bei denen nur die schnelle Tat lebensrettend wirkt, während wir ja wissen, daß sonst in der Geburtshilfe langsames überlegtes Handeln und zielbewußtes Abwarten die besten Erfolge zeitigt.

Schon beim Hineintreten in das Kreißzimmer sehen wir an dem ängstlichen Gesicht unserer Patientin, an der Unruhe in ihrem ganzen Wesen, in der sie sich auch in den Wehenpausen befindet, an dem schmerzhaften Aufschreien in der Wehe selbst und dem Hinfassen ihrer Hände auf den Leib, der ihr, wie sie selbst sagt, fast zu zerspringen droht, daß sich diese Frau in einem besonders gefährlichen Zustand befindet. Unsere Hand ergreift ganz instinktiv ihren Puls und wir finden, auch wiederum ganz charakteristisch, eine Pulsfrequenz von 140, die wir noch um so höher einschätzen müssen, da die Frau keine Temperatursteigerung aufweist (36,8). Jetzt heben wir die Bettdecke auf und sehen deutlich über das Abdomen eine schräg von rechts unten nach links oben verlaufende seichte Furche verlaufen. Ein wenn auch leichter Druck auf diese ist der Kreißenden äußerst schmerzhaft. Von der Lage des Kindes ist äußerlich nichts zu fühlen; der Uterus ist, da Wehe auf Wehe sich folgen, so fest kontrahiert, und jede Berührung löst eine neue Zusammenziehung aus, daß seine Wände uns bretthart erscheinen und kein Tasten des Kindskörpers gestatten. Nur in der schlafferen, dünnen, unterhalb der Furche gelegenen Partie fühlen wir als vorliegenden Teil den großen, noch über dem Beckeneingang stehenden Kopf. Bevor wir uns darüber klar werden, warum nach 47 stündigem Kreißen der Kindsschädel noch nicht tiefer getreten ist, müssen wir uns über das Zustandekommen dieser eigentümlichen Konfiguration des Uterus orientieren. Am besten kommen Sie zu einer klaren Vorstellung der uns hier interessierenden Verhältnisse, wenn Sie den kreißenden Uterus mit einem Geschütz vergleichen. Der Fötus ist das Projektil, das ausgetrieben werden soll, die Pulverkraft wird durch die Wehen ersetzt, die Pulverkammer entspricht dem Hohlmuskel der Gebärmutter, und das Geschützrohr dem lediglich als Durchtrittsschlauch dienenden Cervikalkanal. Wie ein Geschütz bersten muß, dessen „Seele" (Rohr) vorn fest verschlossen, dem Projektil einen bedeutenden Widerstand bietet, so muß ein Uterus rupturieren, wenn er trotz immer größerer und größerer Anstrengungen durch ein Hindernis im Beckeneingang keine Möglichkeit hat, den Fruchtkörper auszustoßen. In solchen Fällen kontrahiert sich der Hohlmuskel des Uterus immer fester, immer energischer, er zieht sich hoch an dem Kindskörper zurück (vgl. Figuren 110 und 111), die ihn fixierenden runden Mutterbänder, die Ligamenta rotunda, stark spannend und verdünnend. Fast ausnahmslos kann man sie in solchen Stadien, wie auch in unserem Falle als harte bleifederdicke Stränge unter den Bauchdecken tasten. Durch dieses Zurückkriechen des Hohlmuskels über den kindlichen Körper wird natürlich der Durchtrittsschlauch maximal gedehnt und an der Stelle, wo der stark verdünnte Durchtrittsschlauch an dem übermäßig kontrahierten und verdickten Hohlmuskel angrenzt, entsteht dann naturgemäß jene ominöse Furche, die Sie ja alle als charakteristisch für die Bildung eines Kontraktionsringes erkannt haben. Schon in den nächsten Wehen kann die Ueberdehnung des Durchtrittsschlauches so stark werden, daß die Muskulatur ihr keinen Widerstand mehr leisten kann; sie wird einreißen, und das Kind wird nun durch den entstandenen Riß von dem immer weiter arbeitenden Hohlmuskel in die freie Bauchhöhle getrieben. Wir haben dann eine spontane, komplette Uterusruptur vor uns. Direkt befördert wird aber die Ruptur, wenn der unerfahrene Geburtshelfer sich in solchen Fällen von stärkster Ueberdehnung vielleicht von der Hebamme oder von seinem eigenen Temperament verleiten läßt, eine Wendung auszuführen, wie sie auch einer von Ihnen in diesem Falle ausführen wollte. **Nach 45 stündigem Fruchtwasserabfluß bei so kräftig kontrahiertem Uterus und lebendem Kinde zu wenden ist ein Kunstfehler, bei totem Kinde und drohender Uterusruptur aber ein direktes Verbrechen.** Und ich glaube nicht, daß Sie einen Sachverständigen finden werden, der Sie in einem solchen Falle entlasten würde, falls Sie wegen des Todes der Frau vor dem Forum erscheinen müßten.

Ein Teil von Ihnen hat meines Erachtens nach in diesem Falle zu viel Wert auf das kindliche Leben gelegt; sehr hübsch ist der Rat eines von Ihnen, die Mutter zu narkotisieren und aus den bei der Narkose stets eintretenden Pulsschwankungen zu erweisen, ob sich die kindlichen Geräusche auch dann synchron mit dem mütterlichen Pulse erweisen, ein für zweifelhafte Fälle sicher zu beherzigender Rat. Nun, ich kann Sie alle beruhigen; das Kind war unter den andauernden 45 stündigen Wehen bei fruchtwasserleerem Uterus, wie so überaus häufig, an Asphyxie zugrunde gegangen, wie wir nach der Entbindung an der schon in Ablösung begriffenen Cutis sahen. Aber selbst, wenn das Kind lebte, was hätten wir anderes in solchem Falle tun sollen, als das lebende Kind zu perforieren? Die innere Untersuchung hat uns die Ursache des Stillstandes der Geburt gezeigt: ein platt-rachitisches Becken von $8^{1}/_{2}$ und dazu eine der ungünstigsten Einstellungsarten, die man sich denken kann, eine Hinterscheitelbeineinstellung (Figuren 110 und 111). Ein Zangenversuch bei plattem Becken und noch über dem Beckeneingang stehendem Kopf paßt wie die Faust aufs Auge — und wer das versucht, das habe ich Ihnen schon so oft gesagt, wird im günstigsten Falle ein totes Kind, häufig aber auch eine schwer geschädigte Mutter zurücklassen. Ein Zangenversuch aber bei plattem Becken und Hinterscheitelbeineinstellung ist ein Nonsens. Denken Sie sich nur einmal an den Kopf unseres Falles (Figur 110 oder 111) die Zange angelegt; mit der einfachen Naegeleschen Zange, wie auch mit der Tarnierschen Zange werden Sie durch Zug die Pfeilnaht der Symphyse mehr nähern, als sie von ihr entfernen, d. h. mehr unfruchtbar schaden als irgendwie nützen.

Nein, meine Damen und Herren, in solchen Fällen nützen Sie der Familie und auch dem Staate mehr, wenn Sie auf das kindliche Leben verzichten und die Mutter retten. Und wenn Sie auch in großen Lettern in Pinards Hörsaal in Paris lesen:

Fig. 110 (Fall 8).

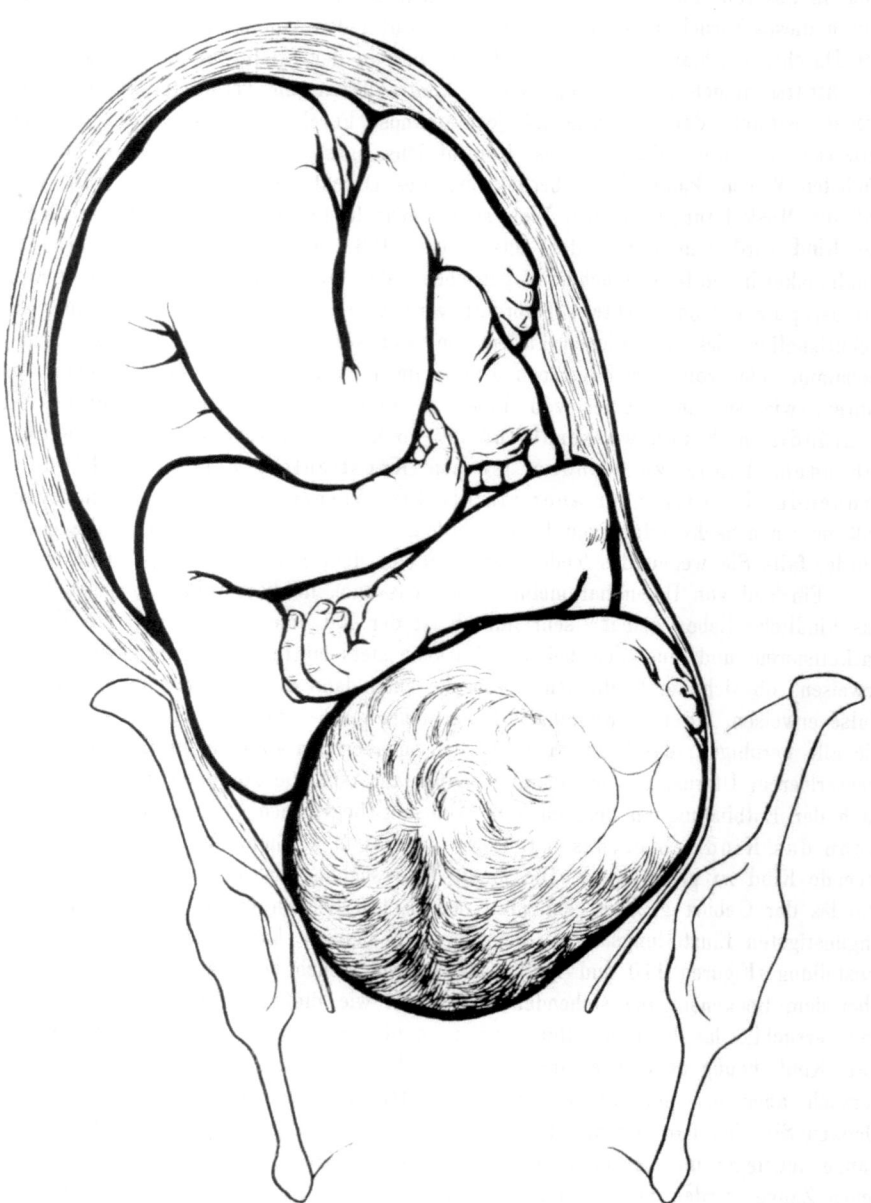

Hinterscheitelbeineinstellung, von vorn gesehen. Pfeilnaht dicht an der Symphyse.

Fig. 111 (Fall 8).

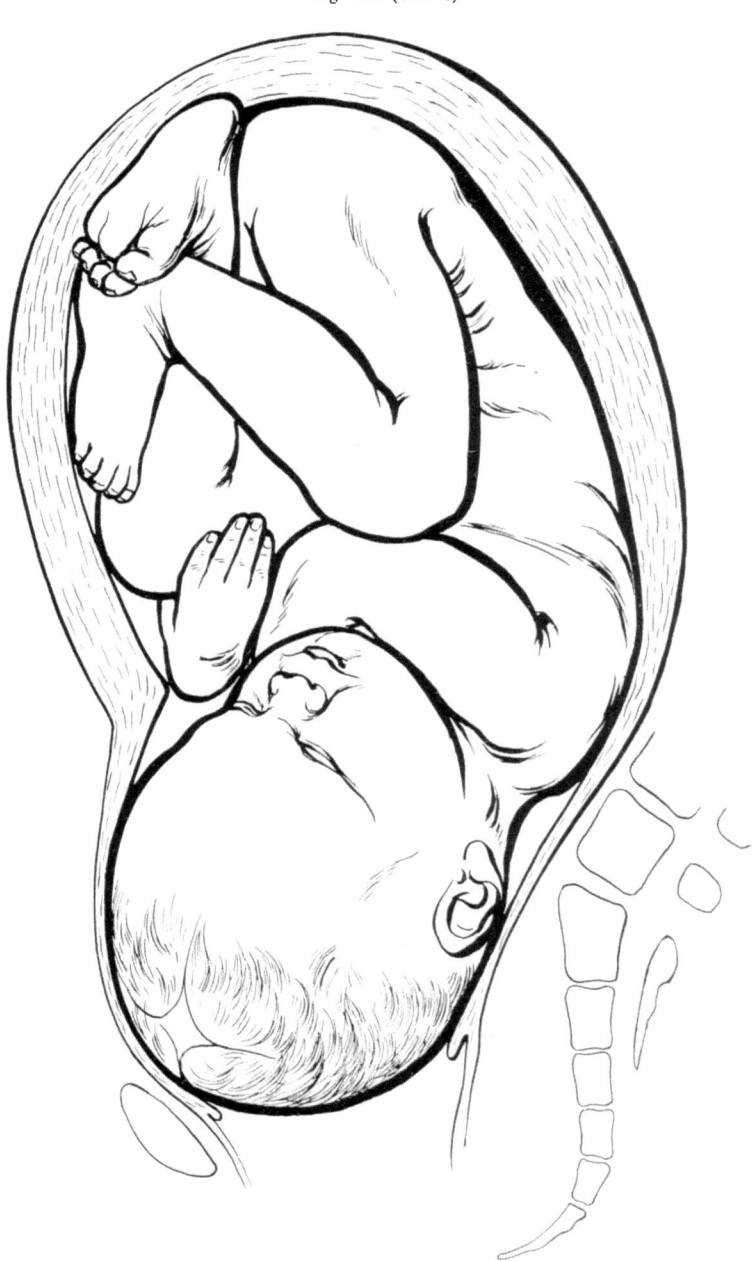

Hinterscheitelbeineinstellung. Sagittalschnitt.

„La perforation d'un enfant vivant a vécu", und wenn auch einige deutsche Geburtshelfer sich zu diesem Satze bekennen, in der Praxis würden Sie bei diesem Prinzip mehr Mütter opfern als kindliche Leben erhalten. Und ebenso wie die meisten deutschen Geburtshelfer und ich kommen Stumpf und Sippel zu dem Schlusse, „daß die Perforation des lebenden Kindes sowohl in der Praxis als in der Klinik nicht allein eine erlaubte, sondern unter Umständen eine pflichtgemäß auszuführende Operation ist, wenn alle anderen Mittel entweder erschöpft oder ausgeschlossen sind und nur von einer sofortigen Entbindung die Rettung der Mutter erwartet werden kann".

Aber wir hätten ja unsere Frau in die Klinik einliefern oder draußen mittels der Hebosteotomie entbinden können. Nun, meine Damen und Herren, was den Transport so schwer gefährdeter Frauen anbelangt, so möchte ich Sie davor ganz energisch warnen. Wie leicht kann gerade im Krankenwagen die Ruptur erfolgen! Und ich glaube auch gar nicht, daß die Klinik eine so eingreifende Operation wie die Hebosteotomie oder den suprasymphysären Kaiserschnitt ausführen würde, wenn das Leben des Kindes durch den frühzeitigen Fruchtwasserabfluß und durch die lange Geburtsdauer derart geschädigt ist, und außerdem, was ebenfalls schwer in die Wagschale fällt, die Frau schon 3 lebende Kinder besitzt. Sie werden in solchen Fällen auch kaum die Einwilligung der Mutter zu derartigen Operationen erhalten. Nichts ist außerdem für den Geburtshelfer deprimierender, als wenn er nach einer großen Operation, die lediglich zur Rettung des Kindes unternommen wurde, zum Schluß einen abgestorbenen Fötus zur Welt bringt; und ich habe Sie auf diese schwere Verantwortung schon aufmerksam gemacht, gelegentlich unseres Falles von Hebosteotomie im Privathaus. So werden wir denn zur Perforation schreiten.

Die Vorbereitung hierzu geschieht in gleicher Weise, wie in Vorlesung II (S. 24 ff.) beschrieben. Gerade bei Perforationen empfehle ich Ihnen, sich eines Tisches zu bedienen. Da es sich häufig, so auch in unserem Falle, darum handelt, die Perforation am hochstehenden Kopfe auszuführen, muß ein starker Zug nach abwärts ausgeübt werden. Diesen Zug nach abwärts aber können Sie, wie schon gesagt, auf dem modernen Querbett nur in liegender Stellung ausführen.

Von Instrumenten gebrauchen wir das Naegelesche Perforatorium (Figuren 115 und 116), den Braunschen Kranioklasten, die Sieboldsche Schere und eventuell den scharfen Haken (Figuren 112—114). Sie sehen alle Instrumente kochbereit vor sich auf dem Handtuch liegen. Der Muttermund ist in unserem Falle vollständig, so daß Sie nicht nötig haben, an eine eventuelle Cervixnaht zu denken; auch die Gefahr einer Atonie ist hier nicht groß, da die Frau, wie Sie beobachten können, sehr kräftige Wehen hat.

Es handelt sich um eine Mehrgebärende, so daß auch Weichteilverletzungen aller Voraussicht nach ausgeschlossen sind. Ich empfehle Ihnen nochmals, in jedem operativen Falle so vorzugehen und gleich Ihr Instrumentarium so auszuwählen, daß Sie unbesorgt bei etwaigen Zwischenfällen allen Eventualitäten gerecht werden.

Das Erste, was Sie nun in solchen Fällen von Perforation zu veranlassen haben, ist, daß Sie sich von der Hebamme oder besser von dem narkotisierenden Kollegen **den Kindsschädel von außen fest und sicher fixieren lassen.** Am besten zeigen Sie das selbst der Hebamme. Neben die linke Seite des Tisches, auf dem die Kreißende gelagert ist, wird ein Fußbänkchen gestellt, die Hebamme tritt

VIII. Vorlesung. 133

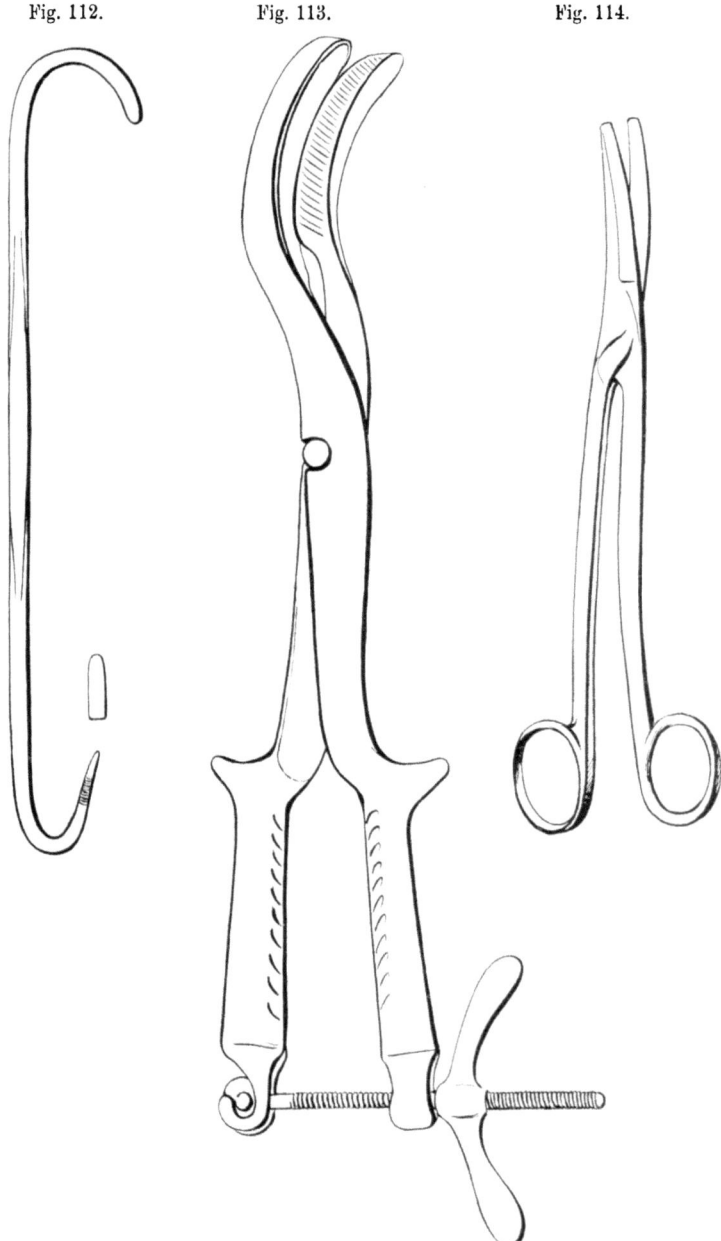

Figur 112: Stumpfer und scharfer Haken. — Figur 113: Braunscher Kranioklast.
Figur 114: Sieboldsche Schere.

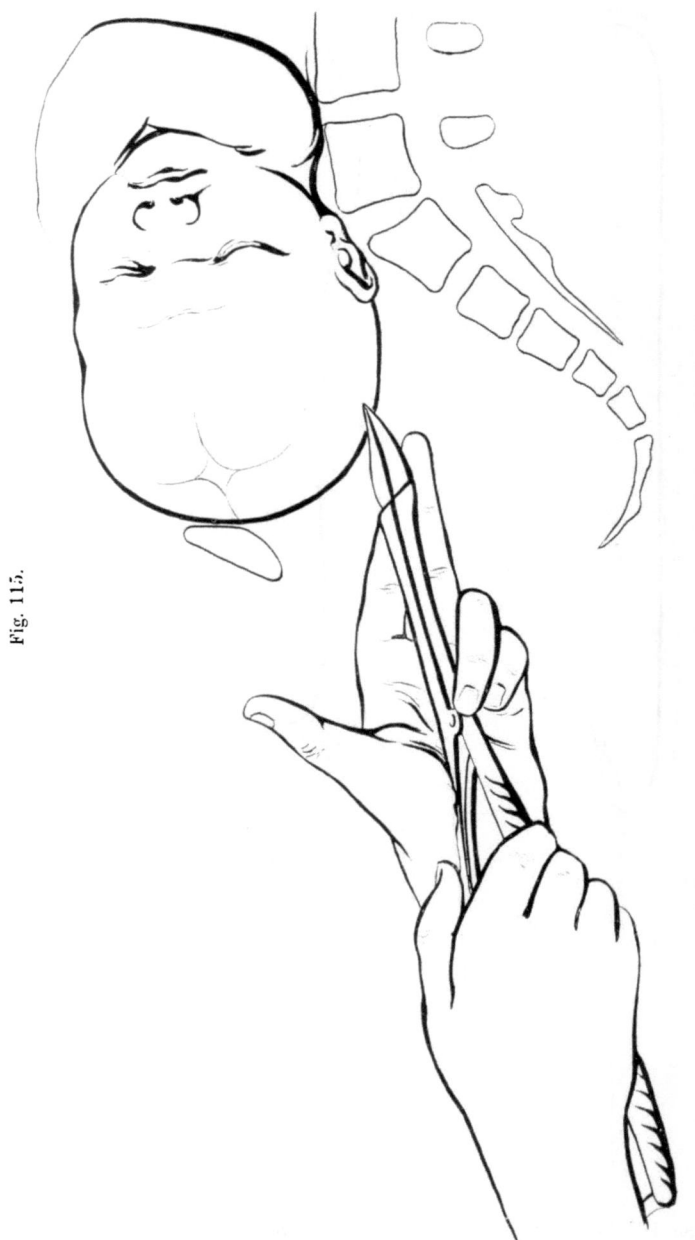

Fig. 115. Falsches Ansetzen des Perforatoriums. Das Instrument gleitet ab.

darauf, tastet sich den Kopf deutlich ab und preßt ihn dann mit beiden Händen auf den Beckeneingang. Wird dieses richtig ausgeführt, so fühlt der Assistent, der den Kopf fixiert, deutlich das Anstoßen des Perforatoriums an die Schädeldecke, und Sie können sich durch die Frage: „Fühlen Sie, ob ich jetzt den Schädel berühre?" immer davon überzeugen, ob auch wirklich der Kopf fixiert wird. Zeigt man der Hebamme diesen ihr ja meist unbekannten Griff nicht vorher, dann wird sie häufig statt des Kopfes den Uterusfundus nach unten drücken und dadurch absolut nichts nützen.

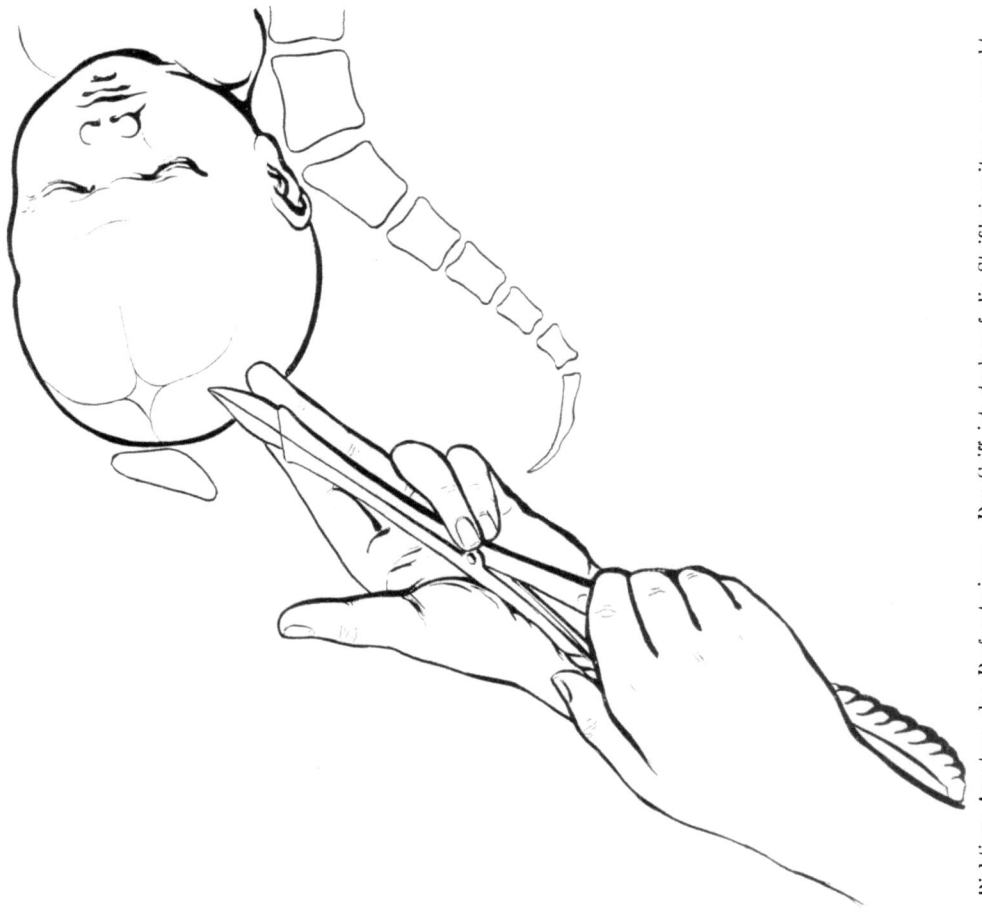

Fig. 116 (Fall 8). Richtiges Ansetzen des Perforatoriums. Der Griff ist stark auf die Steißbeinspitze zu gesenkt. (Die den Kopf von außen fixierenden Hände fehlen auf der Skizze.)

Der Schädel ist jetzt richtig fixiert, und Sie fordern den Praktikanten auf, ihn zu perforieren. 2 Finger der linken Hand gehen in die Scheide, die rechte umfaßt das Perforatorium wie ein Stilett und führt dasselbe unter Leitung der inneren Hand an die Schädeldecke. Da es sich hier um eine ausgeprägte Hinterscheitelbeineinstellung handelt, werden Sie nur schwer an die Pfeilnaht oder die Fontanelle gelangen. Das ist aber bei gut fixiertem Schädel auch gar nicht nötig, im Gegenteil habe ich es immer für besser gefunden, ein Os parietale zu perforieren, da der Kranioklast nachher mehr Halt hat und das äußere Blatt weiter bis zur Schädelbasis herumgelegt werden kann.

In der Art und Weise (Figur 115) aber, wie der Praktikant den Schädel perforieren will, kann das größte Unheil entstehen. Im nächsten Moment wird, auch bei gut fixiertem Kopfe, das Perforatorium abgleiten und sich in das Kreuzbein hineinspießen. In einem Falle, in dem dies Abgleiten einem Anfänger passiert ist, verfing sich glücklicherweise die Spitze des Perforatoriums in der Kopfschwarte, und diese, auf der betreffenden Seite völlig abgelöst, umgab die Schärfe des Instruments wie eine Scheide; ich konnte dann lege artis perforieren, und zwar so, wie es Ihnen die Figur 116 zeigt. Der Griff des Perforatoriums muß so stark wie möglich (natürlich nur bei hochstehendem Kopfe) gesenkt werden, so daß die Spitze den Kopf senkrecht trifft. In dieser Richtung kann man das Instrument fest gegen den Kopf drücken, ohne in Gefahr zu sein, abzugleiten. Nachdem man die Schädeldecke durchstoßen hat, wird das Instrument bis zu der Stelle vorgeschoben, wo die Schneide an den stumpfen und eckig vorspringenden Halsteil anstößt, der sowieso dem weiteren Vordringen der Spitze einen Widerstand bietet. Dann wird durch Zurückziehen des Riegels am Handgriff das Perforatorium und durch Druck auf diesen die schneidende Spitze geöffnet. Einige drehende Bewegungen und die Oeffnung ist groß genug, um das innere Blatt des Kranioklasten aufzunehmen. Jetzt kann man mit einem Metallkatheter (cave Glasröhren) das Gehirn ausspülen, was aber meist unnötig ist, da es nach Anlegen des Kranioklasten von selbst ausgepreßt wird.

Beim Einführen des inneren Blattes in die Perforationsöffnung habe ich bei Anfängern immer gesehen, daß sie die Spitze so wenig wie möglich einführen, statt so weit wie möglich. Man muß beim Einführen des inneren Blattes deutlich das Gefühl haben: Jetzt stößt die Spitze an die Schädelbasis. Nur dann ist es möglich, das äußere Blatt so weit um den Schädel herumzuführen, wie es zum festen Erfassen dringend nötig ist. Während das Einführen des inneren Blattes keine Schwierigkeiten verursacht, muß das Anlegen des äußeren Blattes mit derselben Vorsicht geschehen, wie das Anlegen einer hohen Zange. Wir legen in diesem Falle — und das ist wohl allermeist das Beste — das äußere, auch „weibliche" Blatt genannt, über das Gesicht, indem wir mit der ganzen rechten Hand eingehen, sorgfältig den Muttermundssaum schützen und nun mit der linken Hand das Instrument über das Gesicht führen. Hierbei muß natürlich das äußere Blatt unter das innere Blatt zu liegen kommen und das Schloß, das sich am inneren Blatt befindet, nach unten gerichtet sein. Sie sehen die richtige Lage des Instrumentes in diesem Falle in Figur 117. Da nun je nach der Lage des Schädels die Lage des Instrumentes variiert, so ist es für den Anfänger, aber auch für den Geübten immer gut, nach gestellter Diagnose das Instrument so geschlossen zu halten, wie es nach dem speziellen Fall liegen muß, bald das innere Blatt über, bald unter dem äußeren Blatt.

Sind beide Teile des Kranioklasten richtig angelegt, so wird der dritte Teil des Instruments, das Kompressorium, angebracht und zusammengeschraubt. Je größer der Widerstand beim Zusammenschrauben ist, um so sicherer ist der Schädel gefaßt, und ein Ausreißen ist um so weniger leicht möglich (vgl. hierzu Figuren 118 und 119).

Die Extraktion wird im wesentlichen so geleitet, wie wir es schon bei der hohen Zange beschrieben haben, jedoch empfiehlt es sich, häufig mit der linken Hand nachzufühlen, um ein etwaiges Ausreißen des Instruments rechtzeitig zu erkennen oder beim Splittern der Scheitelbeine durch die innere Hand die Scheide vor Abschürfungen zu bewahren.

VIII. Vorlesung. 137

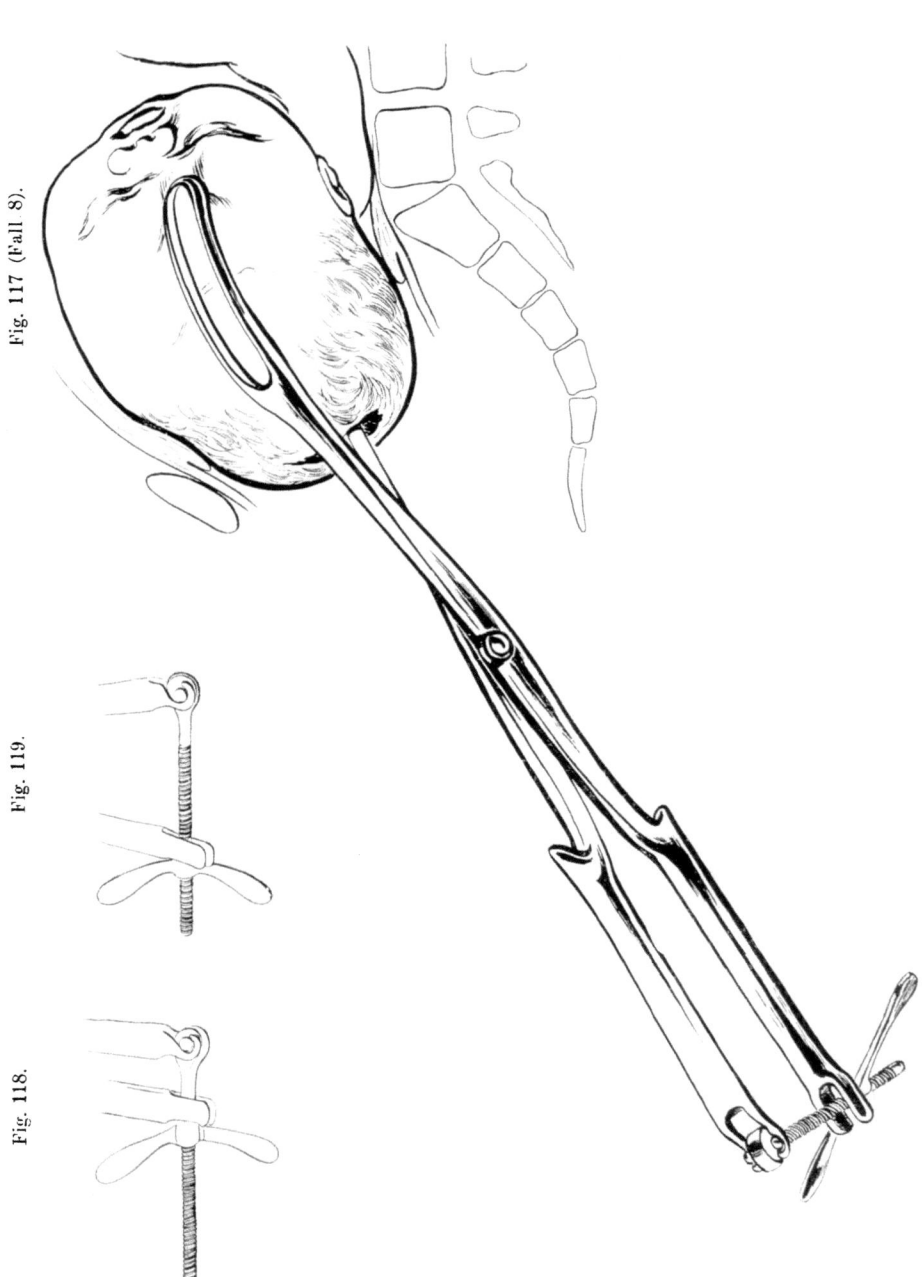

Fig. 117 (Fall 8).

Fig. 119.

Fig. 118.

Figur 117: Kranioklasie. — Figur 118 zeigt die Verschlussschraube im Falle die Blätter des Kranioklasten den Schädel nicht genügend fassen, Figur 119 bei richtigem Anlegen des Instrumentes.

Sobald das Kind herausgezogen ist, wird die Nabelschnur zwischen zwei Klemmen zerschnitten und der Fötus mitsamt dem Kranioklasten in den mit Wasser gefüllten Eimer geworfen. In diesem Falle, wo es sich, wie die Verfärbung und Maceration der Haut zeigen, um ein in utero abgestorbenes Kind handelt, ist diese Vorsichtsmaßregel nicht nötig.

So leicht Ihnen nun nach diesem Falle die Kranioklasie erscheinen mag, so kann sie doch mitunter große Schwierigkeiten verursachen, und ich möchte nicht verfehlen, Ihnen an dieser Stelle einige Fälle der Art aus meiner Privatpraxis zu schildern. In dem ersten derartigen Falle, über den ich Ihnen ganz kurz referieren möchte, wurde ich von einem befreundeten Kollegen zu einer Erstgebärenden gerufen, bei der die Perforation und Extraktion von ihm nicht zu Ende geführt werden konnte. Der Fall ist für Sie in mancher Beziehung außerordentlich lehrreich. Der Kollege war zu einer alten Erstgebärenden von 29 Jahren gerufen. Die Geburt hatte zweimal 24 Stunden gedauert. Die kindlichen Herztöne waren sehr gut, die Mutter befand sich nicht in Gefahr. Gleichwohl ließ er sich verleiten, indikationslos eine Zange anzulegen. Nun handelte es sich aber um eine Vorderhauptslage bei noch nicht vollständigem, etwa handtellergroßem Muttermunde. Wir werden auf die Deflexionslagen noch in einer besonderen Vorlesung zu sprechen kommen (Vorlesung XII). Aber so viel ist Ihnen nach den bis jetzt erlebten Fällen klar, daß eine Zange hier ein Ding der Unmöglichkeit ist. Eine hohe Zange bei einer alten Erstgebärenden und normaler Lage, bei vollständig erweitertem Muttermund ist schon an sich eine schwierige, für den Anfänger sehr zu widerratende Operation, die bei Indikation von seiten der Mutter, etwa bei Eklampsie oder drohender Uterusruptur einige Berechtigung hat. Hier aber liegen die Verhältnisse, wie Sie sehen, noch weit ungünstiger. Die größte Zirkumferenz des Schädels steht oberhalb der Linea terminalis, und der Muttermund ist noch nicht vollständig erweitert. Nachdem der Kollege nun mit vieler Mühe die Tarniersche Zange angelegt hatte, glückte es ihm natürlich nicht, den Kopf in das Becken hineinzuziehen; statt dessen starb das Kind unter den Traktionen ab, und der über das Kinn gelegte Löffel verwandelte die Vorderhauptslage durch Herabziehen des Kinns in eine Gesichtslage. Da das Kind — wohlgemerkt das vorher lebensfrische Kind — abgestorben war, perforierte der Kollege den Schädel, wie man das am besten bei Gesichtslagen zu tun pflegt, in der Stirngegend mit dem Naegeleschen Perforatorium. Nun legte er das äußere Blatt des Braunschen Kranioklasten über das Kinn; dabei riß aus irgend einem Grunde das Instrument aus, und es wurde nichts als der Unterkiefer und Teile des Oberkiefers des Kindes zutage gefördert. Nun zog der Kollege mich zu, und ich konnte, indem ich das äußere Blatt über das Hinterhaupt legte, mit vieler Mühe und großer Kraftanstrengung das Kind extrahieren. Natürlich wandte ich die Vorsicht an, meine linke Hand in die Scheide einzuführen und die Vagina so vor unvermeidlichen Verletzungen durch die spitzen Schädelknochen zu schützen, die naturgemäß beim Ausreißen des Unterkiefers am Schädel entstanden waren. Auch bei dieser Entbindung lernte ich wiederum aus eigener Erfahrung die Schwierigkeiten eines solchen Partus auf dem Querbette kennen. Sie aber, meine Damen und Herren, lernen aus diesem Falle mancherlei, vor allem aber das eine: Niemals indikationslos operieren, die Schäden für Mutter und Kind, wie für Ihr eigenes Renommee sind dabei allzu groß.

Fall 9.

Name, Alter, Para: Ledige ohne Besonderheiten, 22 Jahre, I para.
: Meldung: „Abnorme Lage."
Anamnese: Hat mit 1 Jahr laufen gelernt.
: Letzte Regel: Ende September.
: Wehenbeginn: 8. Juli, 9 Uhr nachmittags.
: Blasensprung: 10. Juli, 1 Uhr nachmittags.
: Ankunft des Arztes: 10. Juli, 1 Uhr nachmittags.
: Wehentätigkeit: Sehr kräftig und andauernd.

Status: Von Mittelgröße, grazile Knochen, keine Verkrümmungen. Dolichocephaler Schädel.
: Temperatur: 37,2.
: Puls: 76.

Aeußere Untersuchung: Beckenmaße: Sp. 25,5, Cr. 27,5, Tr. 32, Conj. ext. 20, Conj. diag. 11, Conj. vera 9,5. II. Schädellage.
: Herztöne: 100 rechts unterhalb des Nabels.

Innere Untersuchung: Muttermund fast vollständig. Blase soeben gesprungen. Stark mekoniumhaltiges Fruchtwasser. Pfeilnaht dicht hinter der Symphyse. Fontanellen nicht zu tasten.

Therapie: ?

Antworten der Hörer.

Wendung mit nachfolgender Extraktion.

Da die Geburtsdauer 40 Stunden beträgt, muß die Geburt bald beendigt werden. Zuerst würde ich den Cristellerschen Handgriff versuchen, um den Fötus zu exprimieren. Falls der Versuch erfolglos, sofortige Wendung.

Abwarten, da keine Indikation zum Eingreifen vorhanden ist. Besteht später eine solche, etwa die Ausbildung eines Kontraktionsringes, Zangenversuch und eventuelle Perforation.

Abwarten, nach Konfiguration des Schädels Zange bei Indikation.

Wir sehen hier wiederum einen Fall von Hinterscheitelbeineinstellung vor uns, aber die Unterschiede zwischen diesem und dem vorigen (Fall 8) springen ohne weiteres in die Augen.

Dort eine Mehrgebärende, hier eine Primipara. Was die Beckenform anbelangt, im vorigen Fall ein ausgesprochen plattrachitisches Becken von 8,5; bei dieser Frau ein einfach plattes Becken geringen Grades von 9,5. Dort eine absolute Indikation von seiten der Mutter, die drohende Uterusruptur, kenntlich an dem Höhersteigen des Kontraktionsringes und an der hohen Pulsfrequenz (140), hier absolut kein Symptom, das auf irgend eine Gefahr für die Mutter schließen lassen könnte.

Und was das Kind anbetrifft, in dem einen Fall ein intra partum abgestorbenes, hier ein lebensfrisches Kind mit guten Herztönen (100).

Gerade aus der Gegenüberstellung dieser beiden Fälle einer gleichen Anomalie können Sie die vielgestaltigen und wechselnden Bilder ermessen, die sich Ihnen in der Praxis bieten werden. Ein schematisches Vorgehen gibt es für den Geburtshelfer nicht, jeder Fall will besonders durchdacht und behandelt sein.

Nun will ein großer Teil von Ihnen die Wendung und Extraktion ausführen; ohne Angabe der Indikation die einen, mit Angabe einer falschen Indikation die anderen.

Die Geburt dauere schon 40 Stunden, meint einer von Ihnen. Ich verstehe nicht, wie eine lange Geburtsdauer bei stehender Blase für eine Indikation zum Eingreifen angesehen werden kann. Ganz anders lägen die Verhältnisse, wenn es sich hier um einen vorzeitigen Blasensprung handelte. Dann könnte man sagen, daß je länger die Geburt sich hinzieht, um so mehr die Gefahr einer Infektion für die Mutter wächst. Aber bei stehender Blase ohne jegliche Puls- und Temperatursteigerung kann ich beim besten Willen keinen Grund finden, der uns zwingen sollte, eine so eingreifende Operation, wie die Wendung bei einer Erstgebärenden es ist, auszuführen. **Folgen Sie meinem Rat und seien Sie gerade bei Erstgebärenden so streng wie möglich in Ihrer Indikationsstellung.** Vor allen Dingen aber verzichten Sie auf die Wendung bei Erstgebärenden. Die Straffheit der Uterusmuskulatur, die Rigidität der Scheide und des Dammes erschweren die Wendung, besonders aber die nachfolgende Extraktion auf das äußerste. Es ist in diesem Falle 100 gegen 1 zu wetten, daß Sie ein totes Kind herausziehen werden, wenn Sie hier wenden und extrahieren. Ich habe mich selbst immer strikte an die Regel gehalten, bei Erstgebärenden nur zu wenden, wenn die Indikation nicht auf seiten des Kindes, sondern auf seiten der Mutter liegt. In Fällen von Eklampsie, in den seltenen Fällen von Querlagen bei Erstgebärenden, da kann, wie wir später sehen werden, uns nichts anderes übrig bleiben, als diese Operation auszuführen. Wenn aber in solchen Fällen dringender Indikation der Fötus unter den Extraktionsversuchen abstirbt, oder die Mutter schwere Damm- und Scheidenrisse erleidet, so wird man dieses bei der Schwere der Situation in Kauf nehmen müssen. Eine Wendung aus Indikation für das Kind und dabei ein Absterben des Fötus ist für den Geburtshelfer immer, wenn er ehrlich ist, eine Blamage. Und ich kann Ihnen wiederum diese meine Ansicht nicht besser illustrieren als durch einen Fall, in dem ich selbst mich durch einen Volontär bereden ließ, von dem Prinzip: keine Wendung bei Erstgebärenden, abzugehen.

Es handelte sich um eine Primipara mit annähernd normalem Becken; das Kind schien sehr groß zu sein. Bei zweimarkstückgroßem Muttermund sprang die Blase, und es fiel ein ganzes Konvolut von Nabelschnurschlingen, die gut pulsierten, vor. Sofortige Reposition in Knieellenbogenlage, trotzdem erneuter Vorfall der Nabelschnur. Jetzt wird ein Metreurynter (Champetier de Ribes) eingeführt, und es gelingt auf diese Weise, die Nabelschnurschlingen zurückzuhalten. Herztöne des Kindes gut. 4 Stunden später wird der Metreurynter spontan ausgestoßen; gleichzeitig erneuter Vorfall von Nabelschnurschlingen. Jetzt wird die Wendung ausgeführt, die, obwohl sehr schwierig, trotzdem gelingt. Bei der Extraktion aber bieten die engen rigiden Weichteile der 25 jährigen Erstgebärenden einen solchen Widerstand, daß das Kind dabei abstirbt. Um Verletzungen der Scheide und des Dammes zu verhüten, Perforation des nachfolgenden Kopfes.

Obwohl hier nun wirklich eine absolute und dringende Indikation von seiten des Kindes vorlag, das ja sowieso verloren war, ob gewendet oder abgewartet wurde, sehen Sie doch ohne weiteres, wie schwer auch für einen Geübten die Wendung bei Erstgebärenden ist. Ich könnte Ihnen noch eine ganze Reihe ähnlicher Fälle erzählen, wo ich von Kollegen gerufen wurde, die mit und ohne Indikation, „um die Geburt zu beenden", bei Erstgebärenden gewendet hatten und sich dann plötzlich bei der Extraktion einer ungeahnten schwierigen Aufgabe gegenüber sahen, und wo schließlich als Endeffekt ihres falschen Vorgehen ein totes Kind und eine schwer verletzte Mutter — es handelte sich neben großen Cervixrissen meist um totale Dammrisse — das Ergebnis waren. Das gleiche gilt, das habe ich Ihnen ja schon im vorigen Kapitel gesagt, für die hohe Zange.

Der Anfänger sollte bei Erstgebärenden außer der Zange bei eingetretenem Kopf und der Perforation — diese natürlich nur nach Erschöpfung aller übrigen Mittel bei Lebensgefahr der Mutter und im Beisein eines zweiten Arztes — auf alle übrigen entbindenden Operationen verzichten und lieber in zweifelhaften Fällen den Rat eines erfahrenen Kollegen erbitten oder seine Patientin einer geburtshilflichen Klinik überweisen. Ich glaube, alle drei: Kreißende, Kind wie Geburtshelfer, würden dabei besser fahren.

Aber, meine Damen und Herren, mißverstehen Sie mich hier nicht. Eine Perforation ist nicht etwa da am Platze, wo eine Beckenausgangszange unmöglich ist und die Geburt stockt. Das würde ja ganz fürchterliche Konsequenzen zeitigen. Ich möchte an dieser Stelle nicht verabsäumen, Ihnen die Mitteilung eines Kollegen vorzulesen, der an mich nach Beendigung eines solchen Falles geschrieben hat, und Ihnen gerade diesen für die Praxis besonders wichtigen Fall nicht vorenthalten. Dem Kollegen selbst aber sage ich an dieser Stelle nochmals meinen Dank, mich hierzu ermächtigt zu haben: Exempla docent, ex vitiis discimus.

Am 9. September früh Wehenbeginn bei einer 28 jährigen Primipara, Hebamme und Maurersgattin auf dem Dorfe. Angeblich heftige Wehen bis zum Blasensprung, der am 11. September, 10 Uhr vormittags erfolgte. Kein Fortschritt der Geburt. Der Arzt kommt am 11. September um 3 Uhr nachmittags.

Anamnese: Mit $^5/_4$ Jahren laufen gelernt, normale Zahnung, englische Krankheit nicht gehabt, gut gebaut, 160 cm groß. Gesund. Mann mittelgroß, kräftig. Die bei der Geburt anwesende Hebamme hat folgenden inneren Befund aufgenommen: Blase gesprungen. Pfeilnaht quer. Promontorium nicht zu erreichen.

Die Kreißende, die assistierende Hebamme, der Ehemann, die Schwiegermutter samt ihrer Umgebung fordern ungestüm eine Zange, da beide, besonders die Kreißende selbst, angeblich fühlen, es gehe trotz „übermenschlicher" Anstrengung nicht weiter.

Status siehe oben. Temperatur 36.9 (rektal!). Puls 80! Herztöne links unterhalb des Nabels 120—130!

Aeußere Untersuchung: Rücken links.

Innere Untersuchung: Vordere Muttermundslippe stark ödematös fühlbar und bei der Wehe sichtbar. Promontorium nicht, Spinae gut zu tasten. Pfeilnaht im rechten schrägen Durchmesser, kleine Fontanelle links vorn tiefer als die rechts hinten stehende große Fontanelle.

Ich hielt es nicht für indiziert, nur wegen der ödematösen vorderen Muttermundslippe eine Zange anzulegen, injizierte 0,02 Morphium und wartete 1½ Stunden, während welcher Puls und Herztöne gut blieben, aber trotz unbändiger, durch Morphium deutlich verbesserter Anstrengungen kein Vorrücken und keine Drehung zu bemerken war.

Die Kreißende erklärte zu fühlen, daß es nicht vorwärts getrieben werden könne, obwohl sie seit dem 9. früh, speziell seit dem Blasensprung am 11., vormittags 10 Uhr, bis ½5 Uhr nachmittags alle Kräfte aufgeboten habe. Die Umgebung verlangte stürmisch (!) Eingreifen mit der Zange.

Angesichts der ödematösen vorderen Muttermundslippe legte ich trotz der mangelnden Ausziehungserscheinungen Wiederbelebungsmittel bereit und kochte Nähzeug usw. neben Zange und Perforationsinstrumenten aus mit der Begründung, daß ich den Kopf noch nicht für tief genug halte.

Bei der Untersuchung in Narkose fühlte ich erst hinter dem Kopfe das weit vorspringende Promontorium und seitlich leicht faßbar das Becken; große Fontanelle rechts hinten, kleine Fontanelle links vorn tiefer, hatte aber das Gefühl, als ob die größte Zirkumferenz noch im Beckeneingang steckte. Ich lehnte den Zangenversuch ab, weil ich Verletzungen durch Abgleiten fürchtete. Wegen der stundenlangen Arbeit ohne Erfolg und wegen des Oedems hielt ich mich daher für berechtigt, dem kategorischen Drängen der Umgebung nach Beendigung nachzugeben, aber nur durch Perforation, welche ein noch lebendes Kind (56 cm lang, stark [7 Pfund?]) brachte. Ich hielt den Zustand für eine „Einkeilung" bei allgemein gleichmäßig verengtem Becken.

Epikritisch meine ich gefehlt zu haben in folgendem:
1. Ich hätte gleich um 3 Uhr statt 1½ Stunden später in Narkose untersuchen sollen?
2. Ich hätte vielleicht doch die Impressio Hofmeier versuchen sollen?
3. Ich hätte vielleicht doch einen Zangenversuch machen sollen?

Meine Damen und Herren! Wir stehen als tatenlose Zuschauer bei einem furchtbaren Drama. Ein lebensfrisches Kind, dessen Herztöne zwischen 120 und 130 schwanken, also ganz normal sind, ist dem Drängen der Umgebung, der Ungeduld seiner Mutter — so scheint es — zum Opfer gefallen. Wer aber richten will, der muß ruhig wägen; am strengsten richtet der Unerfahrene. Ueberlegen Sie sich diesen Fall bis zur nächsten Vorlesung — vielleicht, daß ich statt meiner Worte die Ihren zu setzen vermag. — —

Meine Hoffnung, daß einer von Ihnen die richtige Kritik finden würde, hat sich bewahrheitet. Neben vielen zu kurzen und neben vielen geradezu unbarmherzigen Richtersprüchen ein weises, ruhiges Gutachten:

„Die Fragen, die hier zur Debatte stehen, lauten:
1. War eine strikte Indikation zur Perforation des lebenden Kindes vorhanden?
2. Wäre, falls Frage 1 bejaht wird, noch eine andere Entbindungsart möglich gewesen?

Eine Indikation zum Eingriff bestand, das muß ganz offen gesagt werden, weder von seiten der Mutter, noch von seiten des Kindes. Und wir haben uns nur zu fragen, was denn eigentlich den Kollegen bestimmt hat, das schärfste Schwert, die gefährlichste Waffe des Geburtshelfers, das Perforatorium, zur Hand zu nehmen."

Nun, meine Damen und Herren, inzwischen ist auf meinen Antwortsbrief eine Rechtfertigung des Kollegen selbst eingetroffen:

„1. Ich habe den Fall für einen Fall der sogenannten gefürchteten Einkeilung angesehen.

2. Ich habe das „Sichtbarwerden der ödematösen Muttermundslippe" für eine Indikation zum Eingreifen gehalten.

3. Da von 10 Uhr früh bis nachmittags $^1/_2$ 5 Uhr trotz des Blasensprunges ein Fortschritt der Geburt nicht zu konstatieren war, glaubte ich auch nicht mehr daran.

4. Diese Nutzlosigkeit des Wartens erschütterte mich, und die Umgebung war nahe daran, mich zu lynchen (ohne Uebertreibung)."

Nun, jetzt will ich selbst mit meinem Urteil fortfahren: Unter einer Einkeilung kann man nur solche Fälle verstehen, bei denen, wie bei einer Hinterscheitelbeineinstellung (siehe dort) oder bei Tumoren (siehe dort), der Kopf wirklich in „drangvoll fürchterliche Enge" gerät; hier ist von einer Einkeilung nicht zu sprechen.

Aber eine Komplikation, deren Entstehen, wie Sie ja wissen, lediglich auf den zu frühen Blasensprung, nicht auf eine Becken- oder Weichteilanomalie zurückgeführt werden kann, und die besonders leicht bei einer alten Erstgebärenden (28 Jahre), um die es sich ja hier handelt, entsteht, ist das „Sichtbarwerden der ödematösen vorderen Muttermundslippe". Wir haben es also nicht mit einer „Einkeilung" (ein schlechter, sinnverwirrender Ausdruck) des Schädels, sondern mit einem „Einklemmen" der vorderen Muttermundslippe zu tun. Was ist nun dabei zu tun? Nun, einer von Ihnen hat schon das Richtige durch einfache Ueberlegung gefunden: „Man narkotisiere die Frau und schiebe nach Entleerung der Harnblase vorsichtig die Muttermundslippe hinter den Kindsschädel zurück." Ich habe diesem richtigen Rat nichts hinzuzufügen. Dort, wo die Gefahr sich bietet, da greife man sie an. Wenn ein Tumor den Weg verstellt, muß er beseitigt werden. Denken Sie doch nur immer an das praktische Leben! Durch Blitzschlag ist ein Engpaß versperrt, der schwere Lastwagen kann weder vorwärts noch zurück. Läßt man da die Pferde verhungern oder tötet man sie durch Erschießen? Die Baumstämme werden fortgeschafft, und die Passage ist frei. So auch hier. Ich könnte Ihnen eine große Reihe solcher Geburten bei Erstgebärenden und großem Kinde nennen, wo lediglich dieses einfache Mittel — wenn alle Regeln der Asepsis strengstens beherzigt werden — zum Ziele führte.

Aber selbst wenn der Kollege auf dieses einfache Mittel inmitten einer von ihm selbst als höchst gefährlich bezeichneten Umgebung nicht kam, hätte er warten, ja gegebenenfalls den Fall ablehnen müssen. Kein Mensch kann einen Arzt zwingen, das lebende Kind zu opfern, wenn keine Indikation vorliegt. Nahm er aber wirklich an, daß hier ein Handeln notwendig sei, so hätte er unbedingt einen vorsichtigen Zangenversuch wagen müssen. Ob ein Transport der Frau in eine Klinik, ob das Zuziehen eines zweiten Kollegen unter den obwaltenden ländlichen Verhältnissen möglich war, vermag ich nicht zu entscheiden; aber ich glaube es. Nur muß man in solchen Fällen so viel Morphium bzw. Pantopon geben, daß die Kreißende wirklich in einen ruhigen Schlaf verfällt und damit die eigene und die Erregung der Umgebung herabgemindert wird.

Was nun die zweite Frage anbetrifft: „Wäre, falls Frage 1 bejaht wird, noch eine andere Entbindungsart möglich gewesen?", so haben wir uns ja schon dazu geäußert. Wahrscheinlich hätte das Fortschieben der Muttermundslippe genügt, alsdann eine Spritze Pituglandol und im schlimmsten Falle noch eine Beckenausgangszange. Das 7 Pfund schwere Kind war für das Becken, dessen Maße leider nicht aufgenommen sind, weil der Kollege keinen Beckenzirkel besaß, sicher nicht zu groß gewesen, da ja der Kopf von selbst in das Becken eintreten konnte.

Meine Damen und Herren! Ich habe Ihnen diesen Fall so genau geschildert, weil er für Ihr geburtshilfliches Empfinden mehr bedeutet, als 100 in der Klinik gesehene glatte Fälle. Nicht der Operationssaal, sondern das Privathaus mit allen seinen Gefahren ist die Stätte Ihres Wirkens. Ganz allein auf sich selbst angewiesen, ohne Assistenz, ohne Rat, müssen Sie über Tod und Leben urteilen, müssen aus eigener Kraft die weißen und die schwarzen Lose verteilen. Darum nutzen Sie diese Stunden, die uns hier vereinigen — sich und der Menschheit zu wahrem Heile!

Und nun kehren wir wieder zur Besprechung unseres Falles (Fall 9) zurück.

Lag hier nun aber wirklich überhaupt eine Indikation von seiten des Kindes vor? Sie könnten mir mit Recht sagen: „Gewiß, der Mekoniumabgang bei Schädellage!" Sie finden dieses Symptom als Zeichen der drohenden Asphyxie in allen Lehrbüchern, und doch möchte ich Sie bitten, in der Praxis gerade bei noch hochstehendem Kopfe und eben erst geborstener Blase nicht allzu viel Wert auf dieses Zeichen zu legen. Ich kenne eine ganze Reihe von Fällen, wo trotz des Mekoniumabgangs (in einem Privatfall dauerte derselbe 48 Stunden) ein lebendes, munter schreiendes und gar nicht asphyktisches Kind geboren wurde. Dasselbe gilt in der Eröffnungsperiode auch für die Herztöne. Ein Sinken unter 100 und ein Steigen über 160 ist ein gefährliches Zeichen. Wenn Sie aber die Gefahr Ihrer Maßnahmen in der Eröffnungsperiode mit der Gefahr vergleichen, die dem Kinde droht, so werden Sie sich oft vor gewagten Operationen in acht nehmen, die so häufig dem Kinde nichts mehr nützen — es kommt trotz oder gerade wegen der schweren Operation tot zur Welt —, der Mutter aber fast ausnahmslos schaden. Wenn Sie dazu nehmen, wie gern Hebammen und Aerzte zu schlechten Herztönen ihre Zuflucht nehmen, um schnell von der Kreißenden wegzukommen, so werden Sie mich richtig verstehen, wenn ich Ihnen den Rat gebe: In der Eröffnungsperiode ist das Kind Nebensache, die Mutter Hauptsache, in der Austreibungsperiode erst, wenn die Gefahren kleiner, die Chancen, ein lebendes Kind zu bekommen, größer sind, dann erst ist Ihr Handeln am Platze.

Ich habe mich gewundert, daß keiner von Ihnen, der zur Wendung geraten hat, als Indikation die pathologische Einstellung des Schädels anführte. Sicherlich sind die Gefahren, die der Mutter bei der Hinterscheitelbeineinstellung drohen, gar keine zu unterschätzenden, vor allem aber wird das Kind durch die voraussichtlich lange Geburtsdauer schwer geschädigt. Der Mutter droht — das sahen Sie im vorigen Falle — die Uterusruptur oder, wenn die Geburt nachlässig geleitet wird, Drucknekrosen und Blasenscheidenfisteln; das Kind aber stirbt leicht ab oder muß wegen der Gefahr, in der sich die Mutter befindet, perforiert werden. Franqué fand unter 165 Fällen von Hinterscheitelbeineinstellung eine Mortalität von 41,2 pCt. des Kindes.

VIII. Vorlesung.

Aus diesem Grunde möchte ich Ihnen, meine Damen und Herren, für **Mehrgebärende** den Rat geben, in Fällen von Hinterscheitelbeineinstellungen, wo Sie kurz nach dem Blasensprung hinzukommen, wo kein Kontraktionsring vorhanden ist, mit anderen Worten, in Fällen, wo Sie, ohne zu schaden (ohne eine artifizielle Uterusruptur auszuführen), wenden können, die Wendung auszuführen, da Sie damit allen Komplikationen aus dem Wege gehen. Bei **Erstgebärenden** aber rate ich Ihnen, wie gesagt, so konservativ wie möglich vorzugehen.

Damit Sie den Mechanismus dieser schwierigen Anomalie verstehen, muß ich ganz kurz auf die **Aetiologie der Hinterscheitelbeineinstellung** eingehen. Ich stehe bezüglich der Erklärung auf annähernd dem gleichen Standpunkt wie Franqué. Nach den Untersuchungen von de Seigneux steht nämlich die Pfeilnaht in der Schwangerschaft und im Beginn der Geburt ebenso oft in der Nähe der Schamfuge wie in der Beckenmitte. Bei Blasensprung wird sich dann normaliter die Pfeilnaht in die Mitte oder nahezu in die Mitte einstellen. Sie werden sich aber besonders, wenn Sie die Figuren 110 und 111 sich ansehen, leicht vorstellen können, daß dieses richtige Einstellen der Pfeilnaht bei schon bestehender Abweichung nach vorn erschwert ist, sobald es sich, wie in unseren beiden Fällen, um ein plattes Becken handelt. Im Moment des Blasensprunges liegt die Pfeilnaht der Schoßfuge auf, und die nächte Wehe preßt nun das hintere Scheitelbein in den Beckeneingang, so daß die pathologische Einstellung noch erheblich vergrößert wird. Besonders aber wird beim platten Becken aus der primären oder physiologischen Hinterscheitelbeineinstellung (de Seigneux), nach Fruchtwasserabfluß eine pathologische Hinterscheitelbeineinstellung, wie wir sie hier vor uns haben. Sie werden aus dieser Erklärung ohne weiteres ersehen, daß es sich in bei weitem den meisten Fällen von Hinterscheitelbeineinstellung um enge Becken handelt. Vergleichen Sie mit diesen Fällen von Hinterscheitelbeineinstellung die Figuren 36 (S. 61) und 48 (S. 76), so sehen Sie ohne weiteres den markanten Unterschied zwischen der **Vorderscheitelbeineinstellung** und unserer Anomalie. Hier die Fruchtachse dicht an die Wirbelsäule gepreßt: Straffe Bauchdecken — dort die Fruchtachse weit nach vorn überhängend: Hängebauch.

In unserem Falle nun kamen wir in dem Moment zu unserer Kreißenden, als sich aus der physiologischen eine pathologische Hinterscheitelbeineinstellung entwickelte und es war nun, da keinerlei Indikation, weder von seiten der Mutter, noch des Kindes, bestand, unsere Pflicht, erst einmal zu beobachten, ob bei der ganz geringen Beckenverengerung (9,5) nicht allmählich durch die Wehen das vordere Scheitelbein tiefer treten und dadurch die Pfeilnaht sich der Beckenmitte nähern würde. Und wirklich hatten wir in diesem Falle die Freude, die Lagekorrektion nach $2^1/_2$ stündigem Warten zu beobachten. Da nun inzwischen die Herztöne des Kindes noch schlechter geworden waren, mußten wir die Zange anlegen, die ein lebendes Kind zutage förderte. Wegen der Enge der Weichteile machten wir eine Episiotomie, die nachher leicht genäht werden konnte. Das Kind, ein Knabe von 6 Pfund Gewicht und einer Länge von 51 cm, kam kräftig schreiend zur Welt; die Kopfgeschwulst befand sich natürlich auf dem hinteren, nicht wie sonst auf dem vorderen Scheitelbein. — Bevor ich mit Ihnen noch die anderen Entbindungsmöglichkeiten bei Hinterscheitelbeineinstellung bespreche, möchte ich die Antwort eines von Ihnen nicht unerwähnt lassen, der empfiehlt, in unserem Falle den Cristellerschen Handgriff anzuwenden. Der Cristellersche Handgriff besteht bekanntlich darin, die Expression des Kindes zu beschleunigen, indem man mit beiden Händen bei Schädellagen den Steiß, bei Steißlagen den Kopf durch den Uterusfundus umfaßt, genau so, wie man nach Credé die Placenta exprimiert, und nun einen kräftigen Druck in der Beckeneingangsachse auf den Kindskörper ausübt. Die Ansicht der meisten Geburtshelfer, wie meine eigene, ist nun die, die Veit in dem Olshausen-Veitschen Lehrbuch niedergelegt hat. Man wende den Cristellerschen Handgriff nur in der Austreibungsperiode bei tiefstehendem Kopf, und zwar am besten in leichter Narkose, an. Nur ein kräftiger Druck kann zum Ziele führen, und ich kann mir nichts Roheres denken, als wenn der Geburtshelfer ohne Narkose mit aller Kraft auf den Uterusfundus der schon ohnedies durch die lange Geburtsarbeit schwachen und empfindlichen Kreißenden drückt. In dieser Beschränkung halte ich für viele Fälle den Cristellerschen Handgriff für ausgezeichnet und habe nie eine Schädigung des Fötus oder eine Ablösung der Placenta bei richtiger Ausführung gesehen. Hier aber in unserem Falle würde, wie Sie ein Blick auf Figur 110 lehrt, ein kräftiger Druck auf den Steiß nur noch eine höhere Abknickung des Kopfes und ein tieferes Eintreten des hinteren Scheitelbeines zur Folge haben.

Falls Sie überhaupt hier einen Handgriff anwenden wollen, so empfehle ich Ihnen den Hofmeierschen Handgriff. Derselbe besteht darin, daß man in tiefster Narkose versucht, unter Benutzung beider Hände den Kopf von außen zu umfassen und ihn in das Becken hineinzudrücken. Ich sah in einem Falle von Vorderscheitelbeineinstellung dadurch einen überraschenden Erfolg.

Damit Sie sich schnell über die hauptsächlichsten „Handgriffe" in der Geburtshilfe orientieren können und gleichzeitig auch wissen, wann sie anzuwenden sind, gebe ich Ihnen eine kurze Uebersichtstabelle:

Die gebräuchlichsten „Handgriffe" und ihre Anwendung.

Name	Angriffspunkt	Geburtsperiode	Zweck
P. Müllersche Impression.	Der über dem Becken stehende Kopf wird imprimiert.	Ende der I.	Zur Schätzung des Verhältnisses zwischen Kopf und Becken. (Am besten Narkose.)
Hofmeierscher Handgriff.	Wie oben.	Ende der I. oder Beginn der II.	Um den beweglich über dem Beckeneingang stehenden Kopf ins Becken einzupressen. (Tiefe Narkose.)
Wiegand-Winckelscher Handgriff.	Aeußere Hand: Kopf, innere Hand: Leichte Flexion durch Eingehen in den Mund.	I. oder II.	Beim nachfolgenden Kopf, falls derselbe bei der Extraktion oberhalb des Beckeneingangs stehen bleibt.
Veit-Smellie s. Mauriceau-Levretscher Handgriff.	Linke Hand flektiert durch Eingehen in den Mund, rechte Hand hakt sich über den Nacken.	II.	Beim nachfolgenden Kopf, wenn derselbe ins Becken eingetreten ist. Cave! falls er noch oberhalb des Beckens steht.
Prager Handgriff.	Linke Hand hakt sich über den Nacken, die rechte erhebt den Kindskörper bis über den Bauch der Kreißenden.	II.	Wie beim Veit-Smellieschen Handgriff.
Cristellerscher Handgriff.	Beide Hände umfassen den Fundus uteri und üben einen Druck in der Beckeneingangsachse aus.	II.	In der Austreibungsperiode, um die Wehenkraft zu unterstützen und die Expressio foetus zu beschleunigen. (Narkose ratsam.)
Credéscher Handgriff.	Eine oder beide Hände umfassen den Fundus uteri.	III.	Zur Expressio placentae $1/2$ Stunde post partum gewöhnlich angewandt. Bei Mißerfolg in Narkose.

Ich bitte Sie, sich gelegentlich den Vortrag durchzulesen, den ich über das Thema: „Die Hand als Instrument des Geburtshelfers" in der Berliner medizinischen Gesellschaft gehalten habe:

In einer Zeit, in der die Geburtshilfe immer mehr und mehr durch ein kompliziertes und schwer zu handhabendes Instrumentarium, durch eingreifende chirurgische Maßnahmen aus dem Hause in die Klinik gedrängt wird, mag es gewagt erscheinen, hier an dieser Stelle auf Methoden hinzuweisen, die bei genügender Uebung an Einfachheit nichts zu wünschen übrig lassen, und **die durch eben diese Einfachheit den praktischen Arzt in die Möglichkeit versetzen, manchen schwierigen Fall, den er sonst der Klinik abgeben müßte, selbständig zu beobachten und zu entbinden.** In dieser Zeit der chirurgischen Aera dominieren zwei von autoritativer Seite vertretene Ansichten: Das Bestreben der einen geht darauf hin, alle irgendwie komplizierteren geburtshilflichen Fälle der Klinik zu reservieren; hat doch ein berühmter Geburtshelfer den Satz geprägt: Das enge Becken gehört genau so in die Frauenklinik, wie die Appendicitis in die chirurgische gehört.

Das Bestreben der anderen ist darauf gerichtet, die Praktiker so gut auszubilden, daß sie selbst die schwersten chirurgischen Eingriffe, wie den vaginalen Kaiserschnitt und die Buddhageburt im Privathause vornehmen können. Ein frommer Wunsch! — Ist doch die Vornahme so schwerer Operationen selbst für den geübten Spezialisten im Privathause eine mißliche Sache, geschweige denn für den Praktiker.

Zwischen diesen beiden Extremen und deshalb in dieser Form nicht haltbaren Ansichten scheint mir als goldene Mittelstraße ein Weg zu liegen, der sich wie ein breiter, ruhiger Fahrdamm zwischen den Höhen chirurgischen Könnens und zwischen den Abgründen gefährlicher Maßnahmen langsam und sicher seinem Ziele zu hinzieht. Dieser goldene Mittelweg scheint mir die **Einfachheit der Methodik** zu sein, und dem Hinweis auf diese **Einfachheit** soll mein heutiger Vortrag dienen.

Während es chirurgische Regel ist, die gesetzten Wunden so wenig wie möglich mit der Hand zu berühren, hat seit altersher die Geburtshilfe die Hand als wichtigstes Instrument zur Diagnostik wie zur Therapie betrachtet. Ihnen allen sind die alten Hebammenlehrbücher bekannt, auf denen über dem ausgestreckten Zeigefinger des Geburtshelfers ein Auge gezeichnet ist, gleichsam um die Hand dem höchstkonstituierten Sinnesorgan gleichzusetzen.

Wenn wir jetzt die Hand als Instrument des Geburtshelfers betrachten wollen, so müssen wir uns von vornherein bescheiden und aus der Fülle des Stoffes nur einige besonders prägnante Handgriffe hervorheben.

Ich lasse von vornherein unerwähnt die Hand als diagnostisches Instrument und gehe jetzt ganz kurz zu ihrer Anwendung als entbindendes Instrument über.

Wie bei jedem anderen geburtshilflichen Instrument erfordert auch die Hand eine genaue Indikationsssstellung, und wir werden uns deshalb vor jedem Handgriff zu fragen haben: Ist derselbe notwendig, besteht eine Indikation von seiten der Mutter oder des Kindes?

Ganz kurz soll die Bedeutung der Hand in der Nachgeburtsperiode berücksichtigt werden, alsdann sollen die pathologischen Zustände während der Geburt einer eingehenden Betrachtung unterzogen werden.

Schon **in der Nachgeburtsperiode** wird Ihnen auch bei kurzer Zusammenfassung das Mannigfaltige ihrer Anwendungsform evident vor Augen treten, mag sie nun im normalen Verlauf als **Expressor** der Gebärmutter beim Credéschen Handgriff angewandt werden, mag sie bei Blutungen zur **Kompression** des Uterus dienen, wie bei dem bimanuellen Handgriff, mag sie endlich in höchst gefährlichen Momenten gleichsam wie eine grosse **Curette** die Placenta manuell entfernen, oder bei der Uterustamponade in dringend eiligen Fällen bald als **Speculum** für die einzuführende Gaze, bald als **Uteruspinzette**, um den Streifen in den Fundus zu bringen, Verwendung finden. Aber das sind Ihnen ja alles bekannte, allzubekannte Anwendungsformen der Hand.

Mit dem **engen Becken**, wohl dem gerade für den Praktiker schwierigsten Kapitel der Geburtshilfe, wollen wir den eigentlichen Teil unserer Betrachtungen beginnen. Hier kann schon zu Beginn der Eröffnungsperiode, ja schon zu Ende der Schwangerschaft die Hand zu einem wichtigen, durch nichts zu ersetzenden Instrument werden — und es ist das Verdienst Peter Müllers, zuerst darauf hingewiesen zu haben. Peter Müller riet zu diesem gleich zu beschreibenden Handgriff, um den richtigen Termin für die Einleitung der künstlichen Frühgeburt zu bestimmen. Man stellt sich an das Bett der Kreißenden, gleichgültig, ob auf die rechte oder linke Seite, und preßt nun den Kindsschädel in den Beckeneingang, indem man beide Hände flach auf den Unterleib der Frau legt und mit den ausgestreckten Fingerspitzen Hinterhaupt und Kinn berührt. Statt dieser für die Bestimmung der Größe des kindlichen Kopfes außerordentlich bequemen und trefflichen Methode möchte ich aber nicht unterlassen, Ihnen außerdem die **bimanuelle Tastung des Kopfes** zu empfehlen. Genau so, wie der vaginale Operateur einen Myomknoten bimanuell zwischen seine Hände nimmt, um die Größe zu taxieren und sich danach zu entscheiden, ob er vaginal oder abdominal vorgehen soll, genau so läßt sich in vielen Fällen der kindliche Schädel bimanuell tasten und taxieren.

Was nun Peter Müller zur Größenbestimmung des kindlichen Kopfes angab, hat Hofmeier empfohlen, um das Eintreten des Kopfes bei Mißverhältnis zwischen ihm und dem knöchernen Becken zu befördern: die Hofmeiersche Impression!

In der Technik gleichartig wie der Peter Müllersche Handgriff findet er am besten bei völlig erweitertem Muttermunde, also zu Beginn der Austreibungsperiode und in Narkose bei völlig entspannten Bauchdecken seine Anwendung.

Ich kann nach meinen Erfahrungen nur sagen, daß kein Fall von engem Becken oder übertragenem Kinde behandelt werden sollte, ohne, wenn es not tut, diesen vorzüglichen und oft lebensrettenden Handgriff angewandt zu haben. In der Praxis leistet dieser Hofmeiersche Handgriff ganz Vorzügliches, besonders in Kombination mit der Walcherschen Hängelage; ein Beispiel mag dafür genügen:

Ich werde zu einer Erstgebärenden mit typisch rachitischem Habitus gerufen; die Eröffnungsperiode hat etwa 2 Tage gedauert, trotz kräftiger Wehen steht der Kopf noch beweglich über dem Beckeneingang. Schon beim Eintritt in die Wohnung der Kreißenden eröffnet mir die geschwätzige Hebamme, daß die Leute zu jedem Eingriff, auch zum Kaiserschnitt und der Hebosteotomie entschlossen seien. Die Untersuchung ergibt, daß die Conjugata vera knapp 9 cm beträgt, der Kopf steht tatsächlich über dem Beckeneingang beweglich. Ich narkotisiere die Frau an, bringe sie in Walchersche Hängelage, und es gelingt mittels der Hofmeierschen Impression, bei völlig erweitertem Muttermunde den Kopf in das Becken hineinzupressen. Gute Wehen setzen ein, und nach einer Stunde wird ein lebender, 3250 g schwerer Knabe, zum größten Erstaunen von Hebamme, Mann und Schwiegermutter und vor allem der Kreißenden selbst, geboren.

Sie sehen an diesem einen Beispiel, was dieser Handgriff gerade für den Praktiker für eine Rolle spielt; ein Verzicht auf ihn in diesem Falle hätte dazu führen müssen, die Frau in eine Klinik zu transportieren, um sie, wie sie es ja wollte, mittels Sectio caesarea oder Hebosteotomie zu entbinden.

In einem besonderen Kapitel hat erfreulicherweise Hammerschlag in seinem jüngst erschienenen Werk „Lehrbuch der operativen Geburtshilfe" darauf hingewiesen. In der Praxis aber wird dieser Handgriff, wie Sie mir beipflichten werden, nur allzu selten ausgeführt. Und dieses Manko liegt vor allen Dingen daran, daß er in den Phantomkursen meist allzu stiefmütterlich behandelt wird. Und doch ist er in diesen mit leichter Mühe zu lehren und zu lernen, wie Ihnen diese Demonstration an dem beckenverengten Phantom zeigt.

Da wir weder bei normalem Becken und übergroßem Kinde noch bei engem Becken und normalem Kinde bei dem heutigen Stande unserer Mittel ein Urteil über das Mißverhältnis zwischen Kopf und Becken abgeben können, so sollte in jedem Falle, in dem ein Mißverhältnis vorliegt, wenigstens vor jedem Eingriff der Hofmeiersche Handgriff, in Narkose wenigstens, versucht werden.

Ebenso sollte er in jedem Falle dort Anwendung finden, wo eine dringende Indikation von seiten der Mutter oder des Kindes uns nötigt, die hohe Zange anzulegen, wir erleichtern uns dadurch bedeutend unser schwieriges Vorgehen.

Als Kontraindikation muß natürlich die drohende Uterusruptur gelten, da hierbei eventuelle Zerreißungen oder Zerquetschungen der überdehnten Cervix eintreten können.

Was der Hofmeiersche Handgriff für den vorangehenden Kopf bedeutet, das bedeutet der Wiegand-Winckelsche Handgriff für den nachfolgenden Kopf. In der Praxis wird dieser Handgriff oft mit dem Veit-Smellieschen verwechselt, und doch sind die Unterschiede sowohl in anatomischer Hinsicht als auch, was die Technik anbetrifft, ganz evidente. Wie Sie wissen, dient der Veit-Smelliesche Handgriff dazu, den schon in der Beckenhöhle stehenden Kopf um die Symphyse herum und über den Damm zu entwickeln, der Wiegand-Winckelsche hingegen hat den Zweck, den über dem Beckenring stehenden Kopf in das Becken hineinzupressen.

Dementsprechend muß bei dem Veit-Smellieschen Handgriff die Pfeilnaht im geraden Durchmesser stehen, d. h. der Rücken nach vorn gerichtet sein, beim Wiegand-Winckelschen hingegen muß die Pfeilnaht, wenn anders der Kopf überhaupt bei dem bestehenden Mißverhältnis den Beckenring passieren soll, im queren Durchmesser stehen, d. h. der Rücken des Kindes muß nach der Seite gerichtet sein. Wie sich in der Praxis die Verhältnisse bei falscher und richtiger Ausführung gestalten, mögen Ihnen die Figuren 120 und 121 zeigen.

Ein zweiter wesentlicher Unterschied ist der Angriffspunkt der Hände. Beim Veit-Smellieschen Handgriff geht die eine Hand des Geburtshelfers in den Mund, die andere hakt über den Nacken, gewissermaßen um als Hypomochlion zu dienen. Beim Wiegand-Winckel geht zwar auch die eine Hand in den Mund, die andere drückt aber von außen, d. h. von den Bauchdecken her mit aller Kraft auf den Kopf und hat den Löwenanteil bei der Entbindung, und drittens besteht ein wesentlicher Unterschied

Fig. 120.

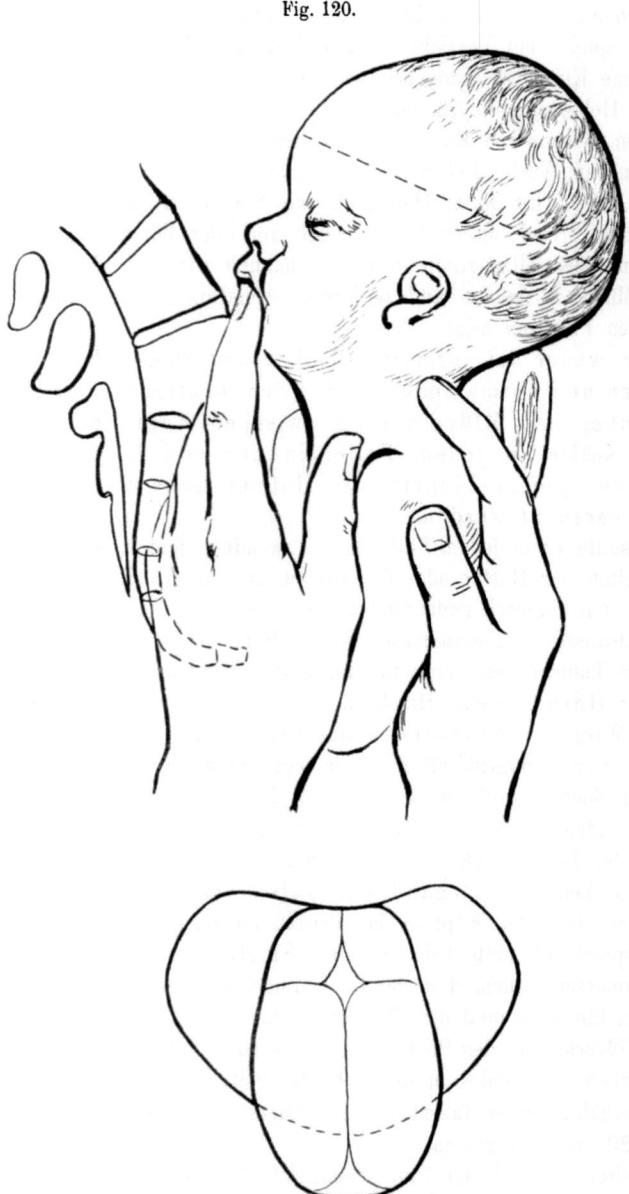

Falsch ausgeführter Wiegand-Winckelscher Handgriff.

VIII. Vorlesung.

Fig. 121.

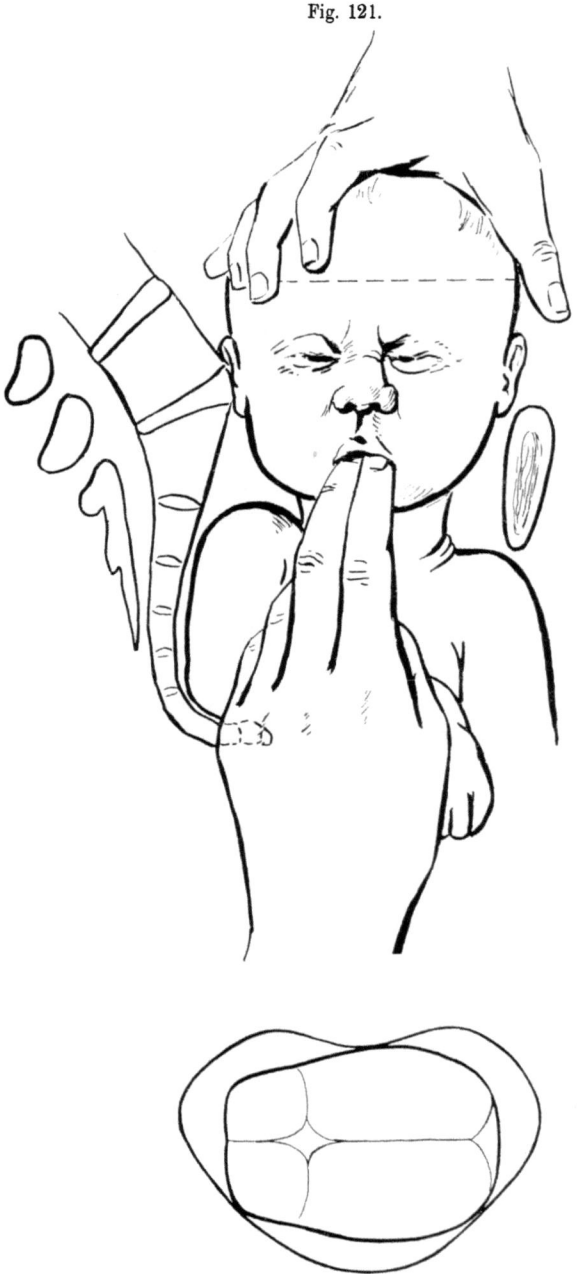

Richtig ausgeführter Wiegand-Winckelscher Handgriff.

zwischen den beiden Handgriffen in der Flexion des Kopfes. Beim Veit-Smellie stärkste Flexion durch die in den Mund eingeführten Finger, beim Wiegand-Winckel ganz leichte Flexion, um zu ermöglichen, daß der kleinste Querdurchmesser des Kopfes, der bitemporale (und nicht der biparietale), die engste Stelle des Beckenrings passiert.

In der Ausführung aber ist der Wiegand-Winckelsche Handgriff viel, viel schwerer als die Hofmeiersche Impression, das sehe ich alljährlich in meinen Aerztekursen. Während diese gewissermaßen in einer Zeit der Ruhe am Ende der Eröffnungs- oder zu Beginn der Austreibungs- bzw. der Konfigurationsperiode ausgeführt wird, drängt hier die Zeit, wenn anders nicht das Kind trotz aller unserer Mühen absterben soll. Läßt man sich aber verleiten, während des Druckes von oben unten am Kindeskörper selbst zu ziehen oder von der Hebamme ziehen zu lassen, so kommen außerordentlich leicht Wirbelsäulenfrakturen und Luxationen vor, die den sicheren Tod des Kindes bedeuten, und das ist leicht erklärlich. Die äußere Hand wird stets den Kopf in der Richtung nach dem Promontorium zu drücken müssen, da der Druck von außen nach innen gerichtet ist, und dabei muß sie natürlich den Kopf fixieren. Der Zug am Kindeskörper aber ist von hinten nach vorn, also symphysenwärts gerichtet. Erfolgt jetzt also durch Druck Fixation und Zug gleichzeitig, so muß es aus mechanischen Gründen zu Verletzungen der Wirbelsäule kommen, die ausbleiben, wenn lediglich durch Druck der äußeren Hand der Kopf ins Becken eingepreßt wird.

Der Wiegand-Winckelsche Handgriff muß also überall da angewandt werden, wo der nachfolgende Kopf oberhalb des Beckenringes stehen bleibt.

Ist bei dem engen Becken oder, besser gesagt, bei dem Mißverhältnis zwischen Kopf und Becken die Hand, wie Sie gesehen haben, ein wirksames und heilbringendes Instrument, so ist sie es nicht weniger bei den **fehlerhaften Lagen des Kindes.**

Auch hier will ich darauf verzichten, den Gebrauch der Hand als Wendungs- und Extraktionsinstrument zu berühren, hieße das doch in diesem Kreise Eulen nach Athen tragen, also nur die selteneren Handgriffe sollen erwähnt werden.

Zunächst der Thornsche Handgriff. Hier soll eine kurze Demonstration und die beifolgende Figur 122 genügen.

Als Vorbedingung für die Ausführung des Thornschen Handgriffes sehe ich gleich Hammerschlag (l. c.) an: 1. gutes Befinden von Mutter und Kind; 2. vollständige Erweiterung des Muttermundes; 3. eine gewisse Beweglichkeit des Kopfes. Gerade auf den letzten Punkt möchte ich im Gegensatz zu anderen Autoren, wie z. B. Thies, besonderes Gewicht legen, da ein Teil mißglückter Operationen dieser Art auf eben diesen Umstand zurückzuführen ist (vgl. Figuren 166 und 167 in Vorlesung XII). Handelt es sich um Mehrgebärende, sind alle Vorbedingungen zu einer leichten Wendung vorhanden, so würde ich dieser in solchen Fällen von Gesichtslage, bei denen überhaupt ein Eingriff notwendig ist, den Vorzug geben.

Ein gleiches Vorgehen ist nun am Platze, wenn es sich um die viel seltenere und viel ungünstigere Einstellung in Stirnlage handelt. Hier ist zunächst ein Versuch vorzunehmen, um die Stirnlage in eine Schädellage zu verwandeln, die Technik erfolgt in genau der gleichen Weise wie bei der Umwandlung einer Gesichtslage in eine Schädellage; gelingt dieses nicht, und ist eine Wendung unmöglich, so wird man versuchen, die Stirnlage in eine Gesichtslage zu verwandeln, indem man mit der entsprechenden Hand in den Mund des Kindes eingeht und den Kiefer herabzieht.

Fig. 122.

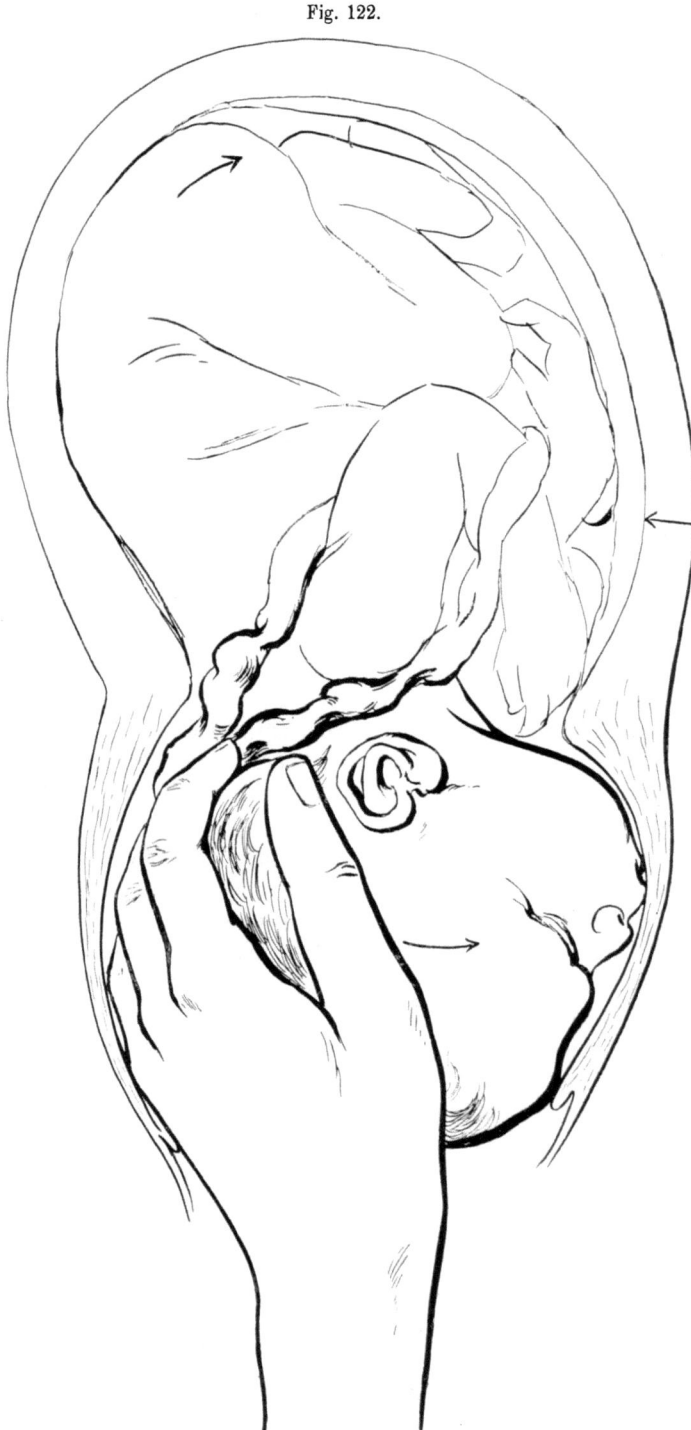

Die Pfeile geben die Wirkung der einen Hand des Geburtshelfers auf die Seite der kleinen Teile bzw. der Brust und der Hand der Hebamme auf den kindlichen Steiß wieder.

Wir kommen nun zu den **fehlerhaften Drehungsmechanismen des kindlichen Kopfes im Beckenraum.** Ich möchte von vornherein betonen, daß ich in allen Fällen, in denen das Hinterhaupt statt nach vorn sich nach hinten dreht, oder bei Gesichtslagen das Kinn statt nach vorn nach hinten sich zu drehen droht, daß ich in allen diesen Fällen ein Feind der Zange bin. Die Zange ist ein Extraktions- und kein Rotationsinstrument.

Und wer, wie ich, bei solchen Manövern, die selbst von Geübten ausgeführt wurden, schwere Zerreißungen des Scheidendammapparates gesehen hat, der wird mir beipflichten. Im allgemeinen soll also jede Drehung den Naturkräften überlassen bleiben, und die Zange soll sich, falls nötig, diesen Drehungen anbequemen. Handelt es sich aber um eine Gesichtslage, bei der die Drehung des Kinnes nach hinten nahezu eine Geburtsunmöglichkeit bedingt — da gibt es nur einen Versuch, ein Instrument für den Praktiker: die Hand. Wir werden später noch bei Besprechung meines Kegelkugelhandgriffs an der Hand eines Falles sehen, in welcher Weise sie anzugreifen hat, und wir wenden uns nun einem weiteren Kapitel zu, **dem Vorfall von Extremitäten und dem Vorfall der Nabelschnur.**

So anerkannt die Hand als Repositionsinstrument beim Vorfall der Extremitäten Anwendung fand und findet, so wenig war dieses in früheren Zeiten der Fall bei dem Vorfall der Nabelschnur. Alle die vielen Repositionsinstrumente, die wir noch als Studenten mit heißem Bemühen unserem Gedächtnis einprägen mußten und deren Zahl mehr als ein Dutzend ist, haben in der Praxis ihre Feuerprobe nicht bestehen können, und die Hand ging siegreich aus diesem instrumentellen Wettstreit hervor. Ich kann mich ganz den Worten v. Franqués anschließen, der im Winckelschen Handbuch ausdrücklich folgendes sagt: „Die Reposition ist stets mit der Hand auszuführen, die zahlreichen als Ersatz derselben besonders bei sehr engem Muttermund angegebenen Instrumente sind stets auch von ihren Erfindern nur in einzelnen Fällen angewandt worden und führen kaum jemals zum Ziele, wenn die Hand versagt." Voraussetzung aber ist die richtige Lagerung der Kreißenden, die Reposition der Nabelschnur hat in Knieellenbogenlage zu erfolgen, aber ich muß gestehen, daß diese Lagerung für mich und die Kreißende etwas unangenehm Unästhetisches an sich hat (Figur 221, Vorlesung XV), **und deshalb wende ich in der Klinik die Beckenhochlagerung an und suche mir dieselbe, was ich Ihnen nur empfehlen kann, in der Privatpraxis auf folgende Weise zu improvisieren:** Nach dem Vorschlag von Abrahams bedient man sich hierzu eines Bügelbretts und eines umgestürzten Stuhles; das Bügelbrett kann auch fortbleiben, wie es Ihnen Figur 219 (Vorlesung XV) zeigt. Noch einfacher erscheint es mir, wenn man das Fußende des Bettes durch einen untergestellten Tisch maximal erhöht, während das Kopfende, um ein Abgleiten zu verhüten, an die Wand gestützt wird. Diese Lagerung ist Ihnen ja allen bei der Bekämpfung schwerer Anämien längst bekannt. Jetzt erst nach der Lagerung ergreift man mit so viel Fingern, wie es gerade geht, schnell und sicher die Nabelschnur und schiebt sie hinter den vorangehenden Teil zurück. In der Klinik ist die Beckenhochlagerung auf dem Operationstische die beste Methode. Figur 220 (Vorlesung XV) zeigt Ihnen deutlich das Zurückgleiten der Nabelschnur in dieser Lage.

Ein großes Feld für die Anwendung der Hand bieten fernerhin **alle diejenigen Momente, die in der Eröffnungsperiode eine Erweiterung der Cervix hintanhalten** oder aber aus dringender Indikation den Geburtshelfer zwingen, bei noch nicht ganz eröffnetem Muttermund entbindende Operationen an der Kreißenden vorzunehmen. Ich möchte von vornherein betonen, daß ich hierbei nicht auf dem Standpunkt von Th. Landau (Berl. klin. Wochenschr., 1908, Nr. 1, S. 6) stehe, der mit ein bis zwei Fingern auch bei normalen Geburten ohne Narkose den Cervikalkanal dehnen und dabei den Muttermund über den andrängenden Kopf zurückschieben will. Wie ich Ihnen schon eingangs sagte, erfordert die Hand ebenso wie jedes andere Instrument eine Indikation, und ohne Indikation ist ein Eingriff, auch der kleinste, nicht anzuerkennen! Die Fälle, die ich im Auge habe, sind sämtlich pathologischer Natur: Wir kommen zu einer Kreißenden, der Muttermund ist dreimarkstückgroß, der Kopf steht im Beckeneingang fest, das Fruchtwasser ist schon vor über 20 Stunden abgeflossen, es besteht Mekoniumabgang und wechselnde kindliche Herztöne; die Leute wünschen sich sehnlich ein lebendes Kind, es ist das erste, das sie erwarten. In solchen Fällen von dehnbarem, nicht allzu rigidem Muttermund würde ich Ihnen raten, in Narkose, die Hand geschützt mit einem impermeablen Gummihandschuh, einem Metreurynter vergleichbar, in die Scheide einzuführen, dieselbe zu dehnen, genau in derselben Weise, wie dieses Straßmann fast vor jeder vaginalen Operation zu tun pflegt. Haben Sie nun die Scheide gedehnt, so dringen Sie mit Ihrer konisch zugespitzten Hand bis zum Muttermund vor, öffnen die Finger wie einen Schirm, oder so, wie das in roher Weise das Bossische Instrument tut, vor dem ich Sie, gleich Bardeleben, nur ernstlich warnen kann, und drängen so weich, gewissermaßen massierend, ganz allmählich den Muttermund hinter den Kopf zurück. Ist die Rigidität des Muttermundes eine allzu große, so merkt es dieses denkende Instrument in ganz anderer Weise als der seelen- und gefühllose Metalldilatator, und man wird Zeit haben, andere Methoden der Entbindung, deren Besprechung mich jetzt zu weit führen würde, heranzuziehen.

Auch wenn die Cervix noch zum größten Teil erhalten ist, führt die Handdilatation nur in seltenen Fällen und nur bei Mehrgebärenden zum Ziele, aber eines Falles muß ich noch gedenken, der Ihnen allen sicherlich nicht selten begegnet ist, das ist die Einklemmung der vorderen Muttermundslippe (vgl. unseren Fall Vorlesung VIII, S. 141 ff.). Jede Wehe drückt und preßt den harten vorangehenden Kopf auf die blutig imbibierte Muttermundslippe, die Frau schreit vor Schmerz hell auf, die Bauchpresse wird fast ganz ausgeschaltet, und die Geburt scheint zu stocken. Hier kann das Zurückschieben des hemmenden Hindernisses Wunder wirken, und die Frau, die aus leichter Narkose danach aufwacht, sieht sich bald von ihrer schweren Stunde erlöst.

Besonders häufig werden wir diese Handgriffe bei der Eklampsie anzuwenden haben, bevor wir die Zange anlegen oder eine Wendung ausführen; aber auch bei der **Placenta praevia** wird die Hand mehr, als sie verdient, durch neuere Methoden verdrängt. Es ist merkwürdig, daß ein Vorschlag, den Straßmann gemacht hat (Archiv f. Gynäkol., Bd. 67, H. 1), in den Reihen der Praktiker gar keinen Anklang gefunden hat; und trotzdem ist diese Methode bei Placenta praevia überraschend einfach und leicht. Straßmann empfiehlt nämlich hierbei, wo erfahrungsgemäß die Blase garnicht oder sehr spät springt, die äußere Wendung auf den Steiß zu machen, und dann einfach mit zwei Fingern das Füßchen durch die Cervix zu leiten. Diese Methode ist, das kann ich Sie versichern, viel, viel einfacher und gefahrloser als die kombinierte

Fig. 123.

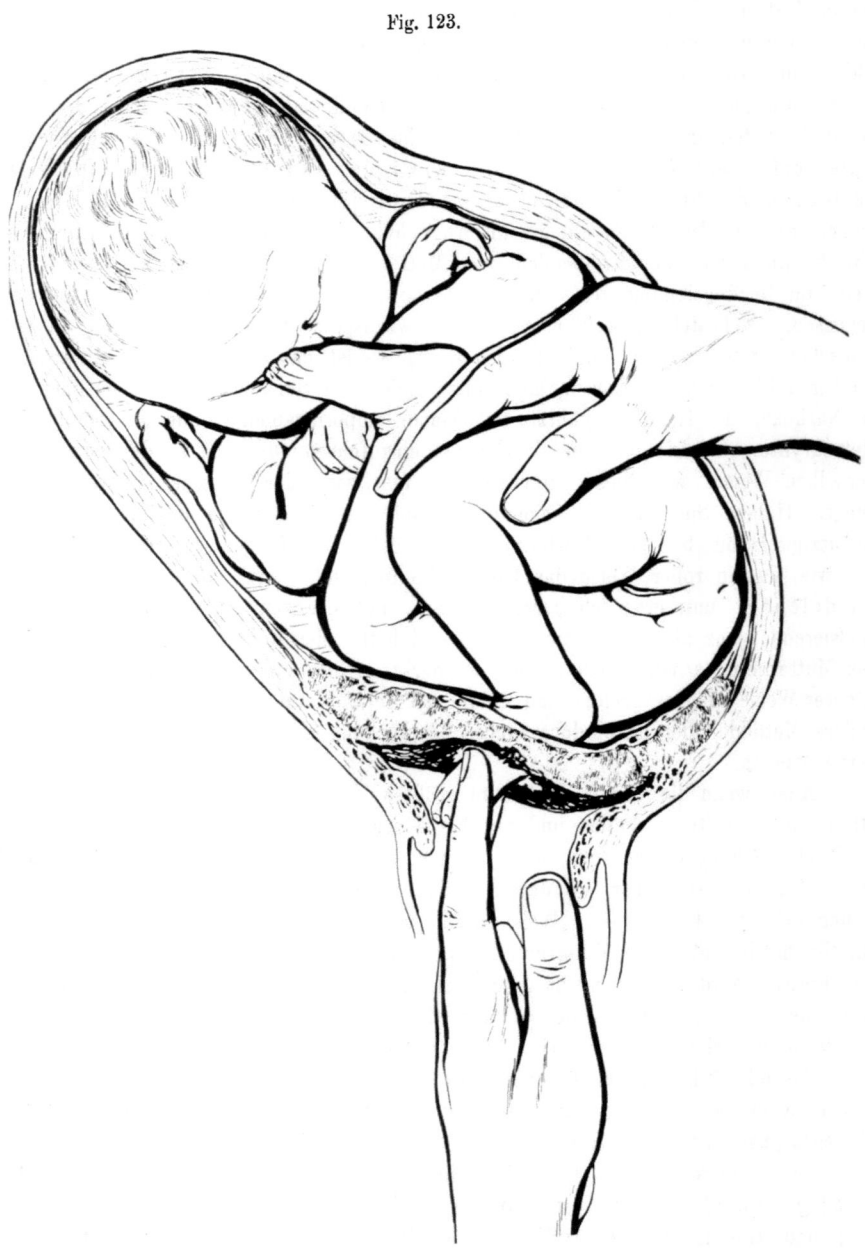

Die Placenta ist durch vergebliche Versuche zum Teil abgelöst, starke Blutung, der betreffende Arzt kommt allein mit der Braxton Hix-Wendung nicht zum Ziele. Die Ablösung ist nicht beim Durchleiten des Füßchens, sondern bei der kombinierten Wendung erfolgt!

Fig. 124.

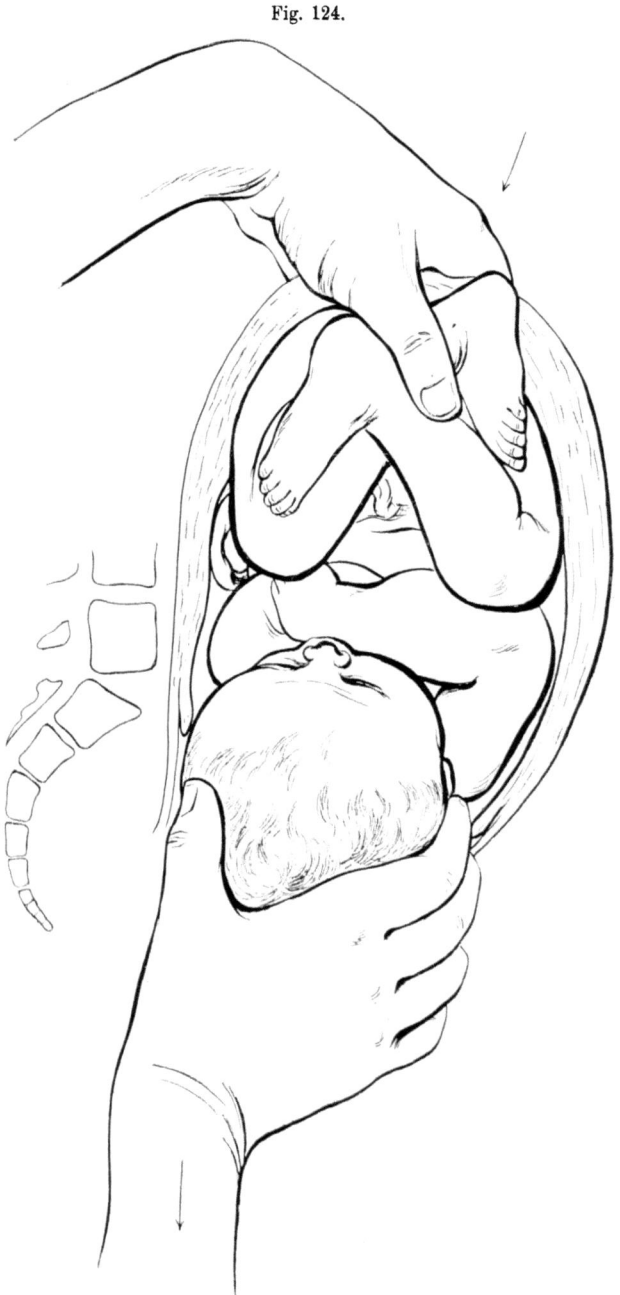

Die Anwendung des Kegelkugelhandgriffs.

Wendung nach Braxton Hicks und auch die neuerdings mit gutem Erfolge gebrauchte Metreuryse. Zum Beweise dieser meiner Worte möchte ich Ihnen ganz kurz einige Beispiele anführen (Figur 123).

Die obenstehende Figur zeigt Ihnen das Versagen der Braxton Hicks-Methode in der Praxis; das Durchbohren der Placenta praevia mit zwei Fingern ist eben schwieriger als es im Buche steht, und ich kann Sie noch auf einen Fall hinweisen, in dem der betreffende Kollege, als ihm bei engem Muttermund die kombinierte Wendung mißglückte, in der Aufregung über die Blutung und die Lebensgefahr der Frau seine ganze Hand durch die Cervix zwängte und dabei einen Cervixriß machte, der der Frau beinahe das Leben gekostet hätte. Ebenso erfordert die Anwendung der Metreuryse eine Schulung, über die ein Teil der Kollegen naturgemäß, da sie ja früher an den Universitäten nicht geübt wurde, noch nicht verfügt. Bei der Anwendung der Metreuryse durch einen Anfänger wurde in einem Fall, der mir bekannt ist, mit der Metreurynterzange das hintere Scheidengewölbe durchstoßen, da dies rechtzeitig bemerkt wurde, hat die Frau jedoch keinen Schaden davongetragen.

Nach diesen Beispielen werden Sie verstehen, warum ich gerade für die Praxis die von Straßmann und auch von Baumm (Zentralbl. f. Gynäkol., 1895, Nr. 39) empfohlene Methode so hervorgehoben habe.

Im Gegensatz dazu möchte ich Sie vor der Anwendung der Hand als Dilatator bei Placenta praevia warnen, obwohl geübte Geburtshelfer diese mit Erfolg und ohne Schaden für die Mutter angewandt haben. Die richtigen Fälle hierfür auszuwählen, erfordert doch so viel Uebung und Erfahrung, wie sie der Praktiker wohl nur in seltenen Fällen zur Verfügung hat.

Und nun, nachdem ich Sie hinlänglich mit Erinnerungen an alte Handgriffe geplagt habe, noch zu einem neuen Handgriff.

Damit das Kind doch einen Namen habe, will ich ihn **Kegelkugelhandgriff** nennen. Der Zweck dieses Handgriffes ist es, lediglich durch unsere Hände ohne Zuhilfenahme von Instrumenten den Kopf durch den gesamten Beckenkanal zu leiten und die Geburt des Kindes so zu erzielen. Die Technik besteht in folgendem: Es empfiehlt sich, den Handgriff in Narkose auf dem Querbrett (nicht auf dem dafür zu hohen Tisch) vorzunehmen. Die eine, meist die rechte, Hand wird auf den Fundus uteri der Frau gelegt und dient als Expressor. Die andere, in diesem Falle die linke, Hand wird mit Handschuh versehen völlig und vorsichtig wie zu einer Wendung in die Scheide der Frau eingeführt, und dient daher erstens als Dilatator vaginae, zweitens als Dilatator orificii externi, drittens als Rotator capitis, und schließlich viertens als Extraktor. Sie sehen, dieser Handgriff stellt gewissermaßen die Nutzanwendung aller der Ihnen im vorigen beschriebenen Handgriffe dar. Sie sehen die Ausführung dieses Handgriffs auf umstehender Figur 124.

Zwei Fälle, ein effektiver und ein vergeblicher, mögen Ihnen die Anwendungsformen des Kegelkugelhandgriffs illustrieren: Es handelte sich um eine Viertgebärende; Temperatur der Frau betrug 39,3, der Puls 110, die Herztöne des Kindes waren normal. Der Muttermund war erst handtellergroß, der Kopf stand im Beckeneingang fest. Eine Indikation zum sofortigen Eingreifen war durch das Fieber der Mutter gegeben. Bei dem Konsilium wurde empfohlen: Dilatation des Muttermundes mit dem Metreurynter, sodann Zangenversuch und, falls dieser mißlingen sollte, Perforation. Die Frau wurde aufs Querbett gebracht, narkotisiert, ich ging vorsichtig mit der ganzen Hand in die Scheide und entfaltete, am Innenrande des Muttermundes angelangt, meine fünf Finger. Indem ich auf diese Weise mit den Fingerspitzen den Muttermund, mit dem Handrücken und dem Daumenballen die Scheide erweiterte, gelang es mir, vorsichtig und allmählich den Kopf wie eine Kegelkugel zu umfassen. Jetzt erhob ich mich aus meiner sitzenden Stellung, erzielte durch vorsichtiges Reiben des Uterusfundus eine Uteruskontraktion und preßte nun mit dieser äußeren Hand den Uterusfundus in der Richtung der Beckeneingangsachse wie beim Cristellerschen Handgriff nach abwärts. Die innere Hand merkte dabei deutlich eine leichte Progressivbewegung des Kopfes, und da die kleine Fontanelle linksseitig, die große Fontanelle rechtsseitig stand, mußte die innere Hand im Handgelenk eine Rotation beschreiben, um die Turbinalbewegung des Schädels in physiologischem Sinne, d. h. mit der Drehung der kleinen Fontanelle nach vorn, zu befördern. Nun wird einen Augenblick ruhig gewartet, bis wiederum eine Wehe eintritt oder künstlich erzielt wird. Es ist völlig falsch, in der Wehenpause zu pressen, und so gelingt es, durch Herbeiführung von Progressivbewegung, Turbinalbewegung und vorsichtiger Extraktion den Kopf schließlich über den Damm zu heben und das Kind so gewissermaßen an den Haaren zu extrahieren. Man glaubt gar nicht, wie fest und sicher man ein solches Kind hält, wenn man es wie eine Kegelkugel zwischen der äußeren und inneren Hand hat. Das Mädchen, das in etwa 5 Minuten in dieser Weise entwickelt wurde, hatte eine Länge von 45 cm und einen Kopfumfang von 32 cm. Bevor noch die Hebamme die Instrumente in das nichtkochenwollende Wasser legen konnte, war ich so mit der Entbindung fertig. Einen zweiten, ebenso lehrreichen Fall konnte ich zusammen mit einem Berliner Kollegen beobachten. Es handelte sich um eine Erstgebärende und um eine zweite Gesichtslage; der Muttermund war annähernd vollständig, die Gesichtslinie verlief im queren Durchmesser, die Temperatur der Mutter betrug 38, der Puls 100, die Herztöne des Kindes 180, und es ging Mekonium ab. Ein Versuch, mittels des Thornschen Handgriffes die Deflexionslage in eine Flexionslage zu verwandeln, mißlang, weil der Kopf von dem unteren Cervikalsegment offenbar schon zu fest umschlossen wurde. Ich erinnere Sie hierbei an meine früheren Ausführungen. Der führende Punkt des Gesichts stand nun, bevor ich den Kegelkugelhandgriff anwandte, zwischen Beckeneingang und Beckenmitte. Nach Anwendung des in gleicher Weise wie im vorigen Falle ausgeführten Handgriffes gelang es mir, den führenden Punkt bis in die Beckenmitte und die Pfeilnaht aus dem queren in den rechten schrägen Durchmesser überzuführen. Weiter das Kind zu extrahieren, gelang mir jedoch nicht, und wir mußten jetzt die Zange anlegen. Aber, vergleichen Sie den Stand der Geburt vor und nach Anwendung des Handgriffes, so werden Sie sehen, daß der Handgriff uns doch erheblichen Nutzen geschaffen hatte. Wir konnten jetzt leicht die Zange anlegen, während vorher das Anlegen der Zange bei hochstehendem Kopf und Gesichtslage wohl kaum zu rechtfertigen gewesen wäre. Zwei Momente waren es, die hier das Versagen bedingen mußten: Die Größe des vorliegenden Kopfabschnittes (Gesichtslage) und die Rigidität der Weichteile bei einer Erstgebärenden.

Nach dem Gesagten wird es Ihnen ohne weiteres klar sein, daß die Domäne dieses Handgriffes die Frühgeburt und die Zwillingsgeburt darstellen. In allen geburtshilflichen Operationslehren können Sie lesen, daß man bei zu kleinem Kopfe eine Zange nicht anlegen soll, weil ein Abgleiten zu befürchten ist; was man aber tun soll, das finden Sie dort nicht: **In diesen Fällen soll der Kegelkugelhandgriff eine Lücke ausfüllen.** Und haben Sie ihn dort mit Erfolg erprobt, dann wird es Ihnen auch, wie mir, gelegentlich glücken, größere Kinder auf diese Weise zu extrahieren; war doch mein auf diese Weise entwickeltes größtes Kind 50 cm lang und 3000 g schwer.

Ich bin am Ende und hoffe, daß die Einfachheit aller dieser Methoden Ihnen in der Engigkeit unseres geburtshilflichen Waltens ein nützlicher und vor allen Dingen stets vorhandener Beistand sein wird, und daß diese Einfachheit für Sie als Praktiker das gleiche Gute zu schaffen imstande sein wird, wie es das chirurgische Können der Klinik tut.

Führt weder ruhiges Abwarten noch der Hofmeiersche Handgriff bei Primiparen mit Hinterscheitelbeineinstellung zum Ziel, dann bleibt Ihnen eigentlich nur eine Möglichkeit übrig, falls Sie auf ein lebendes Kind rechnen wollen: Die Einlieferung in eine Klinik. Dort kann man das Kind dann mittels eines der modernen Entbindungsverfahren, durch Schnitt oberhalb der Symphyse entwickeln, wie wir das ja in der VII. Vorlesung besprochen haben. Auf S. 69 finden Sie auch die Gründe, die mich veranlassen, im allgemeinen die Hebosteotomie bei Erstgebärenden abzulehnen.

Bei Mehrgebärenden werden Sie, wie gesagt, im allgemeinen bald nachdem Sie die Diagnose Hinterscheitelbeineinstellung gestellt haben, wenden und dabei allermeist, falls das Becken nicht zu eng oder der Kopf zu groß ist, Ihr Ziel erreichen. Kommen Sie zu spät nach dem Blasensprung oder ist die Wendung aus Gründen des engen Beckens nicht geraten, so stehen Ihnen ebenfalls die modernen entbindenden Operationen zur Verfügung.

IX. Vorlesung.

Fall 10.

Name, Alter, Para: Frau L., 39 Jahre, X para.
  Meldung: „Enges Becken."
Anamnese: Mit 7 Jahren vom Tisch gefallen, danach Hinken auf dem rechten Bein.
  Frühere Entbindungen: 1. und 2. Partus ohne Besonderheiten, beide Kinder leben;
    3. Perforation (Autorität); 4. und 5. Zange; 6. spontan; 7. spontan, tot; 8. Zange;
    9. spontan ohne Besonderheiten.
  Letzte Regel: Anfang Januar.
  Wehenbeginn: 19. Oktober, 1 Uhr nachts.
  Blasensprung: Noch nicht erfolgt.
  Ankunft des Arztes: 19. Oktober, 12 Uhr mittags.
  Wehentätigkeit: Langsam und träge.
Status: Mittelgroße Frau. Keine Zeichen von Rachitis. Hinkt deutlich auf dem rechten
  Bein, das 2 cm kürzer ist als das linke.
  Temperatur: 36,5.
  Puls: 80.
Aeußere Untersuchung: I. Schädellage. Herztöne 120, links unterhalb des Nabels.
  Beckenmaße: Sp. 26, Cr. 27½, Tr. 30, Conj. ext. 19½, Conj. diag. 10½, Conj. vera 9.
Innere Untersuchung: Blase steht, Muttermund vollständig, Kopf beweglich über dem
  Beckeneingang.
Therapie: ?

Antworten der Hörer.

  Die Mehrzahl: Wendung und Extraktion bei mäßigem Mißverhältnis zwischen Kopf und Becken.
  Zwei sind für Blasesprengen, hohe Zange und eventuelle Perforation.

Meine Damen und Herren! Die beiden Fälle, die uns heute beschäftigen sollen, sind so seltene Anomalien, daß sie selbst Geburtshelfer mit einem großen Material nur vereinzelt zu Gesicht bekommen. Gleichwohl wollte ich Ihnen diese Fälle nicht vorenthalten, schon um Ihnen zu zeigen, daß der, der geburtshilflich richtig zu denken gelernt hat, auch hier den richtigen Weg finden wird.

Um was für eine Beckenform handelt es sich nun in unserem Falle? Keiner von Ihnen hat mir darauf eine Antwort gegeben. Nun, unsere Kreißende, die schon den größten Teil geburtshilflicher Operationen am eigenen Leibe erfahren hat, macht uns die Diagnose leicht. Sie erzählt uns zunächst, daß sie als Kind von 7 Jahren vom Tisch gefallen sei und danach immer gehinkt habe. Unwillkürlich richtet sich jetzt unsere Aufmerksamkeit auf das rechte hinkende Bein, und wir finden, wenn wir mit dem Zentimetermaß nachmessen, eine Verkürzung um 2 cm. Diese Verkürzung ist in diesem Falle dadurch zustande gekommen, daß die Frakturstellen, wie Sie aus unserer Skizze (Figuren 125—127) ersehen, schlecht zusammengeheilt sind. Nun kommt es nur darauf an, die Wirkung dieser Verkürzung auf das Becken und damit auf den Geburtsvorgang uns klar zu machen. Die allmähliche Beeinflussung des noch nicht in seiner Kontinuität verknöcherten Beckengürtels und der Wirbelsäule sehen wir in den 3 Skizzen, die ich Ihnen in Figuren 125—127 zusammengestellt habe. Zuerst sind die Wirbelsäule und der Beckenring in ihrer normalen Beschaffenheit dargestellt, nur das rechte Bein ist wesentlich kürzer als das linke (Figur 125). So mag das Skelett des Kindes ausgesehen haben, als es sich nach dem Fall mit verkürztem Bein vom Krankenlager erhob. Aber unser Organismus, das wissen Sie aus zahllosen Beispielen, hat immer die Tendenz, Schäden, die er erlitten hat, auszugleichen, zu kompensieren. So sehen wir denn in Figur 126, wie die Wirbelsäule durch Krümmung nach links die Verkürzung auszugleichen sucht. Es entsteht dadurch eine kompensatorische Skoliose der Wirbelsäule, die mit der Konvexität nach der gesunden Seite gerichtet ist. Aber auch jetzt noch ist die Form des nach rechts geneigten Beckens eine annähernd normale, und es kommt nun noch, um die definitive Beckenveränderung zu bewirken, ein zweites Moment hinzu, die ungleiche Belastung. Es ist ohne weiteres klar, daß ein solches Kind beim Gehen, und vor allem beim Stehen, der Hauptsache nach sein gesundes Bein benutzen wird. So muß natürlich die Rumpflast hauptsächlich von der gesunden linken Beckenseite getragen werden, und diese wird nun, wie Ihnen das Figur 127 zeigt, vom Schenkelkopf gewissermaßen in die Beckenhöhle hineingepreßt; so entsteht eine Verengerung der gesunden Beckenhälfte.

Machen Sie sich also klar, daß 2 Komponenten unser **schräg verengtes Becken** formiert haben:
> 1. die kompensatorische Neigung des Beckens nach der kranken Seite, um die Verkürzung der Extremität auszugleichen und dadurch bedingt die Skoliose der Wirbelsäule mit der Konvexität nach der gesunden Seite und
> 2. der Druck der Rumpflast, der naturgemäß mehr auf die gesunde Seite wirkt als auf die kranke und der dadurch die gesunde Beckenhälfte verengt und abplattet.

Man nennt diese Form des schräg verengten Beckens seiner Genese entsprechend die koxalgische und unterscheidet außerdem noch das skoliotisch schräg verengte und das ankylotisch schräg verengte Becken. Aus der Bezeichnung werden Sie ohne

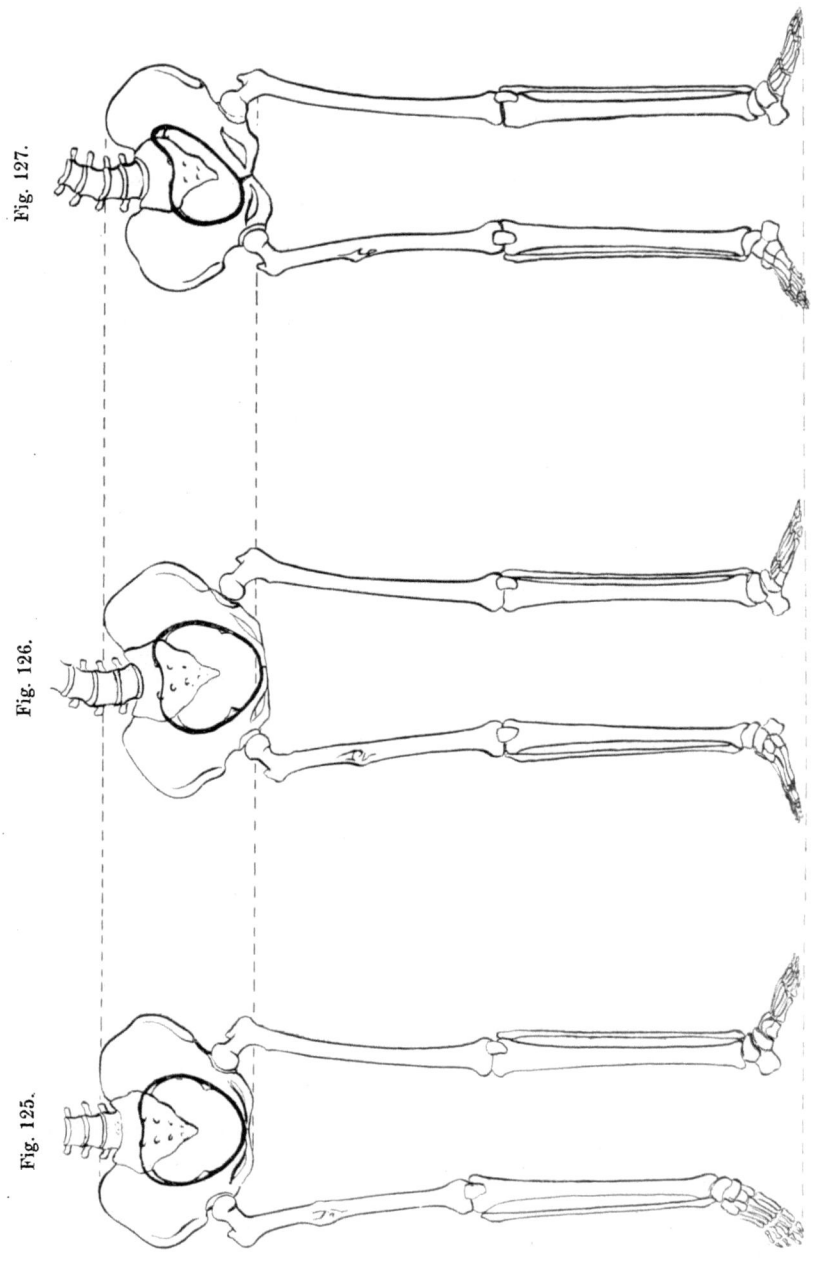

Fig. 125. Fig. 126. Fig. 127.

Die Entstehung des schräg verengten Beckens (Fall 10).

weiteres die Art ihres Entstehens entnehmen können. So interessant gerade dieses Kapitel der Beckenlehre mir erscheint, so muß ich doch, um nicht aus dem Rahmen unserer Vorlesung zu fallen, auf weitere Besprechungen verzichten und verweise Sie hinsichtlich dieser Punkte auf unsere gebräuchlichsten Lehrbücher. So große Schwierigkeiten nun das schräg verengte Becken dem Geburtsverlauf darbieten kann, in unserem Falle liegen die Verhältnisse eigentlich recht einfach.

Zunächst ersehen wir aus der Anamnese unserer Mehrgebärenden, daß sie 5 mal spontan geboren hat; ein Kind ist allerdings bei der Geburt abgestorben. So viel aber kann man nach dieser Anamnese ohne weiteres sagen: Eine hochgradige Beckenverengerung kann unmöglich da bestehen, wo mehrere Geburten wie hier spontan und ohne Kunsthilfe erfolgt sind. Es kommt in solchen Fällen nun zunächst darauf an, zu entscheiden, auf welcher Seite das Hinterhaupt steht, auf der verengten oder auf der erweiterten Beckenhälfte. Man spricht daher auch von einer weitständigen oder von einer engständigen Kopfeinstellung. Hier liegen die Verhältnisse, wie Sie gesehen haben, nun so, daß die kleine Fontanelle auf der linken, d. h. auf der verengten Beckenhälfte steht, so daß also gerade der größte biparietale Querdurchmesser des Schädels die verengte, der kleinere bitemporale Durchmesser die weitere Partie des Beckens zu passieren hat. Dieser Umstand veranlaßte mich, an eine Operation zu denken, die diese für unsere Beckenform ungünstige Einstellung zu korrigieren imstande ist; und das ist, wie ja auch die Mehrzahl von Ihnen angegeben hat, die Wendung. Man muß sich nun — wie stets — vor der Ausführung der prophylaktischen Wendung — denn um eine solche handelt es sich hier doch fraglos — drei Fragen vorlegen:
1. Ist das Mißverhältnis zwischen dem kindlichen Kopf und dem mütterlichen Becken nicht so groß, daß entweder das Kind bei der schwierigen Extraktion abstirbt oder der Schädel gar perforiert werden muß?
2. Sind alle Vorbedingungen von seiten der Weichteile erfüllt?
3. Handelt es sich um eine Erst- oder um eine Mehrgebärende?

Alle drei Vorbedingungen zur Wendung und Extraktion und damit alle Aussichten, ein lebendes Kind zu bekommen, schienen mir hier erfüllt zu sein: Es handelte sich um eine X para mit weiten, dehnungsfähigen Weichteilen, der Muttermund ist gerade vollständig, die Blase sprungfertig und das Mißverhältnis zwischen Kopf und Becken nicht allzu groß. Die Wendung geht spielend leicht vonstatten. Vergleichen wir jetzt den Stand des Kopfes vor der Wendung und kurz vor der Ausführung des Wiegandschen Handgriffes, so sehen wir ohne weiteres, wie schon oben gesagt, daß wir ihn auf diese Weise von der engständigen Einstellung in die weitständige, also günstigere übergeführt haben. Den Wiegandschen Handgriff machen wir genau nach der Vorschrift, die ich Ihnen gelegentlich von Fall 2 gab, und ich bitte Sie, dort nochmals die genaueren Details nachzulesen und sich die Figuren von der falschen und richtigen Ausführung dieses für das Leben des Kindes so wichtigen Handgriffes anzusehen. Das Kind ist ein Knabe von der immerhin stattlichen Größe von 54 cm und einem Kopfumfang von 37 cm. Er kommt völlig lebensfrisch zur Welt und beginnt sogleich mit fröhlichem Geschrei sein Erdendasein.

Die Nachgeburtsperiode bietet keinerlei Besonderheiten.

Fall 11.

Name, Alter, Para: L. B., 19 Jahre, I para.
Meldung: Stillstand der Geburt.
Anamnese: Mutter an Phthise gestorben. Von ihrem 7. Jahre an soll sich an ihrer Wirbelsäule mehr und mehr ein Buckel entwickelt haben. Hat erst mit $4^1/_2$ Jahren laufen gelernt.
Letzte Regel: 5. Juli.
Wehenbeginn: 25. März, $9^1/_2$ Uhr nachmittags.
Blasensprung: 26. März, $4^1/_4$ Uhr vormittags bei vollständigem Muttermund.
Ankunft des Arztes: 26. März, 8 Uhr vormittags.
Wehentätigkeit: Sehr gut, gleichmäßig und kräftig.
Status: Mittelgroße Frau mit deutlicher Lumbo-dorsal-Kyphose. Winkeliger Gibbus in der Höhe des 2.—4. Lendenwirbels.
Temperatur: 37,1.
Puls: 96.
Aeußere Untersuchung: Beckenmaße: Sp. 29, Cr. 29, Tr. $30^1/_2$, Conj. ext. 21, Conj. diag. nicht zu erreichen. II. Schädellage. Kopf ins Becken eingetreten.
Herztöne: Rechts unterhalb des Nabels, wechselnd bis 170.
Innere Untersuchung: Kopf klein, kleine Fontanelle rechts vorn, große links hinten. Er ist auf den Beckenboden fest aufgepreßt und man fühlt deutlich, daß der verengte Beckenausgang sein Fortschreiten verhindert.
Therapie: ?

Antworten der Hörer.

2 Zangenversuch zur Rettung des Kindes.
4 Es handelt sich um ein Trichterbecken. Aus Indikation für das Kind Zangenversuch: glückt dieser nicht, Perforation.
2 Pubotomie bei Trichterbecken.
2 Kaiserschnitt bei rachitischem Becken.

Meine Damen und Herren! Die Fälle von echtem **Trichterbecken**, wie wir hier einen vor uns haben, sind außerordentlich selten. Aber glauben Sie nicht, daß mit der Seltenheit die Schwierigkeit unseres geburtshilflichen Handelns parallel läuft. Während beim platten und allgemein verengten Becken uns, wie Sie ja aus einer ganzen Reihe von Fällen gesehen haben, die Geburtsprognose große Schwierigkeit macht, da das Hindernis im Beckeneingang liegt, **bei dem Trichterbecken ist die Sache gerade umgekehrt: der Beckeneingang ist erweitert, der Beckenausgang verengert**; und vergleichen wir nun klinisch die beiden Formen, so sehen wir beim platten Becken eine langsame und sehr erschwerte Konfigurationsperiode, dann nach dem Passieren des Promontoriums rasche Beendigung der Geburt; im Gegensatz dazu beim Trichterbecken normal schnelles Tiefertreten des Fötus bis auf den Beckenboden und dann plötzliches Sistieren der Geburt. Die eben geschilderten Unterschiede sehen Sie am besten an diesen 3 Sagittal-

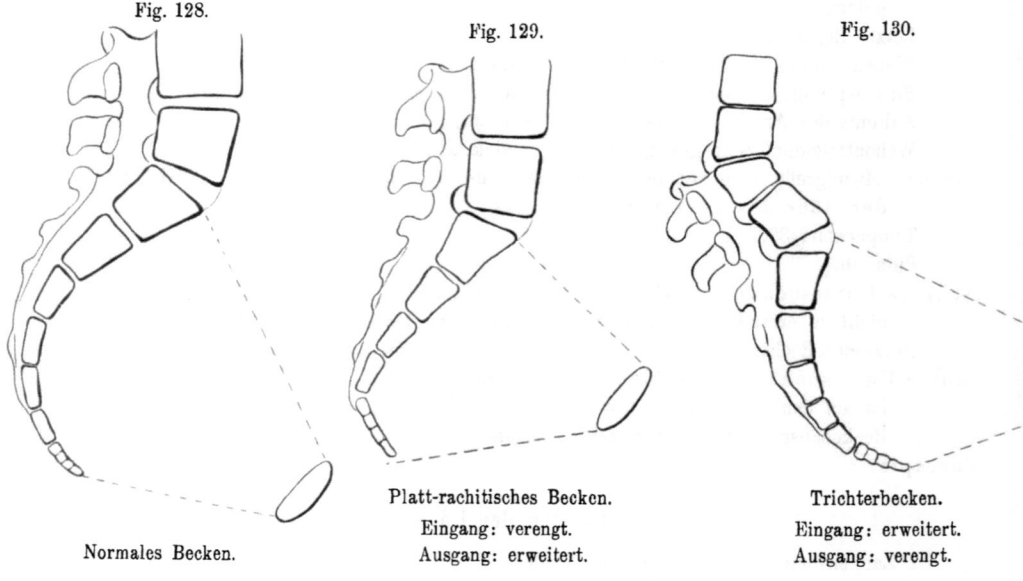

Fig. 128.   Fig. 129.   Fig. 130.

Normales Becken.   Platt-rachitisches Becken.
Eingang: verengt.
Ausgang: erweitert.   Trichterbecken.
Eingang: erweitert.
Ausgang: verengt.

schnitten durch ein normales, ein platt-rachitisches und ein Trichterbecken (Figuren 128—130). Noch besser aber werden Sie den Entstehungsmechanismus unserer Anomalie verstehen, wenn wir uns die Genese in gleicher Weise vor Augen führen, wie wir das bei dem schräg verengten Becken getan haben. Während in unserem vorigen Falle die Erkrankung des rechten Beines die Ursache der Beckenverengerung war, ist es hier die Erkrankung der Wirbelsäule. Unsere Kreißende ist tuberkulös hereditär belastet. Ihre Mutter ist an Lungenschwindsucht zugrunde gegangen. Sie selbst gibt an, ohne jedes Trauma im 7. Jahre ganz allmählich einen Buckel bekommen zu haben. Es handelt sich also mit aller Wahrscheinlichkeit um das Entstehen eines tukerkulösen Gibbus. Würde das Kind nun dauernd in ruhiger Stellung gelegen haben, so würde die Wirbelsäule infolge der Caries des zweiten Lendenwirbels nach vorn abknicken, wie es Ihnen unsere schematische Skizze (Figuren 131 und 132) erläutert. Ein aufrechtes Gehen ist aber bei dieser Stellung der Wirbelsäule, wie Ihnen ohne weiteres ersichtlich ist, ganz unmöglich, und der Organismus sucht nun in geeigneter Weise diese Verkrümmung zu kompensieren. Diese Kompensation wird dadurch erreicht, daß sich das Kreuzbein um seine horizontale uud frontale Achse in der Articulatio sacroiliaca nach vorn dreht,

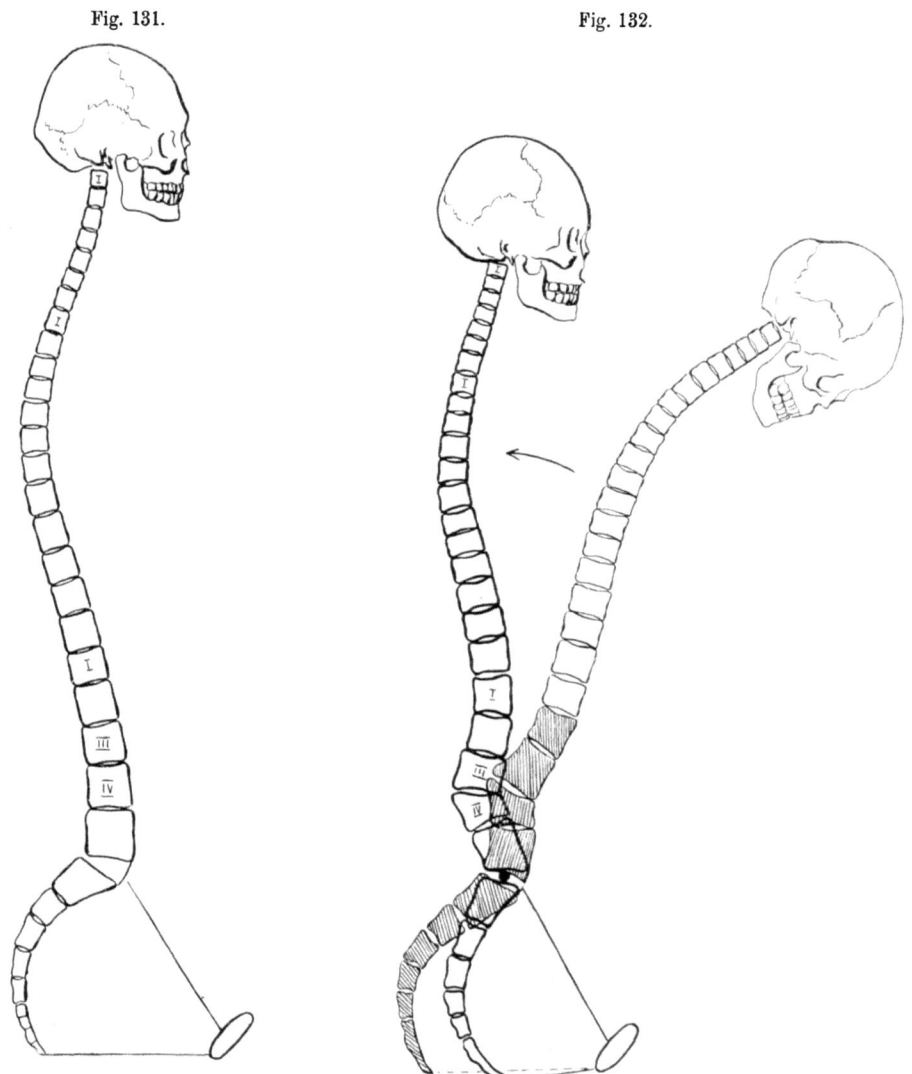

Fig. 131.

Fig. 132.

Normale Wirbelsäule.   Schraffiert: Caries zwischen dem III. und IV. Lendenwirbel. Durch das kompensatorische Aufrichten der Wirbelsäule wird das Promontorium entfernt, die Steißbeinspitze der Symphyse genähert.

dadurch aber entfernt sich das Promontorium von der Schoßfuge, während sich die Steißbeinspitze ihm stark nähert, mit anderen Worten, der Beckeneingang wird in der Conjugata erweitert, der Beckenausgang verengert. Ein besonders

Fig. 133 u. 134.

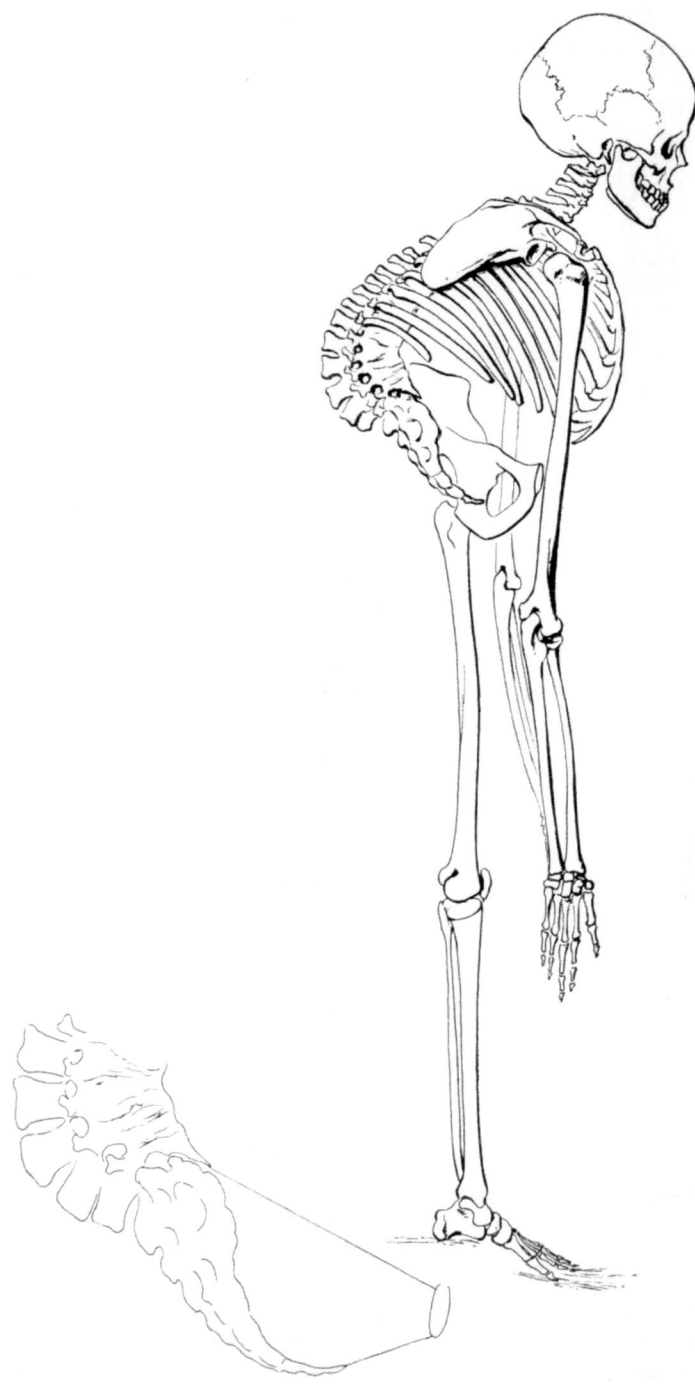

Trichterbecken aus der Sammlung des Pathologischen Instituts der Königlichen Charité.

schön ausgeprägtes Trichterbecken, das der Sammlung des Pathologischen Instituts der Charité entstammt, sehen Sie in Figur 134. Figur 133 zeigt Ihnen lediglich das Becken dieses Präparates entsprechend vergrößert. Weit schwieriger ist die Entstehung der Verengerung im queren Durchmesser, d. h. die Annäherung der Tubera ossis ischii aneinander zu erklären. Hier spielen statische Momente und die Veränderung der Druckwirkung der Schenkelköpfe mit, auf die wir nicht weiter eingehen wollen.

Um also die Diagnose „Trichterbecken" zu stellen, bedürfen wir zweier Punkte: erstens die anamnestische Ursache, die Anomalie der Wirbelsäule, zweitens die genaue Messung des Beckenausgangs, und auf diese Messung des Beckenausgangs müssen wir noch näher eingehen.

Fig. 135.

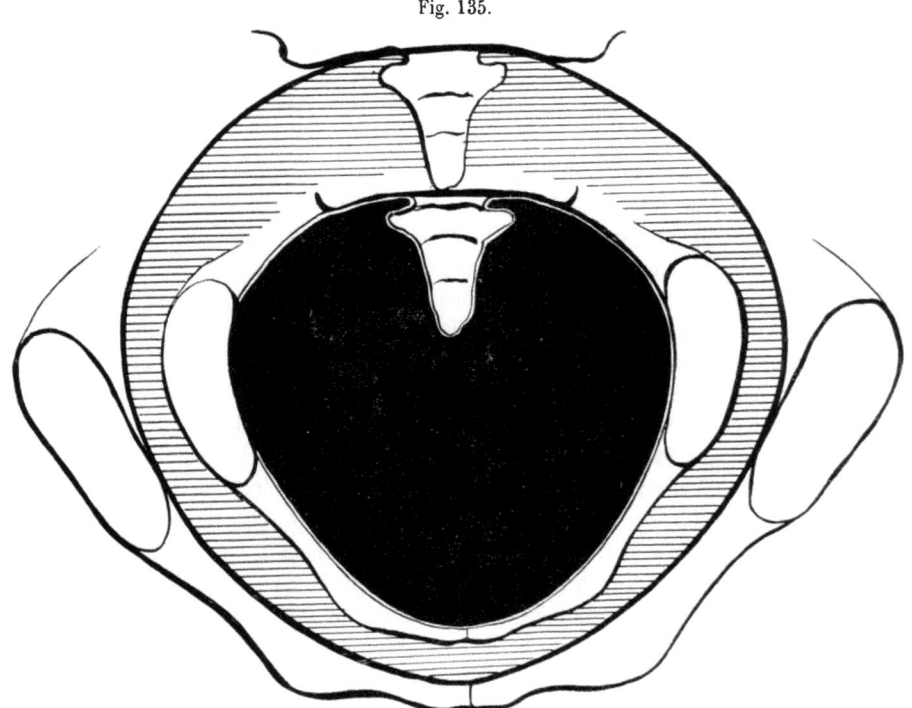

Beckenausgang in Fall 11 (schwarz). Normaler Beckenausgang (schraffiert).

Figur 135 zeigt Ihnen den Beckenausgang an einem skelettierten Becken, die schraffierte Fläche zeigt Ihnen die normalen Verhältnisse, die schwarze Fläche die unseres speziellen Falles. Während man nun beim Beckeneingang direkt nur den geraden Durchmesser bestimmen kann, ist es uns beim Beckenausgang auch möglich, den queren Durchmesser zu messen.

Der gerade Durchmesser des Beckenausgangs reicht, wie Sie auf unserer Skizze (Figur 135) sehen, von dem unteren Rande der Schoßfuge bis zur Steißbeinspitze; er beträgt in der Norm 9 cm, er kann sich aber unter der Geburt durch Abknicken des Steißbeines nach hinten um $2^{1}/_{2}$ cm erweitern, d. h. intra partum $11^{1}/_{2}$ cm betragen. Aus diesem Grunde messen wir bei der Lebenden den bei der Geburt in Frage kommenden geraden Durchmesser des Beckenausgangs, d. h. den Abstand der Kreuzbeinspitze, kenntlich an der Articulatio sacro-coccygea bis zum unteren Rande der Schoßfuge. Diese Verbindung von Kreuzbein und Steißbein kann man bei der Lebenden leicht fühlen, indem man mit dem Zeigefinger der rechten Hand, die Vola manus nach abwärts gerichtet, in die Scheide eingeht, während der Daumen derselben Hand von außen her das Steißbein abzutasten sucht. Man kann so das Steißbein bequem zwischen Zeigefinger und Daumen fassen, hin und her bewegen und so seine Verbindungsstelle mit dem Kreuzbein bestimmen. An diesem Punkt wird von außen her die eine Spitze des Tasterzirkels angesetzt, während die andere den leicht zu fühlenden unteren Schoßfugenrand berühren muß. In dem so gefundenen Maß sind entsprechend der Dicke der Kreuzbeinspitze und der bedeckenden Haut etwa $1\frac{1}{2}$ cm abzuziehen.

Der quere Durchmesser des Beckenausgangs reicht (vgl. Skizze, Figur 135) von dem inneren Rande des einen Tuber ossis ischii bis zum inneren Rande des anderen Sitzbeinknorrens. Er beträgt in der Norm 11 cm. Diese Knochenpunkte sind bei der Lebenden in Steißrückenlage mit stark gebeugten Beinen leicht durchzutasten, wir messen sie mit dem Osianderschen Beckenzirkel, dessen Branchen, wie unsere Skizze zeigt (Figur 136), nach außen gerichtet sind. Bei dieser Messung drückt man die nach außen gerichteten Spitzen stark an die Innenseite der Tubera. Zu diesem Maß, das um die Dicke der Weichteile oberhalb der Sitzbeinknorren zu klein ausfällt, muß man noch $1—1\frac{1}{2}$ cm addieren, um das richtige Maß zu erhalten.

Beide Messungen müssen mit sterilen Händen und sterilen Instrumenten vorgenommen werden; da man bei Messung des geraden Durchmessers in die Scheide eingehen muß, um die Kreuzbeinspitze zu tasten, wird man mit der Messung des geraden Durchmessers zu beginnen haben.

Im allgemeinen verzichtet man auf die Messung des Beckenausgangs; nur wenn die Geburt in dem letzten Teil der Austreibungsperiode stockt, oder wenn sonstige Abnormitäten des Skeletts darauf hinweisen, wird man sie nicht unterlassen. Jüngere Geburtshelfer sind mit der Diagnose „Trichterbecken" oft schnell bei der Hand, und mir ist es mehrfach passiert, daß ich zu solchen sogenannten Trichterbecken gerufen bin, ohne daß die Messung auch nur den geringsten Anhaltspunkt dafür gegeben hätte.

Wie liegen nun die Verhältnisse in unserem konkreten Falle? Die Messung des geraden Durchmessers ergibt 9 cm, d. h. nach dem Abzug von $1\frac{1}{2}$: $7\frac{1}{2}$ cm (normal $11—11\frac{1}{2}$ cm). Die des queren Durchmessers ergibt $6\frac{1}{2} + 1\frac{1}{2}$ cm = 8 cm (normal 11 cm). Es handelt sich also hier um ein Trichterbecken, dessen Maße im geraden wie im queren Durchmesser um etwa $3—3\frac{1}{2}$ cm verengert sind. Auf die Zeichen von Rachitis, die nebenbei fraglos bestehen, wollen wir nicht näher eingehen, da sie geburtshilflich praktisch hier nicht in Frage kommen.

So schwierig nun in bestimmten Fällen von Trichterbecken die einzuschlagende beste Therapie sein kann, und so wenig feste Normen der Behandlung des Trichterbeckens wir bis jetzt bei seiner Seltenheit kennen, so glaube ich doch, daß in unserem konkreten Falle unsere therapeutischen Maßnahmen, die wir zu treffen haben, klar vor Augen liegen. Allerdings, Sie alle, meine Damen und Herren, haben einen Punkt der Anamnese außer acht gelassen, der für unser Handeln in diesem Falle sicherlich nicht ohne Belang ist, daß es sich nämlich hier um eine Frühgeburt handelt. Die letzte Menstruation war am 5. Juli, die Frau sollte demnach — 3 Monate zurück, 7 Tage

Fig. 136.

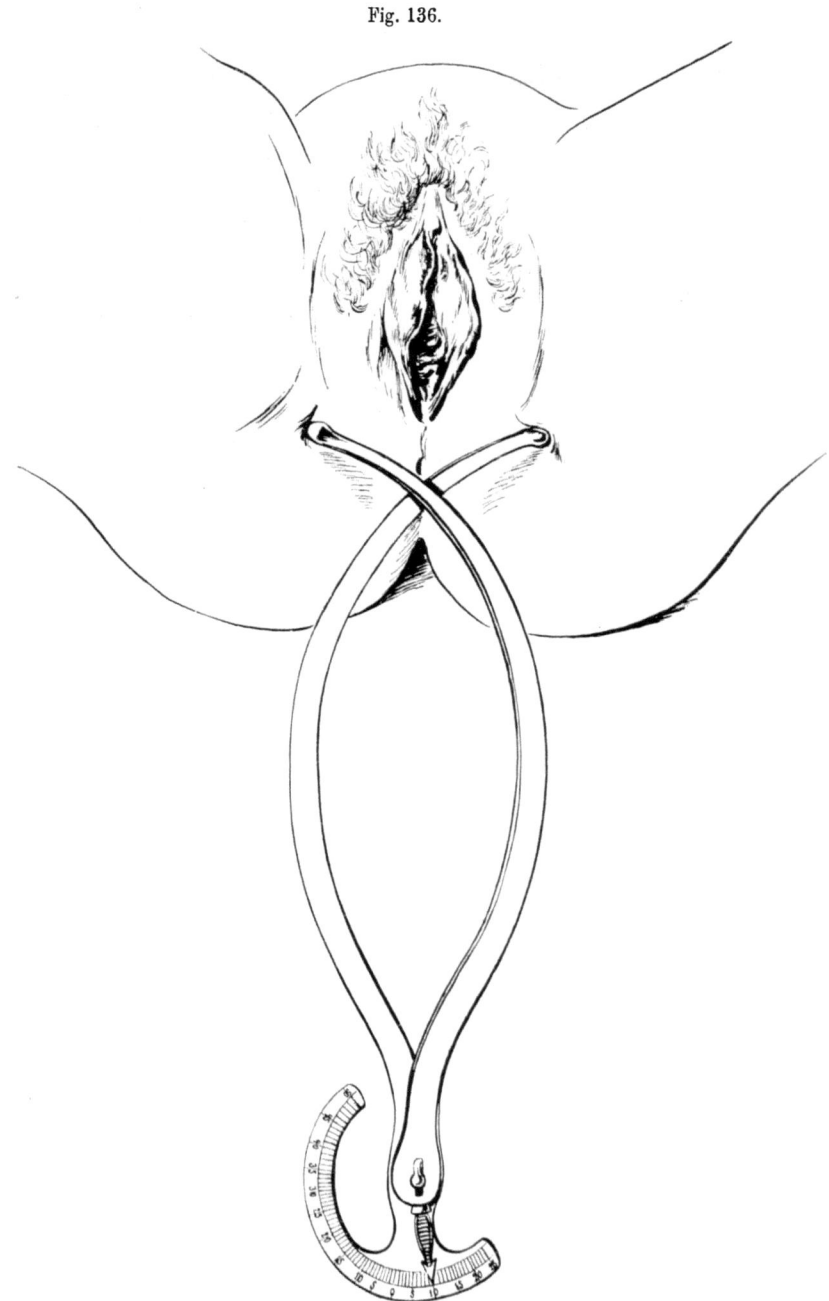

Messung des queren Durchmessers des Beckenausgangs mit dem Osianderschen Tasterzirkel.

hinzu — erst am 12. April niederkommen. Sie hat aber schon am 25. März die ersten Geburtswehen bekommen, d. h. fast einen Monat zu früh, die Natur hat also hier das gemacht, was eine Reihe von Geburshelfern beim engen Becken als Therapie empfehlen: Einleitung der Frühgeburt. Dieser von Ihnen nicht beachtete Umstand aber läßt uns hoffen, den kleinen und weichen Kopf der Frühgeburt trotz der Verengerung im Beckenausgang noch lebend mit der Zange entwickeln zu können. Hebosteotomie und Kaiserschnitt kommen hier unmöglich in Frage, aber auch bei normal großem Kinde würde ich Ihnen für die Praxis zu einem allerdings vorsichtigen Zangenversuch und eventueller Perforation raten. Die Erfahrungen größerer operativer Eingriffe beim Trichterbecken sind noch zu geringe, als daß man sie im geeigneten Falle als besonders zweckmäßig empfehlen könnte.

Da die Pfeilnaht, wie unsere Untersuchung ergibt, im linken schrägen Durchmesser steht, die kleine Fontanelle rechts vorn, die große Fontanelle links hinten, legen wir die Zange im rechten schrägen Durchmesser an. Trotz der Kleinheit des Kindes, es war ein Mädchen von 2270 g Gewicht und 45 cm Länge, mit einem Kopfumfang von 30 cm, waren eine Reihe von kräftigen Traktionen nötig, um den Kopf durch den so stark verengten Beckenausgang hindurchzuziehen.

X. Vorlesung.

Fall 12.

Name, Alter, Para: Frau Schr., 34 Jahre, Vpara.
  Meldung: Querlage.
Anamnese: Mit 3 Jahren laufen gelernt; als Kind englische Krankheit.
  Frühere Entbindungen: 3 Geburten; alle Kinder bei der Geburt gestorben, 1 nach Zangenextraktion, 2 spontan, sehr kleine Früchte, bald nach der Geburt gestorben.
  1 Abort mit 3 Monaten. Dringender Wunsch, ein lebendes Kind zu haben.
  Letzte Regel: 29. Juni.
  Wehenbeginn: 4. April, 8 Uhr vormittags.
  Blasensprung: Blase vom hinzugerufenen Arzt am 4. April, 7 Uhr nachmittags, gesprengt bei fünfmarkstückgroßem Muttermund und angeblichem Vorliegen des Armes bei Schädellage. Danach hat er die Frau verlassen.
  Ankunft des Arztes: 5. April, 7^{35} Uhr vormittags.
  Wehentätigkeit: Sehr kräftig.
Status: Kleine, untersetzte Frau mit ausgesprochen rachitischem Habitus.
  Temperatur: 37,2.
  Puls: 100.
Aeußere Untersuchung: Beckenmaße: Sp. 26, Cr. 26, Tr. 30, Conj. ext. 18, Conj. diag. 10, Conj. vera 8—8,5. Kopf links, Steiß rechts, Mekoniumabgang.
  Herztöne: Nicht zu hören.
Innere Untersuchung: Scheide weit, Muttermund zusammengefallen, gut dehnbar, handtellergroß. Linker Arm liegt in der Scheide.
Therapie: ?

Antworten der Hörer.

Läßt sich durch Zug am Arm der Fötus nicht entwickeln, Dekapitation.

In tiefer Narkose Wendungsversuch und Extraktion, bei Mißlingen Dekapitation.

Die Wendungsmöglichkeit ist fast ausgeschlossen, da die Blase vor mehr als 13 Stunden gesprengt wurde und die Schulter jetzt eingekeilt ist. Außerdem ist das Kind wahrscheinlich abgestorben, da die Herztöne nicht zu hören sind. Folglich: Embryotomie.

Klassischer Kaiserschnitt.

Bei Mißlingen der inneren Wendung muß versucht werden, durch kräftigen Zug an dem vorgefallenen Arm den Vorgang der Selbstentwicklung nachzuahmen; ist auch dieses unausführbar, Embryotomie.

Meine Damen und Herren! Unser heutiger Fall hat in mancher Hinsicht Aehnlichkeit mit dem Fall 2 (S. 15), in dem es sich um eine abgewichene Schädellage bei platt-rachitischem Becken handelte, und ich bitte Sie, sich recht genau an diesen zu erinnern. Während jedoch in letzterem die Cervix auf 2 Fingergliedlänge erhalten und die Blase intakt war, ist hier von ärztlicher Seite 13 Stunden vor unserer Ankunft die Blase gesprengt, der Muttermund jetzt bereits handtellergroß und ein Arm vorgefallen. Hier wie dort aber geht der sehnliche Wunsch der Eltern auf ein lebendes Kind, und dieser Wunsch zwingt uns, noch ganz besonders aufmerksam, überlegt und gewissenhaft zu Werke zu gehen.

Es handelt sich hier um einen jener Fälle, die in der Praxis des Spezialisten recht häufig sind: Von anderer Seite ist die Geburt falsch geleitet und unsere Aufgabe ist es, jetzt trotzdem noch zu einem günstigen Ausgang zu gelangen. Was hätten wir nun gemacht, wenn wir zu Beginn der Geburt zu unserer Kreißenden gekommen wären? Nachdem wir Puls und Temperatur festgestellt hätten, würden uns die voraufgegangenen Geburten ohne weiteres darauf hingewiesen haben, an eine Beckenanomalie zu denken. Die darauf vorgenommene äußere und innere Beckenmessung hätte uns dann gezeigt, daß es sich um ein platt-rachitisches Becken mit einer Conjugata vera von 8 cm handelt. Ich glaube, wir würden uns dann in diesem Falle entschlossen haben, die Frau zur Ausführung des Kaiserschnittes einer Klinik zu überweisen, weil dieses ja für das Kind die sicherste Methode der Entbindung bei plattem Becken ist und die Mutter bisher noch nicht infiziert zu sein scheint. Von der Hebosteotomie, die hier bei einer Fünftgebärenden in Frage gekommen wäre, würde mich der Umstand abgehalten haben, daß es sich um eine Schräglage handelt und die Gefahr eines Vorfalles kleiner Teile oder gar der Nabelschnur die Gefahr für das kindliche Leben allzusehr vergrößert; ich verweise Sie diesbezüglich auf S. 6 und S. 16. Der Doktor aber, der zuerst die Leitung der Geburt hatte, übersah all' diese Gefahren; ohne sich über die Beckenanomalie zu orientieren, sprengte er die Blase in einem Stadium der Geburt, wie Sie es auf Figur 137 sehen, in einem Stadium, in dem der Muttermund fünfmarkstückgroß war und außerdem ein Arm vorlag. — Dann verläßt er die Frau und Sie sehen nun auf unserer Figur 138 die weitere Entwicklung der Geburt; durch die Wehenkraft und rein mechanisch der Schwere folgend, fällt zuerst der linke Arm vor und dann entwickelt sich weiterhin aus der Schräglage eine Querlage, wie wir sie jetzt antreffen. Was ist nun zu tun? An die Ausführung des Kaiserschnitts — wie es einer von Ihnen meint — ist jetzt nicht mehr zu denken. Nach 13 stündigem Fruchtwasserabfluß und Mekoniumabgang sind die Aussichten für das Kind viel zu schlecht, zumal wir keine Herztöne mit Sicherheit hören; die Gefahren für die Mutter sind von Stunde zu Stunde nach dem Blasensprung so gewachsen, daß wir ihr unmöglich jetzt noch diese Operation empfehlen können, zumal ja der in der Scheide liegende Arm den Keimen reichlich Gelegenheit gibt, hinaufzuwandern.

Den Grund, weshalb in diesem Falle von uns keine Herztöne gehört wurden, obgleich das Kind, wie Sie sehen werden, lebend geboren wurde, vermag ich Ihnen nach meinen Aufzeichnungen nicht anzugeben. Wahrscheinlich war die Füllung der Harnblase und das dauernde Jammern der Kreißenden schuld daran. Ich habe Ihnen dieses absichtlich mitgeteilt, um Ihnen zu zeigen, daß das **dauernde Nichthören der kindlichen Herztöne kein sicheres Zeichen des Kindstodes ist.** Ganz anders liegen die Verhältnisse, wenn die an einer bestimmten Stelle genau gehörten Herztöne plötzlich nicht mehr zu hören sind; in diesem Falle kann man mit Sicherheit annehmen, daß der Fötus abgestorben ist.

Wären wir nun von dem Absterben des Kindes ganz überzeugt, so wäre unsere Therapie klar gegeben: wir müßten zur Dekapitation schreiten. Dieses sind wir aber nicht und so müssen wir als letzten Versuch eine Wendung wagen. **Welches sind nun die Gefahren, die uns bei dieser Wendung bedrohen?** Wir müssen sie genau kennen, um ihnen wirksam begegnen zu können. Der noch nicht völlig erweiterte Muttermund ist es nicht; bei einer Mehrgebärenden wird uns das auf Handtellergröße erweiterte Orificium keine besonderen Schwierigkeiten bei der Extraktion machen.

Die Gefahren für die Mutter liegen in dem schon vor 13 Stunden erfolgten Fruchtwasserabfluß. Der beste Zeitpunkt für die Wendung ist für den Anfänger, das haben Sie in Fall 2 gesehen, der Moment, in dem die Fruchtblase noch steht und der Muttermund vollständig erweitert ist, und deshalb wird es auch in allen den Fällen, wo es voraussichtlich zu einer Wendung kommen wird, also besonders bei Querlagen, unsere hauptsächlichste Aufgabe sein, so lange wie möglich die Blase zu erhalten — wie wir das mit dem Schutzballon erreichen, das ist Ihnen in Erinnerung an unseren Fall 2 (S. 18, Figur 12) noch klar. Ist das Fruchtwasser abgeflossen, so legt sich die Uterusmuskulatur dicht um den kindichen Körper, das Umdrehen des Fötus auf den Fuß, das vorher spielend leicht vonstatten ging, wird von Stunde zu Stunde schwerer. Bei jeder neuen Wehe zieht sich die Wandung der Gebärmutter fester um den Kindskörper zusammen und schließlich kommt es zur Ausbildung eines Kontraktionsringes, wie Sie ihn gelegentlich von Fall 8 in Figuren 110 und 111 sahen. Kommt es bei Querlagen zu diesem gefahrdrohenden Ereignis, dann sprechen wir von verschleppten Querlagen (vgl. mit unserer Figur 138 die Figuren 146 und 147), und wir werden im nächsten Falle noch darauf zurückzukommen haben. Auch hier haben wir fraglos mit der Gefahr der Uterusruptur zu rechnen und wir werden sehen, wie wir diesem drohenden Gespenst wirksam entgegentreten.

Haben wir aber glücklich die Wendung beendet, so tritt uns eine neue Gefahr in der Beckenverengerung entgegen, eine Gefahr, die nicht die Mutter, sondern in erster Linie das Kind bedroht. Auch hier müssen wir rechtzeitig und überlegt unsere Anordnungen treffen.

Bevor wir zum Wendungsversuch schreiten, müssen wir genau wissen, um welche Art von Querlage es sich hier handelt. Der vorgefallene Arm erleichtert uns bedeutend die Diagnose. Der Kopf des Kindes liegt nach links. Wir können ihn in der linken Regio iliaca palpieren; außerdem fühlen wir bei der inneren Untersuchung die Achselhöhle nach links geschlossen. Der linke Arm ist vorgefallen. Es ist der linke Arm, denn wenn wir ihn vor die Vulva ziehen, um ihn anzuschlingen[1]), sehen wir, daß bei nach oben gekehrter Vola der Daumen der kindlichen Hand nach dem linken Schenkel der Mutter zeigt. Liegt die linke Hand vor, liegt der Kopf auf der linken Seite, so handelt es sich um eine dorsoposteriore Querlage (ebenso rechte Hand — Kopf rechts), liegt die linke Hand vor, liegt der Kopf auf der rechten Seite, um eine dorsoanteriore Querlage (ebenso rechte Hand — Kopf links). (Sie machen sich

---

[1]) Wie Sie am besten aus einem einfachen, ausgekochten, breiten Leinenband eine Schlinge herstellen, sehen Sie in Figuren 197 und 198, Vorlesung XIII.

Fig. 137 (Fall 12).

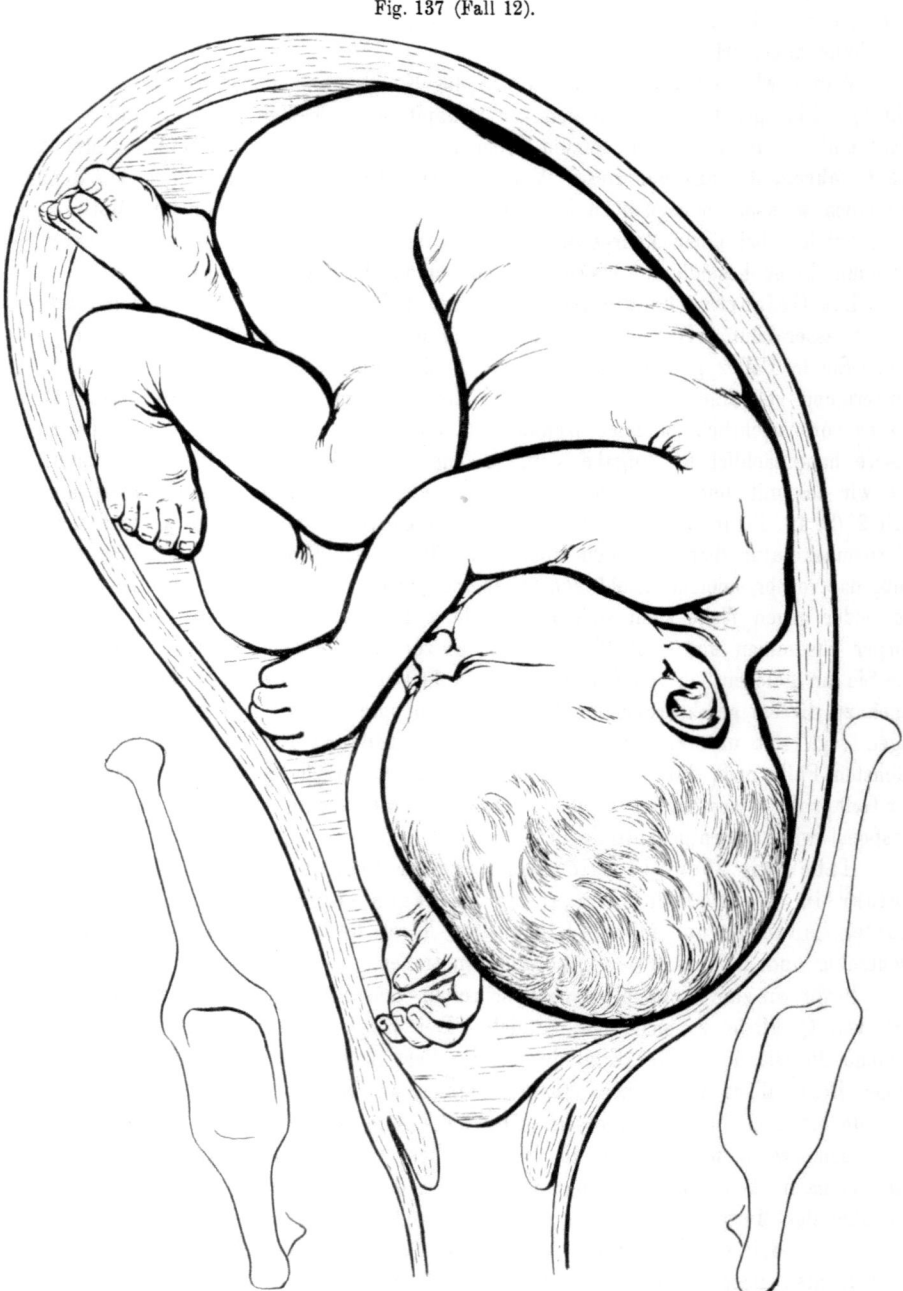

Kopf auf die linke Darmbeinschaufel abgewichen. Vorliegen der linken Hand. Blase steht.

X. Vorlesung. 177

Fig. 138 (Fall 12).

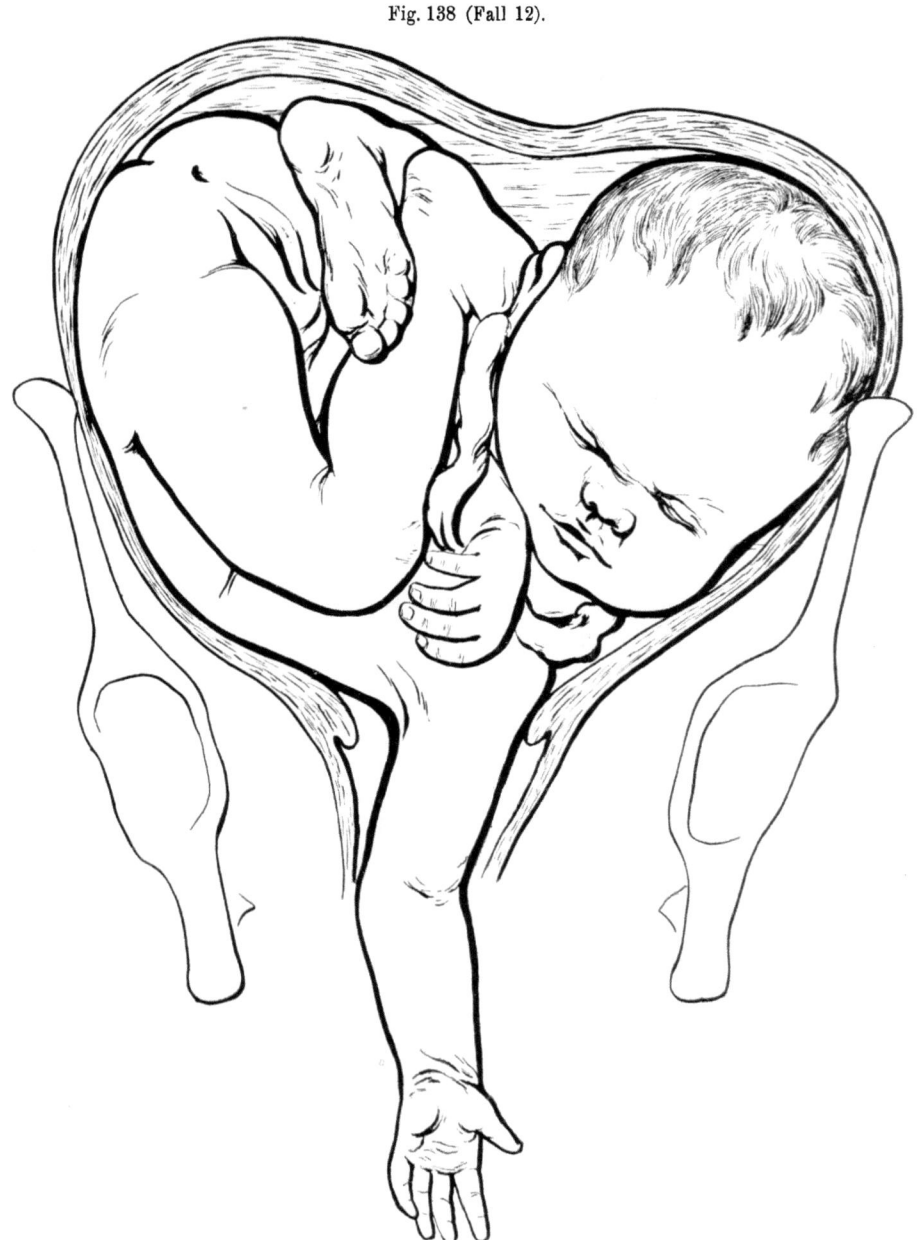

Nach dem Sprengen der Blase ist aus der abgewichenen Schädellage (Figur 137) eine Querlage mit Armvorfall geworden.

dieses am besten so klar, daß Sie sich selbst in ein Phantom gelegt denken und die entsprechende Hand vorstrecken.) In unserem Falle handelt es sich also um eine I. dorsoposteriore Querlage. Die kleinen Teile liegen also rechts; Sie müssen infolgedessen mit der den kleinen Teilen entsprechenden Hand, d. h. mit der linken Hand zur Wendung eingehen.

Nun zu den Vorbereitungen, die Ihnen ja schon bekannt sind (vgl. S. 21 bis 33). Vergessen Sie nichts von Ihrem Instrumentarium, was Sie gebrauchen könnten. Richten Sie ebenso das Perforatorium für alle Fälle wie alles zur Wiederbelebung des Neugeborenen. Vergessen Sie insbesondere nicht die Trachealkatheter bereitzulegen. Und vor allem gehen Sie nicht eher an die schwierige Wendung heran, als bis Sie eine gute, tiefe Narkose erzielt haben. **Bei so schweren Wendungen ist die tiefe Narkose, die nicht nur die Bauchdecken, sondern auch die Uterusmuskulatur entspannt, Ihr wirksamster Bundesgenosse**, auf den Sie niemals verzichten dürfen. Sobald Ihnen dann die Wendung geglückt ist, lassen Sie die Hebamme oder den Narkotiseur die Maske abnehmen; dann reicht die Choroformwirkung bis zum Schlusse der Geburt aus.

Die Wendung, die ich selbst ausführte, ging außerordentlich schwierig vonstatten, man kann sich ihre Ausführung in solchen Fällen dadurch erleichtern, daß man die Frau auf die Seite der kleinen Teile lagert, also in Seitenlage wendet. Die Seitenlage hat aber dann, wenn man nicht über einen guten Narkotiseur und gute Assistenz verfügt, viel Mißliches. Die Aseptik beim Eingehen mit der Hand ist schwerer zu wahren, aus leicht ersichtlichen Gründen, und die Ueberwachung der Narkose ist für den Operateur schwieriger, weil man schlechter das Gesicht der Kreißenden sehen und ihre Atemzüge kontrollieren kann. Wir kamen in diesem Falle ohne sie aus. Schwierig war auch die Lösung des rechten Armes, der nach hinten geschlagen und bei den engen Beckenverhältnissen nur schwer zu lösen war. Ueber die Ausführung des Wiegandschen Handgriffes müßte ich Ihnen genau das gleiche sagen, wie in der Vorlesung II (S. 21 ff.), und ich bitte Sie, sich genau alle Details dieses wichtigen, lebensrettenden Handgriffes ins Gedächtnis zurückzurufen. Wir nabeln schnell mit Klemmen ab und haben die große Freude nach allen Fährnissen dieser Geburt, nach wenigen Schultzeschen Schwingungen, die wir nach Anwendung des Trachealkatheters ausführen, durch kalte Uebergießungen im warmen Bade das Kind, einen Knaben von 55 cm Länge und einem Gewicht von $6^1/_2$ Pfund, zu kräftigem Schreien zu bringen. Als Zeichen der starken Verengerung und des starken Druckes, der dazu gehörte, den kindlichen Kopf auch bei günstiger Stellung durch das Becken zu pressen, sehen wir an dem kindlichen Schädel eine starke Impression des linken Scheitelbeines. Häufig erliegen die Kinder unter Zeichen von Hirndrucksymptomen oder direkt durch Verblutung in die Dura diesen Impressionen. In unserem Falle kam der Junge mit dem Leben davon, ich sah ihn nach Jahresfrist gesund und munter herumlaufen. Irgendwelche therapeutische Maßnahmen erfordern diese Impressionen selbstverständlich niemals; früher fühlte man sich wohl bewogen, mit einem Pfropfenzieher die Delle im Schädeldach zu heben — ein uns heute etwas mittelalterlich anmutendes Mittel. Während wir mit dem Kinde beschäftigt sind, zeigt uns ein Blick auf das Handtuch, das wir wie gewöhnlich sorgsam über den Eimer gebreitet haben (vgl. Figur 22, S. 32), daß die Frau blutet. Zur exakten, sachgemäßen Blutstillung gehört aber unbedingt, die Quelle der Blutung schnell und sicher zu erkennen. In unserem Falle handelt es sich um eine Blutung in der Nachgeburtsperiode, die Placenta befindet sich noch in der Gebärmutterhöhle. Jetzt heißt es ruhig und sachgemäß vorgehen. **Wer bei jeder erheblicheren Blutung sofort ängstlich wird und den Kopf verliert, der sollte nicht Geburtshelfer werden, denn wer hastig und unbesonnen die Blutung stillen will, ohne zu wissen, woher es blutet, kann das größte Unheil anrichten.**

Ein Griff auf den Leib der Frau zeigt uns, daß der Uterusfundus, der sich wie gewöhnlich post partum zuerst in Nabelhöhe befand, höher gestiegen ist, außerdem fühlt er sich nicht hart und fest, sondern mehr weich und eindrückbar an. Der Grund der Blutung liegt also hier in erster Linie in der mangelhaften Kontraktion der Gebärmutter und zweitens in der partiellen Lösung der Placenta. Die einzig richtige Therapie ist es demnach: erstens den Uterus zu Kontraktionen anzuregen, zweitens die völlige Lösung der Placenta zu bewirken. Das eine erreichen wir in den meisten Fällen durch mechanisches Reizen der Gebärmutter mittels daraufgelegter Hand. Dieser Reiz darf aber nicht, wie man das so oft sieht, in einem wüsten Kneten der Gebärmutter bestehen. Abgesehen von den starken Schmerzen, die Sie der Gebärenden dadurch verursachen, habe ich immer dabei beobachten können, daß diese überkräftigen Reize die Muskulatur zwar zuerst zur Kontraktion bringen, dann aber, und das ist das Gefährliche dieser Manipulationen, zur Ermüdung der Muskulatur und zu neuer Atonie führen. Es ist mit dem Uterusmuskel nicht anders als wie mit dem Herzmuskel. Die Natur läßt sich wohl unterstützen, nicht forcieren! Ich habe daher immer den Herren, die meiner Ausbildung anvertraut waren, den Rat gegeben, den Uterus zu „kitzeln", nicht zu „kneten". Vor dem schädlichen Uebermaß von Reizmitteln schützen Sie sich, wenn Sie in folgender Art und Weise verfahren: Sie legen die rechte Hand weich auf den Leib der Frau in der Gegend des Gebärmuttergrundes, die Kleinfingerseite dem Rippenbogen der Frau zugekehrt und nun machen Sie mit dem kleinen Finger langsam kreisende und kitzelnde Bewegungen an der Hinterseite des Uterus. Haben Sie sich auf diese Art des Vorgehens eingeübt, so werden Sie stets besser zum Ziele kommen, als wenn Sie wie beim Credéschen Handgriff den Uterus ganz umfassen und ihn derb kneten. Ein zweiter Vorteil neben dem physiologischen Effekt ist der gute humane Eindruck, den Sie auf die Kreißende machen und den Sie niemals in der Praxis unterschätzen sollten.

Nachdem Sie nun auf diese Weise den Uterus zu fester Kontraktion gereizt haben, umfassen Sie die Stelle des Fundus, die Ihnen durch das größere Volumen und die stärkere Vorwölbung als die Placentarstelle erscheint, so daß der Daumen Ihrer Hand nach vorn gerichtet ist, und üben in der Richtung auf den Beckeneingang einen starken Druck auf den Uterus aus: Der Credésche Handgriff, den unsere Figuren 139 und 140 von vorne und im Sagittalschnitt uns deutlich zeigen. Auch dieser Griff will gelernt sein, seine Kraft muß allmählich ansteigen und abfallen, wie es die Wehe tut; führen Sie ihn richtig aus, so erscheint langsam die Placenta vor der Vulva, und Sie haben Zeit, durch vorsichtiges Drehen des Mutterkuchens ein Abreißen der Eihäute zu vermeiden. Bemerken Sie beim Aufrollen der Eihäute, daß sie einzureißen drohen, so halten Sie mit dem Drehen inne und fassen die Eihäute mit unseren stets bereit liegenden Klemmen; mit einer Klemme fixieren Sie die Eihaut an der eingerissenen Stelle, mit einer anderen Klemme greifen Sie weiter nach und ziehen die Eihaut vollends heraus. Geht man in dieser Weise vorsichtig vor, so kann man Eihautretentionen in den meisten Fällen vermeiden.

Jetzt erfolgt eine genaue Besichtigung der Placenta. Damit Sie niemals eine Nebenplacenta (Placenta succenturiata) übersehen, empfehle ich Ihnen, zunächst die fötale Seite, besonders aber den Rand der Placenta genau zu besichtigen. Sehen Sie kein Gefäß über den Rand nach außen zur Eihaut ziehen, so sind Sie sicher, keine Nebenplacenta übersehen zu haben: Kein Cotyledo ohne Gefäßversorgung. Dann betrachten Sie genau die materne Fläche des Mutterkuchens. Oft ist es im Einzelfalle schwer zu entscheiden, fehlt ein Stückchen oder ist es nur die aufgerissene Oberfläche eines Cotyledo. Sorgfältiges Untersuchen und vor allem praktische Uebung wird Ihnen bald das Richtige sagen. Im Zweifelsfalle werden Sie lieber zu einer Austastung

Fig. 139.

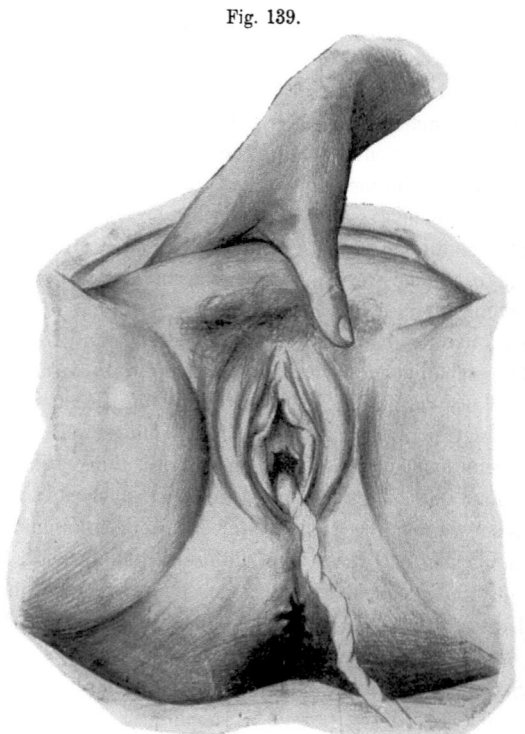

Credéscher Handgriff (von vorn gesehen). (Aus Liepmann, Handbuch l. c.)

schreiten, als eventuell eine schwere Wochenbettsstörung zu riskieren. — Aber darüber gelegentlich eines anderen Falles. Hier erweist sich die Placenta als vollständig. Aber die Blutung dauert fort — nicht stark, aber langsam und stetig. Reiben Sie den Uterus, so läßt sie nach; hören Sie mit diesem mechanischen Reizmittel auf, so blutet es von neuem, dunkles, dickes, venöses Blut. Mit einer Rißverletzung, an die Sie zuerst zu denken haben, wenn es sich um eine Extraktion handelt, oder überhaupt um eine Operation bei noch nicht völlig erweiterten Weichteilen, haben wir es hier nicht zu tun: Das dunkle, venöse Blut, das Aufhören der Blutung bei Kontraktion des Uterus spricht dagegen. Bei einer Fünftgebärenden, wo schnell Geburt auf Geburt folgte und die äußeren Lebensbedingungen recht schlechte waren, nach so schneller Entleerung des

Uterus, wie sie hier durch die Querlage indiziert war, ist ja die Kraftlosigkeit der Gebärmutter, die Atonie, hinreichend erklärt.

Wir haben für die Bekämpfung gerade dieser Blutungen, die für den Praktiker bis jetzt so schwer zu behandeln waren, in dem Momburgschen Schlauch ein einfaches,

Fig. 140.

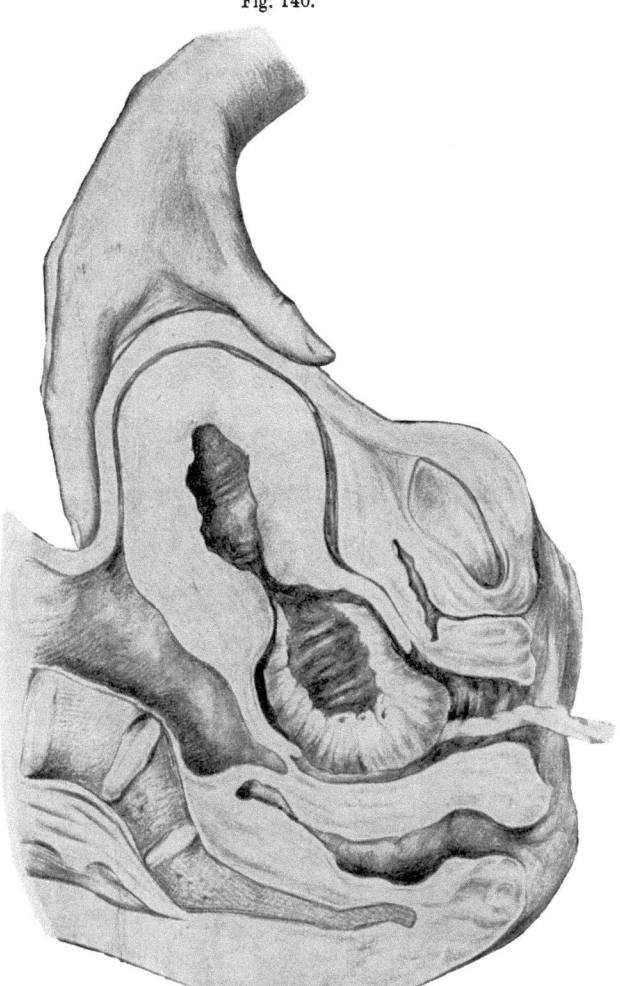

Credéscher Handgriff (Sagittalschnitt). (Aus Liepmann, Handbuch l. c.)

leicht anzuwendendes und wirksames Mittel gefunden. Und ich gebe Ihnen den dringenden Rat, sich niemals ohne einen zugfesten Gummischlauch von etwa 2 m Länge zu einer Geburt zu begeben. Der Gummischlauch, den wir brauchen, ist ein gewöhnlicher roter Gasschlauch von starkem, gut zugfestem Material. Die Technik ist außerordentlich einfach. Der Schlauch wird nach der Angabe von Momburg zwischen Beckenschaufel und unterem Rippenrand angelegt und langsam unter voller Ausnutzung seiner Elastizität in 2 bis 4 Touren so lange angezogen, bis der Puls an der Femoralis nicht mehr zu fühlen ist. Die Därme weichen dann nach dem Rippenbogen aus, während man den Uterus symphysenwärts zieht. Der Erfolg ist in den Fällen, die ich selbst behandelt habe, ein schlagender gewesen. Und die Güte der Methode ist noch besonders in die Augen fallend, als der Erfolg nicht vorübergehend ist. Sigwart hat darauf hingewiesen, daß durch die Anämisierung des Uterus Kontraktionen ausgelöst werden. Nimmt man nun nach etwa 15 Minuten den Schlauch ab, so blutet es nicht mehr weiter, da der Uterus sich in dieser Zeit fest kontrahiert hat und nun auch in fester Kontraktion bleibt. Vor einem Fehler, den ich selbst einmal in der ersten Zeit machte, müssen Sie sich hüten, nämlich den Schlauch zu locker herumzulegen. Dann erzielen Sie künstlich eine venöse Stauung, ohne die arterielle Blutzufuhr ganz abzuschneiden, und es blutet dann stark aus den kleinsten Venen, die sich etwa in einer Episiotomie-

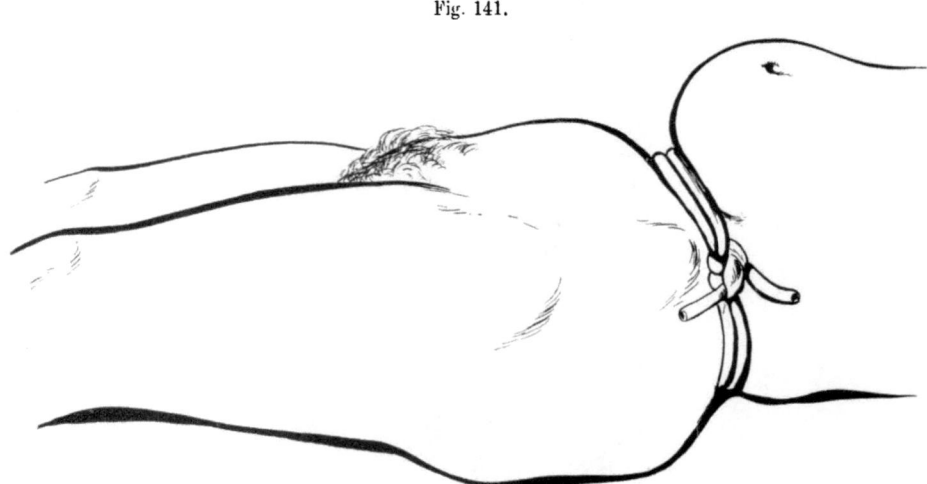

Fig. 141.

Richtig angelegter Momburgscher Schlauch. Skizze nach dem Leben.

wunde befinden. Wie der Schlauch liegen muß, sehen Sie am besten in der nach dem Leben gezeichneten Figur 141. Irgendwelche größere Beschwerden entstehen für die Frau hierbei nicht.

Die großen Vorteile, die diese Methode gerade für die Praxis hat, sind Ihnen wohl völlig klar: Kein Umlagern der erschöpften Frau auf das Querbett, kein Manipulieren an den Genitalien und vor allen Dingen kein innerer Eingriff mit der Gefahr der Infektion. Haben Sie einmal das Unglück, einen größeren Cervixriß zu machen, so können Sie jetzt in Ruhe den Schlauch umlegen und so Zeit gewinnen, entweder das Instrumentarium zu richten, Assistenz herbeizuholen und selbst zu nähen oder, falls Sie das nicht können, die Frau in eine Klinik einliefern. Ebensowenig bedeutet das Mitführen des Schlauches eine Vergrößerung oder Beschwerung Ihrer geburtshilflichen Tasche, da Sie ihn ja gleichzeitig als Irrigatorschlauch verwenden können.

In unserem Falle, der noch vor der Zeit der Anwendung des Momburgschen Schlauches liegt, haben wir uns der alten Fritschschen Methode bedient, die wir mit einer Scheidentamponade kombinieren. Auch diese beiden Methoden müssen Sie, um für alle Fälle gerüstet zu sein, kennen lernen, wenn sie auch jetzt wohl der Momburgschen Methode den Platz räumen müssen.

Die Fritschsche Methode besteht darin, den Uterus durch starke Anteflexion auf die Symphyse zu pressen, und diese Lagerung des Organs durch einen Kompressivverband, dauernd bis zu 12 Stunden, zu erhalten. Dadurch wird die hintere

Fig. 142 (Fall 12).

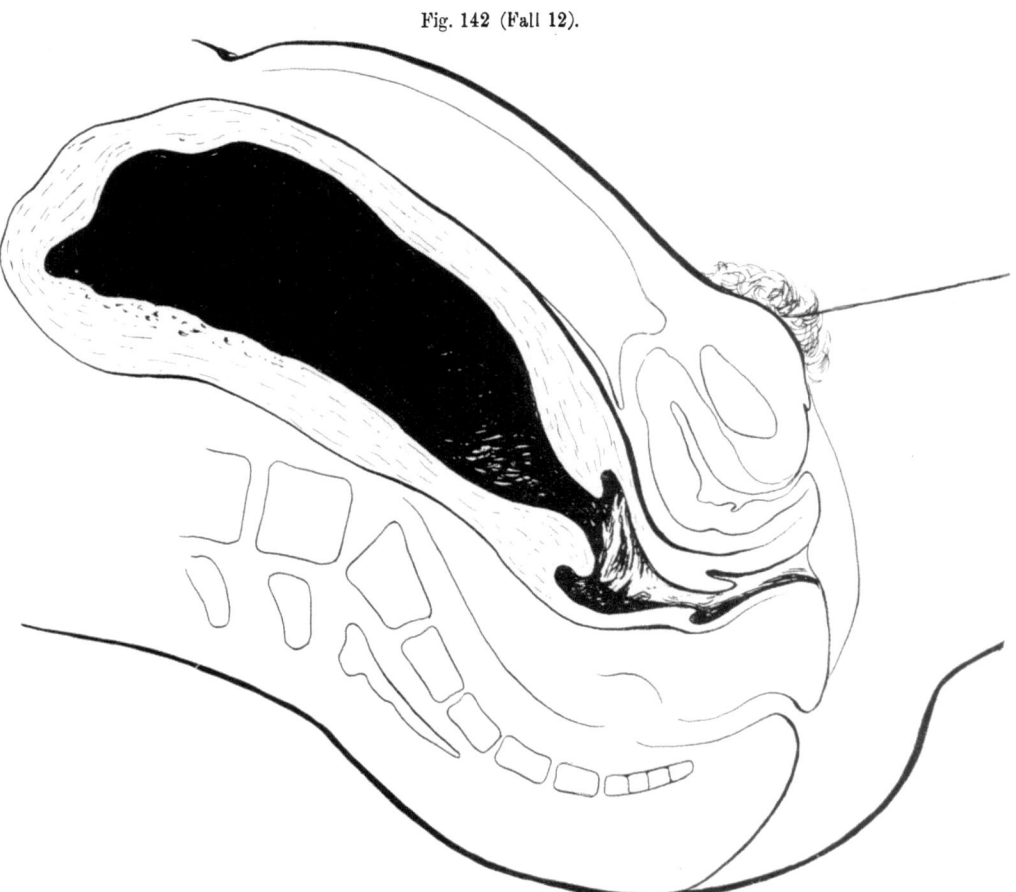

Atonischer Uterus post partum nach Ausstoßung der Nachgeburt. Der Fundus steht über dem Nabel, das Cavum ist mit Blut gefüllt.

Uterusfläche fest auf die vordere gepreßt und ein weiterer Blutverlust verhindert. Ich habe gefunden, daß diese Methode noch Besseres leistet, wenn man sie mit **einer festen Scheidentamponade** kombiniert.

Die Scheidentamponade, die lege artis ausgeführt wird, bewirkt außerdem noch ein Zusammenpressen der etwas schlaffen Cervixwände, die durch den Druckverband vom Abdomen her nur unvollkommen zusammengepreßt werden. Sie sehen diese kombinierte Methode in der Skizze (Figur 143). Figur 142 zeigt Ihnen den atonischen, blutgefüllten Uterus vor Anwendung des Fritschschen Dauerverbandes. Allerdings muß die Scheidentamponade erstens aseptisch, zweitens fest ausgeführt werden. Beides erreichen Sie, wenn Sie die Frau auf das Querbett legen und in die Scheide das

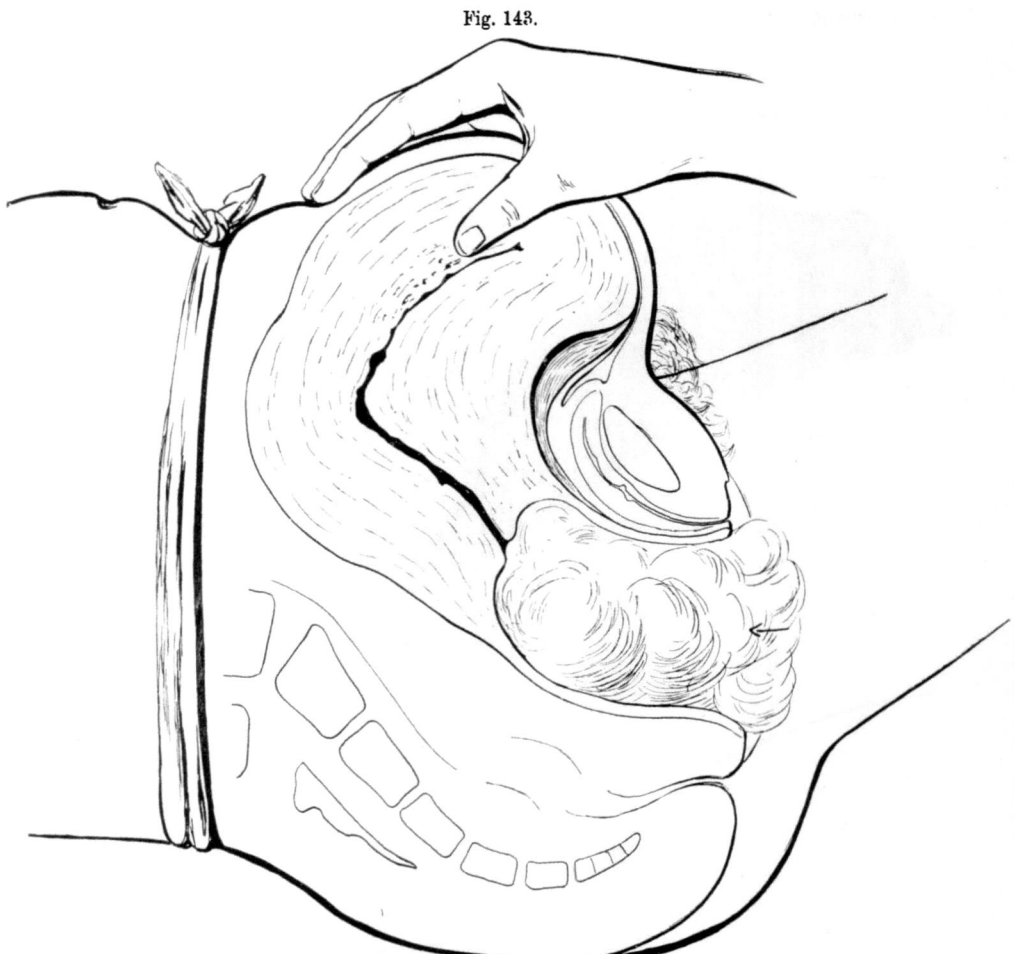

Fig. 143.

Derselbe Uterus wie in Figur 142 in kontrahiertem Zustande. Nach Fritsch stark über die Symphyse gezogen und mittels Handtuch fixiert. Der feste Scheidentampon drückt noch von unten her die schlaffen Cervixwände zusammen.

vorher desinfizierte Doyensche Spekulum einführen; man kommt meist mit der unteren Platte allein aus, die man selbst mit der linken Hand halten kann. Jetzt klemmen Sie eine von der Hebamme geöffnete große Dührssensche Büchse zwischen Ihre Knie, fassen mit einer Pinzette den Gazestreifen und stopfen ihn auf dem Spekulum fest in die Scheide, nachdem Sie mittels Katheters die Harnblase entleert haben. Die Scheidentamponade ist leicht und aseptisch auch von einem Anfänger auszuführen.

Diese doppelte Methode scheint mir besser zu sein, als die auf denselben Prinzipien beruhende bimanuelle Kompression, die wir unter Gusserow als poliklinische Praktikanten auszuführen pflegten: Bei ihr ersetzt die äußere Hand den Fritschschen Kompressivverband, während die in die Scheide eingeführte Faust der anderen Hand der Kompression durch den Scheidentampon entspricht. Sie erkennen ohne weiteres, daß, so Gutes auch diese Methode leistet, die Gefahr der Infektion hier eine viel größere ist, ebenso die Abkühlung der anämischen Patientin und die unnütz lange Lagerung auf dem Querbett.

In unserem Falle wird nun die Blutung auf die angegebene Art und Weise gestillt, und wir können die Frau mit einem Puls von 100 Schlägen, die aber voll und regelmäßig sind, verlassen.

Ich persönlich gebe zu Beginn einer jeden atonischen Blutung 1 Spritze Pituglandol und etwa $1/4$ Stunde später 1 Spritze Secacornin und bin mit der Ihnen ja bekannten Kombinationswirkung beider sehr zufrieden.

Fall 13.

Name, Alter, Para: Frau A., 24 Jahre, III para.
    Meldung: Querlage.
Anamnese: Ohne Besonderheiten.
    Frühere Entbindungen: 1 Partus normal, Kind mit 3 Monaten gestorben. 1 Abort.
    Letzte Regel: 2. März.
    Wehenbeginn: 14. November, 2 Uhr nachmittags.
    Blasensprung: 14. November, 9 Uhr nachmittags. „Sehr viel Wasser."
    Ankunft des Arztes: 15. November, 8 Uhr nachmittags.
    Wehentätigkeit: Uterus in tetanischer Kontraktion.
Status: Normal große Frau mit äußerst schlaffen Bauchdecken, durch die man die Konturen des fest kontrahierten, querovalen Uterus förmlich hindurchsieht.
    Temperatur: 38.
    Puls: 110.
Aeußere Untersuchung: Bei der festen tetanischen Kontraktion des Uterus ist nichts durchzufühlen.
    Herztöne: Nicht zu hören.
    Beckenmaße: Sp. 26, Cr. 28, Tr. 30, Conj. ext. 20, Promontorium nicht zu erreichen.
Innere Untersuchung: Muttermund nur als Saum zu fühlen, dehnbar. Achselhöhle schließt nach rechts.
Therapie: ?

Antworten der Hörer.

    Alle sind für Dekapitation.

Meine Damen und Herren! Sie alle haben mit der richtigen Diagnose „verschleppte Querlage" auch die richtige Therapie angegeben: Dekapitation, und so können wir uns mit der Besprechung unseres heutigen Falles kurz fassen. Man sollte meinen, daß verschleppte Querlagen in der Großstadt zu den allergrößten Seltenheiten gehörten. Dem ist aber durchaus nicht so. Immer seltener werden allerdings die Fälle, wo den Arzt oder die Hebamme die Schuld durch die Stellung einer falschen Diagnose trifft. Aber immer wieder kommen uns die Fälle zu Gesicht, in denen die Gleichgiltigkeit und Indolenz der Kreißenden dies gefährliche Ereignis verschuldet. So war es auch in unserem Falle. Gestern bekam die Frau die ersten Wehen, abends am gleichen Tage geht das Fruchtwasser ab. Da sie aber noch keinen Drang zum Stuhlgang verspürte, „das Kind also noch nicht tief getreten war", rief sie vorläufig noch keine Hebamme, sondern wartete ruhig ab. Erst am nächsten Tage, als am Abend das von ihr als Indikation zum Rufen der Hebamme erwartete Symptom des Tiefertretens noch nicht erfolgt war, schickte sie ihren Mann fort, die „weise Frau" zu holen. Diese stellte sofort die Querlage und die Temperatursteigerung fest.

Sie haben gesehen, daß uns die tetanische, wahrscheinlich auf die Infektion der Frau zurückzuführende Kontraktion daran hinderte, durch die äußere Untersuchung eine Diagnose der Kindeslage zu stellen. Die Diagnose ist überhaupt hier schwieriger als in dem zuletzt von uns beobachteten Falle, da kein Arm vorgefallen ist, der uns als Wegweiser dienen könnte. Wir wollen sehen, wie wir uns zurechtfinden. Die Lage des Kopfes können wir leicht durch den Schluß der Achselhöhle bestimmen. Diese schließt nach rechts, folglich muß der Kopf rechts liegen. Wenn Sie nun wissen wollen, ob es sich um eine II. dorsoanteriore oder dorsoposteriore Querlage handelt, so müssen Sie durch Touchieren feststellen, ob Sie die Wirbeldorne oder die Rippen vorn fühlen können. Hier fühlt man die Processus spinosi deutlich nach vorn gekehrt. Gelingt Ihnen das nicht, so werden Sie in den Fällen, wo Sie noch wenden können, auf die Diagnose verzichten und mit der den kleinen Teilen entsprechenden Hand eingehen, oder aber in einem solchen Falle wie dem unsrigen zur Dekapitation einen Arm herunterholen, der Ihnen dann ohne weiteres zur genauen Diagnose — wie wir im vorigen Falle gesehen haben — verhilft. Der Arm, den wir hier erreichen, ist der linke, und wir finden dadurch unsere Diagnose, die wir schon durch das Tasten der Wirbeldorne stellen konnten, betätigt: II. dorsoanteriore Querlage. Was wir aber weiter an dem vorgezogenen Arm konstatieren können, ist die beginnende Mazeration der Haut. Das Kind ist also schon, vermutlich seit vielen Stunden, abgestorben. Die Ursache dieser Querlage liegt nun nicht in einer Beckenverengerung, wie im vorigen Falle, sondern in den schlaffen Bauchdecken und in — wenigstens nach Angabe der Frau — überreichlichen Fruchtwasser = Hydramnios.

Warum nun, meine Damen und Herren, handelt es sich in diesem Falle um eine „verschleppte Querlage". Das Entscheidende ist nicht der Fruchtwasserabfluß oder der Vorfall eines Armes, sondern lediglich die Beschaffenheit der Uterusmuskulatur. Ein Vergleich unserer beiden Fälle (Figur 138, S. 177, und Figur 144, S. 188) zeigt Ihnen dies in plastischer Weise. In dem einen: Armvorfall und Blasensprung vor $12\frac{1}{2}$ Stunden und trotzdem noch eine Wendung möglich, da es nicht zur Ausbildung eines Kontraktionsringes gekommen ist, und hier ohne Armvorfall die deutliche Ausbildung

Fig. 144 (Fall 13).

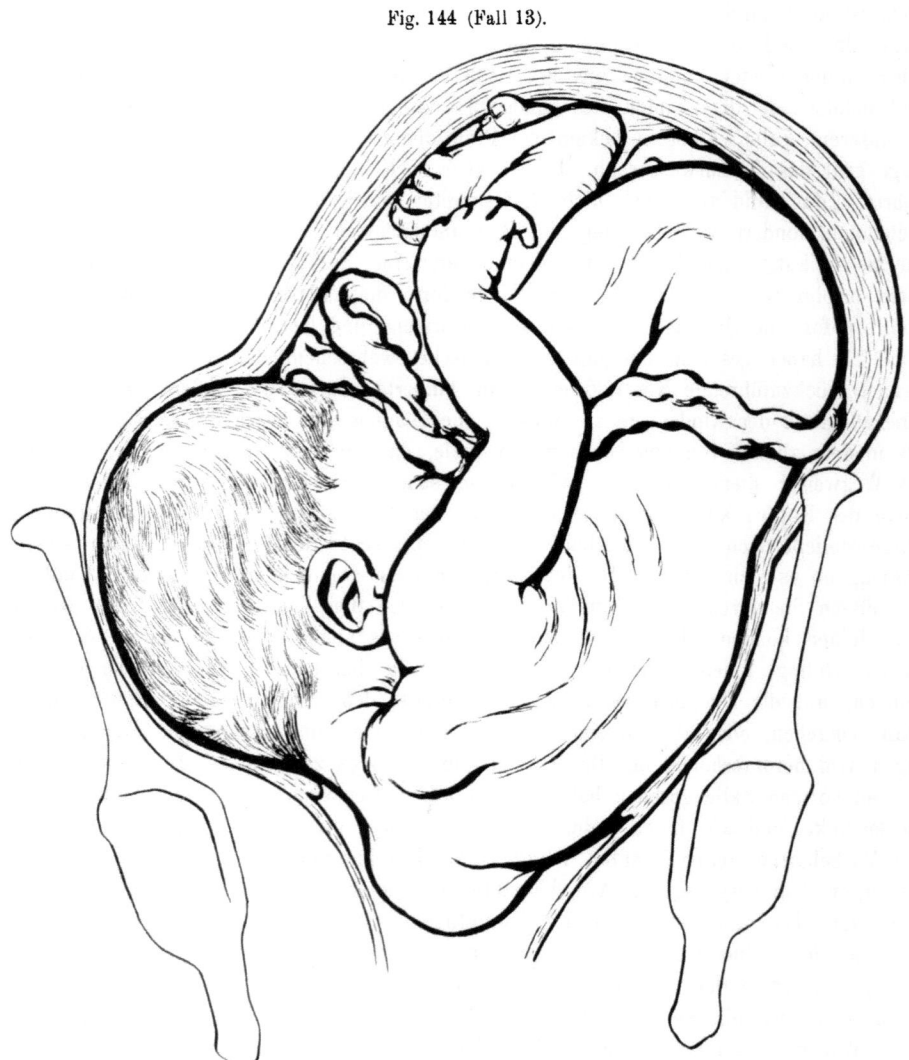

Verschleppte Querlage ohne Armvorfall.

Fig. 145 (Fall 13).

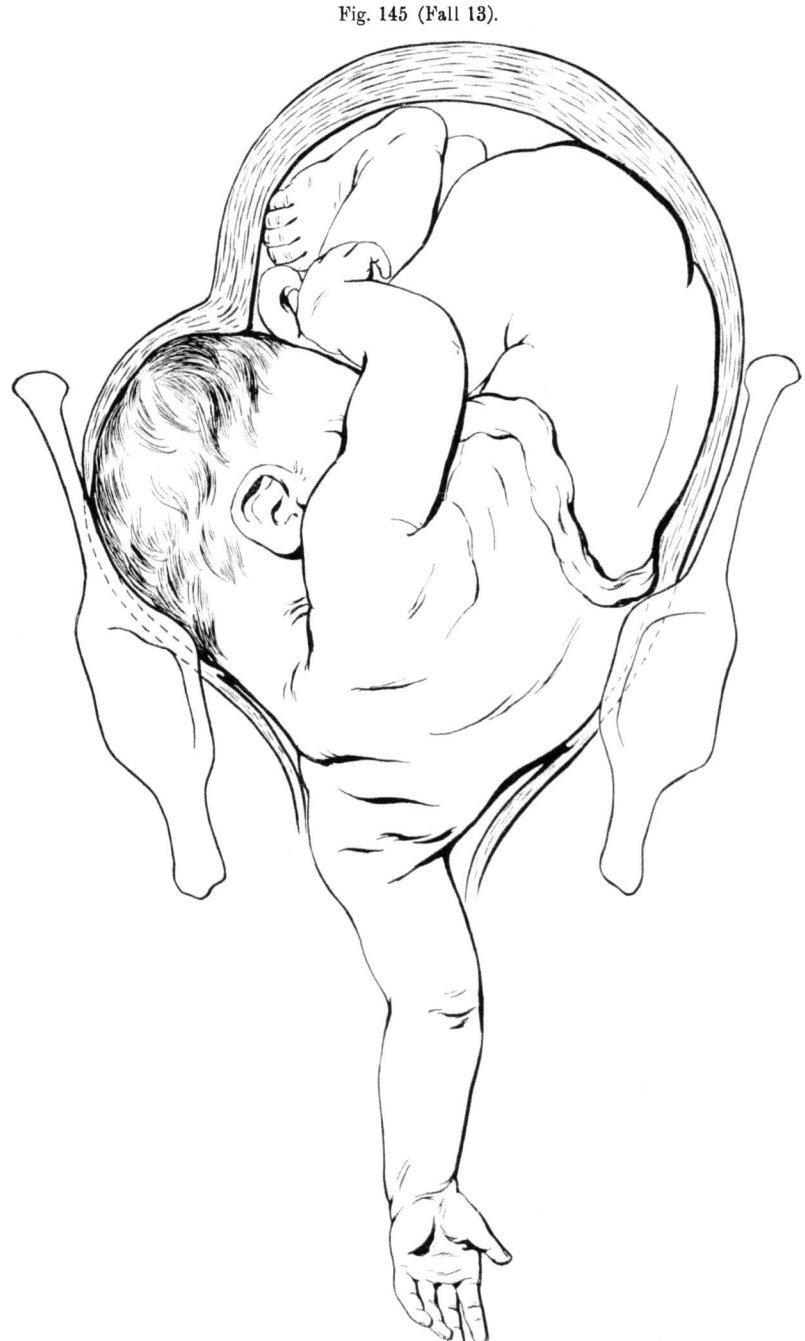

Der linke Arm ist zur Dekapitation herabgeholt. (Vgl. Figur 144.)

eines Kontraktionsringes, der Kindeskörper von der tetanischen Muskulatur wie umklammert — eine Wendung unmöglich (Figuren 144 und 145).

Die Vorbereitungen sind die gleichen, wie bei jeder größeren geburtshilflichen Operation, und Ihnen ja schon hinlänglich bekannt. Die Frucht ist, wie wir aus den weichen, noch nicht völlig ausgebildeten Fingernägeln des vorgezogenen Armes ersehen,

Fig. 146.

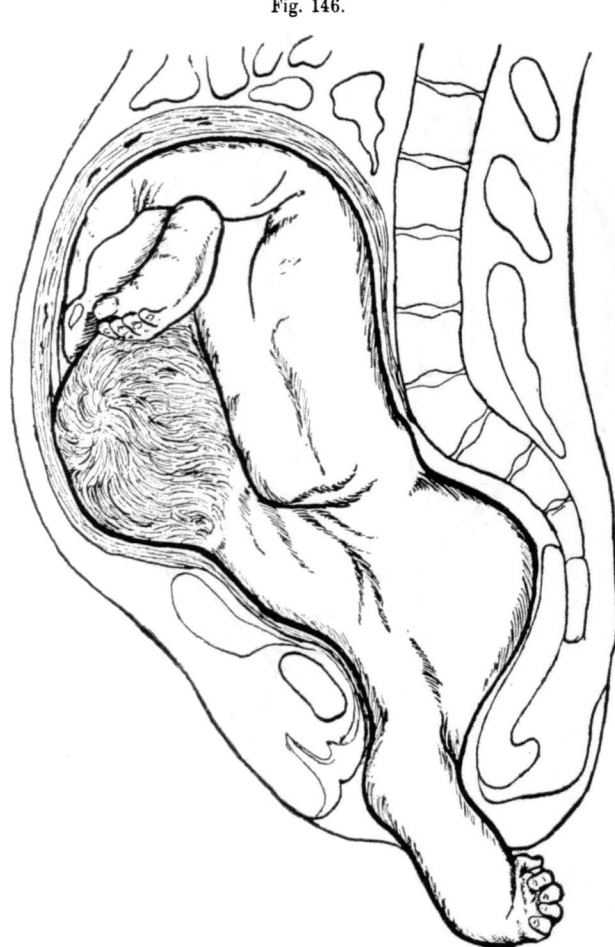

Selbstentwicklung bei Querlage: Modus Douglas.
Das Bild entspricht fast genau einem kürzlich beobachteten Falle. (Aus Liepmann, Handbuch, Bd. III, Abhandlung Jaschke.)

noch nicht ganz ausgetragen (Figur 145). Unserer Berechnung nach würde der Termin erst am 9. Dezember sein, und die Wehen haben schon am 14. November begonnen.

Wir werden also zunächst versuchen, den Fötus nach dem Mechanismus der Selbstentwicklung[1] zu entbinden. Sie wissen, daß dieses ein seltener Spontanausgang

---

[1] Unter „Selbstwendung" versteht man die nur selten (nach Franqué 1 : 40) erfolgende Spontanumwandlung der Querlage in eine Längslage. Der Uterus hat bei seinen Kontraktionen die

der Querlagen bei unreifen Früchten ist. Zuerst rückt der vorgefallene Arm weiter in die Scheide vor, und die Hand wird geboren, damit gleichzeitig muß die dazugehörige Schulter tief ins Becken eintreten (Figuren 146 und 147). Jetzt schieben sich unter starker Krümmung der Wirbelsäule der Rumpf und die Beine an dem vorgefallenen Arm und der tiefergetretenen Schulter vorbei und werden geboren, zuletzt folgen die andere Schulter und der Kopf, wie bei Beckenendlagen, nach. Dieser Vorgang ist zuerst von Douglas beschrieben. Jaschke machte in meinem Handbuch auf noch einen Modus

Fig. 147.

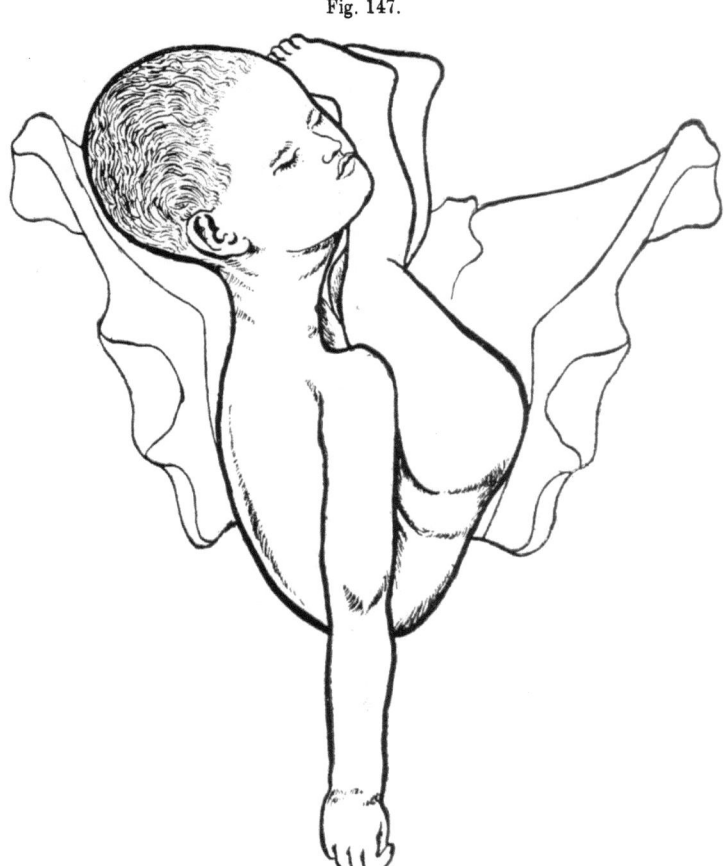

Selbstentwicklung nach Modus Denman. (Aus Liepmann, Handbuch, Bd. III.)

aufmerksam: „Bekannt, wenn auch in der neueren Literatur nirgends mehr beobachtet und erwähnt, ist noch ein dritter Modus der Selbstentwicklung, den zuerst Denman (1785) beschrieben hat. Dabei bleibt der Kopf höher oben seitlich auf der Darmbeinschaufel hängen; deshalb kann die vordere Schulter nicht so weit heruntertreten, daß sie unter die Schoßfuge käme, sondern bleibt hinter derselben stehen. Dann wird beim Tiefertreten des Steißes die Frucht zunächst in der unteren Brustwirbelsäule ganz

---

Tendenz, seine querovale Form, wie sie doch bei der Querlage besteht, in die normale, längsovale Form zu verwandeln. Dabei wird dann der Fötus ebenfalls in eine Längslage gebracht.

Fig. 148 (Fall 13).

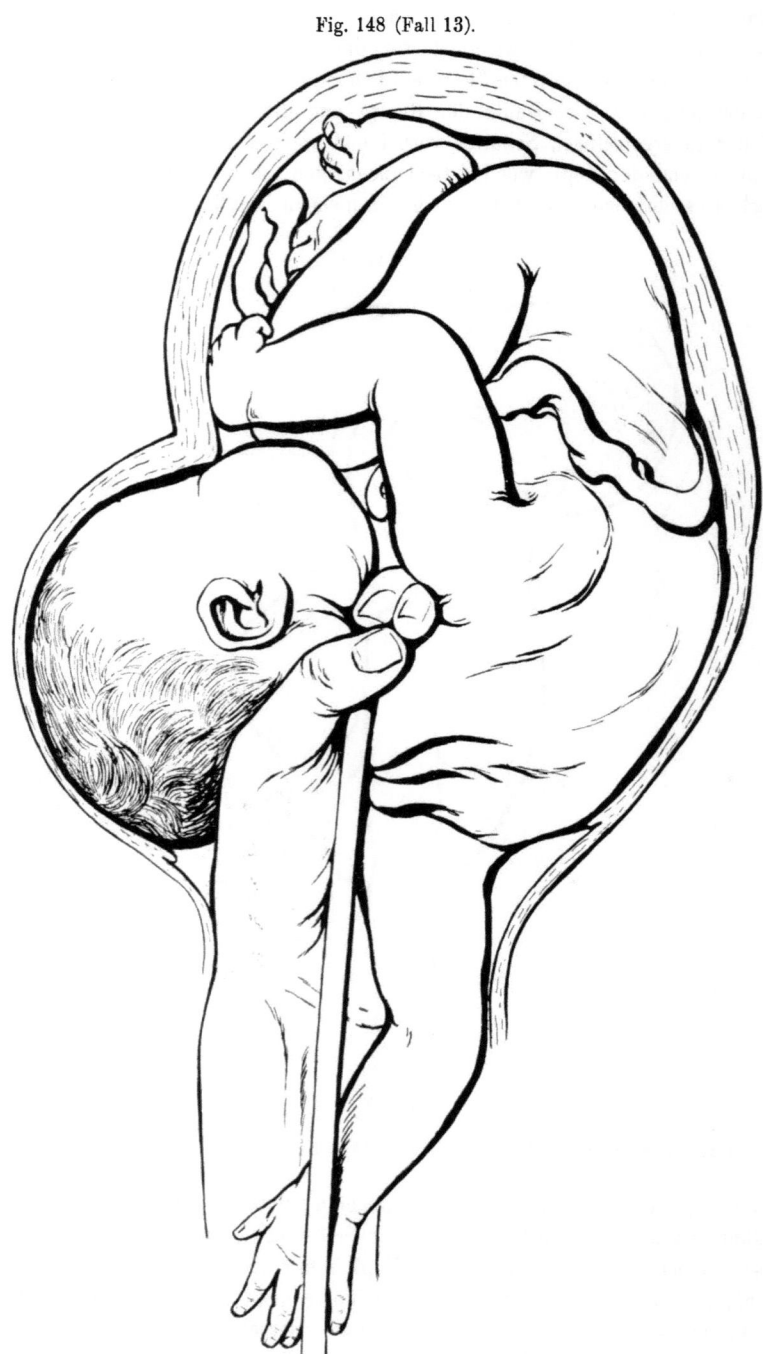

Dekapitation mit dem scharfen Haken.

zusammengeknickt und der Steiß steht gleichzeitig mit der Schulterbreite im Becken. Freilich tritt, sobald der Steiß ganz im Becken ist, die eine Schulter gewöhnlich wieder höher und dann werden Steiß und Beine an der oberen Rumpfhälfte vorbei ausgetrieben, wonach die Verhältnisse genau so liegen wie bei einer bis zur Schulter geborenen Frucht bei Beckenendlage. Auch zu diesem Modus der Selbstentwicklung ist ein höherer Grad von Verbiegbarkeit und Kleinheit des kindlichen Körpers nötig als beim Modus Douglas".

Fig. 149.

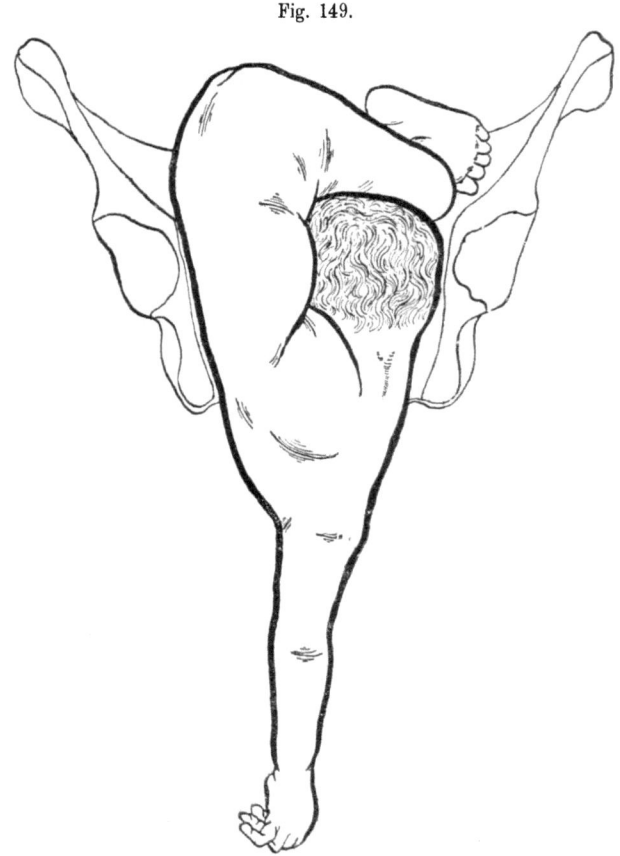

Querlage; Geburt conduplicato corpore — Roederer. (Konturen nach Bumm.)
(Aus Liepmann, Handbuch, Bd. III, Abhandlung Jaschke.)

In unserem Falle versagt die Methode, und wir schreiten nun zur Dekapitation. Die dem Kopf entsprechende Hand, also hier die linke, geht in den Uterus ein und umfaßt den Hals, die vier Finger dorsalwärts, der Daumen nach vorn zur Symphyse gerichtet. Die rechte Hand faßt den Braunschen Schlüsselhaken und führt ihn unter Leitung der inneren Hand von vorn über den kindlichen Hals (Figur 148). Nun führt man mit dem Griff des Hakens einige drehende Bewegungen aus, während die innere Hand in utero bleibt, um einerseits die Weichteile zu schützen, anderseits eine zu starke Erschütterung des Kindskörpers zu vermeiden sucht. Man hört deutlich durch ein kurzes Knacken den Moment, in dem die Wirbelsäule luxiert ist; durch einige Bewegungen des Schlüsselhakens ganz herum im Sinne des Uhrzeigers werden nun die Weichteile völlig zerschnitten. Letzteres muß mit äußerster Vorsicht geschehen, damit die Spitze des Hakens nicht die Weichteile der Mutter beschädigt. Ist der Kopf abgetrennt, so kann man leicht durch Zug an dem vorgefallenen Arm den Kindskörper herausziehen. Der Kopf wird dann durch die innere Hand, von der zwei Finger in den Mund eingehen, fixiert und mittels der äußeren Hand durch kräftigen Druck nach Art des Wiegandschen Handgriffs entfernt.

Dem Braunschen Haken wird vielfach vorgeworfen, daß er ein zu rohes Instrument sei und leicht bei den Drehungen Zerreißungen des überdehnten Cervixteiles verursachen könne (Figur 148). Die einfachste Methode ist es jedenfalls, und ich persönlich habe niemals Verletzungen der Mutter oder sonstige Mißerfolge bei seiner Anwendung gesehen. Wenn man über gute Assistenz und gutes Licht verfügt, kann man auch in der Art und Weise verfahren, wie ich es einmal in der Klinik ausführte. Der Muttermund wurde mit zwei Doyenschen Speculis entfaltet, der vorgefallene Arm tief herabgezogen und nun der Kindskörper mit der Sieboldschen Schere so durchschnitten, daß der vorgefallene Arm am Kopfe, der andere am Rumpfe blieb. So konnte ich dann leicht beide Kindesteile an den Armen extrahieren. In jüngster Zeit hat Küstner ein neues Instrument „Rachiotom" angegeben, das, wie sein Name sagt, durch Zerschneiden der Wirbelsäule das Kind in zwei Teile zerlegt, die man dann leicht einzeln extrahieren kann. Eigene Erfahrungen fehlen mir vorläufig noch.

Interessieren wird es Sie, daß unsere Patientin ein völlig ungestörtes, fieberfreies Wochenbett durchmachte.

Anhangsweise möchte ich Ihnen noch einen ganz interessanten Fall erzählen, in dem ich Gelegenheit hatte, den anderen, noch selteneren Mechanismus bei Querlagen, die Geburt conduplicato corpore (siehe unsere Figur 149) zu beobachten.

Die mütterlichen Weichteile waren sehr geräumig, die Beckenmaße über die Norm groß (28, 30, 32, 22), das Kind ausgetragen, 50 cm lang, aber maceriert. Es handelte sich eigentlich mehr um eine wahre Rückenlage als um eine der sonst üblichen Querlagen. Beide Arme waren vorgefallen. In drei kräftig aufeinander folgenden Wehen wurde gleichzeitig der Kopf und der Bauch geboren. Der Steiß und die Beine folgten nach.

XI. Vorlesung.

Fall 14.

Name, Alter, Para: Frau C., 24 Jahre, I para.
  Meldung: „Fieber bei Steißlage."
Anamnese: Ohne Besonderheiten.
  Letzte Regel: 25. September.
  Wehenbeginn: 2. Juli, 9 Uhr abends.
  Blasensprung: 3. Juli, 12^{30} Uhr vormittags.
  Ankunft des Arztes: 4. Juli, 8 Uhr vormittags.
Status: Mittelgroße Frau mit gut entwickelter Muskulatur und Fettpolster.
  Temperatur: 38,6.
  Puls: 124.
Aeußere Untersuchung: Beckenmaße: Sp. 26, Cr. 27, Tr. 31, Conj. ext. 18, Conj. diag. 12,
  Conj. vera $10\,^{1}/_{2}$.
  Uterus 3 fingerbreit unter dem Rippenbogen. Ballotierender Teil im Fundus. Rücken
  rechts. Weicher großer Teil ins Becken eingetreten: II. Steißlage (Figur 150).
  Herztöne: Rechts oberhalb des Nabels: 120.
Innere Untersuchung: Weichteile sehr eng. Blase gesprungen. Muttermund nur als
  Saum zu fühlen. Steißbein rechts etwas nach hinten, Crena ani im rechten schrägen
  Durchmesser, Hoden links etwas nach vorn. Steiß fest ins Becken eingetreten,
  oberhalb der Spinalebene: II. unvollkommene Steißlage (Figur 152).
Therapie: ?

Antworten der Hörer.

Die lange Dauer der Geburt, insbesondere die Temperatursteigerung und Pulsfrequenz erlaubt nicht, sich exspektativ zu verhalten. Daher Herabholen eines Fußes. Gelingt die Extraktion, insbesondere die Entwicklung des Kopfes, nicht: Perforation des nachfolgenden Kopfes; erlauben es die äußeren Verhältnisse: Hebosteotomie.

Gelingt das Herabholen des Fußes nicht: Extraktion mit dem stumpfen Haken oder der Schlinge.

Da die Temperatur und der Puls der Mutter eine baldige Beendigung der Geburt erfordern, werde ich einen Fuß, möglichst den linken (?), herabholen. Das Kind lasse ich dann spontan gebären. Bleibt der Kopf hängen, so helfe ich mit dem Veit-Smellieschen oder Wiegandschen Handgriff nach.

Meine Damen und Herren! Die erste Beckenendlage, die Ihnen im Laufe unserer praktischen Uebungen entgegentritt, zeigt Ihnen sofort alle Schwierigkeiten, die Sie bei dieser so überaus häufigen Anomalie bedrohen. Ist Ruhe bei der Geburtshilfe überhaupt die erste Bürgerpflicht, so ist doppelte Ruhe bei den Beckenendlagen am Platze, und Sie selbst werden zu dieser Ueberzeugung gelangen, wenn ich Ihnen einige krasse Beispiele aus der Praxis erzählen werde, wo dieses Gebot zum Unglück für den Geburtshelfer und für die ihm anvertraute Frau nicht beachtet wurde.

Sie alle haben in der Temperatursteigerung auf 38°, in dem beschleunigten Pulse von 124 eine Indikation zur Beendigung der Geburt gesehen. Und ich selbst war in diesem Falle ganz Ihrer Meinung. Einer von Ihnen hat nun den Rat gegeben, den einen Fuß herunterzuholen und dann zu warten. Ich kann die Logik dieses Verfahrens nicht recht einsehen. Ist die Indikation von seiten der Mutter gestellt, so muß man doch sofort entbinden. Mit dem Herabholen des Fußes werden Sie die Geburt nicht um eine Minute beschleunigen. Und nun vollends den linken Fuß! Der Stillstand der Geburt wird bei diesem leicht-platten Becken dadurch bedingt, daß die rechte Hinterbacke des Kindes an dem oberen Schoßfugenrand ein Hindernis findet (Figur 150). Wollen Sie also einen Fuß herunterholen, so werden Sie in erster Hinsicht dieses Hindernis zu beseitigen suchen, d. h. den vorderen, in diesem Falle also den rechten Fuß herunterholen.

Ich habe mich hier nun davor gescheut, diese Art der Entbindung zu wählen, und ich bin Ihnen daher die Gründe schuldig, weshalb ich es nicht tat. Das Herunterholen eines Fußes bei Steißlagen erfordert ganz ähnliche Vorbedingungen wie die Wendung. Es ist am leichtesten und gefahrlosesten bei Mehrgebärenden mit völlig erweitertem Muttermund und stehender Blase. Leichter bei vollkommener Steißlage, bei der — wie Sie wissen — die Beine in den Knien gebeugt sind und die Füße daher tief unten am Steiß liegen (Figur 153); leichter, sage ich, als bei unvollkommenen Steißlagen, bei denen sie sich hoch oben im Uterus an den Leib des Fötus gepreßt befinden (Figur 150). In diesem letzteren Falle halte ich unter Umständen das Herabholen eines Fußes für schwieriger und gefährlicher, als das Herabholen eines Fußes bei Schädellage. Wenn Sie bei einer Schädellage (vgl. Sie hierzu Figur 154) mit Ihrer Hand in den Uterus eingehen und das Füßchen erfassen und herunterziehen, so wird der Fuß Ihnen folgen wie ein Klingelzug, d. h. parallel der Achse der Gebärmutter. Ganz anders ist der Vorgang, wenn es sich um eine unvollkommene Steißlage handelt. Hier wird immer erst eine Beugung im Knie des herabgeholten Beines (im Gegensatz zu der Streckung im anderen Falle) stattfinden müssen. Die Beugung aber wird nur möglich sein, indem an dieser Stelle die ohnedies durch die eingeführte Hand gedehnte Gebärmutterwand noch mehr angestrengt wird und unter Umständen, falls der Fall ungünstig ist oder größere Vorsicht außer acht gelassen wird, an dieser Stelle einreißen, genau so, wie die Stelle der überdehnten Cervixwand bei Querlagen einreißen kann. An der Hand der beiden Skizzen (Figuren 154 und 155) wird Ihnen das leicht verständlich sein. Mehr als diese Ueberlegung hielt mich in unserem Falle (das Fruchtwasser ist schon seit über 19 Stunden abgeflossen, es handelt sich um eine Erstgebärende, und es besteht eine Temperatursteigerung) die Erinnerung an einen ähnlichen Fall, zu dem ich hinzugerufen wurde, davon ab, die Frau in der von Ihnen empfohlenen Art und Weise zu entbinden:

Fig. 150 (Fall 14).

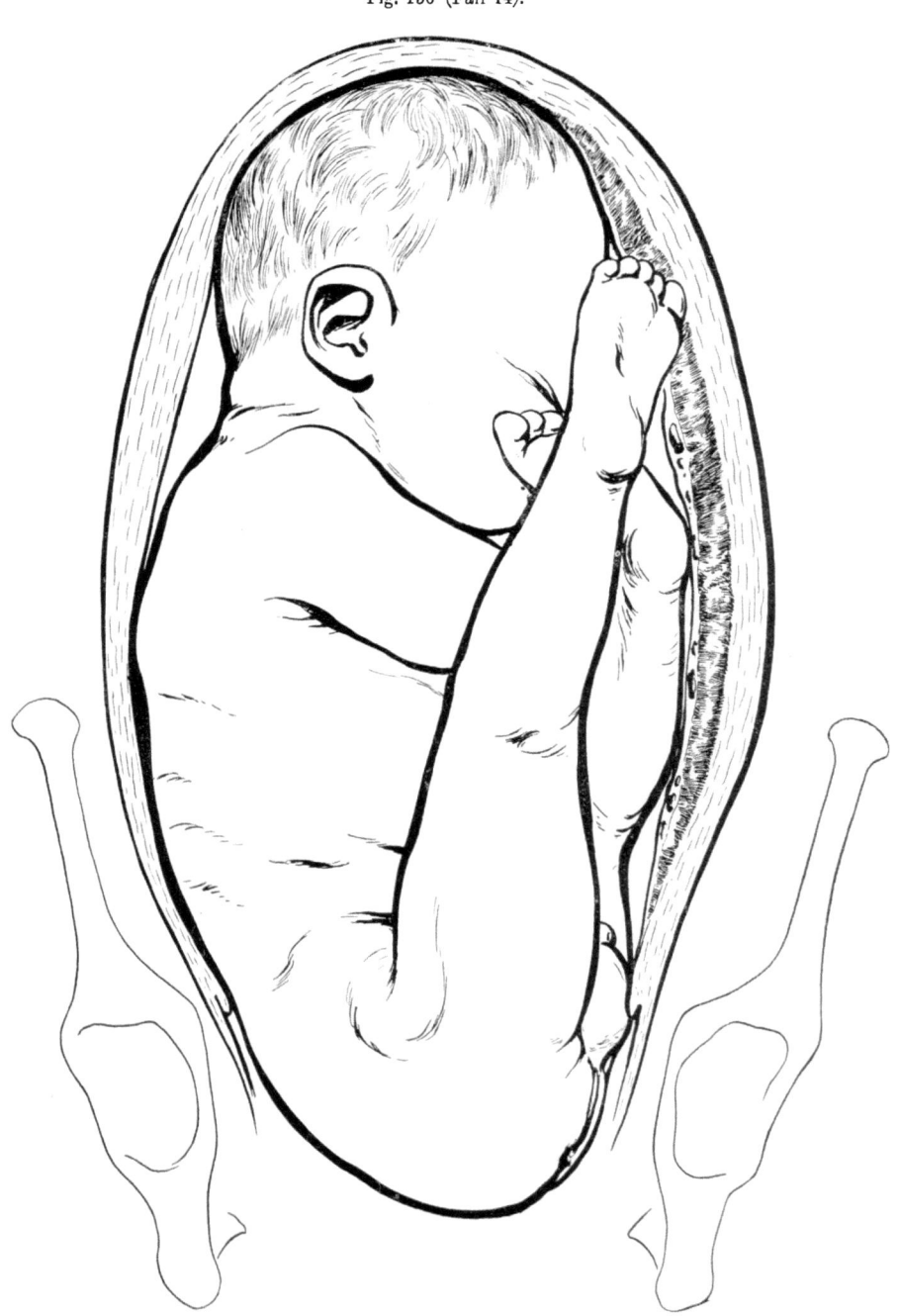

Wie in unserem Falle handelte es sich auch hier um eine Erstgebärende; außer der Temperatursteigerung auf 38° kamen noch als erschwerende Momente hinzu: erstens ein allgemein und gleichmäßig verengtes Becken (Sp. 23, Cr. 25, Tr. 29, Conj. ext. 19), zweitens ein Eiweißgehalt des Urins von etwa 2 pM., und drittens war der Muttermund erst kleinhandtellergroß (starke Oedeme der Vulva [Figur 151] ließen nur mit Mühe dem touchierenden Finger Platz zum Eindringen in die Vagina). Der Blasensprung war vor 46 Stunden erfolgt, der Geburtsbeginn lag 42 Stunden zurück (die Blase war vor dem Wehenbeginn geborsten, vgl. dazu S. 6ff). Der Steiß stand fest im Beckeneingang. Der hinzugerufene Arzt, der die Indikation zur Entbindung von seiten der Mutter richtig erkannte, übersah die Enge des Muttermundes bei einer Erstgebärenden und die Gefahr, die das Herabholen des Fußes hier nach 46 stündigem

Fig. 151.

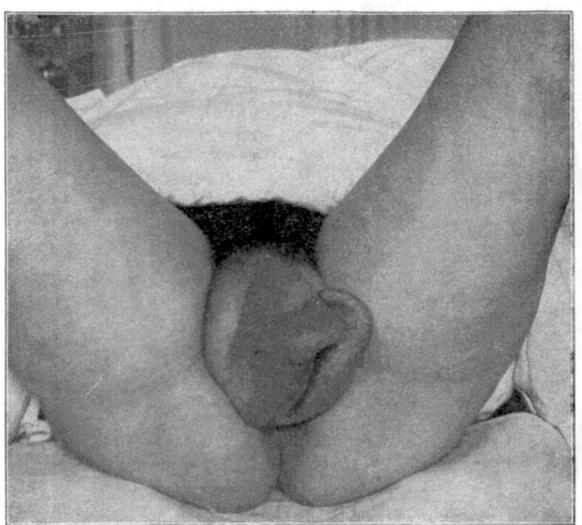

Oedem der Vulva. (Aus Liepmann, Handbuch, Bd. III.)

Fruchtwasserabfluß in sich barg. Zunächst entstand nun beim Herabholen des Fußes ein schwerer linksseitiger Cervixriß, die Extraktion des Kindes war außerordentlich schwierig bei dem allgemein und gleichmäßig verengten Becken. Obwohl nun das Kind bei der Extraktion abstarb, perforierte der Geburtshelfer den nachfolgenden Kopf nicht. Ein Cervixriß auf der rechten Seite und ein Dammriß III. Grades war die Folge. Als ich die Frau sah, war sie pulslos. Die Naht ließ sich, da die genügende Assistenz glücklicherweise zur Stelle war, ausführen — den Momburgschen Schlauch kannte man damals leider noch nicht —, und die Frau konnte durch Autotransfusion, Kochsalzinfusionen und Einläufe, durch reichliche Gaben von Kampfer und Koffein am Leben erhalten werden. (Ueber die Behandlung dieser schweren Blutungen siehe Vorlesung XIV.) Machen wir uns kurz die Fehler klar, die zum Tode des Kindes führten und die Mutter bis an den Rand des Grabes brachten:

1. Kein geburtshilflicher Eingriff ohne genügende Erweiterung des Muttermundes.
2. Nach so langem Fruchtwasserabfluß ist das Herabholen des Füßchens bei Steißlagen gefährlich.
3. Ist bei Beckenendlagen ein Kind abgestorben und ergibt sich im weiteren Verlauf, daß ein räumliches Mißverhältnis besteht, oder daß die Weichteile der Mutter zu rigide sind, dann soll durch Perforation des Schädels die Mutter vor jedweden Verletzungen geschützt werden.

Ob der geübte Geburtshelfer in diesem Falle ein lebendes Kind hätte entbinden können, ist fraglich, die schweren Weichteilverletzungen der Mutter hätte er auf alle

Fig. 152.

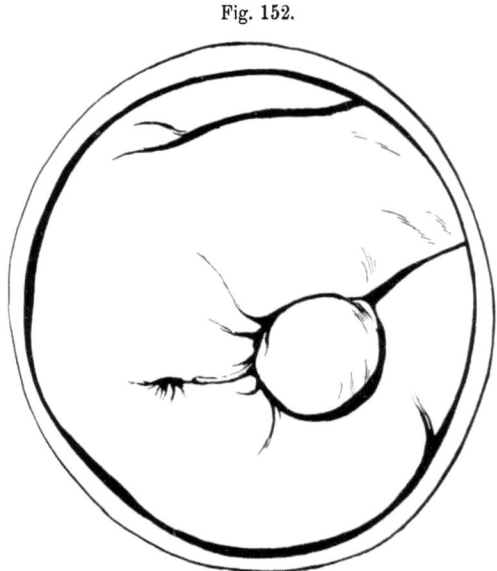

Touchierbefund.

Fälle vermeiden müssen, um so mehr, als er nicht imstande war, die Blutung nachher selbst korrekt durch die Naht zu stillen.

Kehren wir nun zu unserem Falle zurück. Die Verhältnisse liegen hier wesentlich einfacher, da der Muttermund bei unserer Ankunft vollständig erweitert ist. Die Temperaturerhöhung allein wäre nun für mich noch keine Indikation zum Eingreifen gewesen, zumal es sich um eine schwere, für das Kind außerordentlich gefährliche Operation handelte. Aber die Pulsbeschleunigung machte mir zu große Sorge, um noch länger abzuwarten. Die Gründe, die uns bestimmten, von einem Herabholen des Beines Abstand zu nehmen, habe ich Ihnen schon auseinandergesetzt. Wir versuchten nun zunächst, mit dem Zeigefinger in die Hüftbeuge einzuhaken und das Kind zu extrahieren. Wie es zu erwarten war, gelang das nicht. Wir konnten infolge der Größe des kindlichen Steißes nicht in die vordere, sondern nur in die hintere Hüftbeuge gelangen. In diese führten wir nun auch unter Leitung der linken Hand den stumpfen

Fig. 153.

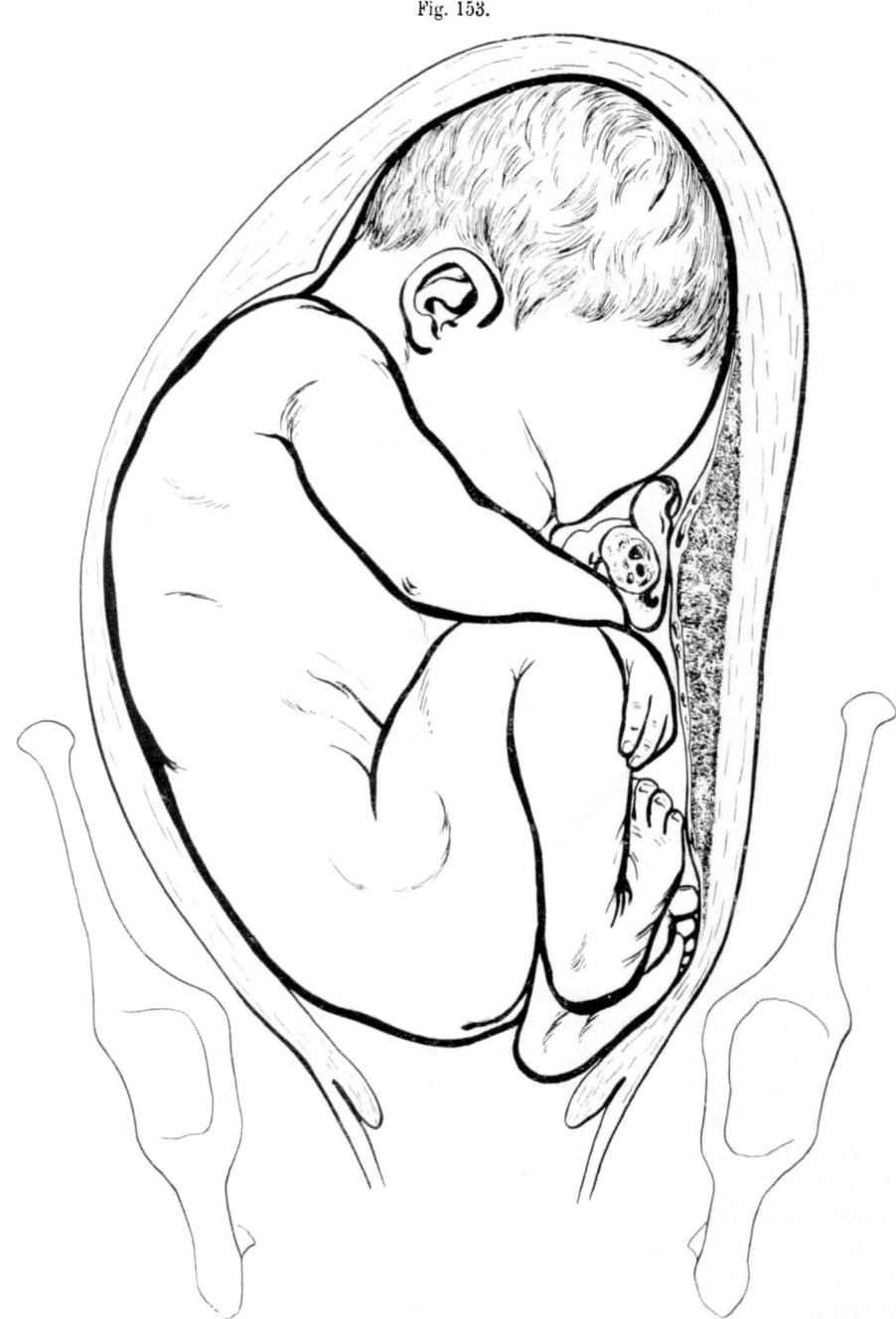

Vgl. diese vollkommene Steißlage (Steißfersenlage) mit der unvollkommenen auf Figur 150.

Fig. 154.

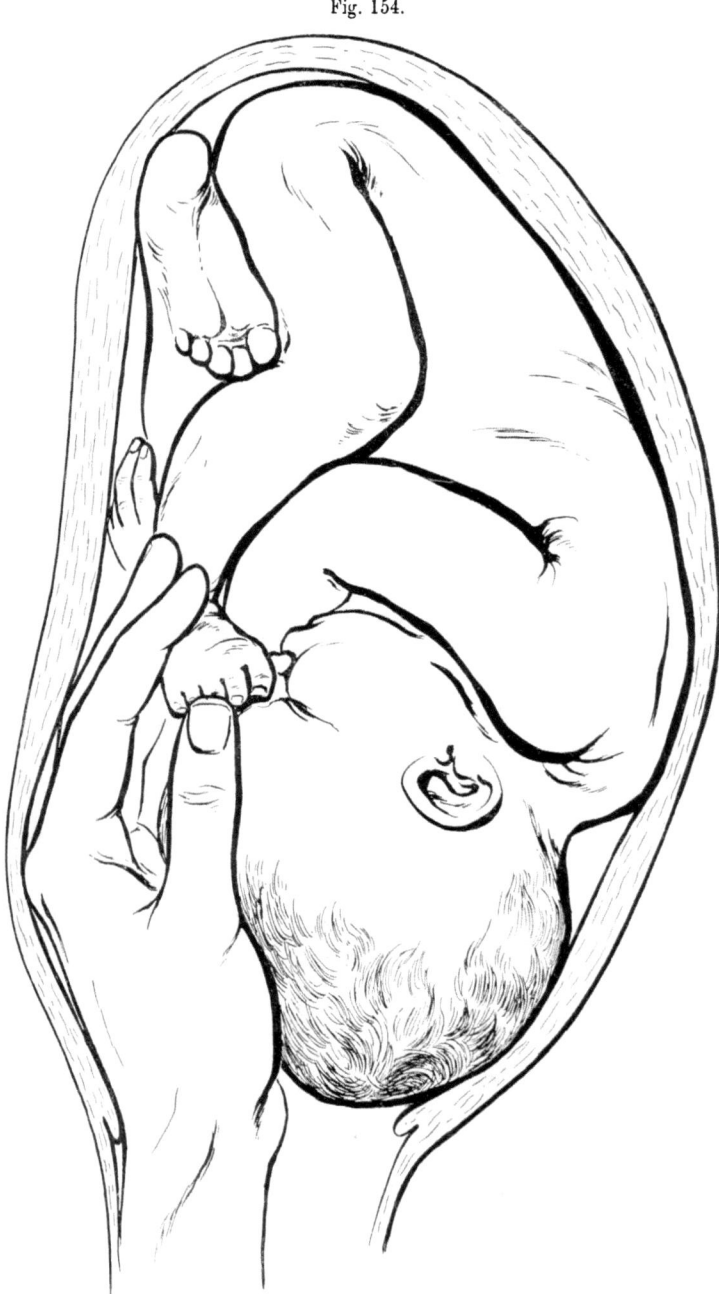

Herabholen eines Fußes bei Schädellage.
(Die Unterstützung durch die äußere Hand ist nicht gezeichnet.)

Fig. 155.

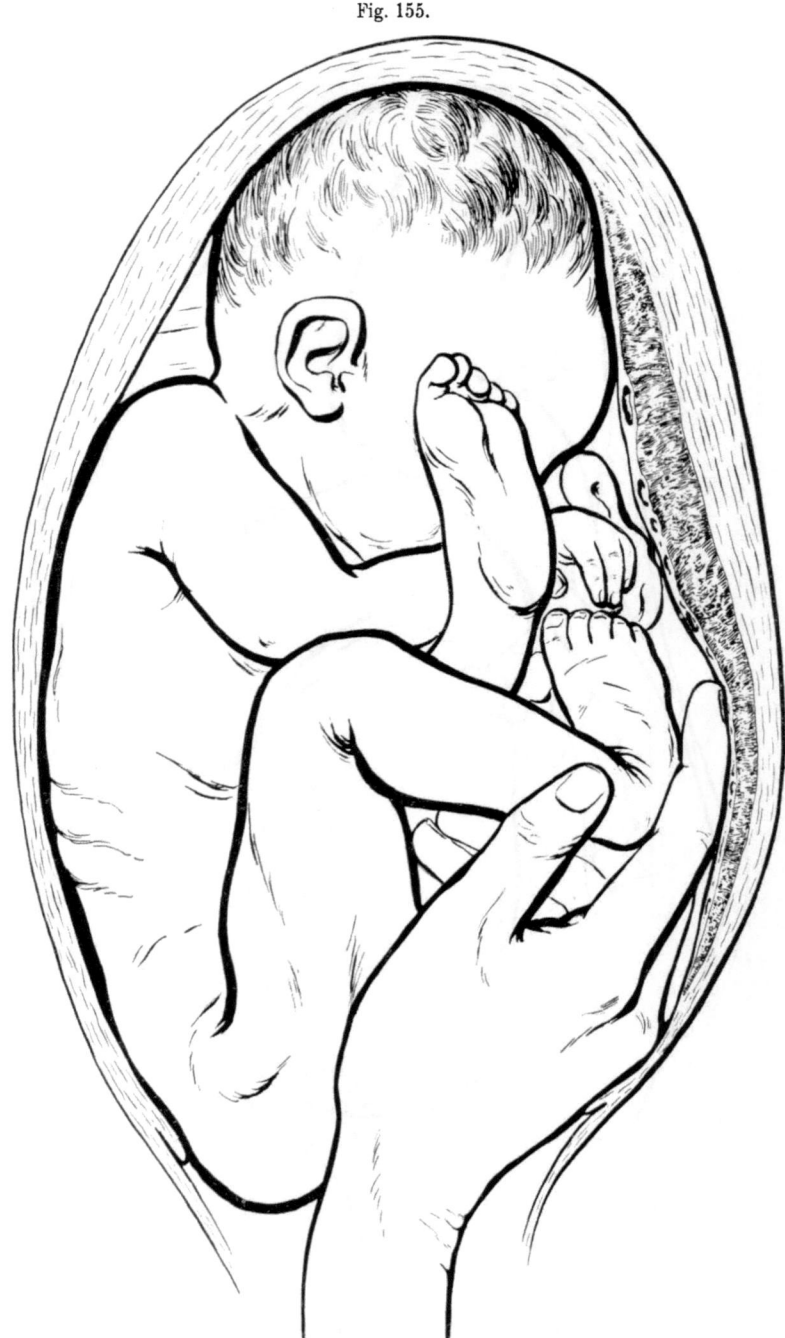

Herabholen eines Fußes bei unvollkommener Steißlage.
Vgl. die Spannung der Uteruswand auf diesem Bild mit der auf Figur 154.

Fig. 156 (Fall 14).

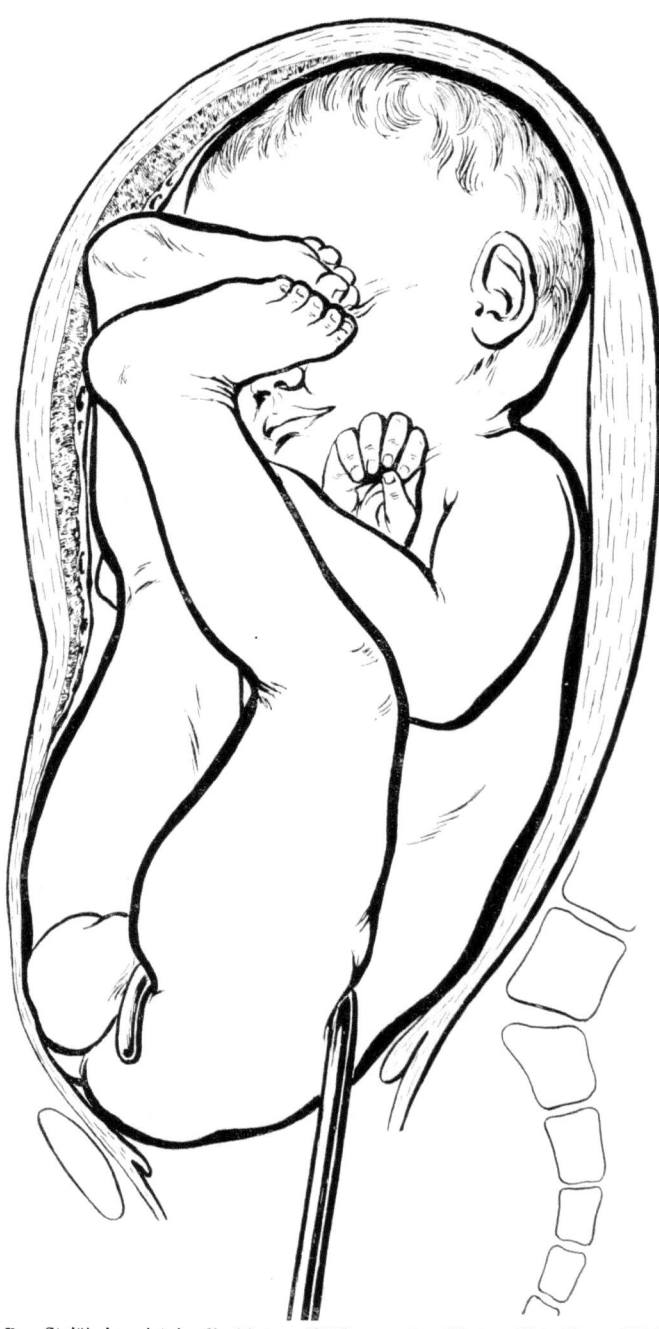

Der Steißhaken ist in die hintere Hüftbeuge eingeführt. (Vgl. Figur 150.)

Haken ein, den man nach Ahlfelds Vorschrift, um Verletzungen zu vermeiden, möglichst stark und dick wählen soll (Figur 156). Die Umführung geschieht in ähnlicher Weise, wie ich Ihnen das bei der Anwendung des Schlüsselhakens geschildert habe. Jetzt wird zuerst ein vorsichtiger Zug nach unten, auf die Steißbeinspitze der Frau gerichtet, ausgeführt. Selbstverständlich machen wir diese Operation auf einem Tisch. Sobald es durch Tiefertreten der vorderen Hüfte möglich ist, wird in diese der Zeigefinger der rechten Hand eingeführt und nun ganz langsam und vorsichtig extrahiert. Ist man geschickt, so gelingt es, ohne irgendwelche Verletzung des Kindes den Steiß zu entwickeln. Aber mir selbst sind Fälle vorgekommen, wo ich trotz äußerster Vorsicht eine Fraktur des Oberschenkels nicht vermeiden konnte. Diese heilen aber bei richtig angelegtem Extensionsverband fast ausnahmslos gut. Absprengungen der Epiphyse oder Collumbrüche, die prognostisch sehr ungünstig zu beurteilen sind, habe ich nie gesehen. Die von vielen Geburtshelfern dem Haken gegenüber bevorzugte Schlinge hat, wie ich aus eigener Erfahrung weiß, keine wesentlichen Vorteile, da zu den Frakturen, die sich hierbei ebenso häufig wie beim Gebrauch des stumpfen Hakens ereignen, außerdem noch Weichteilverletzungen durch Einschneiden der Schlinge vorkommen.

Sobald der Steiß in der Vulva erscheint, nehmen wir den Haken ab und entwickeln ihn nun vorsichtig über den Damm, ohne sofort, wie ich das oft gesehen habe, beide Füße hervorzuziehen. Der Steiß erweitert die Vulva besser, wenn die Beine hochgeschlagen bleiben. Die nun folgende Extraktion des Kindskörpers beenden wir nun nicht in der Ihnen bekannten und in den Phantomkursen geübten Art und Weise, sondern nach dem von A. Müller-München gegebenen Vorschlag. Da ich die Müllersche Extraktion bei richtiger und sachgemäßer Anwendung und normalem oder nur wenig verengtem Becken für vorzüglich halte, will ich Ihnen dieselbe, so gut es geht, an der Hand einiger Figuren vorführen.

Während Sie bei der gewöhnlichen Methode so weit extrahieren, bis Sie die Schulterblätter fühlen können, dann die Lösung des hinteren Arms, die Drehung des Kindskörpers und schließlich die Lösung des zweiten Armes vornehmen, fällt bei der Müllerschen Methode ein Teil dieser Manöver fort. Es wird auf den Kindskörper ein starker Zug nach abwärts und so lange ausgeführt, bis, wie Ihnen die Figur 157 zeigt, die vordere Schulter und der zugehörige Arm unter der Symphyse hervortritt. Dann wird der Rumpf des Kindes stark erhoben, bis der hintere Arm in den Beckenausgang gelangt und dann schließlich spontan über den Damm tritt (Figur 158) oder leicht durch Erfassen des Ellenbogens (Figur 159) vorgezogen werden kann. Ich kombiniere dieses Heben des Kindskörpers (II. Akt des Müllerschen Verfahrens) noch mit einer Drehung des Kindskörpers nach vorn, so daß ich unmittelbar nach dieser Manipulation den Veit-Smellieschen Handgriff ausführen kann. (Das Kind reitet dann, Rücken nach oben, auf dem linken Arm, linker Zeige- und Mittelfinger flektieren durch Eingehen in den Mund den Kindsschädel, und die rechte Hand faßt in der bekannten Weise über den kindlichen Nacken.) Mißerfolge habe ich, wie gesagt, bei etwa 60 in dieser Art von mir ausgeführten Operationen niemals gesehen, Verletzungen des Kindes sind nicht vorgekommen und jeder, der den Handgriff sah, war von seiner Güte, Eleganz und Einfachheit überzeugt. In zwei Fällen von plattem Becken (Conj. vera 8,5—9) mußte ich nach der Ausführung des ersten Aktes zur Armlösung schreiten.

Fig. 157.

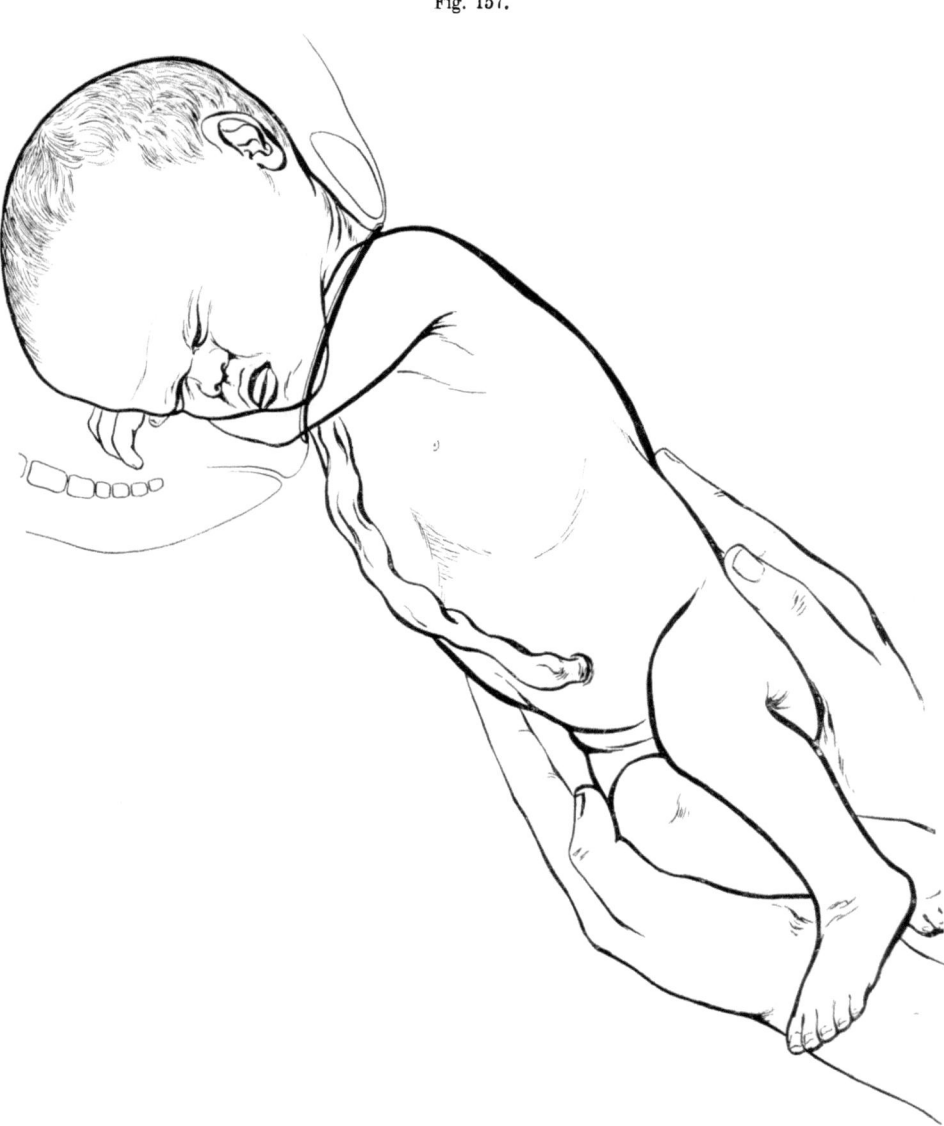

Müllersche Extraktion I. Akt.
Abwärtsziehen des Kindskörpers, bis die vordere Schulter unter der Symphyse erscheint.

Fig. 158.

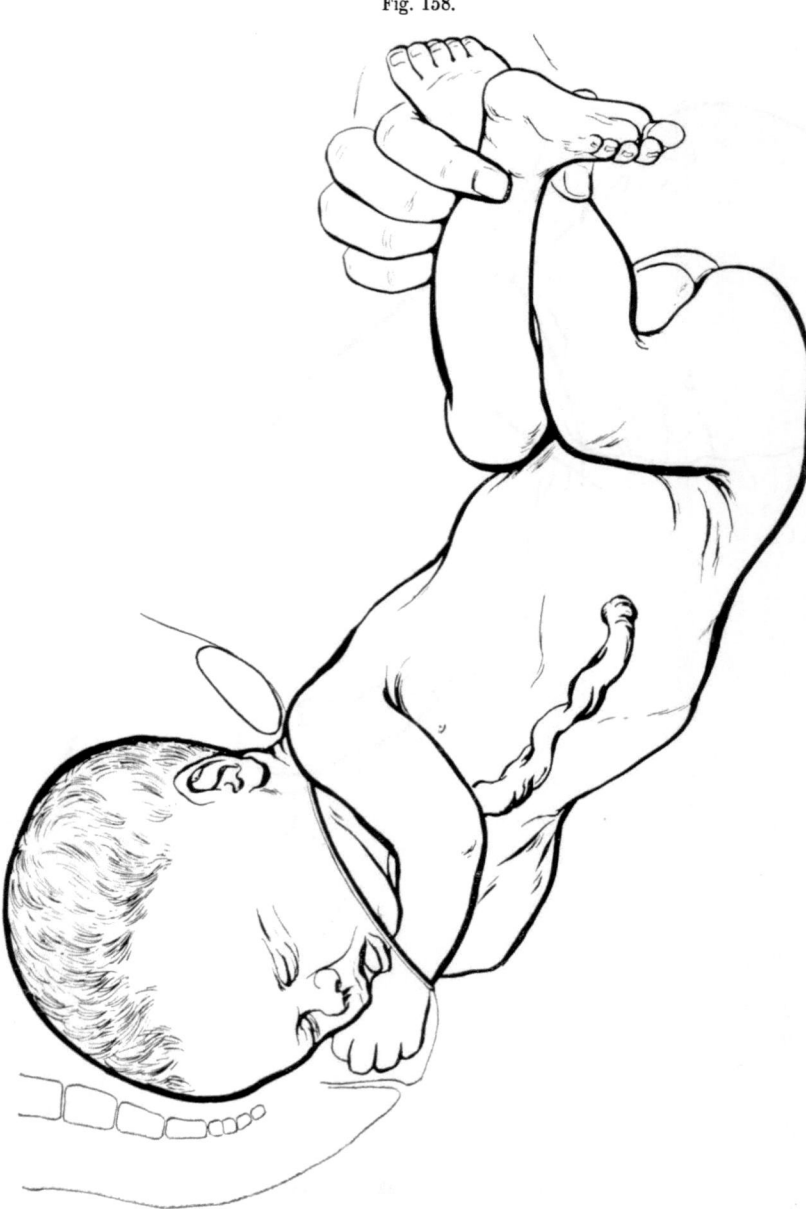

Müllersche Extraktion II. Akt.
Erheben des Kindskörpers, bis die hintere Schulter über den Damm schneidet.

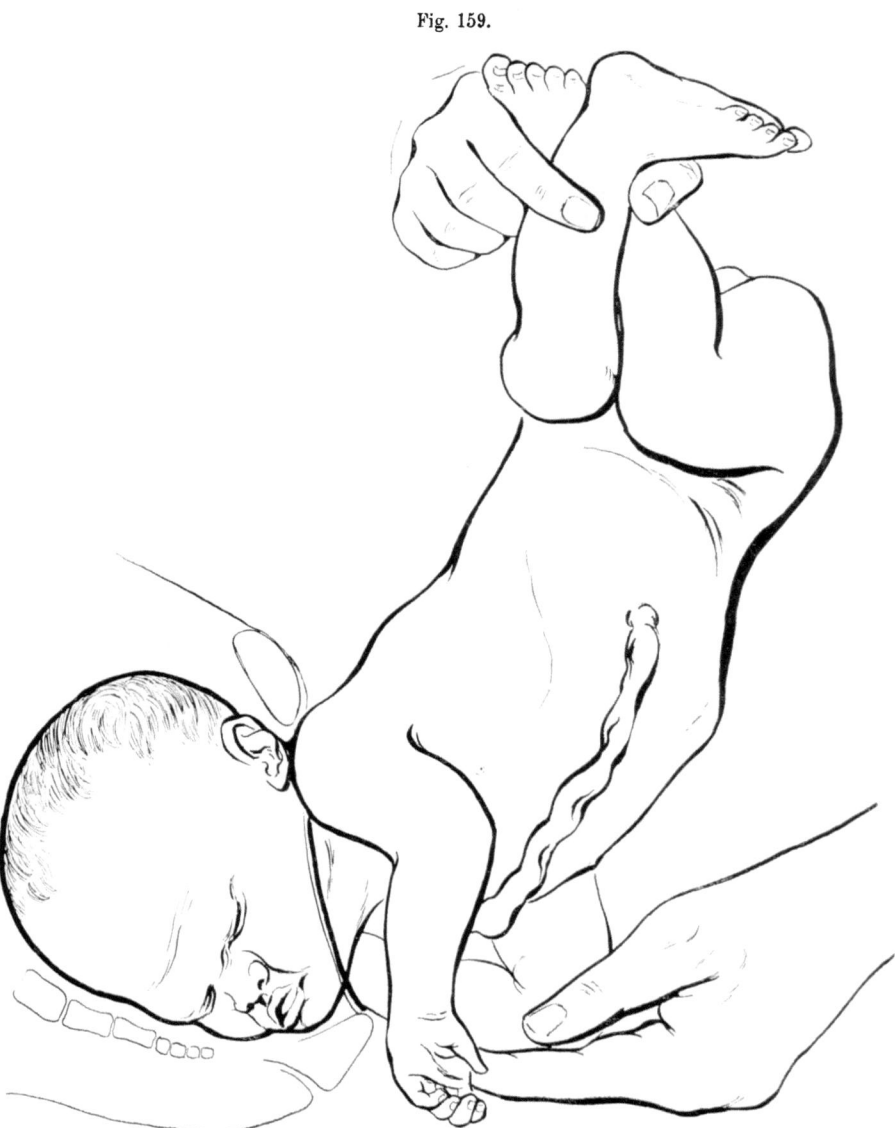

Fig. 159.

Müllersche Extraktion II. Akt.
Der hintere Arm kann jetzt leicht vorgezogen werden.

die ich aber durch den Zug nach unten nicht erschwert fand. Ich möchte Ihnen also die Müllersche Methode für alle Extraktionen bei Beckenendlagen und Querlagen empfehlen, vorausgesetzt, daß es sich um normale oder nur wenig verengte Becken handelt.

So gelang es uns in diesem Falle, einen großen, 51 cm langen, 6½ Pfund schweren Knaben mit einem Kopfumfang von 36 cm lebend zur Welt zu befördern. Die Frau hatte in den ersten Tagen Temperatur bis 38°, die dann aber bald bei Behandlung mit Eisblase und Ergotin[1]) zur Norm abfielen.

Ohne Indikation aber, das möchte ich noch ganz besonders betonen, behandeln Sie alle Beckenendlagen streng exspektativ. Ein großer Teil der jungen Geburtshelfer glaubt, daß man bei Steißlagen, wenn man auch bis zur Geburt des Steißes geduldig gewartet hat, nun nicht nur berechtigt, sondern sogar verpflichtet sei, einzugreifen. Doch dem ist nicht so. Seien Sie gerade bei Erstgebärenden vorsichtig, wenn Sie tiefe Scheidendammrisse vermeiden wollen. Ist der Steiß geboren und folgen die Schultern und auf die Brust gekreuzten Händchen (nur bei Extraktionen pflegen Sie sich hochzuschlagen) sowie der Kopf nicht sofort nach, so genügt in 60 von 100 Fällen ein einfacher Druck vom Abdomen her, um den Fötus vollends zu exprimieren. Sind Sie gewaschen, so legen Sie ein in Sublimat oder Lysol getränktes Tuch über den Leib, umfassen nach Art des Credéschen Handgriffs fest den Uterusfundus und den Kindsschädel und drücken ihn nach unten, während die andere Hand den Kindskörper vor dem Herunterfallen durch Festhalten schützt. Geht es auf diese Weise nicht, dann erst haben Sie die Pflicht, die Armlösung oder die Müllersche Extraktion und den Veit-Smellieschen Handgriff vorzunehmen.

Je seltener Sie mit den Fingern in die Scheide der Kreißenden eingehen, um so besser wird die Wochenbettsprognose; deshalb habe ich Ihnen so eindringlich die Expressio foetus, deshalb die Müllersche Extraktionsmethode empfohlen!

---

[1]) Rp. Extract. fluid. Ergotini
    Tinct. Cinnamomi ana 7,5.
    M. D. S. 2stündl. 20 Tropfen.

Oder: Rp. Secalis cornuti pulv. 1,0.
    D. tal. dos. Nr. XXI.
    3mal täglich 1 Pulver.

Bessere Dienste leistet mir jetzt das Secacornin.

Fall 15.

Name, Alter, Para: Frau H., 42 Jahre, Xpara.
Meldung: Steiß geboren. Geburt geht nicht weiter.
Anamnese: Ohne Besonderheiten.
    Frühere Entbindungen: 8 Partus, sehr schnell, alle ohne Kunsthilfe. 1 Abort.
    Letzte Regel: 7. Juni.
    Wehenbeginn: 5. März, 11 Uhr nachmittags.
    Blasensprung: 5. März, 9 Uhr vormittags (also 14 Stunden vor Wehenbeginn). 7 Liter Fruchtwasser.
    Ankunft des Arztes: 6. März, 2^{30} Uhr vormittags.
    Wehentätigkeit: Sehr gut und kräftig.
Status: Gesunde, kräftige, normalgroße Frau.
    Herztöne: 120.
    Temperatur: 36,2.
    Puls: 80.
Aeußere Untersuchung: Normalgroßer, bis zum Hals geborener Knabe. Unter den Bauchdecken sieht man einen großen, bis zum Nabel reichenden Teil, der sich bei der Betastung als der Uterus mitsamt dem Kopfe und der Placenta erweist.
Innere Untersuchung: —
Therapie: ?

Antworten der Hörer.

Diagnose: Hydrocephalus (einer vermutet eventuell ein zweites Zwillingskind), Perforation mit dem Perforatorium, der Schere oder einem Troikar.

Meine Damen und Herren! Wie ich aus Ihren Antworten ersehe, haben Sie sich alle richtig überlegt: Da sämtliche frühere Geburten ohne Kunsthilfe verlaufen und die Beckenmaße normal sind, so muß irgend ein besonderes Hindernis vorliegen, das dem nachfolgenden Kopf den Durchtritt verwehrt. Wollen Sie, statt brutal an dem Kindskörper zu ziehen, stets in solchen Fällen, in denen sich der Geburt des nachfolgenden Kopfes unvermutete Schwierigkeiten entgegenstellen, an folgende drei Möglichkeiten denken:

1. Es besteht ein Mißverhältnis zwischen dem kindlichen Kopf und dem mütterlichen Becken.
    a) Beckenverengerung der Mutter; auszuschließen durch die Beckenmessung oder die Anamnese, wie in unserem Falle.
    b) Großer Schädel des Kindes bei Riesenwuchs oder infolge von Mißbildungen: Hydrocephalus oder Doppelmißbildung (Diprosopus).
2. Es besteht ein Krampf des Muttermundes. Dieser hat sich fest um den kindlichen Hals herum zusammengezogen — ein häufiges Ereignis, besonders wenn bei Beckenendlagen vor völliger Erweiterung des Muttermundes indikationslos gezogen wird: auszuschließen nur durch die sofortige innere Untersuchung.
3. Es bestehen seltene Anomalien der Weichteile, Tumoren des Uterus, der Ovarien oder der Scheide: auszuschließen nur durch die innere Untersuchung.

Haben Sie diese drei Möglichkeiten stets vor Augen, so werden Sie vor Fehldiagnosen bewahrt bleiben. Nun in unserem Falle handelte es sich um einen Fall von Hydrocephalus, und es war nicht schwer, die Diagnose zu stellen. Hätte ich nichts in diesem Falle von der Anamnese gewußt und keine Beckenmessung vorgenommen, ein Blick auf das Abdomen der Frau (vgl. Figur 160) hätte mir die richtige Diagnose an die Hand gegeben. Man sah den riesigen Schädel fast durch die schlaffen Bauchdecken hindurch, bei der Palpation fühlte man die Fluktuation, und die innere Untersuchung bestätigte durch das Tasten der auseinander gewichenen Nähte unsere schon durch die Inspektion und Palpation gestellte Diagnose. Solche Fälle müssen Ihnen stets plastisch vor Augen stehen, sonst können sie leicht unglücklich enden oder unnütz so schwer verlaufen, wie ich einen solchen noch in meiner Hallenser Assistentenzeit erleben konnte.

An einem Sonntag Nachmittag wurde eine Frau vom Lande (Frau Sp.) eingeliefert. Es handelte sich um eine XIIpara. Alle Geburten waren normal ohne Kunsthilfe verlaufen! Das letzte Kind (XI. Partus) war totgeboren worden. Letzte Menstruation: Mitte August. Wehenbeginn: in der Nacht vom 17. zum 18. Juni. Die Frau gab an, daß der sie behandelnde Geburtshelfer das Kind, das in Beckenendlage zur Welt kam, nicht habe extrahieren können. Nach vergeblichem, fast einstündigem Ziehen habe er dann kurzer Hand den Hals durchtrennt und die Frau mit dem im Uterus frei flottierenden Kopf der Klinik überwiesen. Der betreffende Geburtshelfer hatte, wie ich nachher hörte, keine Perforationsinstrumente zur Hand. Sie werden aber sehen, daß es in diesem Falle dieser garnicht bedurft hätte; man hätte ebenso, wie man mit der Schere den Hals durchtrennte, den Schädel mit der Schere perforieren und die Geburt beenden können. So unzweckmäßig es nun auch war, den Kopf vom Halse des Kindes zu trennen und sich so der besten Handhabe für weitere Extraktionsversuche des Kopfes zu berauben, der Frau wäre daraus kein weiterer

Fig. 160 (Fall 15).

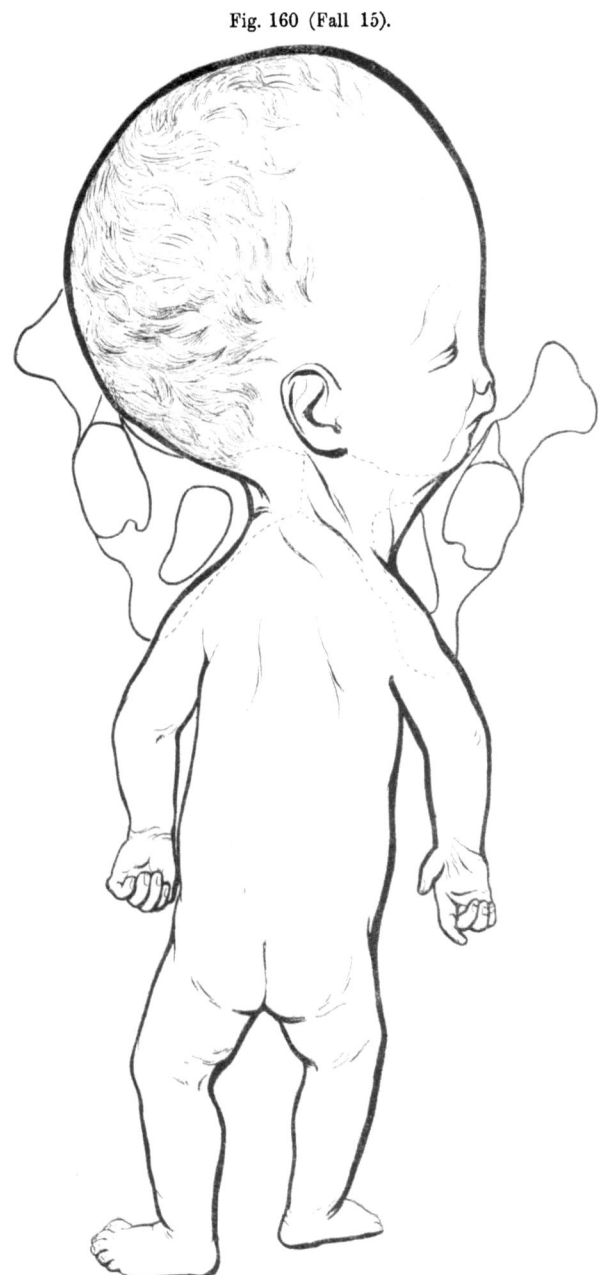

Fig. 161 (Fall Frau Sp., S. 210).

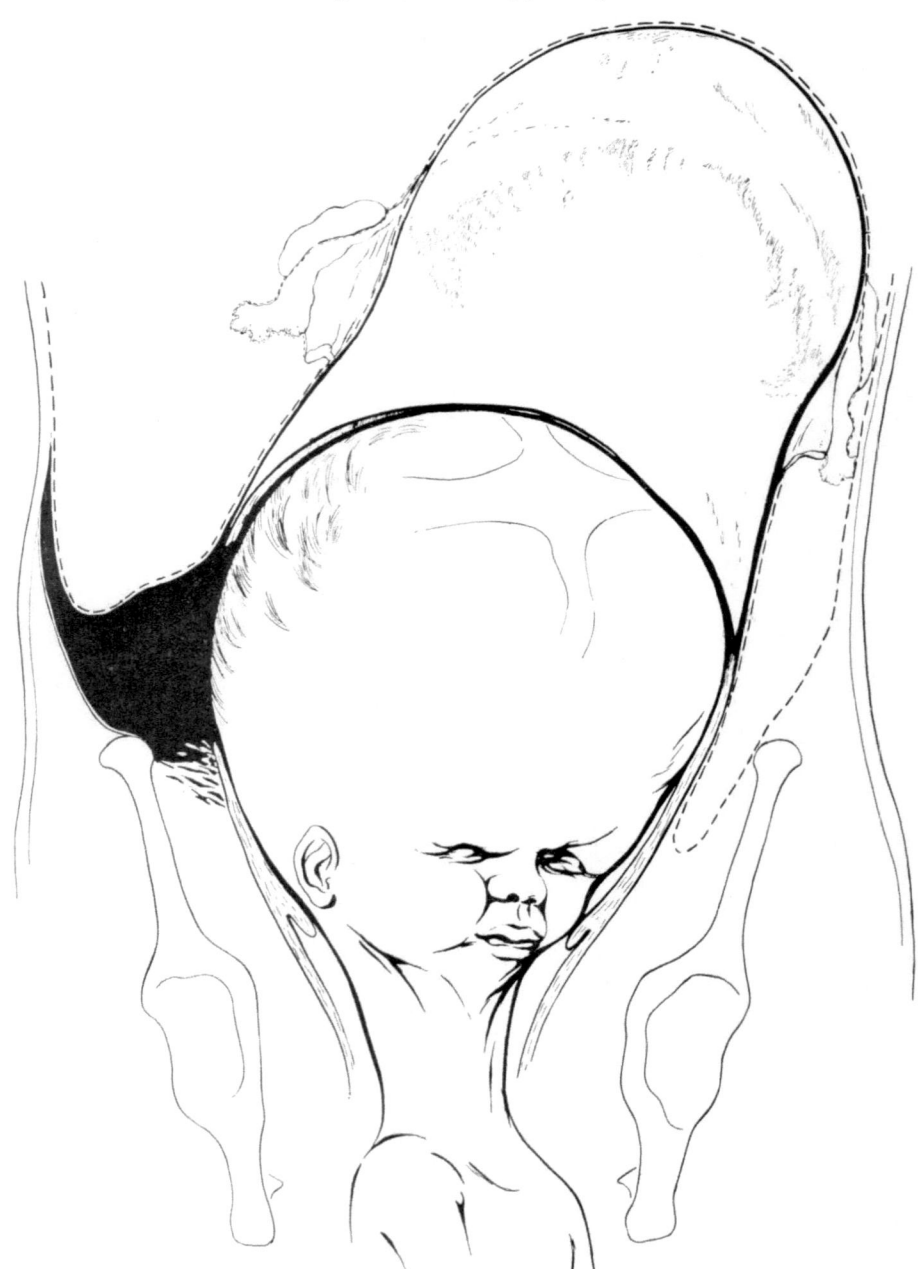

Durch übermäßiges Reißen am Kindskörper ist die Cervix auf der rechten Seite eingerissen und ein großes subperitoneales, bis über die rechte Beckenschaufel reichendes Hämatom hat sich ausgebildet. (Extraperitoneale Uterusruptur.)

Fig. 162 (Fall 15).

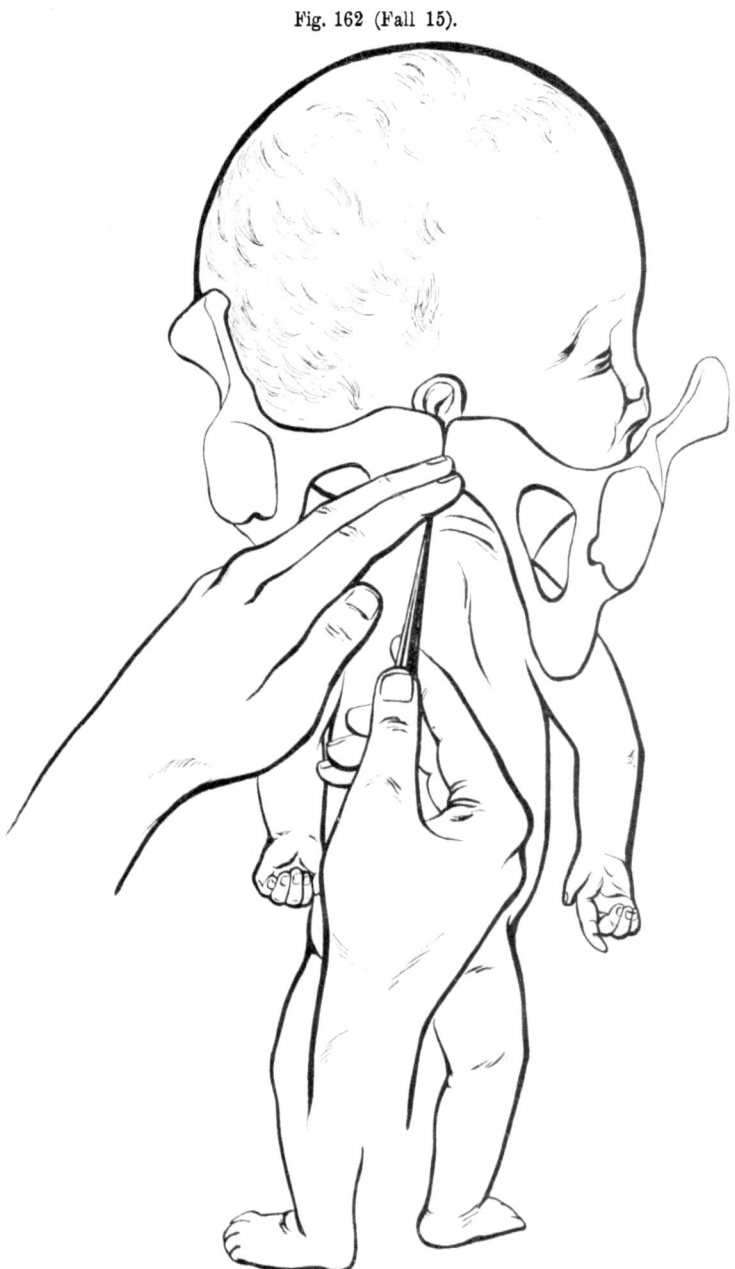

Perforation des nachfolgenden Kopfes (Hydrocephalus) mit der Schere. Die linke Hand drängt die Labien auseinander und schützt in Ermangelung eines Spekulum die vordere Scheidenwand.

Schaden erwachsen. Die Schädigung, über die wir gleich sprechen wollen, entstand durch das gewaltsame und hemmungslose Reißen und Zerren an dem Kindskörper. Sie sehen auf der Figur 161 die Darstellung dieses Falles, die ich mir damals gleich nach Untersuchung der Frau als Skizze aufbewahrt habe. Sie sehen den überdehnten Durchtrittsschlauch, die Cervix, auf der rechten Seite eingerissen und das Peritoneum in weiter Ausdehnung durch die dem Einriß naturgemäß folgende Blutung bis weit über die Beckenschaufel hinauf abgehoben. Es handelt sich also um eine glücklicherweise extraperitoneale Uterusruptur. Der hydrocephale Schädel faßte 1400 ccm Flüssigkeit. Die Frau ist nach langem Krankenlager glücklich genesen. Ebenso gut hätte die Blutung in die freie Bauchhöhle erfolgen und tödlich sein können. Einmal sah ich auch nach einem vaginalen Kaiserschnitt, der bei einer Eklamptischen von mir bekannter Seite ausgeführt wurde, eine ähnliche, aber tödliche, extraperitoneale Blutung; hier war die in atypischer Art verlaufende Uterina beim Schnitt verletzt und durch die Naht nachher nicht exakt unterbunden. Bei der Sektion zeigte sich ein extraperitoneales Hämatom, das bis zur Nierengegend reichte; die Frau hatte nach außen so gut wie garnicht geblutet.

Wieviel gefährlicher aber diese unüberlegten Extraktionsversuche bei unerweitertem Muttermunde werden können, will ich Ihnen an der Hand unseres nächsten Falles ausführlich schildern.

Und doch wie einfach ist es auch für den Ungeübten, in solchen Fällen ohne Gefährdung der Frau die Extraktion zu beenden. Mit dem Doyenspeculum schützen wir die Scheide. Die Spitze liegt am Occiput des Fötus, ein fester Stoß mit dem scherenförmigen Perforatorium, während die Hand des Assistenten, der Hebeamme oder Ihre eigene den Kopf von oben fixiert, um jede Zerrung der überdehnten Cervix zu vermeiden, und der gewaltige hydrocephale Schädel sinkt in nichts zusammen — das Hindernis ist aus dem Wege geschafft. Statt des Spekulums kann man ebenso gut mit der linken Hand, Dorsum manus nach oben, die Scheide schützen, statt des Perforatoriums ebenso gut mit einer einfachen spitzen Schere perforieren. So haben wir das in unserem speziellen Falle gemacht, wie Sie es auf Figur 162 dargestellt sehen.

Eine Nachblutung trat bei den guten Wehen der Frau nicht auf, die Nachgeburtsperiode verlief glatt und ohne Besonderheiten.

Sollten Sie einmal in die Lage kommen, wie ich in dem geschilderten Falle, einen abgeschnittenen Kopf isoliert aus dem Uterus entfernen zu müssen, so fixieren Sie am besten die Basis cranii so auf dem Beckeneingang, daß die Pfeilnaht im Querdurchmesser steht (vgl. Figur 14, S. 23), indem Sie die Richtung mit der inneren, linken Hand, die Fixation mit der äußeren Hand geben. Dann lassen Sie den Kopf so fixiert von der Hebamme durch äußeren Handgriff halten, perforieren durch das Foramen magnum und entfernen den entleerten Schädel mittels des Wiegand-Winckelschen Handgriffs.

Fall 16.

Name, Alter, Para: Frau Ho., 34 Jahre, X para.
    Meldung: „Querlage."
Anamnese: Ohne Besonderheiten.
    Frühere Entbindungen: 2 Aborte, 7 Partus, alle ohne Kunsthilfe.
    Letzte Regel: 9. Mai.
    Wehenbeginn: 22. Januar, 7 Uhr nachmittags.
    Blasensprung: 24. Januar, 3 Uhr vormittags.
    Ankunft des Arztes: 24. Januar, 3^{30} Uhr vormittags.
    Wehentätigkeit: Träge und langsam.
Status: Gesunde, kräftige, normalgroße Frau.
    Temperatur: 36,7.
    Puls: 76.
Aeußere Untersuchung: Beckenmaße: Sp. 26, Cr. 29, Tr. 31, Conj. ext. 21. Rücken rechts, ballotierender großer Teil (Kopf) im Fundus. Steiß auf die linke Darmbeinschaufel abgewichen.
    Herztöne: 120.
Innere Untersuchung: Scheide ohne Besonderheiten. Cervix erhalten, etwa 3 fingergliedlang, für gut 3 Finger durchgängig. In ihm liegen beide Füße, die zum Teil schon in die Scheide getreten sind, und eine gut pulsierende Nabelschnurschlinge.
Therapie: ?

Antworten der Hörer.

1. Indikation: Nabelschnurvorfall. Metreuryse. Extraktion.
2. Gewichtsbelastung, langsame Extraktion. (!! Verfasser.)
3. Knieellenbogenlage. Reposition.
4. Abwarten und die Pulsation der Nabelschnur kontrollieren.

Meine Damen und Herren! Würde es sich in diesem Falle um eine einfache Fußlage ohne Nabelschnurvorfall bei noch erhaltener Cervix gehandelt haben, Sie alle hätten sicherlich abgewartet, da keine Indikation von seiten der Mutter oder des Kindes besteht, die uns veranlassen könnte, eine schwierige und gefährliche Entbindung bei unerweitertem Muttermund vorzunehmen. Aber mit dem Wort „Nabelschnurvorfall" ist es wie mit dem Wort „enges Becken", es erzeugt Assoziationen im Gehirn des jungen Geburtshelfers, die gebieterisch ein Eingreifen in diesem Falle erheischen. Ein einfacher Vergleich unseres heutigen Falles (Figur 163) mit einem späteren Falle: Nabelschnurvorfall bei Schädellage (Figur 218, Vorlesung XV) zeigt Ihnen den für die Prognose wie für die Therapie gleich wichtigen Unterschied. In unserem heutigen Falle, wo der Steiß auf die rechte Darmbeinschaufel abgewichen ist, wird die Nabelschnur bei der Wehe in keiner Weise gedrückt werden können, die Gefahr der Kompression tritt erst ein, wenn bei erweitertem Muttermund der Steiß tiefer tritt. Und selbst dann ist die Kompression durch den weichen Steiß viel weniger gefährlich als die Kompression der Nabelschnur bei Schädellagen. Das einzig Richtige in unserem heutigen Falle ist es also abzuwarten, und das war auch der Rat, den ich dem Kollegen gab, als er mich zu dieser Geburt hinzuzog. Die Wehentätigkeit der Kreißenden war langsam; nur alle 20 bis 25 Minuten trat eine schwache, kurz andauernde Wehe auf. Was Wunder, daß Ehemann und Hebamme gleichzeitig den jungen Geburtshelfer bestürmten, doch ein wenig an dem Füßchen zu ziehen, das schon kokett inzwischen aus der Vulva herausschaute. Obgleich keine Veränderung im Befinden der Mutter oder des Kindes eingetreten war, obwohl die Nabelschnur gut pulsierte, begann der Kollege langsam zu extrahieren, wie das ja auch einer von Ihnen empfohlen hat. Nun wissen Sie, daß die langsame Extraktion bis zur Armlösung in den Phantomkursen gelehrt wird. Hier aber handelt es sich ja um eine pathologische Geburt; hier wäre, wenn man in Rücksicht auf das Kind extrahierte, richtig gewesen, schnell zu extrahieren, um die **Druckwirkung auf die Nabelschnur nach Möglichkeit abzukürzen. Im Interesse der Mutter aber lag es, so schonend wie möglich vorzugehen, da ein Cervixriß** — dieses für die Praxis so gefährliche Ereignis — sonst unvermeidlich war. Der Kollege wählte die goldene Mittelstraße, er vermied die Charybdis, um desto sicherer der Scylla in die Arme zu fallen. Bei der langsamen Extraktion wurde natürlich der Puls der Nabelschnur schwächer und schwächer, die Armlösung war, wie er mir sagte und wie es von vornherein anzunehmen war, außerordentlich schwer, und den Kopf konnte er trotz aller angewandten Mühe überhaupt nicht extrahieren. Als ich jetzt wieder hinzugerufen wurde, fand ich die Nabelschnur pulslos, das Kind abgestorben und **den Muttermund fest wie ein enges Halsband um den Hals des Kindes gelegt; so fest, daß ein energischer Zug an dem Kindskörper unfehlbar die Cervix in zwei Teile gerissen hätte.** Die Frau befand sich noch in leichter Narkose und lediglich aus diesem Grunde entschloß ich mich, die Geburt zu beenden. Wäre die Frau nicht narkotisiert gewesen und hätte ich aus Rücksicht für den Kollegen nicht eingreifen müssen, so hätte ruhiges Abwarten und eine Injektion von 0,02 Pantopon sicher bald den Krampf der Gebärmutter gelöst und die Geburt wäre entweder spontan oder mit einem leichten Veit-Smellie zu beenden gewesen. Der Tod des Kindes erschütterte glücklicherweise den Vater, dem ich dieses mitteilte, nur wenig.

Fig. 163 (Fall 16).

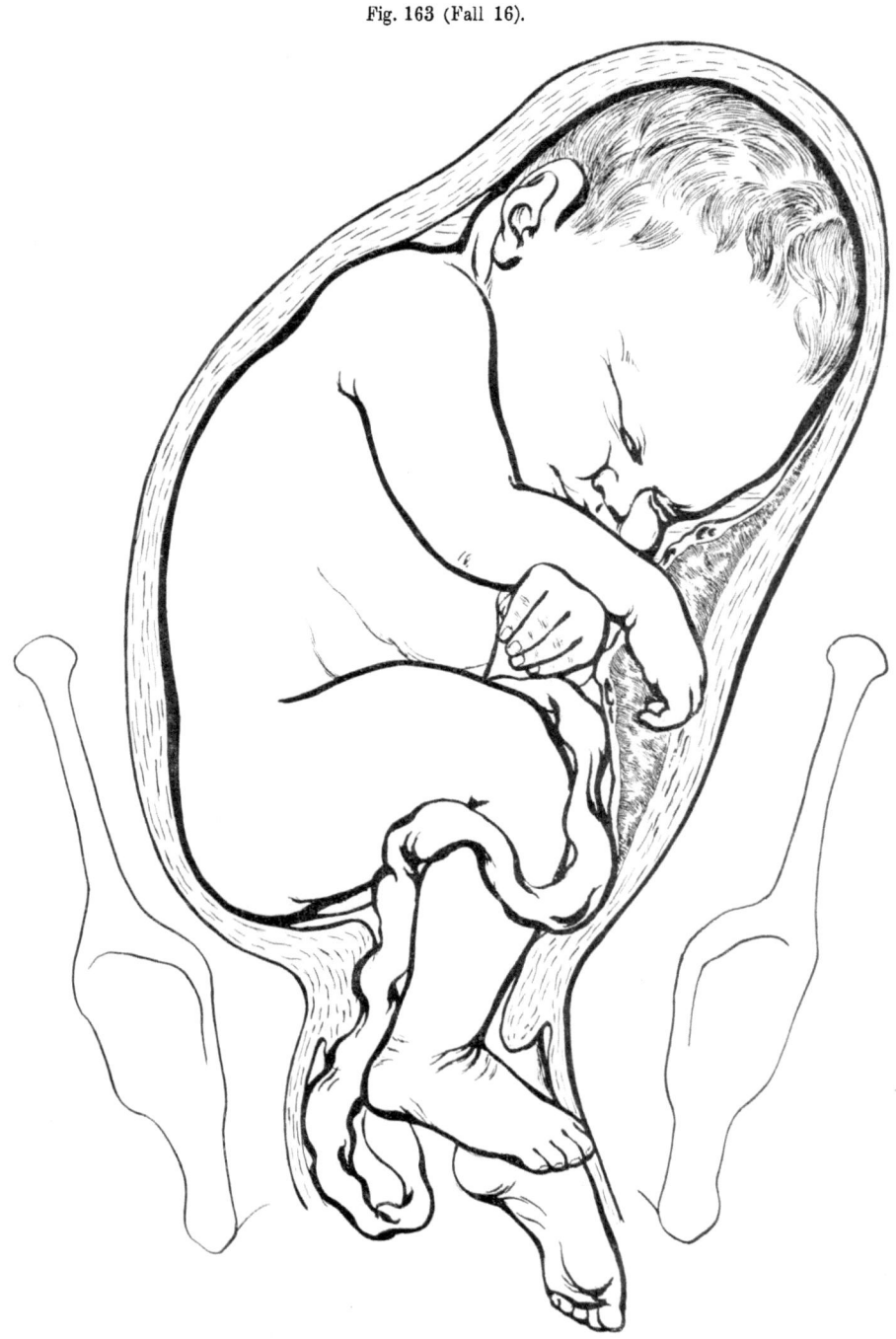

Er hatte alle Mühe für seine 7 anderen Kinder den nötigen Lebensunterhalt aufzubringen und schien über den unbeabsichtigten Ausgang nicht sonderlich betrübt. So perforierte ich denn wie in dem Fall von Hydrocephalus (Figur 160) den nachfolgenden Kopf, vertiefte die Narkose und konnte nun den Fötus vollends ohne Verletzung der Mutter extrahieren.

Das Kind, ein Knabe, hatte nach Abfluß der Gehirnsubstanz noch das respektable Gewicht von $8\,{}^{1}/_{2}$ Pfund und eine Länge von 56 cm.

Kommt es in solchen Fällen dringend auf ein lebendes Kind an und drängt die Indikation von seiten des Fötus zur raschen Entbindung, so gibt es zwei Möglichkeiten:

Entweder man schafft durch Ausführung des vaginalen Kaiserschnittes das Hindernis des zu engen Halskanales ohne weiteres fort (ein Verfahren, das für die Klinik oder ausnahmsweise für spezialistisch gut geschulte Geburtshelfer bei gutem Licht und genügender Assistenz das schnellste Verfahren darstellt) oder man rechnet von vornherein bei der schnellen Extraktion mit einem eventuellen Cervixriß. Dann aber müssen Sie in der Lage sein, die Rißblutung zu beherrschen und den Cervixriß lege artis zu nähen. Sie legen die Frau selbstverständlich auf einen Tisch, unter ihren Rücken sofort den offenen Momburgschen Schlauch, richten die Doyenschen Specula, genügend Nadeln mit Katgut armiert, Nadelhalter, Tupfer, kurz und gut alles, was Sie in den Stand setzt, sofort dem erwarteten drohenden Ereignis einer Cervixblutung entgegenzutreten. Nach Expression der Placenta werden Sie mit den Speculis die Scheide entfalten, den Muttermundsaum ringsherum mit unseren Collinschen Zangen, etwa mit 6 Stück, fassen, die Rißstelle vorziehen (Figur 164) und sie exakt durch die Naht verschließen. Alle diese Manöver können Sie heutzutage viel leichter mittels des Momburgschen Schlauches in der geschilderten Art und Weise (vgl. S. 181), wie in früherer Zeit ausführen, da das herabrieselnde Blut die Uebersicht sehr erschwerte. — Diese Art des Vorgehens ist aber nichts für Anfänger und nur in ganz besonderen Fällen statthaft. So besinne ich mich aus meiner Hallenser Zeit auf einen Fall, in dem eine 41 jährige Frau sich ebenso wie ihr Mann sehnlichst ein lebendes Kind wünschten, da zwei ausgetragene Kinder und 3 Frühgeburten gestorben waren (die Frau hatte außerdem noch 6 Aborte durchgemacht). Ich extrahierte bei dreimarkstückgroßem Muttermund ein lebendes Mädchen von 48 cm Länge, das gesund blieb, hatte aber nach der Entbindung einen 6 cm langen Cervixriß zu nähen. Ich tat dieses in der oben geschilderten Art und Weise. Die Anwendung des Metreurynters in solchen Fällen ist nicht ohne Gefahr, das Heraufschieben des großen Konvoluts von Nabelschnurschlingen läßt nur allzu leicht eine Kompression durch den Metreurynter zu, und man erreicht das Gegenteil von dem, was man bezweckt. Die Verhältnisse liegen hier eben ganz anders als bei Schädellagen und Nabelschnurvorfall.

Wie gefährlich aber das Extrahieren bei Steißlage ohne genügende Schulung werden kann, lehrt Sie folgender trauriger Fall. Bei einer IIpara und Fußlage, wie in unserem Fall 16, macht die Hebamme, da sie fort will, Extraktionsversuche. Als der hinzugerufene praktische Arzt hinkommt, hört er keine Herztöne mehr; das Kind ist bis zu den Schultern geboren und tot. Er macht die Armlösung. Jetzt stellen sich ihm bei der Extraktion des Kopfes ungeahnte Schwierigkeiten entgegen, genau

Fig. 164.

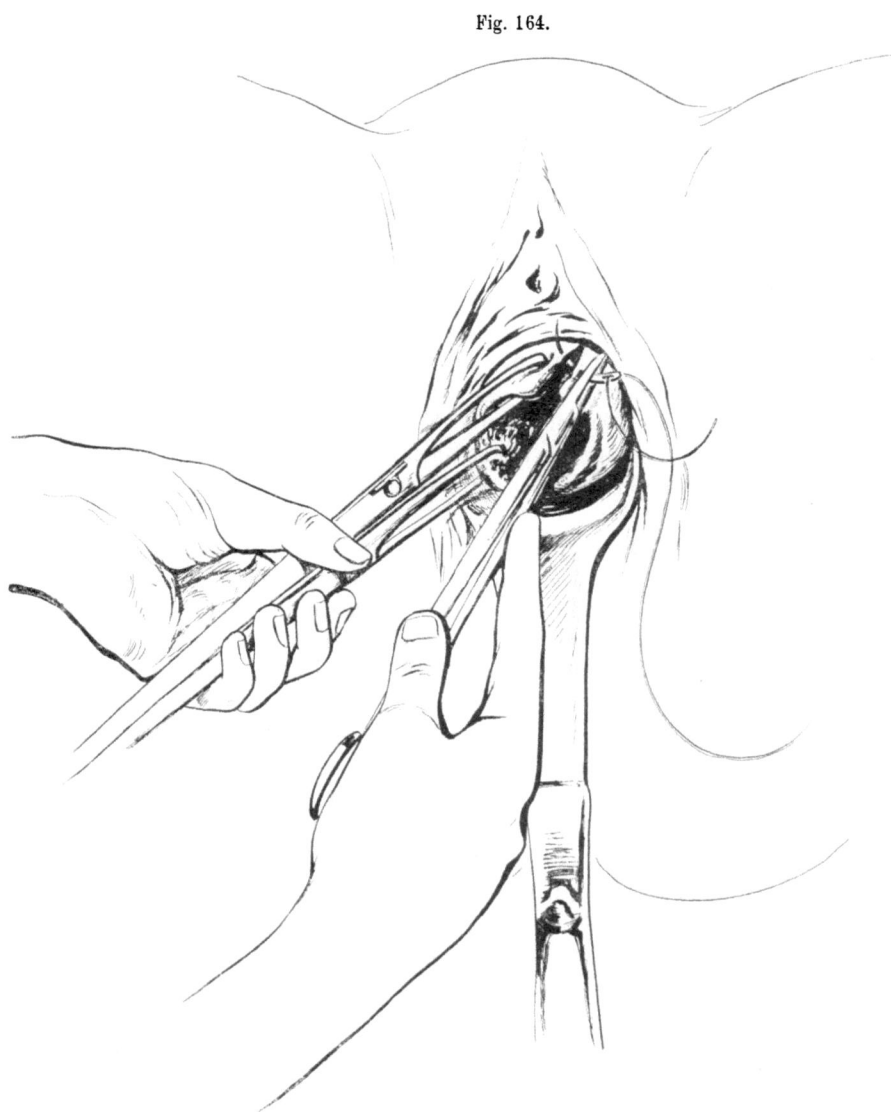

Naht eines Cervixrisses.

wie in unserem Falle. Statt abzuwarten oder zu perforieren, reißt er nun mit brutaler Gewalt das Kind vollends heraus. Sofort kollabiert die Frau, es blutet stark, der Geburtshelfer verliert vollends den Kopf; er glaubt, die Blutung stamme von der Placenta, will eine manuelle Placentarlösung machen, geht mit der Hand in die Scheide ein, perforiert, in den Cervixriß geratend, das Peritoneum und reißt der Frau die Gebärmutter mitsamt der Placenta heraus. Selbstverständlich ging die Frau sofort an dem Blutverlust vor Einlieferung in ein Krankenhaus zugrunde. Hätte der Arzt sich in diesem Falle an die goldene Regel gehalten: **Kein Eingriff ohne Indikation!** ein junges, blühendes Leben wäre dem Staate, eine Mutter der Familie erhalten geblieben.

Schließlich, meine Damen und Herren, möchte ich Ihnen noch kurz über einen Fall referieren, den ich vor Jahren einmal in der hiesigen gynäkologischen Gesellschaft vorgestellt habe. Die Frau, um die es sich handelte, hatte einen sechstägigen Geburtsverlauf durchzumachen. Am Sonntag Morgen hatte die Schwangere Wehen bekommen und zur Hebamme geschickt. Diese zog, da es sich um eine Querlage handelte, einen Arzt zu. Derselbe riet abzuwarten. Man ließ die Frau 3 Tage in Wehen liegen. In dieser Zeit starb das Kind ab. Nun erst wurde bei totem Kinde die Wendung ausgeführt. Die Extraktion aber gelang trotz stundenlangen Ziehens an dem Kindskörper nicht. Jeden Tag wurden neue vergebliche Extraktionsversuche gemacht, alle ohne Erfolg.

Nach 3 Tagen entschloß man sich, die Frau in die Klinik einzuliefern. Als ich die Patientin sah, hatte sie eine Temperatur von 38,3 und einen außerordentlich schlechten flachen Puls von über 120. Aus der Vulva sah ein Bein heraus, das durch die zahlreichen Extraktionsversuche und durch die eingetretene Fäulnis völlig die Cutis verloren hatte und aashaft stank. Bei der inneren Untersuchung bot sich nun ein Befund, den Ihnen Figur 165 zeigt. In der Scheide fühlte man vorn die vordere Muttermundslippe über die Symphyse zurückgezogen, während man die hintere Muttermundslippe gut abtasten und auch in den Cervikalkanal eindringen konnte. An der inneren hinteren Cervixwand kam man nun auf einen fast kindskopfgroßen, das kleine Becken bis zum Promontorium ausfüllenden Tumor, ein submuköses Myom. Dieses war auch die Ursache der Querlage gewesen, es hatte dem Kopf das Eintreten in den Beckeneingang verwehrt. **Meine Damen und Herren, wenn solche Fälle in der Praxis vorkommen können, dann werden Sie mir die Berechtigung unserer seminaristischen Uebungen wohl zugeben.** Die Fehler, die hier gemacht sind, sind so offenbare, daß ich sie wohl nicht erst langatmig zu besprechen brauche: Eine Querlage läßt man nicht 3 Tage herumliegen, man forscht nach der Ursache, mißt das Becken oder erkennt, daß die schlaffen Bauchdecken die Ursache sind. Fehlt, wie in unserem Falle, beides, so hat man an eine anderweitige Anomalie zu denken. So wäre man ganz von selbst auf die Diagnose gekommen, hätte beim Touchierbefund den Tumor gefühlt, einen Kollegen zur Konsultation herbeigerufen oder die Frau einer Klinik überwiesen. Aber auch, wenn man die Diagnose nicht gestellt und die Wendung ausgeführt hätte, durfte man nicht tagelang an dem Kindskörper hemmungslos ziehen. Hätte diese Frau nicht eine so robuste Natur gehabt, sie wäre ebenso, wie die Frau des vorigen Falles, dabei an Rißwunden oder Sepsis zugrunde gegangen. Denken Sie

Fig. 165.

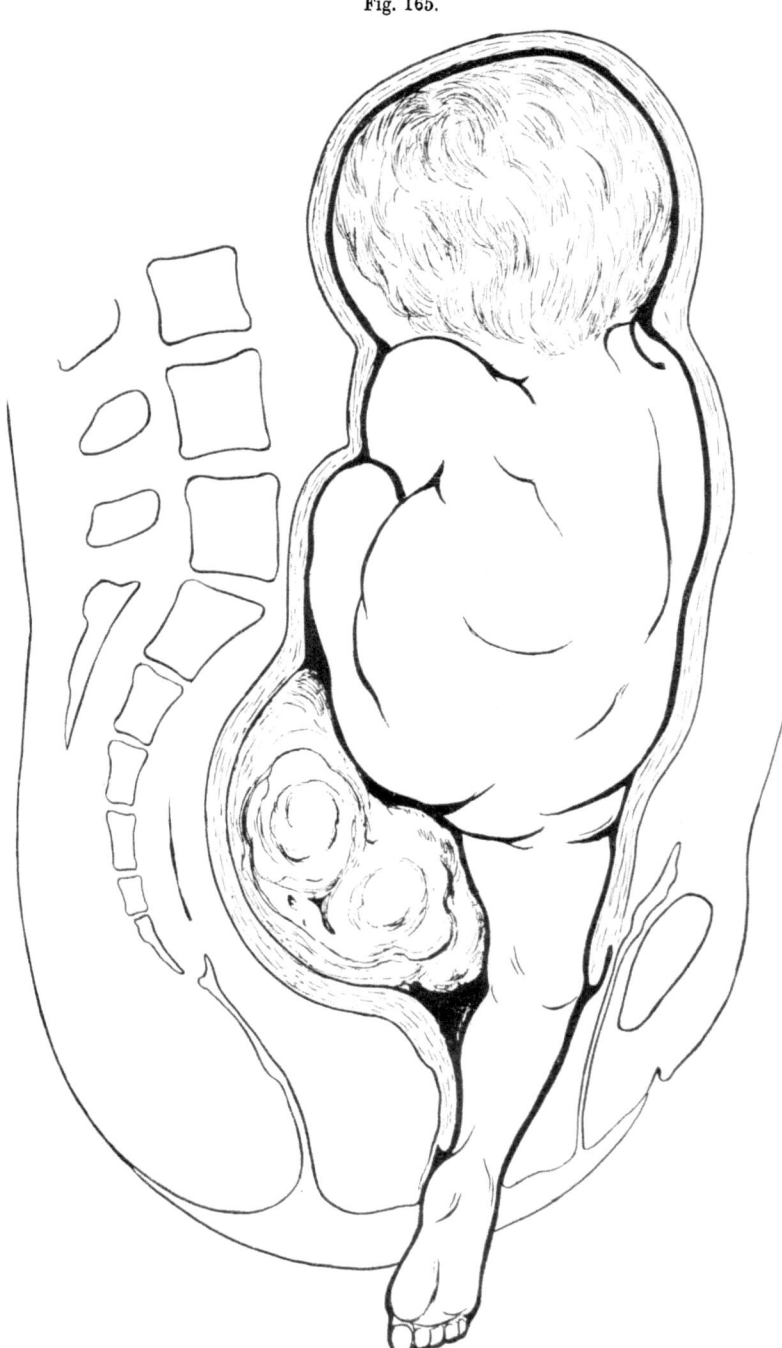

Submuköses Myom als Geburtshindernis.

stets in Fällen, wo die Extraktion stockt, zuerst daran: Was kann das Hindernis sein? ehe Sie in Ihren Versuchen fortfahren. **Non vi sed arte!!**

In der Klinik ließ sich das Myom leicht enukleieren und danach das Kind extrahieren, das außerdem einen leichten Hydrocephalus hatte. In den ersten Tagen des Wochenbettes bot naturgemäß die Wöchnerin ein so schweres Krankheitsbild, daß wir alle eine Prognosis pessima stellten.

Schließlich aber besserte sich ihr Befinden und sie konnte gesund entlassen werden.

Meine Damen und Herren! Ich habe Ihnen diese Fälle nicht verschweigen können, denn mehr als durch unsere Erfolge lernen wir durch unsere Fehler. **Nur wer die großen Gefahren in der Geburtshilfe kennt, wird sie vermeiden,** ein aktiver Draufgänger kommt früher oder später zu Fall.

XII. Vorlesung.

Fall 17.

Name, Alter, Para: Frau H., 25 Jahre, IIpara.
  Meldung vom Arzt: Enges, platt-rachitisches Becken von 6 cm Conj. vera!
Anamnese: Als Kind erst mit 3 Jahren laufen gelernt.
  Frühere Entbindungen: Die erste Entbindung fand in einer hiesigen Klinik statt, und zwar vor einem Jahre; das Kind wurde spontan, aber tot geboren und hatte ein Gewicht von $8\frac{1}{2}$ Pfund.
  Letzte Regel: 9. bis 11. März.
  Wehenbeginn: 26. Dezember, 11 Uhr abends.
  Blasensprung: 27. Dezember, 11 Uhr vormittags.
  Ankunft des Arztes: 27. Dezember, 4 Uhr nachmittags.
  Wehentätigkeit: Sehr häufig, stürmisch, fast tetanisch.
Status: Mittelgroße Frau mit nur geringen Zeichen eines rachitischen Habitus.
  Temperatur: 36,3.
  Puls: 104.
Aeußere Untersuchung: Beckenmaße: Sp. 25, Cr. $26\frac{1}{2}$, Tr. 30, Conj. ext. 17, Conj. diag. 12, Conj. vera 10 cm. Kopf fest auf dem Beckeneingang. Man fühlt einen harten, festen Tumor (das Hinterhaupt) oberhalb der rechten Darmbeinschaufel. Rücken rechts, Steiß im Fundus.
  Herztöne: Links unterhalb des Nabels 130.
Innere Untersuchung: Scheide weit. Muttermund kleinhandtellergroß. Rechts fühlt man die Stirn, die Nasenlöcher öffnen sich nach links, man fühlt deutlich den Mund, kenntlich an den harten Gaumenrändern. Kinn höher als die Stirn, steht fest auf der Linea terminalis links. Gesichtslinie also im queren Durchmesser. Promontorium nur schwer zu erreichen. (Narkosenuntersuchung.)
Therapie: ?

Antworten der Hörer.

1. Die Meldung vom Arzt, nach der es sich um Kaiserschnittsbecken handelt (Conj. vera 6 cm), muß falsch sein, da die Frau ein $8\frac{1}{2}$ pfündiges Kind per vias naturales geboren hat. Therapie: Wendungsversuche oder Umwandlung der Gesichtslage in eine Hinterhauptslage nach Thorn, eventuell Perforation.

2. Aehnlich lauten die anderen Antworten.

3. 2 sind für Hebosteotomie.

Meine Damen und Herren! Mit den heutigen Fällen beginnen wir die Reihe der Fälle, die man als Deflexionslagen bezeichnet. Sie wissen und ich habe Ihnen das in zahlreichen Figuren an die Tafel geworfen, daß der Fötus sich normalerweise in stärkster Beugehaltung befindet. Je mehr sich das Knie vom Brustkorb entfernt, um so stärker wird die Deflexion. So finden wir als ersten Grad der Deflexionslage die Vorderhauptslage, kenntlich durch das Tiefertreten der großen Fontanelle, die ja normalerweise höher steht als die kleine Fontanelle. Als zweiten Grad die Stirnlage (hier ist die Stirn der vorangehende, führende Teil des Kopfes) und schließlich die Gesichtslage, die den stärksten Grad der Deflexion dokumentiert. Mit einer solchen haben wir es in dem vorliegenden Falle zu tun.

Bevor wir uns darüber Rechenschaft geben, welcher therapeutische Eingriff hier am Platze ist, wenige Worte zur Diagnose unserer Lage. Ich bin um so mehr zu dieser Besprechung verpflichtet, als Sie schon aus der Anamnese ersehen haben, daß der betreffende Kollege die Gesichtslage völlig übersehen und statt dessen ein Kaiserschnittsbecken diagnostiziert hatte, wo es sich doch nur um ein minimal verengtes, platt-rachitisches Becken (Conj. vera 10,5 statt 11) handelte. Wie dieser doch gewiß seltene Irrtum zustande gekommen ist, wurde mir erst bei der inneren Untersuchung klar; der Kollege hatte — wie er mir bestätigte — die Stirn mit dem Promontorium verwechselt.

Nun, meine Damen und Herren, in diesem Falle war es leicht, auch schon durch die äußere Untersuchung die Gesichtslage zu diagnostizieren. Finden Sie wie hier den Rücken deutlich auf der einen, die Herztöne auf der anderen Seite, so haben Sie sofort an eine Deflexionslage zu denken. Wenn Sie bei dem Verdacht auf Deflexionslage sich daran gewöhnen, stets genau die Rückenseite des Fötus abzutasten, dann können Sie in fast allen Fällen (ausgenommen bei zu straffen Bauchdecken, tetanisch kontrahiertem Uterus, Hydramnios) deutlich einen Einschnitt, eine Furche fühlen, die sich, wie Ihnen ein Blick auf Figur 166 zeigt, zwischen Hinterhaupt und Rücken befinden muß; eine Furche, die bei der normalen Beugehaltung selbstverständlich fehlt.

Nun, hätte man in diesem Falle selbst durch die äußere Untersuchung die Diagnose nicht gestellt, bei der inneren konnten kaum irgend welche Zweifel über die Lage auftreten. Verwechslungen zwischen Steiß- und Gesichtslagen sind ja bei stehender Blase etwas recht Häufiges und geben stets zu lustigen Bemerkungen Veranlassung. Bei geborstener Blase, wie hier, kann man deutlich durch Tasten der Gaumenplatten den Mund von dem After unterscheiden. Unter der Gesichtslinie versteht man die durch den Nasenrücken vor der Fontanelle zum Kinn gezogene Gerade; auch diese für den Mechanismus wichtige Linie können Sie sich leicht aus der Richtung der beiden Nasenlöcher konstruieren. Diese öffnen sich nach links, also liegt die Gesichtslinie im queren Durchmesser. Was nun den Stand des Kopfes im Beckenraum anbelangt, so sehen Sie ohne weiteres aus der Möglichkeit, das Promontorium mit gestreckten Fingern zu erreichen, daß der Kopf auf dem Beckeneingang aufsteht, und Sie können deutlich fühlen, daß sich das Kinn noch oberhalb der Linea terminalis befindet. Es besteht hier die Möglichkeit, daß durch Zurückbleiben des Kinnes aus der Gesichtslage sich unter dem Wehendrucke eine viel ungünstigere Lage entwickelt, nämlich eine Stirnlage. Sie werden das ohne weiteres beim Betrachten unserer Figur 166 verstehen.

Fig. 166 (Fall 17).

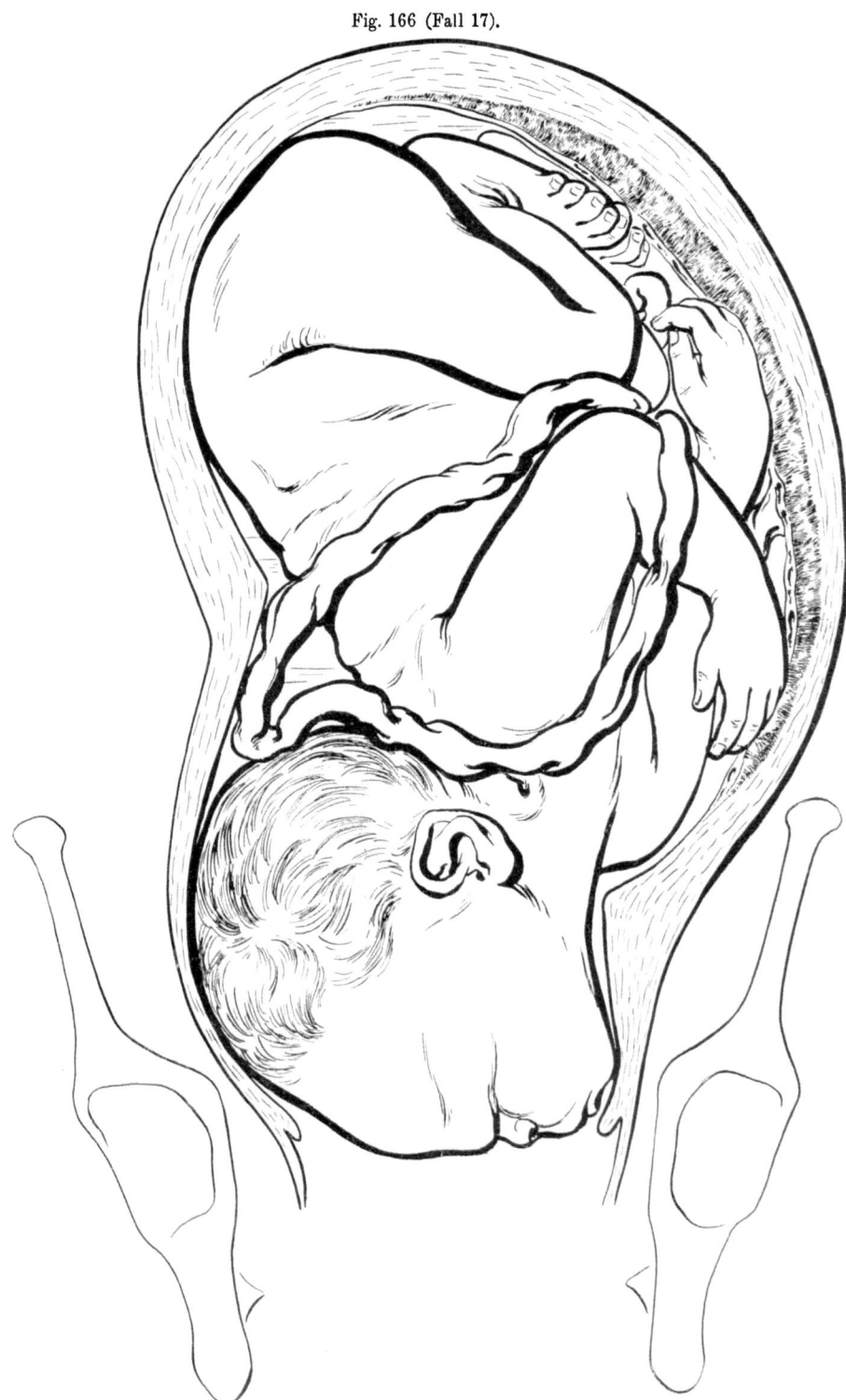

Wie haben wir uns nun in einem solchen Falle zu verhalten? Eine strikte Indikation, das müssen wir doch ganz offen sagen, ist weder von seiten der Mutter noch von seiten des Fötus gegeben. Die Eltern wollen aber ein lebendes Kind. Das erste war schon größer als die Norm und wurde tot geboren. Beim zweiten Partus haben wir mit Wahrscheinlichkeit auf eine ebenso große, wenn nicht noch größere Frucht zu rechnen. Die Mortalität des Kindes in Gesichtslage ist nach Bumm etwa vier mal so groß wie bei Schädellage (3 zu 13 pCt.), auch die Mutter wird mehr gefährdet, alles Momente, die uns ohne weiteres die Idee an die Hand geben müssen, ob es nicht möglich ist, in irgend einer Weise die Gesichtslage in eine normale Lage zu verwandeln.

Am besten erreichen Sie das — wie es auch einige von Ihnen geraten haben — durch die Wendung. Da es sich um eine Mehrgebärende mit gut erweiterten Weichteilen handelte, würde ich dieselbe auch in diesem Falle ausgeführt haben, wenn ich rechtzeitig noch vor dem Blasensprung bei der Kreißenden gewesen wäre. Aber trotz der verhältnismäßig kurzen Zeit, die zwischen dem Blasensprung und unserer Ankunft (5 Stunden) verflossen war, stand der Kopf schon so fest, daß ich mich vor der Ausführung scheute. Nun kam aber noch ein anderes Moment hinzu, das gegen die Wendung sprach: Es waren die ersten Zeichen eines sich bildenden Kontraktionsringes vorhanden und dieses, obgleich erst 5 Stunden nach dem Blasensprung verflossen waren. Das ist erklärlich, wenn Sie sehen, wie viel mehr von vornherein der Durchtrittsschlauch bei Gesichtslagen gedehnt wird als bei Schädellagen. So schien mir der mit aller Vorsicht ausgeführte Thornsche Handgriff ein schonenderes Verfahren zu sein, als die Wendung, die ich Ihnen bei beweglichem Fruchtkörper und einer Mehrgebärenden sonst anempfehlen würde. Thorn hat den inneren Handgriff von Baudeloque mit dem äußeren Handgriff von Schatz kombiniert. Die Ausführung sehen Sie auf Figur 167.

Ganz vorsichtig geht die dem Hinterhaupt entsprechende Hand (hier die linke) wie zur Wendung in den Uterus ein, umfaßt, wie Sie sehen, den Hinterschädel wie eine Kegelkugel, ihn nach abwärts ziehend. Indessen drängt die äußere Hand Schulter und Brust hinterhauptwärts, während ein Assistent oder die Hebamme den Steiß nach der entgegengesetzten Seite zu bewegen sucht. Zweck dieser drei Griffe ist, durch Herabholen des Hinterhauptes mit der inneren Hand, durch Eindrücken der Brust und Annäherung des Steißes an den Kopf eine Flexionslage herzustellen. (Die zwei äußeren Griffe sind in Figur 167 durch Pfeile markiert.)

In diesem Falle hatte ich zuerst das Gefühl, als wenn der Handgriff glückte, bald aber in dem Moment, wo die innere Hand das Hinterhaupt losließ, wurde es durch die federnde Kraft des fest kontrahierten Cervixmuskels, deren Uebergang in den dicken Kontraktionswulst des Uterusmuskels man deutlich fühlte, zurückgeschnellt. Dabei trat ein neues, für das Kind höchst gefährliches Ereignis ein. Die in der Furche zwischen Hinterhaupt und Kopf gelegene Nabelschnur, von deren atypischer Lagerung wir natürlich nichts wissen konnten, fiel vor (vgl. Figur 167 mit Figur 168). Jetzt war urplötzlich — und auf solche Ereignisse müssen Sie in der Geburtshilfe stets gefaßt sein — das kindliche Leben auch in Gefahr. Was tun? Die Anwendung der Zange, die einer von Ihnen empfiehlt, ist unmöglich. Stellen Sie sich einmal das Anlegen der Zange in diesem Falle plastisch vor: Das eine Blatt müßte über Kinn und Hals, das andere über dem Vorderhaupt liegen! Selbst wenn das Anlegen der Löffel gelänge,

Fig. 167 (Fall 17).

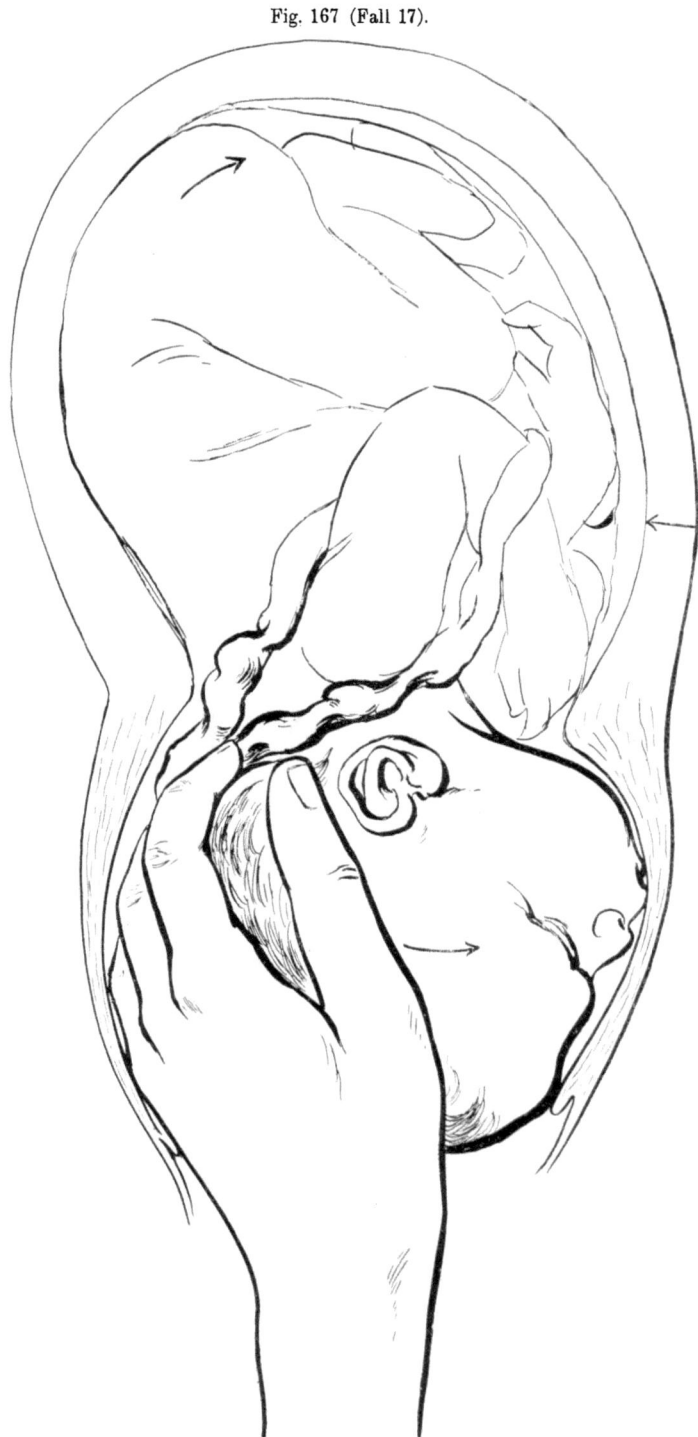

Thornscher Handgriff. (Beachte die Pfeile!)

ein Abgleiten und schwere Verletzungen von Kind und Mutter wären die Folge. Sie raten mir zu dem Kaiserschnitt! Bis die Vorkehrungen dazu getroffen wären, ist das Kind abgestorben, so wenig momentan gefährlich der Nabelschnurvorfall im vorigen Fall (16) bei Fußlage war, so dringend ist hier die Situation. Ganz abgesehen davon, daß die Sectio caesarea in der Praxis bei solchen Fällen nicht in Frage kommt, auch in der Klinik würde ich einen solchen Fall aus Furcht vor der drohenden Sepsis niemals laparotomieren.

Also heißt es jetzt, das lebende Kind absterben lassen oder eine riskierte, für die Mutter gefährliche Wendung auszuführen. Ich entschloß mich zu einem Wendungs-

Fig. 168 (Fall 17).

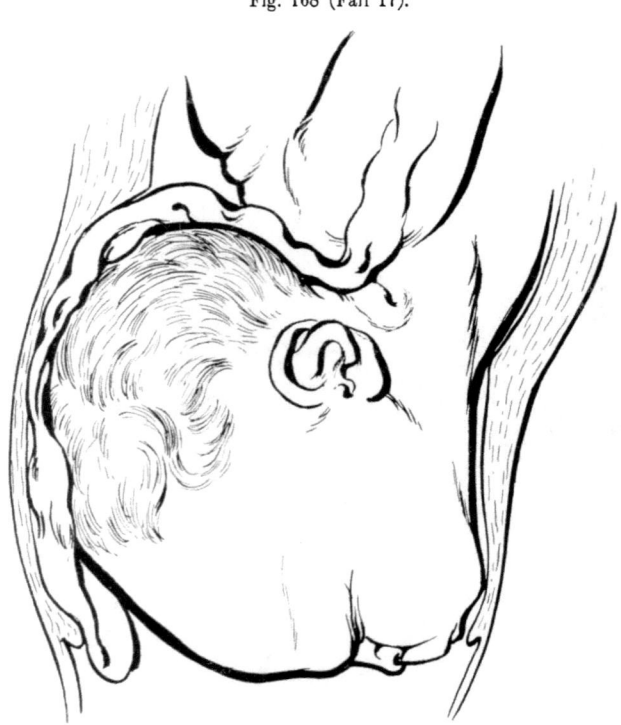

Plötzlicher Vorfall der Nabelschnur nach vergeblichem Thornschen Handgriff.

versuch, ich rate Ihnen aber gleichzeitig ab, in einem gleichen Falle ebenso zu handeln. Seitdem ich selbst von geübten Geburtshelfern bei derartigen Wendungen Uterusrupturen gesehen habe, bin ich immer vorsichtiger geworden. Der Schaden anderer hat mich bis jetzt vor gleichem Schaden bewahrt. Ich gehe also mit meiner rechten Hand ganz vorsichtig in den Uterus ein, schiebe den Kopf etwas zurück und fasse den vorderen Fuß. Beim ersten Anziehen merke ich aber, wie der ganze Uterus meinem Zuge folgt und wie mit eisernen Banden den Kindskörper ummauert hält. Eine Ausführung meines Vorsatzes hieße die Mutter gefährden und so stehe ich denn von der Wendung ab.

Wie wir jetzt nachfühlen, pulsiert die Nabelschnur nicht mehr. Wir benutzen die tiefe Narkose, perforieren die kindliche Stirn dicht oberhalb der Nasenwurzel, legen das äußere Blatt über das Hinterhaupt und extrahieren das große, $7\frac{1}{2}$ Pfund schwere Kind. Die Indikation zur Perforation war hier nicht durch das Absterben des Kindes gegeben, sondern weil nach den Eingriffen (Thornscher Handgriff, Wendungsversuch, die Mutter in tiefer Narkose, die lange Dauer der Gesichtslagengeburten an sich) die Beendigung der Geburt im Interesse der Mutter gegeben war.

Ich glaube, wir haben durch diesen Mißerfolg viel gelernt. Wir müssen uns nun, wenn wir ehrlich sind, die Frage vorlegen, wie sich die Geburt bei ruhigem Abwarten entwickelt hätte. Und die Antwort darauf ist: wenigstens nicht schlechter, vielleicht aber besser. Bei unserer Ankunft war das Kind lebensfrisch; die Gefahr für das Kind trat erst ein, als durch den Thornschen Handgriff der Nabelschnurvorfall eingetreten war, ein Ereignis, das auch Thies beobachten konnte:

In seinem Falle konnte man die Wendung noch ausführen, das Resultat war aber das gleiche, das Kind wurde tot extrahiert. Das ist Ihnen nach Figur 167 leicht verständlich; der an sich schon starke Druck auf die Nabelschnur durch das langgezogene Hinterhaupt und das straff gedehnte Cervixgewebe wird noch durch die zur Wendung eingehende Hand erheblich vergrößert.

So sind eigentlich unsere Maßnahmen an dem kindlichen Tode schuld, und wir müßten wirklich über den Ausgang dieses Falles niedergeschlagen sein, wenn wir ganz indikationslos vorgegangen wären. Unsere Indikation lag aber in den beginnenden Ausziehungserscheinungen und in der sich allmählich einstellenden Stirnlage. Beide Ereignisse aber hätten wohl früher oder später zum Eingreifen führen müssen; und dieses Eingreifen hätte in nichts anderem bestehen können, als in einer Perforation, eventuell sogar des lebenden Kindes.

Fall 18.

Name, Alter, Para: Ledige B., 21 Jahre, I para.
Meldung: „Steißlage."
Anamnese: Ohne Besonderheiten.
Letzte Regel: Anfang Juli.
Wehenbeginn: 7. April, 12^{30} Uhr vormittags.
Blasensprung: 7. April, 1 Uhr nachmittags.
Ankunft des Arztes: 7. April, 12 Uhr mittags.
Wehentätigkeit: Sehr gut und sehr kräftig.
Status: Sehr kleine, zierliche Frau.
Temperatur: 36,5.
Puls: 80.
Aeußere Untersuchung: Beckenmaße: Cr. $22^1/_2$, Sp. $25^1/_2$, Tr. 25, Conj. ext. $16^1/_2$. Typische, deutlich zu fühlende l. Gesichtslage (vgl. Befund bei Fall 17).
Innere Untersuchung: Muttermund handtellergroß. Blase steht. Gesicht durchzufühlen. Gesichtslinie im queren Durchmesser.
Therapie: ?

Fall 19.

Name, Alter, Para: Frau Z., 31 Jahre, VIII para.
Meldung: Die Geburt geht nicht vorwärts.
Anamnese: Ohne Besonderheiten.
Frühere Entbindungen: Vor 7 Jahren in der Hallenser Klinik wegen Gesichtslage von einem lebenden Kinde entbunden, sonst alle Geburten ohne Besonderheiten.
Letzte Regel: 20. Juli.
Wehenbeginn: 7. Mai, 8^{30} Uhr vormittags.
Blasensprung: 7. Mai, 3^{30} Uhr nachmittags.
Ankunft des Arztes: 7. Mai, 5 Uhr nachmittags.
Wehentätigkeit: Ziemlich kräftig und andauernd.
Status: Normalgroße Frau.
Temperatur: 37,5.
Puls: 90.
Aeußere Untersuchung: Beckenmaße: Sp. $26^1/_2$, Cr. 28, Tr. 31, Conj. ext. 11. Fruchtkörper wegen der Spannung des Leibes nicht durchzufühlen.
Herztöne: Links unterhalb des Nabels 130.
Innere Untersuchung: Muttermund handtellergroß. Blase gesprungen. Gesichtslinie in querem Durchmesser. Nasenwurzel rechts, Mund und Kinn links.
Therapie: ?

Antworten der Hörer
zu Fall 18 und 19.

Fall 18: 1. Wendung auf den Fuß, abwarten, Extraktion.
    2. Thornscher Handgriff.
    3. Abwarten, da es sich um eine Erstgebärende und um ein allgemein und gleichmäßig verengtes Becken handelt.
Fall 19: Die Mehrzahl ist für Wendung.
    3 für Abwarten.

In diesen beiden Fällen kamen wir noch rechtzeitig dazu, um, wie ein Teil von Ihnen das vorschlägt, die Wendung auszuführen. Zwei Momente hielten uns im ersten Falle davon ab. Erstens, weil es sich um eine Erstgebärende handelt. Sie wissen (vgl. S. 140ff.) warum. Zweitens, weil wir hier ein allgemein und gleichmäßig verengtes Becken vor uns haben. Das ist eben der große Vorteil des Thornschen

Fig. 169.

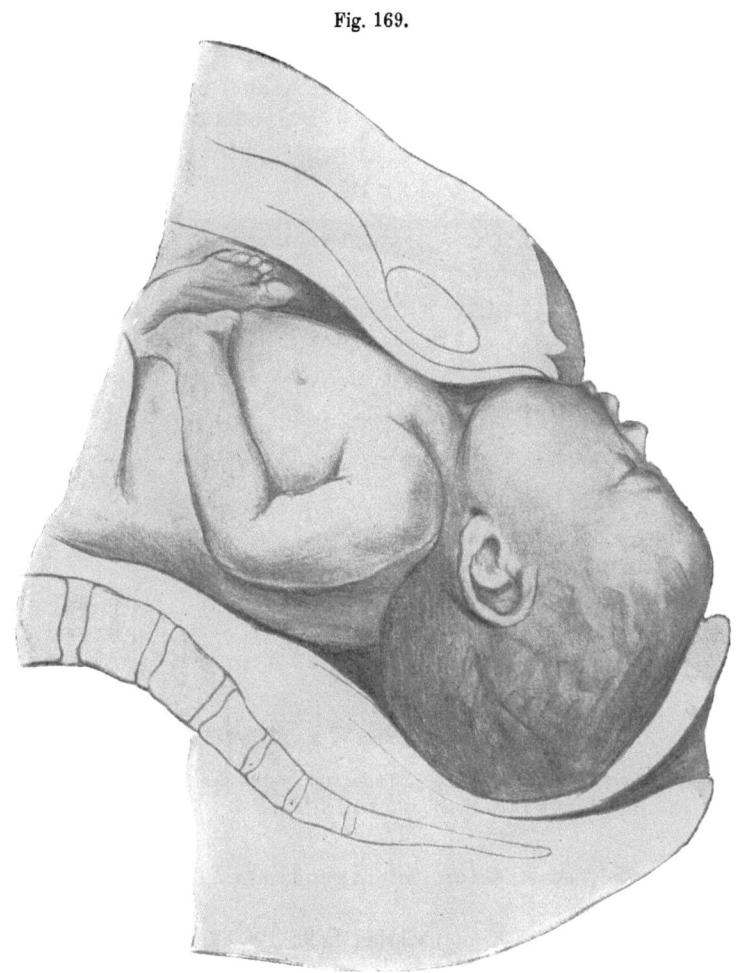

Gesichtslage. Einschneiden des Gesichts unter zunehmender Entstreckung des Kopfes.
(Aus Liepmann, Handbuch, Bd. III: Jaschke, Physiologie.)

Handgriffes, daß man ihn zu einer Zeit ausführen kann, in der die Wendung kaum mehr oder gar nicht mehr möglich ist; und deshalb beschlossen wir, zuerst einmal den normalen Gang der Geburt zu beobachten. Schon nach $1^1/_2$ stündiger Beobachtung hatten wir die Ueberzeugung, daß die Geburt auch ohne Umwandlung in eine Schädellage spontan vor sich gehen würde. Bei der inneren Untersuchung fanden wir das

Gesicht bis fast auf den Beckenboden getreten, das Kinn in richtiger Drehung nach vorn, die Gesichtslinie im linken schrägen Durchmesser. Bald steht jetzt die Gesichtslinie im geraden Durchmesser (Figur 169). Drei Viertelstunden später, d. h. 4^{15} Uhr nachmittags, war das Kind, ein Knabe von 3000 g Gewicht und 50 cm Länge, geboren. Das Gesicht hat das für Gesichtslagen typische Aussehen (Figur 170). Wir machten den Dammschutz auf die gleiche Art und Weise wie bei Schädellagen (vgl. S. 88 ff.), nur daß wir entsprechend dem veränderten Mechanismus die vordere Kommissur statt hinter das Subocciput hier unter das Kinn schoben. Das Kind schrie lustig, als es zur Welt kam. Sie sehen aus dem unerwartet schnellen, glücklichen Verlauf dieser Entbindung, wie schwer es ist, den Geburtsverlauf vorherzusagen,

Fig. 170.

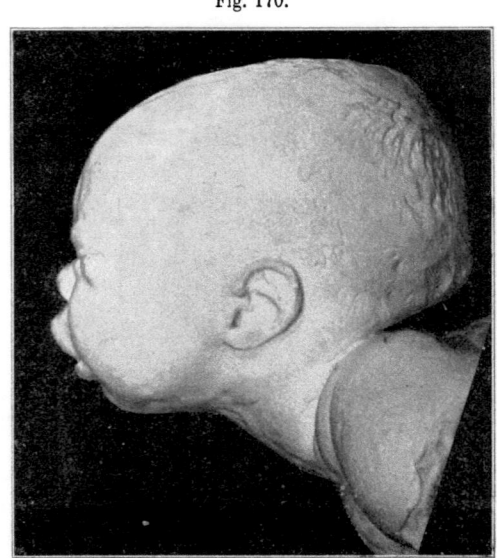

Schädel nach Geburt in Gesichtshaltung. (Photographie nach dem Modell von Winternitz.)
(Aus Liepmann, Handbuch, Bd. III: Jaschke, Physiologie.)

und wie gut es ist, statt sofort mit irgend einer Operation bei der Hand zu sein, abzuwarten!

Bevor wir uns aber mit dem nächsten Falle beschäftigen, müssen wir uns zunächst noch einmal klar machen, warum es gerade bei Deflexionslagen so leicht zu so schweren Verletzungen des Dammkörpers kommt. Erst dann werden Sie begreifen, daß jeder erfahrene Geburtshelfer sich bei diesen Lagen scheut, eine Zange anzulegen, es sei denn, daß es sich um eine dringende, nicht zu umgehende Indikation handelt. Sehen wir von dem Geburtsmechanismus der Deflexionslagen im Beckeneingang und im Beckenraum selbst ganz ab und beschäftigen wir uns jetzt nur einmal mit dem veränderten Austrittsmechanismus; denn für die Praxis kommt dieser am meisten in Frage, bei ihm entstehen die bis tief in das Rektum hineinreichenden Dammrisse, die die Frauen für lange Zeit um jede Erwerbsmöglichkeit und um jede Lebensfreude bringen.

Wir wollen an der Hand einiger Skizzen (Figuren 171—175) den Austrittsmechanimus von 5 verschiedenen Lagen bei dem gleichen normalen Becken vergleichen. Bei allen 5 Lagen: a) der vorderen Hinterhauptslage, b) der hinteren Hinterhauptslage, c) der Vorderhauptslage, d) der Gesichtslage und schließlich e) der Stirnlage, sehen Sie den Kopf in dem Moment des Durchschneidens. Der in Frage kommende Durchmesser, durch den Sie sich die entsprechende Ebene zu denken haben, ist durch eine punktierte Linie gekennzeichnet. Sie wissen, daß der Austrittsmechanismus in der Art und Weise statt hat, daß sich ein Punkt der vorangehenden Teile an den unteren Rand der Schoßfuge anstemmt und als Hypomochlion funktioniert. Um diesen Stemmpunkt führt der vorangehende Teil seine Flexionsbewegung aus. Die folgende Tabelle neben den dazugehörigen Skizzen wird Ihnen ohne weiteres klar machen, daß die Durchschnittsebene, d. h. das funktionierende Planum bei den verschiedenen Deflexionslagen größer ist als bei den normalen Hinterhauptslagen (gleichviel, ob es sich um eine vordere oder hintere Hinterhauptslage handelt). Am größten ist das Planum bei den Stirnlagen und hier sind auch die Chancen für das Kind außerordentlich schlechte: 25—36 pCt. (nach Döderlein). Je größer aber das Planum, um so größer die Gefährdung des Dammkörpers, um so nötiger die Ruhe des Geburtshelfers!

Die Konfiguration des Schädels findet in der Art und Weise statt, daß er in der Richtung des Planum konfiguriert, in der darauf senkrecht stehenden Richtung ausgezogen wird.

Bei allen Deflexionslagen ist schon die einfache Ausgangszange ein für die Mutter gefährlicher Eingriff. Steht der Kopf noch im Beckenraum, d. h. die Pfeilnaht bei Vorderhauptslagen, beziehungsweise bei Gesichtslinie bei Stirn- und Gesichtslagen im schrägen Durchmesser, dann denken Sie stets an den spontanen Mechanismus bei diesen Lagen, wie Sie ihn in unserer Tabelle zusammengestellt sehen. Auch hier ist die Natur unsere beste Lehrmeisterin. Denken Sie daran, daß bei vorderen Hinterhauptslagen das Hinterhaupt, bei hinteren Hinterhauptslagen die Stirn, bei Vorderhauptslagen das Vorderhaupt, bei Gesichtslagen die Halswirbelsäule bzw. das Kinn und schließlich bei Stirnlagen der Oberkiefer nach der Symphyse rotieren muß. Versuche, durch Drehbewegungen mit der Zange die Lageabweichung zu korrigieren, mögen von ganz erfahrenen Geburtshelfern mit Erfolg gemacht sein, ich widerrate sie Ihnen aber auf das eindringlichste. Schwere Zerreißungen der Scheide mit Blutungen, die sich im Privathause nur von dem Geübten stillen lassen, sind die Folge derartiger unnützer Experimente. Ich besinne mich noch deutlich auf einen Fall, wo ein Kollege, der draußen auf diese Art und Weise eine hintere Hinterhauptslage in eine vordere umwandeln wollte, ein totes Kind herauszog und mit der Blutstillung nicht allein fertig werden konnte.

Vor allen Dingen aber übersehen Sie niemals bei der Diagnose diese wichtigen Lageanomalien. Legen Sie nie eine Zange an, ohne vorher in Narkose sich ganz genau über den Stand des Kopfes orientiert zu haben. Finden Sie eine so schwierige Einstellung, dann warten Sie lieber noch etwas ab, oder holen Sie sich spezialistisch geschulte Hilfe. Unter allen Vorderhauptslagen, die ich bis jetzt gesehen habe, hatte ich niemals nötig, eine Zange anzulegen; und das eine Mal, wo ich von einem Kollegen zu einer solchen gerufen wurde, und er die Zwischenzeit bis zu meiner Ankunft benutzte, um selbst die Zangenextraktion zu machen, hatte ich einen Dammriß III. Grades zu nähen!

234 XII. Vorlesung.

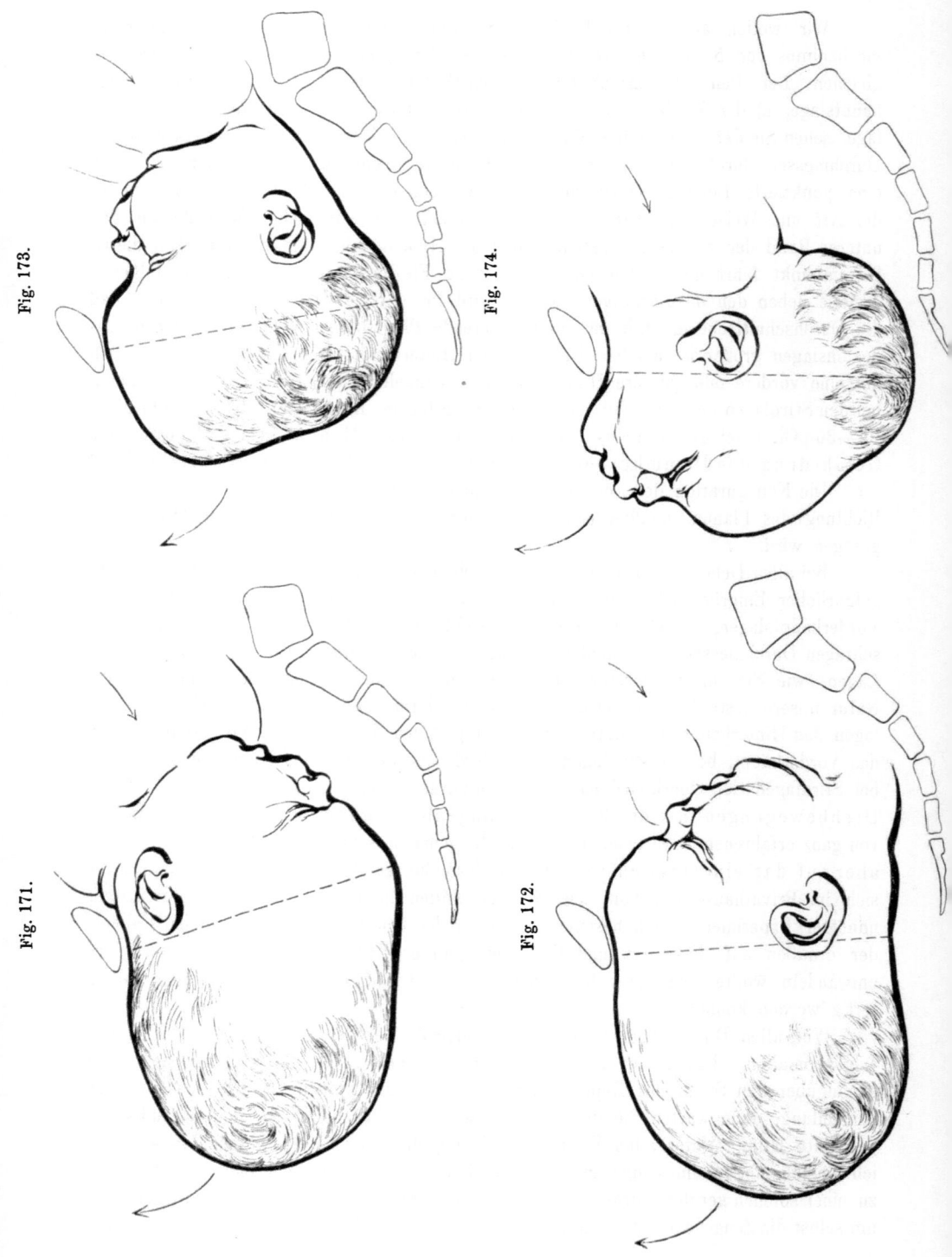

Fig. 173.

Fig. 174.

Fig. 171.

Fig. 172.

XII. Vorlesung.

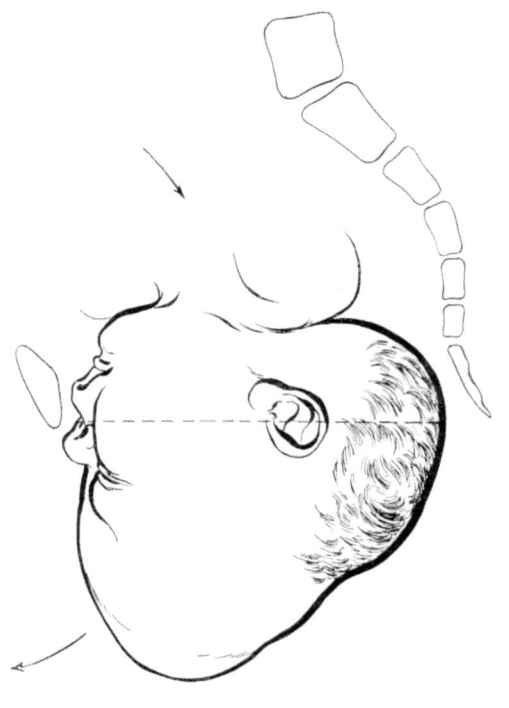

Fig. 175.

Figur Nr.	Lage	Planum	Maße des Planum	Stemmpunkt	Besondere Bemerkungen
171	Vordere Hinterhauptslage.	Suboccipito-frontale.	32,3	Der unterste Teil der Hinterhauptsschuppe.	—
172	Hintere Hinterhauptslage.	Fronto-suboccipitale.	32,3	Die Stirn.	—
173	Vorderhauptslage.	Fronto-occipitale.	34,4	Die Stirn.	Vgl. im Gegensatz dazu die Größe des Planum Figur 171 mit der des Planum Figur 172.
174	Gesichtslage.	Trachelo-parietale posterius.	34,7	Die Halswirbelsäule.	Als Hypomochlion funktioniert seltener ein Unterkieferwinkel.
175	Stirnlage.	Maxillo-parietale posterius.	35;3	Der Oberkiefer.	

(Nach Döderlein.)

Fig. 176.

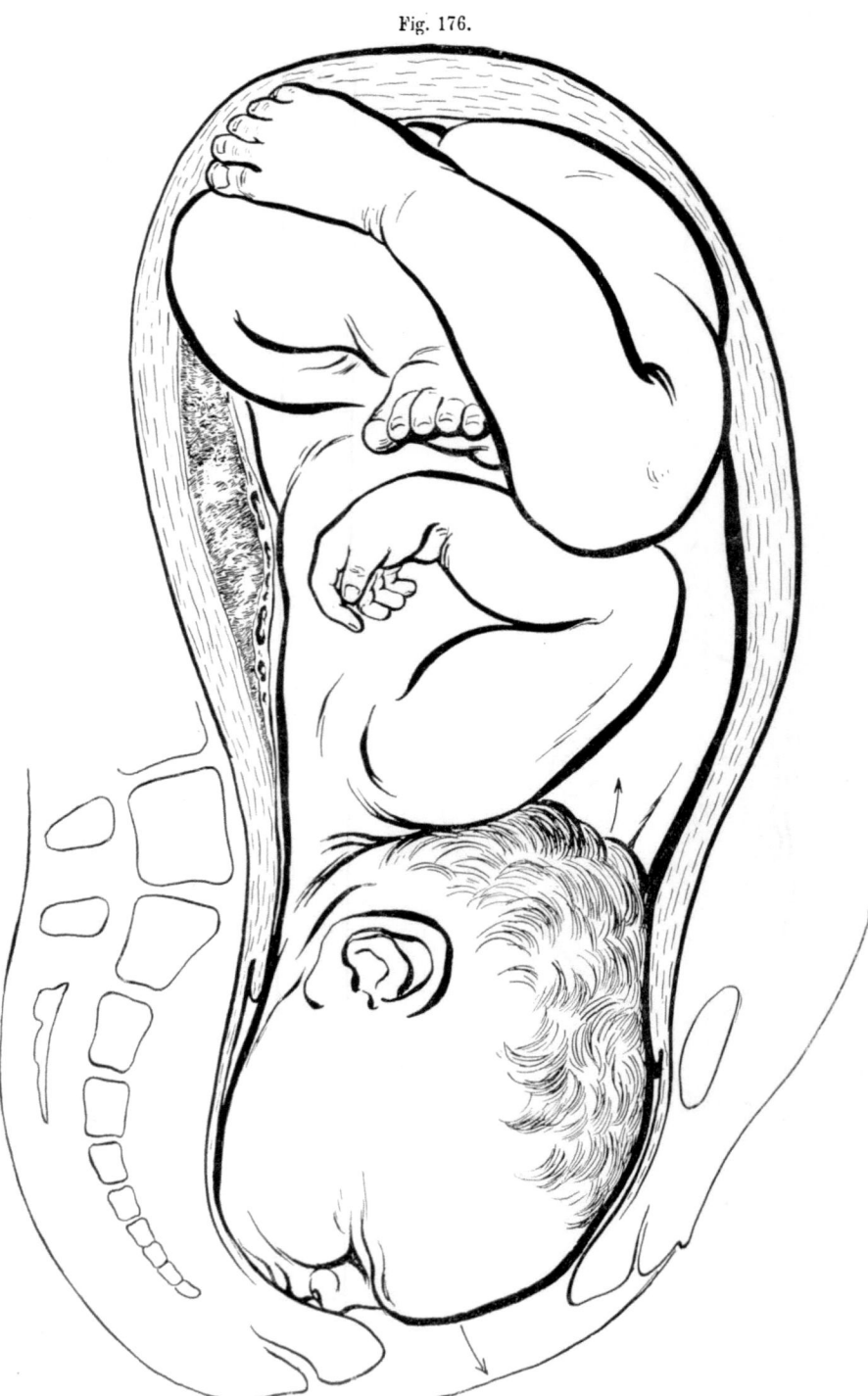

Gesichtslage. Kinn hinten.

Schließlich muß ich Sie noch an das seltene Ereignis bei Gesichtslagen erinnern, wobei sich das Kinn statt nach vorn nach hinten dreht. Wie Sie ohne weiteres aus Figur 176 ersehen, befindet sich der Kopf dabei in stärkster Streckstellung, Stemmpunkt ist der Scheitel des Kindes. Damit nun die Flexion zustande kommt, müßte diese Streckstellung (siehe die Pfeile auf unserer Figur) noch vermehrt werden, was nahezu unmöglich ist, da sich dabei das Hinterhaupt in den Rücken bohren müßte. Bei dieser Lage ist für die Praxis draußen die Perforation selbst des lebenden Kindes das einzig richtige und die Mutter am wenigsten schädigende Verfahren. Wohlgemerkt aber wird dieses Ereignis „Kinn hinten" erst gefährlich, wenn der Kopf auf dem Beckenboden (wie in Figur 176) steht; steht er noch höher, dann kann man immer noch auf eine spontane Rotation des Kinns nach vorn rechnen. Eventuell kann man durch Drehen des Körpers mit der Hand in Narkose die Naturkräfte unterstützen.

Nun zu Fall 18. Würden Sie diesen nach unseren heutigen Besprechungen in die Behandlung bekommen, so bin ich sicher, daß Sie genau so verfahren würden, wie wir es getan haben. Auch hier handelt es sich um eine I. Gesichtslage. Die Blase ist erst vor $1\frac{1}{2}$ Stunden geborsten, der Muttermund handtellergroß, aber sehr dehnbar, und die Frau ist eine Multipara, das Becken ist normal. Abwarten könnten wir hier in der Ueberlegung, daß schon eine Entbindung in Gesichtslage glatt vonstatten gegangen ist. Aber warum die Frau allen Gefährnissen einer so langen Entbindung aussetzen? Warum eventuell das Kind in Gefahr bringen? Hier heißt es: Entweder jetzt sofort mit einer leichten Wendung allen Schwierigkeiten aus dem Wege gehen oder aber den günstigen Moment verpassen und dann mit gebundenen Händen dabei zu stehen.

Wie Sie aus Figur 177 ersehen, ist der erste Akt der Wendung, das Fortschieben des Kopfes zur Seite und das Erfassen des Füßchens, schwieriger als bei einfacher Schädellage — sowohl für die Mutter wie für den Geburtshelfer. Erst wenn durch Zug an dem Fuß der Kopf seine Deflexionshaltung aufgibt (Figur 178), sind die Verhältnisse denen bei einer normalen Wendung entsprechende. Gleichwohl würde ich auch dem Anfänger in diesem Falle die Wendung mehr empfehlen, als einen später vielleicht notwendig werdenden Thornschen Handgriff oder eine komplizierte Zange.

Die Wendung, die einer von unseren Praktikanten als seine erste ausführte, ging glatt vonstatten, ebenso die Extraktion nach A. Müller (vgl. hierzu die Figuren 157 bis 159). Ausnahmsweise ließ ich hier statt des Veit-Smellieschen Handgriffs den Prager Handgriff ausführen. Seine Ausführung sehen Sie in Figur 35 (S. 57) besser, als es Ihnen viele Worte sagen können. Die Vorteile des Prager Handgriffs liegen darin, daß Verletzungen der Mundhöhle des Kindes vermieden werden, die bei gewaltsamer Ausführung des Veit-Smellieschen Handgriffs vorkommen, und daß man nicht in die Scheide einzugehen braucht. So mußte ich einmal auf dem Kreißsaal den Zungengrund eines Kindes mit feinen Katgutknopfnähten nähen. Die Verletzung hatte ein Student gemacht, der allzu energisch vorgegangen war.

Die Nachteile des Prager Handgriffs liegen in eventuellen Verletzungen der Halswirbelsäule, die beim Hochheben des Kindeskörpers entstehen können. Ich selbst habe solche Läsionen nie gesehen, da ich diesen Handgriff nur selten und meist nur bei Mehrgebärenden ausführen ließ. Hier bietet der Dammkörper dem Kopf

Fig. 177 (Fall 19).

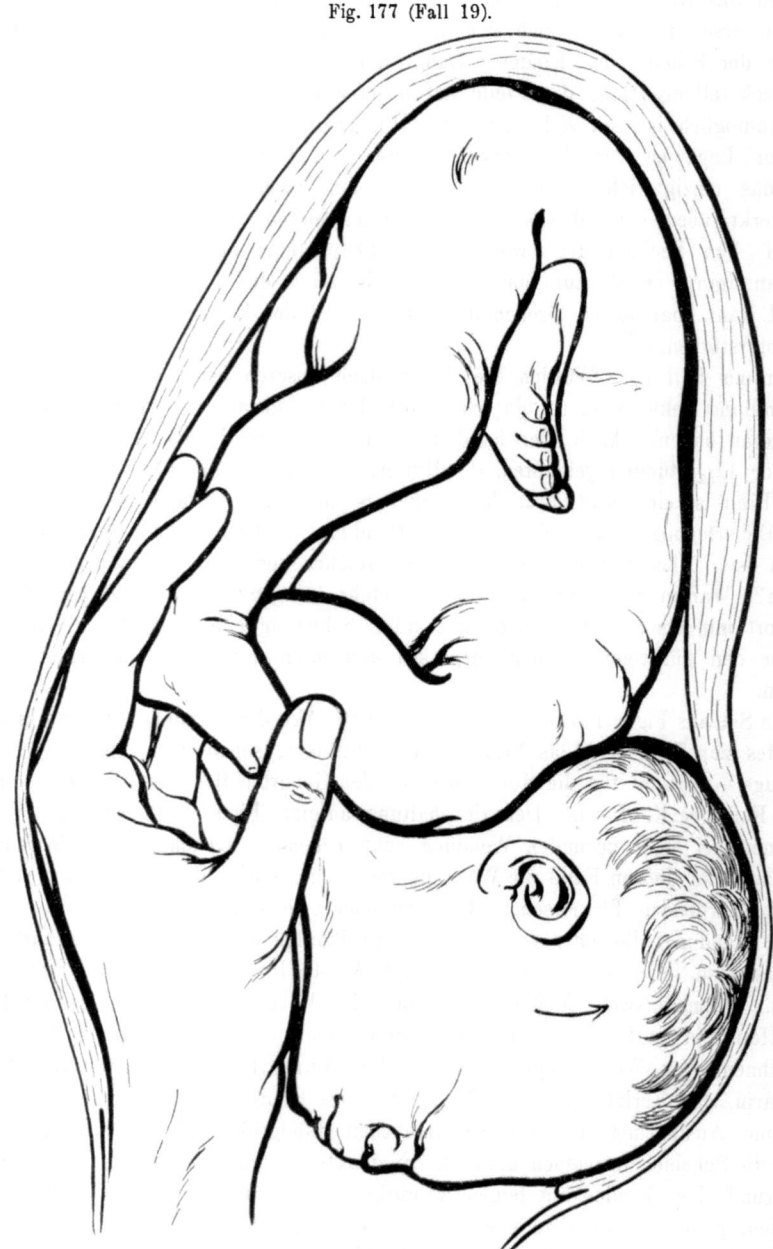

Wendung bei Gesichtslage. Erfassen des Füßchens.

Fig. 178 (Fall 19).

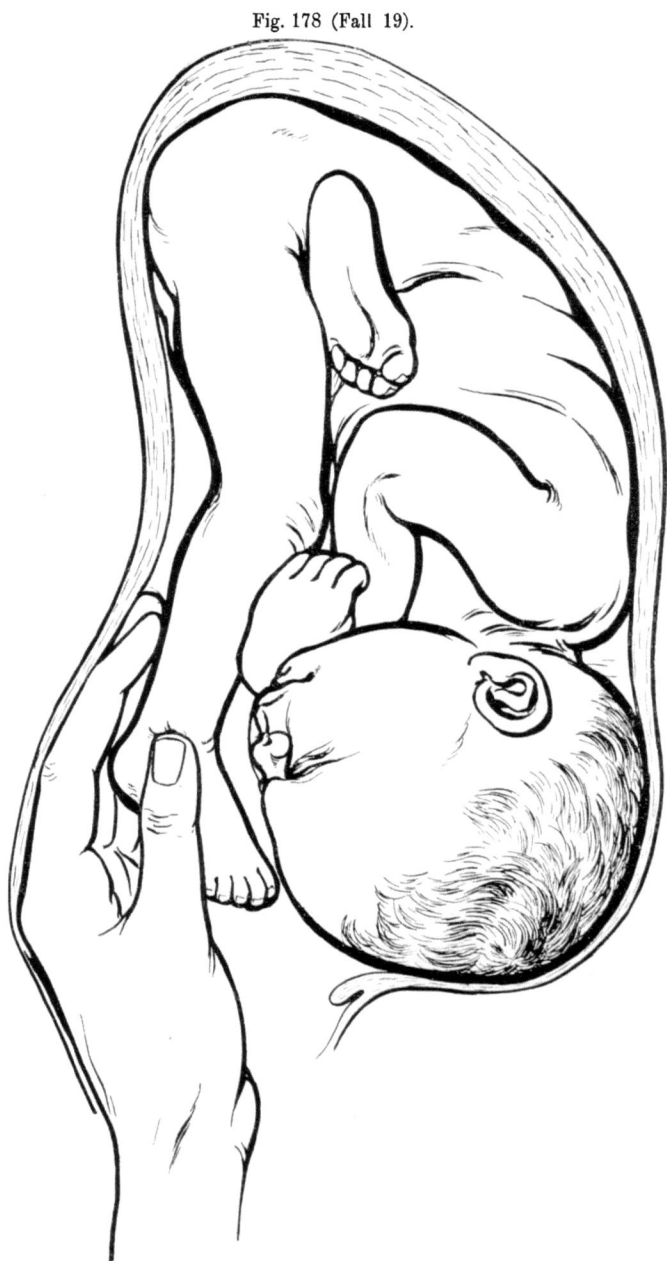

Beim Tieferziehen des Füßchens gibt der Kopf allmählich die Deflexionshaltung auf.
(Vgl. die Uterusmuskulatur der Figuren 177 und 178 mit der Uterusmuskulatur in den Figuren 166—168.)

keinen so großen Widerstand bei der Deflexion wie bei Erstgebärenden, und damit fällt auch der übermäßige Druck und Zug auf die Halswirbelsäule fort.

Resümierend können wir also bei Gesichtslagen folgendes als Regel aufstellen:
1. Bei Erstgebärenden:
   a) Abwarten (vgl. Fall 18).
   b) Eventuell Thornscher Handgriff.
   c) Nur im äußersten Notfall Zange bei auf dem Beckenboden stehendem Kopf, Gesichtslinie in geradem Durchmesser (vgl. Fall 26).
   d) Perforation bei totem Kinde oder selbst bei lebendem, Kopf tief im Beckenraum, künstliche Rotation unmöglich, „Kinn hinten" (Figur 176).
2. Bei Mehrgebärenden:
   Wendung, wenn dieselbe gefahrlos auszuführen ist (vgl. Fall 19), sonst wie unter 1.

Bei größerem Mißverhältnis gelten die in der Vorlesung I—X gegebenen Maßnahmen, nur daß das Mißverhältnis infolge des größeren Planums höher einzuschätzen ist.

Fall 20.

Name, Alter, Para: Frau Z., 29 Jahre, I para.
    Meldung: Unbestimmte Lage.
Anamnese: Ohne Besonderheiten.
    Letzte Regel: Weiß sie nicht anzugeben.
    Wehenbeginn: 8. August, 7 Uhr vormittags.
    Blasensprung: 8. August, 11 Uhr vormittags.
    Ankunft des Arztes: 8. August, 5^{30} Uhr nachmittags.
Status: Mittelgroße Frau.
    Temperatur: 36,5.
    Puls: 84.
Aeußere Untersuchung: Beckenmaße normal.
    I. Deflexionslage.
    Herztöne: 120.
Innere Untersuchung: 8. August, 5^{30} Uhr nachmittags, Muttermund fünfmarkstückgroß. Stirn beweglich im Beckeneingang. Hasenscharte.
    9. August, 10^{30} Uhr vormittags, Muttermund handtellergroß. Fruchtwasser zersetzt. Puls 130. Temperatur 37,3. Herztöne 120.
Therapie: ?

Antworten der Hörer.

1. Wendung.
2. Thornscher Handgriff.
3. Zange.
4. Perforation.

Meine Damen und Herren! Nach alledem, was wir bis jetzt über die Deflexionslagen zusammen gelernt haben, wissen wir, daß die Stirnlagen mit zu den unangenehmsten und schwierigsten Ereignissen in unserer geburtshilflichen Tätigkeit gehören. Der praktische Arzt draußen denkt nur selten an sie, und Fehldiagnosen sind gerade bei dieser Einstellung am gefährlichsten. Die langgezogene Stirn, deren Volumen bei der langen Geburtsdauer noch durch die große Kopfgeschwulst vergrößert wird, kann bereits den Beckenboden berühren, während die größte Zirkumferenz des Schädels, das uns wohlbekannte Planum maxillo-parietale, noch über dem Beckeneingang steht (vgl. Figur 179). Da ist der Praktiker schnell mit der Zange bei der Hand. In zwei Fällen mußte ich dann die inzwischen abgestorbenen Kinder perforieren; in einem Fall, in dem hemmungslos stundenlang an dem Kindsschädel mit der Zange gezogen war und schließlich die Extraktion glückte, kam das Kind mit zerdrückter Schädeldecke zur Welt, machte einige tiefe Atemzüge und starb. Die Mutter aber wurde monatelang ihrer Familie und ihrem Beruf entzogen, da sie durch das unsinnig lange Ziehen eine schwere Plexuslähmung davongetragen hatte. In einem dritten Falle war 12 Stunden nach dem Blasensprung die Wendung versucht, die mißglückte; hier konnte das Kind noch durch den Thornschen Handgriff gerettet werden. Ich führte den Handgriff allerdings etwas anders aus, als ich Ihnen das vorhin beschrieben habe, nämlich folgendermaßen: Während die rechte Hand (es handelte sich um eine II. Stirnlage) das Kinn zurückschob, drückte ich mit der linken, in die bekannte Deflexionsfurche von außen fassend, das Hinterhaupt nach unten. Auf diese Weise entstand eine II. Vorderhauptslage. Die Geburt wurde mittels Tarnier beendet, da das Kind nach dem Wendungsversuch schwer geschädigt war. Es kam asphyktisch zur Welt, konnte aber wiederbelebt werden. Das Anlegen und die Ausführung dieser Zange war sehr schwierig und kann in gleichem Falle dem Anfänger nicht empfohlen werden.

Nun in unserem Falle kamen wir noch zu einer Zeit, in der der Muttermund erst fünfmarkstückgroß und die Blase vor $6^{1}/_{2}$ Stunden geborsten war. Man fühlte außerdem deutlich eine große Hasenscharte (vgl. hierzu Figur 179), die sich in einen tiefen Wolfsrachen fortsetzte. Dieser Umstand, den ich dem Vater mitteilte, veranlaßte uns, zuächst die Geburt möglichst schonend für die Mutter zu leiten. Wäre das Kind nicht mißbildet gewesen, so würde ich persönlich heute bei Stirnlagen anders vorgehen; Ihnen aber würde ich raten, zunächst bei solchen Fällen spezialistische Hilfe herbeizurufen oder die Frau einer Klinik zu überweisen, wenn Sie nicht allein auf sich selbst angewiesen sind. Dann allerdings müssen Sie handeln, so gut es geht, denken Sie dann aber immer daran: erst die Mutter, dann das Kind. Ich würde also durch langsamen Zug mit dem Champetier de Ribes den Muttermund erweitern, das Kind wenden und extrahieren, obwohl es sich um eine Erstgebärende handelt. Sind die Kinder bei Stirnlagen nicht sehr klein, so verlaufen die Geburten nach meinen Erfahrungen außerordentlich ungünstig, und alle später notwendig werdenden Eingriffe sind noch schwieriger und noch gefährlicher, als es die Wendung bei Erstgebärenden ist.

Wir haben das nun aber in unserem Falle aus dem Grunde der Mißbildung des Kindes nicht getan, sondern abgewartet; der Frau Morphium gegeben und gehofft, dadurch erst Ruhe, dann um so stärkere Arbeitsleistung des Uterusmuskels zu erzielen. Sie sehen aus dem Geburtsbericht, wie am nächsten Morgen der Puls der Mutter auf 130 Schläge in der Minute beschleunigt, die Temperatur auf 37,3 gestiegen war. Das

Fig. 179 (Fall 20).

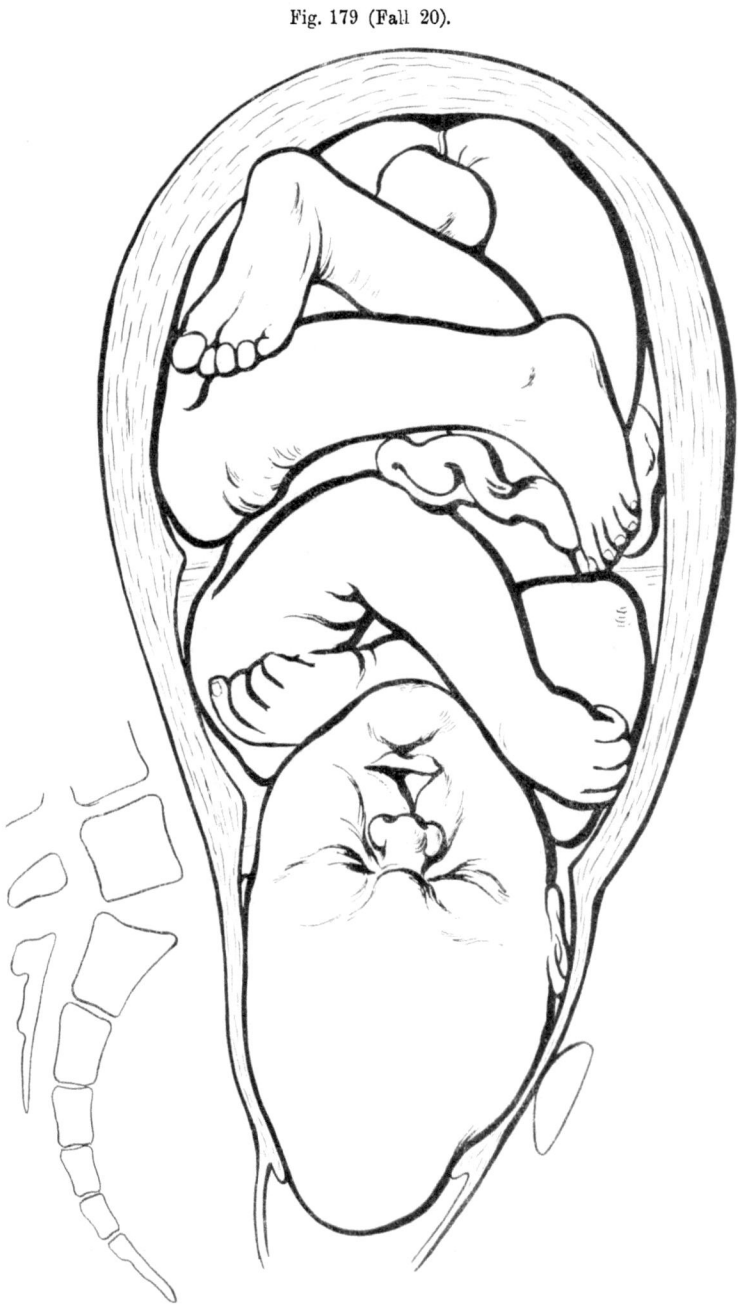

Größtes Planum noch über dem Beckeneingang. Kopfgeschwulst fast auf dem Beckenboden.

Fruchtwasser roch faulig, die kindlichen Herztöne waren jedoch nach wie vor gut und regelmäßig. Die Scheu, ein lebendes Kind zu perforieren, ließ uns noch weiter abwarten. Am Abend um 6³⁰ Uhr wurden die Ausziehungserscheinungen so bedrohlich, der Puls so hoch (148), daß wir uns zum Eingreifen entschließen mußten. Man sah nach entleerter Blase den Kontraktionsring fast in Nabelhöhe quer verlaufen, den Fundus uteri stark nach dem rechten Rippenbogen zu abgewichen, das linke Ligamentum rotundum stark gedehnt und gespannt, ebenso in geringem Maße das rechte, beide als harte Stränge durch die Bauchdecken zu tasten. Das ganze Abdomen von äußerster Schmerzhaftigkeit. Die sonst verständige, ruhige Frau in andauernder Aufregung, sich fortgesetzt im Bette herumwälzend. Jetzt, meine Damen und Herren, war die Situation so, daß man sich sagen mußte: noch einige kräftige Wehen und eine komplette Uterusruptur ist die Folge.

Zuerst machten wir, um alle Wehen auszuschalten, eine tiefe Narkose auf dem in bekannter Weise hergerichteten Tisch. Bereiteten alles zur Perforation und Naht vor und begannen nun die Operation. Ich machte trotz der drohenden Uterusruptur einen vorsichtigen Versuch (den ich Ihnen aber in gleichem Falle nicht empfehlen würde und der auch nicht glückte), die Stirnlage in eine Gesichtslage oder in eine Schädellage umzuwandeln. Wie in Fall 17 wurde der Kopf durch die überdehnte Cervix immer wieder federnd in seine ursprüngliche Lage zurückgebracht. Da eine Zange, wie es Ihnen ein Blick auf unsere Figur 179 zeigt, unmöglich ist (das linke Blatt würde an den Scheitelbeinen abgleiten), blieb uns nichts anderes übrig als zu perforieren. Ich ließ die Operation von dem Volontär ausführen. Perforiert wurde die linke Orbita. Das äußere Blatt des Braunschen Kranioklasten sollte über das Gesicht gelegt werden. Da die Spitze des Instruments aber nur bis zur Nasenwurzel reichte, riß das Kranioklast aus und die scharfen Ränder der Scheitelbeine schlitzten beiderseits die Cervix etwa 4 cm lang auf. Erst als das äußere Blatt so hoch hinauf gelegt war, daß es das Kinn gut umfaßte, gelang die Extraktion des 3080 g (ohne Gehirn) schweren Mädchens, das eine Länge von 55 cm hatte.

Nach Abwarten der normalen Nachgeburtsperiode, gingen wir daran, die beiden Cervixrisse und den ebenfalls beim Ausreißen des Kranioklasten entstandenen Dammriß zu nähen.

Meine Damen und Herren! Wir haben zusammen schwere Stunden bei der Behandlung der Stirnlagengeburten durchgemacht. Ein Trost aber ist es, daß diese Lageanomalien zu den allerseltensten gehören (nach Leopold 1 : 3000).

Resümieren wir noch einmal unser Vorgehen, so werden wir:

Bei Erstgebärenden die Umwandlung in eine Schädellage oder Gesichtslage erstreben, mißlingt das, einen vorsichtigen Wendungsversuch zu probieren haben.

Ich warne Sie vor der Zange, lieber perforieren Sie ein lebendes Kind.

Bei Mehrgebärenden werden Sie im großen und ganzen das Gleiche zu tun haben.

Bei beiden, Erstgebärenden wie Mehrgebärenden, können Sie bei kleinem Kinde abwarten, aber denken Sie stets an die Gefahren, die die Mutter bei so langem Geburtsverlauf bedrohen: Franqué fand unter 371 Fällen, die er zusammenstellte, 12 Uterusrupturen und zahlreiche Blasenscheidenfisteln erwähnt!

XIII. Vorlesung.

Meine Damen und Herren! In unserer heutigen Vorlesung wollen wir die Behandlung einer Reihe von Fällen besprechen, die alle in ihrem Hauptsymptom etwas Gemeinsames haben: Die Frauen, über deren Wohl Sie beraten sollen, sind von einer der gefährlichsten Erkrankungen, die Schwangere, Gebärende oder Wöchnerinnen treffen kann, von der **Eklampsie** befallen. Unnötig, Ihnen den Symptomenkomplex dieser Erkrankung zu schildern; Sie alle haben im Laufe des Semesters einen oder mehrere Fälle gesehen, und Sie sind außerdem hinlänglich durch Ihr Lehrbuch über die Details orientiert.

Nur auf Eines möchte ich Sie aufmerksam machen, das ist auf die Differentialdiagnose bei der Eklampsie. Ich sehe ganz ab von den Fällen, in denen die Meldung lautet: „Krämpfe in der Geburt", und in denen Sie bei der Ankunft erfahren, daß die Frau Feldwebel sich gestern den Magen verdorben hat und heute über Leibschneiden klagt. Nein, ich meine diejenigen Fälle von schwerer Hysterie, die mit den gleichen klonisch-tonischen Zuckungen einhergehen können wie die Eklampsie. Ich erinnere mich an einen Fall, es handelte sich um eine Schneidersfrau, bei deren Partus ich zugegen war und zuerst selbst nicht wußte, ob es sich nicht um eine echte Eklampsie handelte. Die gleichen krampfartigen Erscheinungen und im Urin ein Eiweißgehalt von 2 pM. Ich öffnete nun die geschlossenen Augenlider der Kreißenden und sah, daß sie deutlich auf Lichteinfall reagierten. Die Reaktion der Pupillen findet sich aber nur bei den hysterischen Krämpfen! In bei weitem den meisten Fällen der Hysterie sind die Krämpfe auch nicht von Bewußtlosigkeit begleitet, aber es gibt auch Ausnahmen, wie in diesem Falle. Deshalb fehlen bei der Hysterischen auch die sonst so gewöhnlichen Bißverletzungen an der Zunge. Der Eiweißgehalt als solcher kann bei der Differentialdiagnose nicht in Frage kommen, da ja, wie Sie wissen, Eiweiß im Urin bei Schwangeren recht häufig gefunden wird (Schwangerschaftsniere) und mit einer Hysterie oder Epilepsie gemeinschaftlich auftreten kann, und da andererseits schwere Eklampsien auch ohne Eiweiß im Urin auftreten können (ich selbst habe unter etwa 100 Fällen 3 ohne Eiweiß gesehen). Eine Unterscheidung von Eklampsie und Epilepsie ist nur unter Zuhilfenahme der Anamnese möglich, da uns alle klinischen Anhaltspunkte hier im Stiche lassen.

Ueber die Prodromalsymptome, die sogenannte „drohende Eklampsie" wollen wir am Schlusse dieses Kapitels sprechen und uns jetzt nur mit der wirklich ausgebrochenen Eklampsie befassen.

Während wir bis hierher unsere Entschlüsse nach den beiden, wie feste Säulen ragenden Indikationen: Gefahr für die Mutter, Gefahr für das Kind — zu fassen hatten, liegen zum ersten Male bei der Eklampsie die Verhältnisse ganz anders. Wem das Wesen der Eklampsie noch in tiefes Dunkel getaucht erscheint, der kann natürlich nur tappend und unter ständigem Hinblick auf die Statistik seine Methoden einrichten. Und deshalb, meine Damen und Herren, halte ich es an dieser Stelle unserer Uebungen für wichtig genug, Ihnen einiges über Eklampsietheorien im allgemeinen und über das Ergebnis meiner mehr als 6jährigen experimentellen Studien über die Eklampsie mitzuteilen[1]):

Was für die allgemeine Medizin das Karzinom, das ist für die Geburtshilfe insbesondere die Eklampsie — die Terra incognita, die Krankheit, die wie ein Blitz aus heiterem Himmel urplötzlich die gesundeste Frau befällt. Aber während beim Karzinom der tödliche Ausgang gewiß ist, wenn nicht das Messer des Chirurgen hilft, bei der Eklampsie ist der Ausgang so unberechenbar, wie der Beginn der Erkrankung. Wohl nie vergißt der Arzt den ersten Eindruck dieser Krankheit, mag er sie auch als noch so junger Student im klinischen Auditorium zuerst gesehen haben oder als junger Arzt zu einer solchen gerufen worden sein.

Die jungverheiratete Frau — denn die Eklampsie befällt in 81,5 pCt. Erstgebärende — die noch vor wenigen Stunden gesund ihrer Wirtschaft vorstehen konnte, liegt jetzt da, das Gesicht gedunsen, bis zur Unkenntlichkeit verzerrt, die Augen verdreht, schwer stertorös atmend, im tiefsten Coma; und dann kommen die furchtbaren Anfälle, das Zucken der Extremitäten, das wilde Aufbäumen des Rumpfes. Schaum steht ihr vor dem Munde, und die Zunge ist von den im Trismus festgeschlossenen Zähnen blutig gebissen. Alle Rettung, alle Hilfe vom Arzte erwartend, umsteht die Familie der Unglücklichen das Bett. Das sind Momente von so tief dramatischer Wirkung, daß sie wohl kein mitfühlender Arzt je vergißt. Kein Wunder, daß die Geburtshelfer seit alters her gerade dem Studium dieser Erkrankung ihr Hauptaugenmerk schenkten, und daß auf Grund zahlloser experimenteller, klinischer und statistischer Arbeiten ein Meer von Theorien zusammenfloß.

Wenn ich mich nun anschicke, Ihnen die hauptsächlichsten Theorien über das Wesen der Eklampsie zu entwickeln, so möchte ich Ihnen doch gerade das bringen, was mich persönlich seit Jahren meine eigenen klinischen und experimentellen Studien gelehrt haben. Das eine aber, meine Damen und Herren, müssen wir als unbedingtes Erfordernis einer jeden Theorie, die Anspruch darauf machen will, der Wahrheit nahezukommen, vorausschicken: Es müssen sich nicht nur die Fälle von Eklampsie ihr zwanglos unterordnen, die einen typischen Verlauf haben, sondern auch die selteneren atypischen Fälle. Zu den typischen Fällen rechne ich alle die, die in der Gravidität und während der Geburt auftreten und in denen als klinische Symptome dominieren: die klonisch-tonischen Krampfanfälle und die Nierenschädigung, kenntlich an der Urinverminderung und dem Eiweiß- und Zylindergehalt des Harns.

Zu den atypischen Fällen wollen wir diejenigen rechnen, die erst nach der Ausstoßung der Frucht beginnen; sodann die, die ohne Krämpfe auftreten. Schließlich

---

1) Nach meiner am 23. November 1907 gehaltenen Antrittsvorlesung. Therapeut. Monatshefte. April 1908.

die, in denen sich keine Nierenschädigung klinisch, ja selbst nach dem Tode pathologisch-anatomisch nachweisen läßt.

Da die Eklampsie nur eine Erkrankung des schwangeren oder frisch entbundenen Weibes ist, so ist der sichere Grundstein aller Theorien der, daß die Eklampsie durch die Schwangerschaft und ihre Folgen ausgelöst werden muß. Was man aber als das ursprüngliche Moment anzusehen hat, darüber sind die Meinungen geteilt. Aus der Unzahl von Theorien möchte ich Ihnen heute nur vier, alle übrigen überragende Gruppen von Hypothesen anführen:

1. Die Eklampsie ist eine Infektionskrankheit; sie kommt von außen.
2. Die Eklampsie ist eine Selbstvergiftung des mütterlichen Organismus durch Stoffwechselschlacken oder durch Nierenschädigung.
3. Die Eklampsie wird durch den Fötus hervorgerufen; seine Stoffwechselvorgänge vergiften die Mutter.
4. Nicht der Fötus, sondern die Placenta ist die Ursache der Erkrankung.

Ueber die erste Theorie, daß Mikroorganismen die Erreger dieser Erkrankung sein sollen, brauche ich nur wenige Worte zu verlieren; sie hat einer wissenschaftlichen Kritik nicht standhalten können und hat nur noch Interesse für den Historiker.

Die zweite Gruppe der hauptsächlichsten Theorien umfaßt alle diejenigen, welche die Eklampsie als eine im mütterlichen Organismus primär entstehende Erkrankung, als eine Autointoxikationskrankheit ansehen Diese Giftentladung des mütterlichen Organismus soll bedingt sein entweder:

durch primäres Versagen der Nierenfunktion (Urämietheorie) oder
durch Ueberschwemmung mit intermediären Stoffwechselschlacken (Autointoxikationstheorie im engeren Sinne).

Die Urämietheorie, die sich an die Namen von Lever, Frerichs, Spiegelberg, v. Leyden, Olshausen u. a. knüpft, hat noch heute viel des Wahrscheinlichen; und doch hält sie weder einer klinischen, pathologisch-anatomischen, noch einer experimentellen Kritik stand. Klinisch ist zu bemerken, daß die Urämietheorie in keiner Weise die Fälle zu erklären vermag, in denen die Krämpfe ohne Eiweiß, ohne Urinverminderung, ja — wie vereinzelte Befunde Schmorls gezeigt haben — ohne mikroskopisch sichtbare Veränderung des Nierenparenchyms auftreten; daß im Gegensatz die schwersten, mit Oedemen und Netzhautläsionen einhergehenden Nierenentzündungen durchaus nicht regelmäßig, ja relativ selten zur Eklampsie führen.

Pathologisch-anatomisch muß hervorgehoben werden, daß bei der Urämie niemals so pathognomonische Befunde erhoben werden, wie bei der Eklampsie; besonders fehlen dabei die Lebernekrosen und Ekchymosen vollständig.

Und schließlich, experimentell ist meines Erachtens die Urämietheorie völlig durch die Versuche von Blumreich erschüttert, der an graviden und nichtgraviden Tieren den Nachweis erbringen konnte, daß die Summe der urämischen Reize niemals eine Eklampsie auszulösen imstande sei.

Was nun die übrigen Autointoxikationstheorien im engeren Sinne anbetrifft, so ist bis jetzt noch keine einzige einwandfrei imstande gewesen, weder im Blut, noch im Harn, noch sonstwo im mütterlichen Organismus die Stoffe zu finden, die man als genuin entstandene Giftstoffe ansehen könnte.

Das völlige Versagen dieser Hypothesen führte nun zur Aufstellung einer neuen Theorie, nämlich der, daß der Fötus der Ursprungsort der Gifte sei. Ihr Hauptvertreter ist Fehling. Auch heute besteht noch die Ansicht bei vielen der bedeutendsten Kliniker, daß die Stoffwechselschlacken des Fötus die mütterlichen Ausscheidungsorgane mehr belasten, sie insuffizient machen und schließlich den ganzen Organismus vergiften können. Nun haben aber die sorgfältigsten gasanalytischen Untersuchungen eines Cohnstein und Zuntz bewiesen, daß die stickstoffhaltigen Körper, die der Fötus aufnimmt, infolge des reichlich ihm durch die Placenta zugeführten Sauerstoffes bis zu ihrem physiologischen Endprodukt, dem Harnstoff, verbrannt werden; nur minimale Mengen von Harnsäure, Kreatin, Kreatinin werden also in den mütterlichen Organismus übertreten. Im allerungünstigsten Falle — ich folge hier den Konklusionen Blumreichs —, nämlich wenn die Nieren des Fötus überhaupt nicht sezernieren, werden in 24 Stunden 1,4 g Harnstoff in den mütterlichen Organismus übertreten. Der Erwachsene produziert nämlich täglich bei einem Körpergewicht von 70 kg 35 g Harnstoff, der Fötus, der am Ende der Schwangerschaft 3 kg wiegt, 1,4 g, da nach Bohr Sauerstoffaufnahme und CO_2-Abgabe des Fötus pro Kilogramm Körpergewicht dem der Mutter gleich ist. Die Vermehrung des mütterlichen Harnstoffes von 35 g auf 36,4 g fällt aber in die Grenzen der physiologischen Schwankungen und kommt auch ohne weiteres zustande, wenn die Mutter 50 g Fleisch am Tage mehr zu sich nimmt. Von diesen 1,4 g Harnstoff des Fötus gehen nun aber in einer Viertelstunde 0,014 g in den mütterlichen Kreislauf über. In dieser Viertelstunde aber geht die gesamte Blutmenge etwa zehnmal durch die Nieren und hat so reichlich Gelegenheit gehabt, sich dieser verschwindenden Mehraufnahme zu entledigen.

Die Verteidiger der fötalen Theorie führen nun schließlich mit Recht an, daß die Stoffwechselschlacken der Frucht nicht erst die mütterliche Leber passieren, sondern direkt in die Vena cava gelangen. Aber ist das gleiche nicht allen Verbrennungsprodukten auch der mütterlichen Gewebe gemeinsam, ist nicht als einzige Ausnahme der Darmstoffwechsel gezwungen, den Leberfilter zu benutzen?

Noch einwandsfreier wäre die Unhaltbarkeit auch dieser Hypothesen bewiesen, wenn es Fälle von Eklampsie gäbe, in denen eine Frucht überhaupt nicht vorhanden ist — und es gibt solche Fälle. Wenn Hitzschmann einen Fall von Blasenmole im 5. Schwangerschaftsmonat ohne Fötus mit Eklampsie publizieren konnte (gleiche Fälle sind inzwischen auch von anderen veröffentlicht), so sind diese Fälle wohl für jedermann beweisend genug, daß die fötale Theorie unhaltbar ist. Hierzu kommen noch die Fälle, wo die Eklampsie erst nach dem Fruchttod auftritt, wie solche Fälle von mir und anderen beschrieben worden sind. Erst jüngst waren wir auf dem Kreißsaal in der Lage, wieder einen solchen zu beobachten.

So kommen wir denn schließlich, meine Damen und Herren, ganz von selbst zu der Theorie, die in dem Bindeglied zwischen Mutter und Fötus, in der Placenta, die Ursache der Eklampsie zu finden glaubt. Wer freilich — wie leider heute noch viele — in der Placenta ein einfaches, zwischen Mutter und Frucht geschaltetes Filter sieht, dem wird die Idee absurd erscheinen müssen, in ihr die Quelle der Erkrankung zu suchen. Eine Fülle von Arbeiten gerade der letzten Jahre hat aber zur Evidenz die hohe Konstitution dieses Gewebes erwiesen und ihm mit Recht den Namen eines aktiv wirksamen Organs verliehen. Die Placenta ist nicht nur die Lunge, sondern auch der

Magen der wachsenden Frucht. Die Placenta versorgt den Fötus mit Eisen, das sie den mütterlichen roten Blutzellen entnimmt. Die Placentarzotten, deren Funktion Hofbauer treffend mit den Darmzotten vergleicht, haben also eine äußerst komplizierte aktive Tätigkeit zu entfalten. Und der Nachweis eines Ferments, analog dem in der Bauchspeicheldrüse enthaltenen eiweißspaltenden, in der Placenta, den Bergell und ich erheben konnten, macht diese Vorgänge zu Tatsachen. Nur so viel, meine Damen und Herren, zur kurzen Skizzierung der hohen physiologischen Bedeutung dieses Organs. Die weitere Forschung wird und muß durch eine Fülle von Tatsachen Neues bringen und dadurch manche alte Ansicht klären und in anderem Lichte erscheinen lassen. Eine Erkrankung dieses Organs muß schädliche Folgen für Mutter und Frucht haben; das sehen wir bei der blasigen Entartung der Placenta, bei der schon erwähnten Blasenmole. Hier hört ihre Funktion für den Fötus auf; und was ist die Folge, meine Damen und Herren? Die Frucht verkümmert und kann nicht weiter wachsen.

In welcher Weise wirkt nun die Placenta deletär auf den Organismus der Mutter? Stoffwechselvorgänge können hier nicht ausschlaggebend sein — wie käme sonst eine Eklampsie ohne Fötus zustande? —, aber ihre prädisponierende Bedeutung soll nicht geleugnet werden.

Veit, der der Erste war, der auf Grund der geistreichen Theorien Ehrlichs die modernen biologischen Methoden zur Untersuchung heranzog, glaubt, daß der Uebergang von Placentarzellen, wie es Schmorl, Lubarsch, Pels-Leusden u. a. pathologisch-anatomisch nachweisen konnten, das auslösende Moment zur Eklampsie wäre.

Ascoli glaubt, daß die Placentartrümmer an sich nicht giftig seien, sondern erst durch Lösung im mütterlichen Organismus ihre deletäre Wirkung entfalten.

Weichardt sieht eine ähnliche Ursache als richtig an. Gelingt es jedoch dem mütterlichen Organismus dagegen, Antitoxine zu bilden, so bleibt er gesund. Der Antitoxinmangel führt erst zum Auftreten der Erkrankung.

Durch Zufall, bei biologischen Experimenten beschäftigt über den Uebergang von placentarem Eiweiß in den Blutkreislauf, kam ich nun zu dem interessanten Befunde, daß wir im Peritoneum des Kaninchens eine Art Testobjekt hätten, eklamptische Placenten von nichteklamptischen zu unterscheiden. Und es gelang mir nun, an mehr als 100 Tierexperimenten mit neuen Methoden mit Sicherheit diesen Nachweis zu erbringen.

Ich selbst, meine Damen und Herren — das möchte ich auch an dieser Stelle erneut betonen — habe aus allen diesen Experimenten nur das als wahr erkannt, daß die Placenta bei ihrer Erkrankung Stoffe abscheidet, die die normale Placenta nicht oder nur in unwesentlichen Mengen produziert. Geht man aber nach der Methode von Weichardt, Bilz und R. Freund vor, injiziert man Placentarsaft in die Blutbahn der Versuchstiere — nicht wie ich in den Bauchfellraum —, dann verwischen sich diese Unterschiede, dann wirkt lediglich die Placenta als überaus fermentreiches Organ, dann tötet normale und eklamptische Placenta gleichmäßig das Versuchstier. In der allerjüngsten Zeit habe ich nun den hohen fermentativen Gehalt der Placenta dazu benutzt, um inoperable Gebärmutterkrebse zur Lösung zu bringen. Mit wechselndem Erfolg, aber für uns insofern wichtig, als ich jetzt mit Sicherheit behaupten kann, daß die normale Placenta bei der Frau nicht die pathologisch-anatomischen Läsionen auszulösen imstande ist, wie sie ihr die oben genannten Autoren beimessen. Was wir hier auf Grund tierexperimenteller Studien feststellen konnten, dasselbe hat rein theoretisch auch Halban in seinen Arbeiten vermutet. Er schreibt der Placenta eine Art innerer Sekretion zu, die gleichmäßig auf Mutter und Fötus wirkt. So erklärt er überzeugungstreu als durch diese innere Sekretion ausgelöst: die Schwangerschaftsreaktionen des mütterlichen Organismus, die Hyperämie der Gebärmutter, das Schwellen der Brüste und der Prostata beim Fötus. Nach Wegfall der Placenta, nach der Entbindung, kommt es bei beiden, bei Mutter und Kind, zu Rückbildungsvorgängen.

Ob nun die vermehrte innere Sekretion der Placenta oder pathologisch andere Umsetzungsvorgänge das Eklampsiegift produzieren, das lassen wir dahingestellt; daß aber das Gift von der Placenta stammt, daß die Placenta als der Herd der Erkrankung anzusehen ist, das halten wir für bewiesen.

Die experimentelle Grundlage ist geschaffen, die Kritik und die klinische und pathologisch-anatomische Brauchbarkeit der Theorie wollen wir jetzt besprechen. Wie alle Gifte wirkt auch das placentare Gift der Eklampsie meist schädigend auf das Nierenparenchym wie auf das der Leber. Klinisch aber dominiert die Schädigung des Großhirns, auf die der Organismus mit Krämpfen reagiert. Die Bindung des placentaren Giftes an die Gehirnzellen konnte ich im Reagenzglas nachweisen. Durch diese beiden Momente ist erklärt das häufige Auftreten der Nieren- und Lebererkrankungen wie das Auftreten von Krämpfen, gleichzeitig jene seltenen Fälle, in denen es zu einer sichtbaren Nierenschädigung nicht kommt. Hier ist das Gift nur an die Gehirnzellen gebunden, dort verankert; die Krämpfe treten auf, eine Nierenschädigung kommt nicht zustande.

Ebenso ungezwungen erklärt sich nach der placentaren Theorie das Auftreten in frühen Monaten der Gravidität, bei Blasenmole ohne Fötus, bei abgestorbener Frucht. Bei dem von mir in der gynäkologischen Gesellschaft vorgestellten Falle von Eklampsie mit totem Kinde konnte ich mikroskopisch und biologisch den Nachweis führen, daß die Placenta noch völlig lebensfrisch, d. h. für unseren Fall noch völlig giftproduktionsfähig, war. Interessant war auch ein Fall von Eklampsie ohne Krämpfe. Hier stellte der Obduzent, Prof. Beitzke (Lausanne), nach dem pathologisch-anatomischen Befunde eine Eklampsie fest, ein Befund, den ich durch das Tierexperiment bestätigen konnte.

Zwei Tiere wurden gespritzt; eins mit der üblichen tödlichen Dosis (1,0 g Trockenpulver aus Eklampsieplacenta), das andere mit der sonst nicht tödlichen halben Dosis (0,5 g). Beide sind sofort comatös und sterben nach einer Stunde.

Hier war also so viel Gift in der Placenta und damit im Blutkreislauf, daß die Frau, ohne erst mit Krämpfen zu reagieren, comatös zugrunde ging. Aber, meine Damen und Herren, es braucht in gewissen Fällen nur so viel Gift von der Placenta abgesondert zu werden, wie es der Organismus gerade noch ohne Schädigung aufnehmen kann. Kommt nun ein zweites Moment hinzu, das die Widerstandskraft des Organismus herabsetzt, dann erst kommt es zum Ausbruch der Eklampsie. So stelle ich mir die Entstehung der Wochenbettseklampsie vor. Der Blutverlust bei der Geburt, das Stillgeschäft, die eminenten Resorptionsvorgänge stellen an den Gesamtstoffwechsel die größten Anforderungen. Die placentaren Giftstoffe, die wahrscheinlich, wie eines meiner Experimente beweist, in der Leber deponiert waren, können nun auf einmal in Funktion treten und die Eklampsie post partum oder im Wochenbett entstehen lassen. Aber auch für die pathologisch-anatomischen Befunde haben wir jetzt eine exakte Begründung. Wissen wir doch, daß Injektionen von fermentreichem Eiweiß, von Eiweißtoxinen überhaupt, ganz ähnliche Krankheiten auszulösen imstande sind. Genug, meine Damen und Herren, ich habe Ihnen an einer Reihe von Beispielen zeigen können, wie ungezwungen diese Theorie alle Fälle von Eklampsie zu erklären imstande ist. Und ich werde nicht eher an eine andere Theorie glauben, als bis ich ebenso zwingende Beweise für dieselbe wie für die placentare Theorie gewonnen habe.

Die Eklampsie, meine Damen und Herren, ist also eine Erkrankung der Placenta; die Placenta ist der Giftherd dieser Erkrankung. Und in dieser Erkenntnis gipfelt unsere erfolgreiche Therapie. Wie die Amputation eines infizierten, zerquetschten Gliedes in den meisten Fällen den Verletzten vor der drohenden Sepsis rettet, so rettet die sofortige Entbindung unsere Frauen vor weiteren Krämpfen. Hier wie dort kann

Fig. 180.

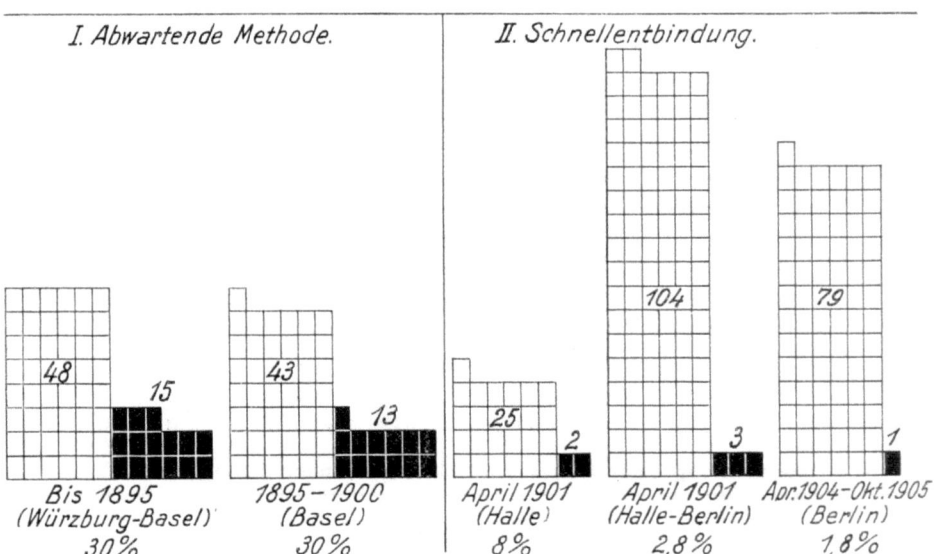

selbst die schnellste Hilfe zu spät kommen: Der Organismus kann in den seltensten Fällen schon nach einem einzigen Anfall so schwer vergiftet, die Schädigung seiner parenchymatösen Organe so tiefgreifend sein, daß nichts mehr zu helfen imstande ist. Eines solchen Falles, nämlich des ohne Krämpfe, hatte ich schon erstens Erwähnung getan. In der Regel aber gelingt es, die Frauen zu retten. Das lehrt unsere Statistik, die an dem Material aller Fälle von Bumm in Würzburg, Basel, Halle und Berlin bis zum Oktober 1905 von mir zusammengestellt wurde. Bei abwartender Therapie 25—30 pCt. Mortalität, bei sofortiger Entbindung ein Herabsinken der Sterblichkeit auf 2,8 bzw. 1,8 pCt. Das zeigt Ihnen besser als viele Worte die beistehende Tabelle (Figur 180).

Und daß diese Statistik auch heute noch den gleichen Wert für unsere Frage besitzt, lehren Sie die Worte R. Freunds, der an dem gleichen Material an der Hand von über 551 Eklampsiefällen (Archiv f. Gynäk., Bd. 97, Heft 3) auf dem Internationalen Gynäkologenkongreß zu Berlin 1912 zu folgendem Schlusse kam: „Daß, je frühzeitiger entbunden wird, desto bessere Resultate erzielt werden, daß mit längerem Zuwarten die Mortalität eine deutlich progressive ist."

Und als Gegenstück hierzu berichtet Voigt aus dem Material der Bummschen Klinik, daß bei der Stroganoffschen Behandlungsmethode die Mortalität 31 pCt. betrug. Es wurden 16 Fälle genau nach den von Stroganoff selbst in der Klinik getroffenen Angaben behandelt. Davon starben 7 Fälle, so daß die Mortalität eigentlich 43,7 pCt. beträgt. Ob es berechtigt ist, in diesem Falle 2 Fälle von Sepsis abzuziehen, lasse ich dahingestellt, da doch sicher die Stroganoffsche Methode durch die Anwendung vieler Gifte die Herabsetzung der Herzkraft befördert. Interessant aber ist ein Fall: „Die Frau hatte den ersten Anfall bei der Aufnahme. Sie kam also zu einer Zeit in unsere Behandlung, wo nach unseren Erfahrungen die Schnellentbindung die denkbar besten Aussichten bot. Bei Anwendung der Stroganoffschen Therapie ging die Kranke im 8. Anfall unentbunden zugrunde." (Berl. klin. Wochensch., 1912, Nr. 37, S. 1772.) Und hier müssen wir noch einen Augenblick verweilen, um uns die wesentlichsten Punkte der Stroganoffschen Methode vor Augen zu führen. Lassen wir den Autor selber sprechen:

1. Die Beseitigung oder das Herabsetzen zum Minimum der äußeren Reize bei an Eklampsie Erkrankten.
2. Die Herabsetzung der Reizbarkeit nnd die Beseitigung der Anfälle mit Hilfe einer systematischen, prophylaktischen Einführung von Morphium, Chloralhydrat und Chloroform.
3. In einer beschleunigten, aber in der Regel nicht forcierten Entbindung.
4. In Erhaltung der Lebensprozesse des Organismus, der Atmung, der Herz-, Gefäß- und Nierentätigkeit in bestem Zustande.

Als Exempel dieser Behandlung diene ein von Stroganoff selbst in Berlin bei Bumm behandelter Fall (Zentralbl. f. Gynäk., 1912, Nr. 25, S. 808 ff.):

Behandlung eines Falles von Eklampsie nach Stroganoff.

Zeit	Zahl der Anfälle	Ordination	Subjektives Befinden der Patientin
17. 7. 1911, 8 — Uhr vorm.	1.		
8^{37} „ „	2.		
9^{10} „ „		Leichte Chloroformnarkose, 0,015 Morphium, ruhiges Zimmer.	
9^{40} „ „	3.		
9^{50} „ „		Per clysma 2,0 Chloralhydr. + Milch.	
10^{40} „ „	4.		
10^{45} „ „		0,015 Morphium, Wärmflasche auf den Körper.	11^{40} Uhr mäßige Transpiration.
12^{15} „ nachm.		Per clysma 1,0 Chloralhydrat + 200,0 Milch.	Patientin schläft ruhig.
5 — „ „			Patientin sagt, daß sie sich wohl fühle.
6^{15} „ „		Per os 1,5 Chloralhydrat + 80,0 Milch, Katheterisieren unter Narkose.	
18. 7. 1 — Uhr vorm.		Per os 1,5 Chloralhydrat + 60,0 Milch.	Trinkt viel Milch und Lindenblütentee.
9^{45} „ „		Katheterisieren.	

Zeit	Zahl der Anfälle	Ordination	Subjektives Befinden der Patientin
11 — Uhr vorm.		Per os 1,0 Chloralhydrat + 60,0 Milch.	
4 — „ nachm.			Urin spontan, Kopfschmerzen.
5 — „ „		Per os 1,0 Chloralhydrat + 60,0 Milch.	
10 — „ „		0,015 Morphium.	
19. 7.			Nacht sehr unruhig.
9 30 Uhr vorm.		Katheterisieren unter Narkose.	
10 — „ nachm.		0,5 Chloralhydrat.	
20. 7.			
2—3 45 Uhr vorm.	5.	Geburt mittels hoher Zange, Narkose, Zangengeburt. Placenta folgt sofort.	
3 50 Uhr vorm.		Katheterisieren unter Narkose.	
4 — „ „		Per clysma 1,0 Chloralhydrat + 60,0 Milch.	
6—10 Uhr vorm.		10 Uhr vorm. per clysma 1,25 Chloralhydrat + 60,0 Milch.	Kopfschmerzen.
1 — Uhr nachm.		Katheterisieren.	2 30 Uhr Urin spontan.
5—8 „ „			Mäßige Kopfschmerzen, von 5 bis 8 Uhr 900 ccm Urin.
8 30 „ „		0,5 NaBr.	
9 30 „ „	6.		Sehr unruhig.
9 45 „ „		Per clysma 2,0 Chloralhydrat + 100,0 Milch.	
10 45 „ „		0,015 Morphium.	11 30 Uhr fester Schlaf.
21. 7.			
12 45 Uhr vorm.		1,5 Chloralhydrat + Milch.	Schlaf bis 5 Uhr morgens.
10 — „ „		1,0 Chloralhydrat + Milch.	Schläft bis 1 Uhr nachm. fast ununterbrochen.
11 — „ „		1,0 Chloralhydrat + Milch.	
4 — „ nachm.			Kopfschmerzen.
8 — „ „		Per clysma 1,5 Chloralhydrat, Katheterisieren. 1000,0 Urin.	
11 30 „ „		0,015 Morphium.	Fester Schlaf.

Bis zur Geburt wurde die Kreißende einer viermaligen Narkose unterworfen, außerdem erhielt sie 0,045 Morphium insgesamt und 7,5 g Chloralhydrat. Nach der Entbindung wurde die fünfte Narkose vorgenommen und die Patientin erhielt weitere 0,03 g Morphium und 9,25 g Chloralhydrat. Die Kreißende kann wirklich von Glück sagen, daß ihr Herz — verzeihen Sie den starken Ausdruck — diese Pferdekur ausgehalten hat; und was das Alleroriginellste an diesem Falle ist, wurde ja außerdem einer der schwersten operativen Eingriffe überhaupt an ihr vollzogen: die hohe Zange mit ganz erheblichen Weichteilverletzungen. Einen Fortschritt weder für die Wissenschaft, noch, was ja für uns oberste Richtlinie ist, für das Leben der uns anvertrauten Frauen, vermag ich in der Stroganoffschen Methode nicht zu erblicken. Meine Placentarätiologie der Eklampsie erfordert gebieterisch die Schnellendbindung, die auch heute noch die besten Resultate gibt. Nicht so viel, sondern so wenig Herzgifte wie möglich — das scheint mir die beste und naturgemäßeste Eklampsietherapie.

Und schließlich muß ich noch einer Eklampsiebehandlung Erwähnung tun, das ist die an der Zweifelschen Klinik geübte Methode „des Aderlasses und der abwartenden Eklampsiebehandlung".

„Ist eine Eklamptische nicht oder erst im Beginn der Geburt, so machen wir einen Aderlaß von 500 ccm. Ist die Eröffnungsperiode beendet, so entbinden wir mit einer der üblichen Operationen, messen den Blutverlust bei der Geburt und ergänzen denselben sofort post partum durch einen Gesamtblutverlust von 500—600 ccm. Ebenso machen wir bei Wochenbettseklampsien einen Aderlaß von 500 ccm."[1])

Daß die Resultate bei dieser Methode gute sein müssen, wird jedem, der meine Auffassung vom Wesen der Eklampsie teilt, klar sein müssen. Es ist eben eine Therapie „der mittleren Linie". Der Aderlaß schafft Giftstoffe fort, ebenso wie die Schnellentbindung ohne größeren Blutverlust sehr selten ist, entlastet das Herz; ein anderer Teil wird frühzeitig entbunden, und die dritte Gruppe, die Wochenbettseklampsien, kommt für unsere Fragen überhaupt nicht in Betracht.

Auf die ohne jede experimentelle Stütze aufgebaute Theorie der Wochenbettseklampsien von Lichtenstein kann ich hier nicht eingehen; jedenfalls kann ich die hohe Mortalität, die er bei 400 Fällen der Leipziger Klinik nach der auf meine Veranlassung als Doktordissertation von Steinberg und Lipkowitz gemachten Charitéstatistik nicht unterschreiben. Aber bitte urteilen Sie selbst.

Nach Lichtenstein betrug die Mortalität bei 400 Eklamptischen:

Gesamtmortalität . . . . 18,5 pCt.
Schwangerschafts- und Geburtsmortalität 16,0 „
Wochenbettsmortalität . . . . 23,0 „

Steinberg (Inaug.-Diss., Berlin 1902) berichtet über 340 Fälle von Eklampsie
(vom 1. 4. 1892 bis 31. 3. 1902),
Lipkowitz (Inaug.-Diss., Berlin 1909) . . . „ 330 „ „ „
(vom 1. 4. 1904 bis 1. 2. 1909)

insgesamt 670 Fälle von Eklampsie.
1. In der Schwangerschaft 30 + 25 = 55, davon starben 7 + 8 = 15 = 27,2 pCt.
2. „ „ Geburt . . . 176 + 140 = 316, „ „ 13 + 42 = 55 = 11,1 „
3. Im Wochenbett . . . 80 + 82 = 162, „ „ 9 + 12 = 22 = 13,5 „

Also bei einer Gesamtmortalität von 21,9 pCt. bei 670 Fällen eine Wochenbettseklampsiemortalität von 13,5 pCt., während Lichtenstein bei 400 Fällen eine Gesamtmortalität von 18,5 pCt. und eine Wochenbettseklampsiemortalität von 23 pCt. angibt.

So habe ich Ihnen denn mit stärkster subjektiver Färbung das Wesen der Eklampsie entwickelt. Aber wie sollte ich es anders tun? Bei ätiologischen Fragen kann nur der objektiv, d. h. kompilatorisch alles zusammentragen, der über eigene Experimente nicht verfügt. Die Zahl meiner Placentauntersuchungen auf Giftstoffe hat aber im Laufe dieser 12 Jahre schon die Zahl 80 überschritten, mehr als 160 Tierversuche sind angestellt, **und ich werde so lange an die Wahrheit dieser Untersuchungen glauben, bis endlich einmal diese nackten Tatsachen anerkannt oder als irreführende exakt nachgewiesen werden.** Und schließlich möchte ich einen Punkt meiner Untersuchungsreihe nicht unerwähnt lassen. Da ich als Kliniker bei weitem die meisten der von mir experimentell untersuchten Fälle auch klinisch beobachten konnte, so ergab sich für mich eine höchst interessante Tatsache: Je mehr Anfälle die Eklamptischen bis zur beendeten Geburt auszuhalten hatten, um so weniger Giftstoffe konnte ich in der Regel in der betreffenden Placenta finden; umgekehrt, wurde die Patientin so schnell wie möglich entbunden, so war die Giftmenge um so größer. Dieser Befund

---

[1] Verhandlungen d. VI. Internat. Kongr. f. Geb. u. Gyn. Berlin 1912. S. 648.

zeigt doch deutlich, daß, je mehr Gift in den Organismus übergeht, um so stärker die Reaktion des Körpers mit Krämpfen, oder aber die Erschöpfung der placentaren Bildungsstätte an Giften erweist den Uebergang dieser in den Organismus.

Meine Damen und Herren! Die traurige Tatsache aber, daß ich durch die Unmöglichkeit der Verhältnisse gezwungen bin, weiter so, wie ich es mir gedacht, auf diesem schönsten Gebiete der experimentellen Forschung weiter zu arbeiten, zwingt mich, Ihnen die aktuellste Darstellung der Eklampsieätiologie durch einen anderen Forscher, Jaschke, wenigstens noch kurz vor Augen zu führen:

Jaschke faßt seine ausführlichen Erörterungen über die Aetiologie der Eklampsie[1]) folgendermaßen zusammen: „Gleich Liepmann ist Abderhalden geneigt, ‚das Anormale bei der Eklampsie in der Beschaffenheit der Placenta' zu suchen", und er fährt fort: „Gleichviel; mag nun das Wesentliche darin zu suchen sein, daß die Placenta abnormes Material abgibt, oder daß normales Material in zu großen Mengen ins mütterliche Blut gelangt — auf jeden Fall scheint mir so viel sichergestellt, daß alle Forschung die Placenta in den Mittelpunkt der Eklampsiegenese zu stellen hat."

Das aber ist der Punkt, für den ich immer und immer wieder gekämpft habe.

Jetzt werden Sie es verstehen, warum ich noch heute wie vor 14 Jahren der felsenfesten Ueberzeugung bin, daß die Placenta die Giftquelle bei der Eklampsie ist, und daß die Entfernung dieser Giftquelle, d. h. die Schnellentbindung, die beste Eklampsiebehandlung ist. Mit diesen experimentell gefundenen Tatsachen stimmt nun außerdem unsere Statistik überein, deren Mortalität bei sofortiger Entbindung zwischen 2 und 3 pCt. schwankt, ein Ergebnis, das keine andere Behandlungsmethode erreichen kann. Niemals wissen wir, wieviel Gift in der Placenta enthalten ist, wieviel der Organismus paralysieren kann. Deshalb ist es ebenso falsch, bei einer anscheinend leichten Eklampsie die Hände in den Schoß zu legen, wie es unverständig wäre, bei einem anscheinend nur leicht Vergifteten eine Magenausspülung zu unterlassen. Vor Jahren schrieb ich einmal in einer meiner Arbeiten: „Es ist mit den Eklamptischen ebenso wie mit den Vergifteten, kommen diese schnell in die Hände eines Arztes, der das Gegengift kennt und anzuwenden weiß, so werden sie gerettet, nach stundenlangem Zuwarten kann man von den besten Mitteln keine Hilfe mehr erwarten.

In dieser Erkenntnis gipfelt unsere erfolgreiche Therapie. Wie die Amputation eines schwer infizierten Gliedes den Verletzten in den meisten Fällen vor der drohenden Sepsis rettet, so rettet die sofortige Entbindung unsere Frauen vor weiteren Krämpfen. Hier wie dort kann die schnellste Hilfe zu spät kommen: Der Organismus kann in den seltensten Fällen schon nach einem einzigen Anfall (ja sogar ohne einen Anfall = Eklampsie ohne Krämpfe) so schwer vergiftet, die Schädigung seiner parenchymatösen Organe so tiefgreifend sein, daß nichts mehr zu helfen im stande ist. Das aber, meine Damen und Herren, sind seltene, traurige Ausnahmen. Wer allerdings eine Eklamptische retten will, der muß ein guter Chirurg und ein guter Geburtshelfer gleichzeitig sein, sonst kann es ihm passieren, daß nach der Entbindung die Frau nicht an der Eklampsie, sondern an den von ihm gesetzten Wunden zugrunde geht. Darum muß für Sie in der Praxis die Regel gelten: Ist die Entbindung einer

---

1) Erscheint in Liepmann, Handbuch der gesamten Frauenheilkunde. Bd. VI. Verlag Vogel.

Eklamptischen nach Ihren technischen Kenntnissen und Fähigkeiten im Privathause möglich, dann führen Sie die Ihnen richtig scheinenden Operationen ohne Zaudern aus! Ist die Entbindung zu schwer für Sie, stellt sie einen blutigen, von Ihnen nicht zu beherrschenden Eingriff dar, dann keine Zeit verloren mit unnützen Versuchen, dann überlassen Sie einen solchen Fall lieber den Spezialisten oder einer Klinik. Oft habe ich Ihnen im Verlaufe unserer Uebungen geraten, die Hände in den Schoß zu legen, der Naturkraft zu vertrauen und abzuwarten, hier heißt es handeln, und über das „Wie" sollen Sie in den nachfolgenden Fällen selbst entscheiden!

Fall 21.

Fig. 181 (Fall 21).

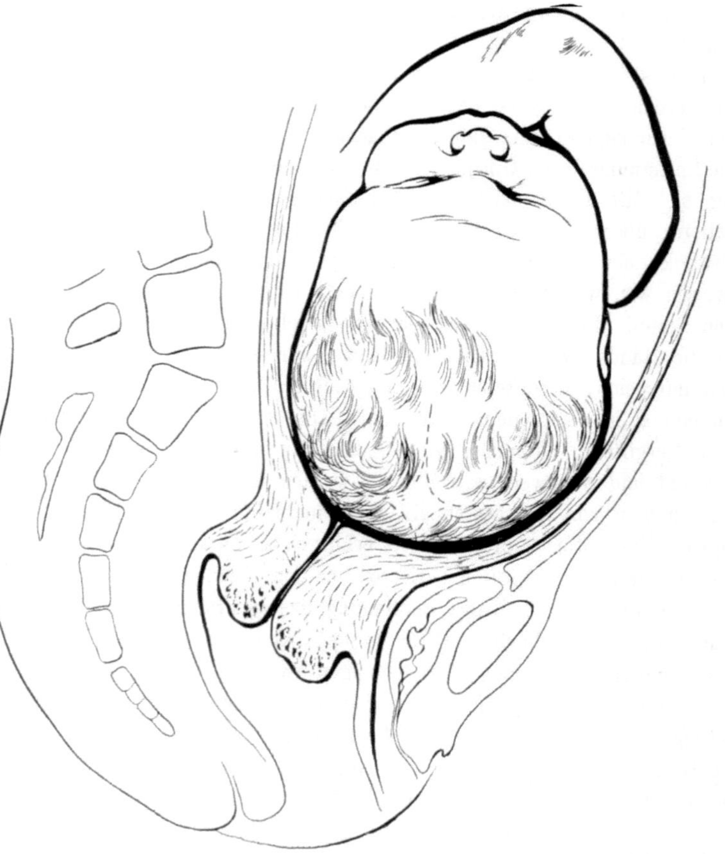

L. G., 20 Jahre, I para. Seit vier Wochen geschwollene Füße. Letzte Menstruation im Juni. Am 14. März bekommt sie Krämpfe, der herbeigeholte Arzt macht einen Aderlaß. Jetzt hat sie im ganzen 13 Krampfanfälle nach Angabe der Hausbewohner gehabt.

Status: Mittelgroße, kräftige Person, die im Gesicht, am Leib und den Extremitäten durch die Oedeme stark gedunsen aussieht. Eiweißgehalt: 25 pM.! Temperatur: 37,4. Puls: 100.

Befund wie aus Figur 181 ersichtlich: I. Lage. Kopf fest auf dem Beckeneingang. Portio erhalten. Aeußerer Muttermund fest geschlossen. Am Ende der Schwangerschaft.

Fall 22.

In den letzten Tagen starke Kopfschmerzen. 6 Anfälle seit gestern, dem 26. Januar, seit dem Nachmittag desselben Tages völlig amaurotisch.

Befund wie im vorigen Falle 21 (Figur 181), nur befindet sich Kreißende nicht am Ende der Gravidität, sondern erst im achten Monat der Schwangerschaft. Eiweißgehalt 4 pM.

Fall 23.

Fig. 182 (Fall 23).

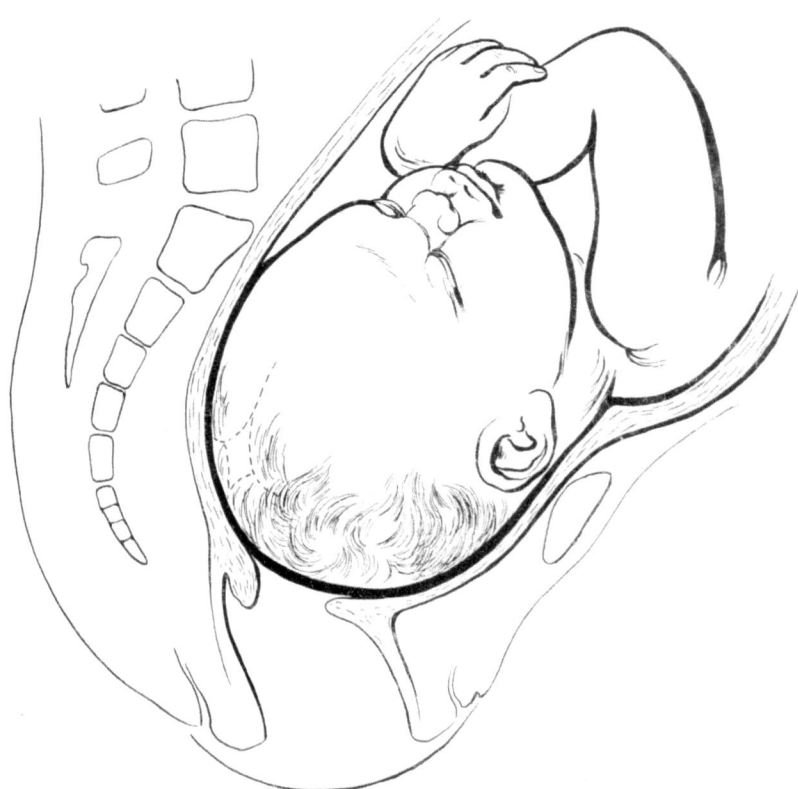

M. Tr., 20 Jahre, I para. Immer gesund. Bewußtlos im Zimmer aufgefunden. Arzt holt spezialistische Hilfe herbei, inzwischen noch ein Anfall.

Befund wie aus Figur 182 ersichtlich: Blase gesprungen. Portio verstrichen. Muttermund zweimarkstückgroß. I. Schädellage. Pfeilnaht im rechten schrägen Durchmesser. Patientin befindet sich am Ende der Gravidität.

Fall 24.

Fig. 183 (Fall 24).

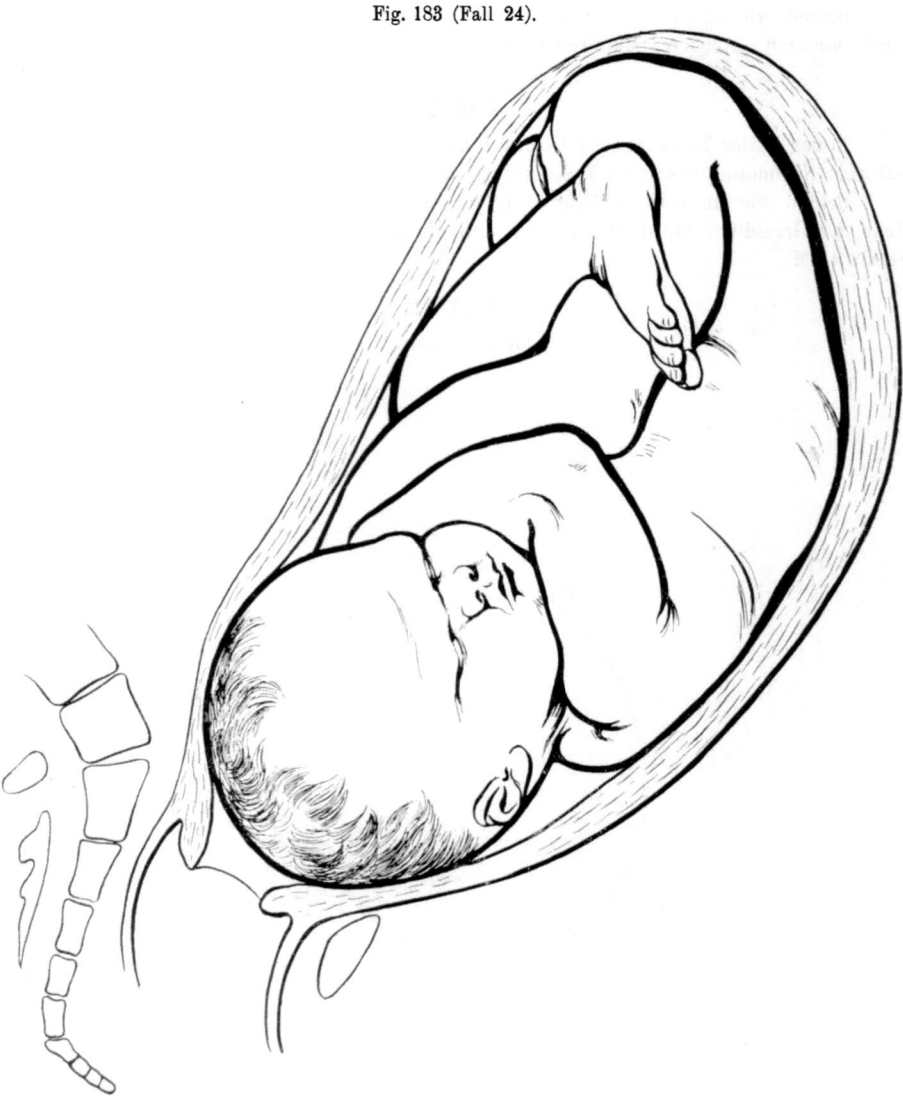

R. Z., 32 Jahre, I para. Hat mit 4 Jahren laufen gelernt. Starkes Flimmern vor den Augen schon seit einer Woche. Plötzlich ein Anfall nach deutlichen Auraerscheinungen gestern abend, heute früh ein zweiter 5 Minuten dauernder Anfall.

Status: Kleine, untersetzte Frau mit typischem rachitischen Habitus. Beckenmaße: Sp. 26, Cr. 26, Tr. 30, Conj. ext. 17, Conj. diag. $9^{1}/_{2}$, Conj. vera $7^{1}/_{2}$—8.

Befund wie in Figur 183. Portio noch nicht ganz verstrichen. Cervix fingergliedlang, für 3 Finger durchlässig. I. Schädellage. Vorderscheitelbeineinstellung. Eiweißgehalt 4 pM.

Fall 25.

Fig. 184 (Fall 25).

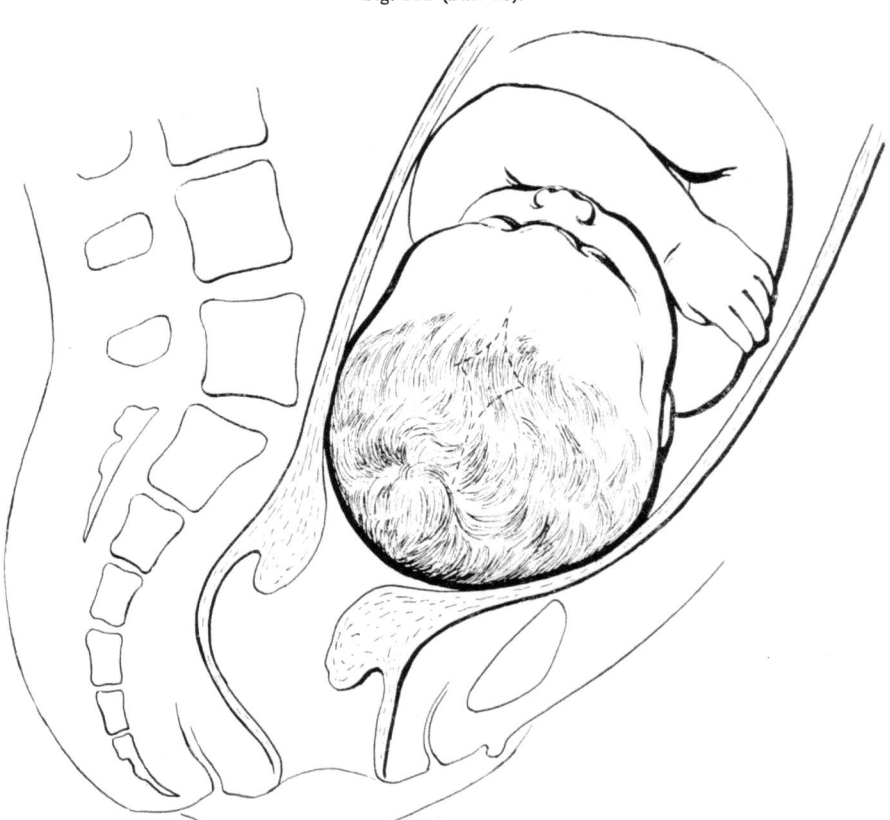

H. D., 21 Jahre, Ipara. Seit 2 Wochen Kopfschmerzen und Flimmern vor den Augen. In unserer Gegenwart gibt die Kreißende vor dem Anfall an, daß sie Schwindel verspüre und nichts sehen könne (Aurasymptome). Plötzlich ein Anfall.

Befund wie in Figur 184: I. Lage. Cervix erhalten, für 2 Finger durchlässig, etwa 3 fingergliedlang. Blase vor $1/2$ Stunde gesprungen. Kopf im Beckeneingang.

Fall 26.

Fig. 185 (Fall 26).

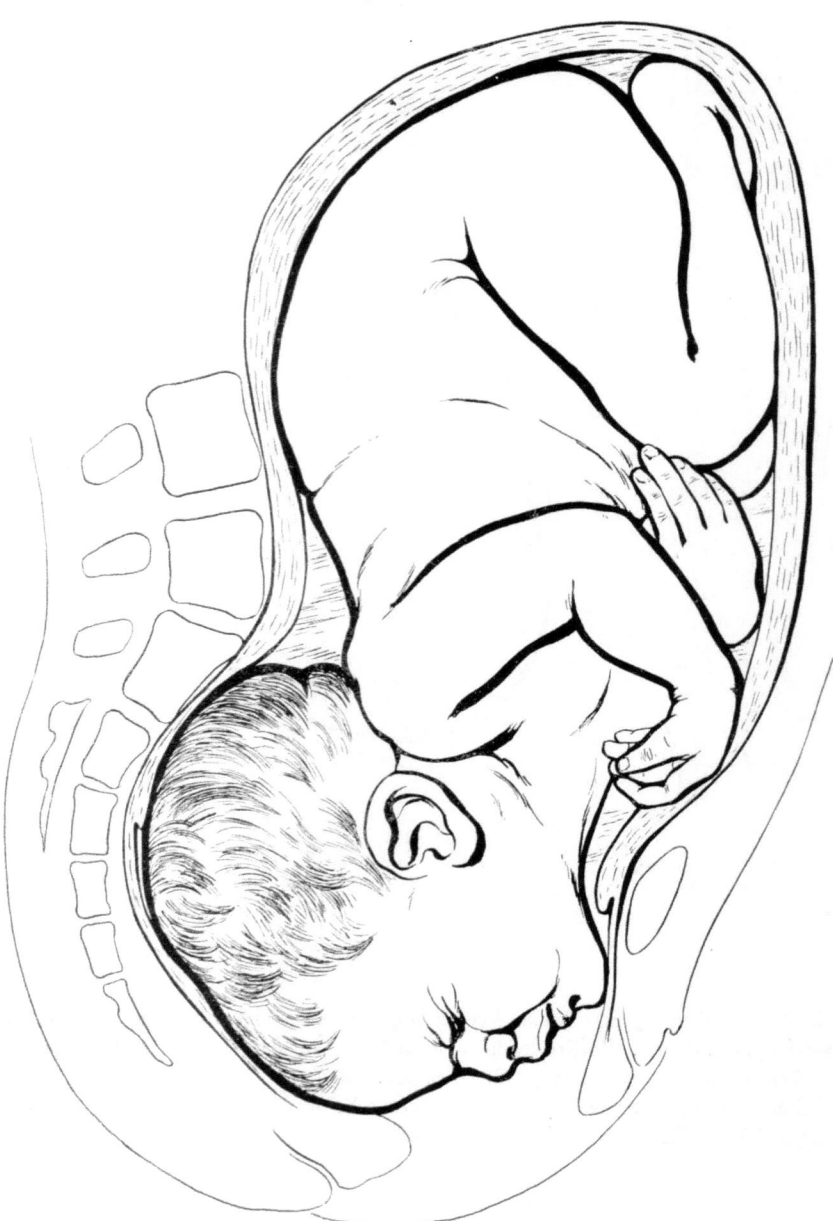

Th., 18 Jahre, Ipara. (16. November.) Anamnese: Ohne Besonderheiten. Seit heute früh 4 Anfälle, der fünfte in unserer Gegenwart.

Status: Kräftige, normalgroße Person.

Befund wie in Figur 185: Gesichtslage. Gesicht auf dem Beckenboden. Gesichtslinie im geraden Durchmesser. Kinn nach vorn gedreht.

Fall 27.

Fig. 186 (Fall 27).

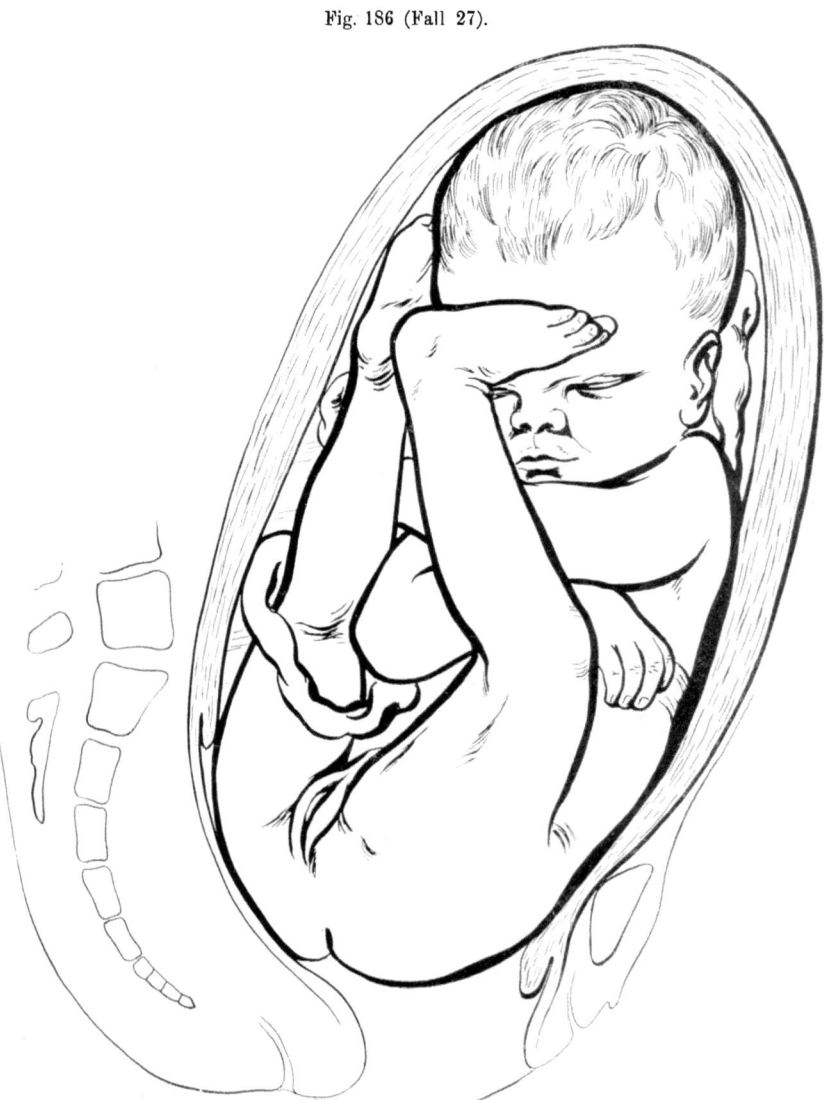

R. S., 23 Jahre, I para. 2 Anfälle vor unserer Ankunft. Unvollkommene I. Steißlage Steiß fest unterhalb der Spinalebene.

Befund wie in Figur 186.

Fig. 187 (Fall 28).

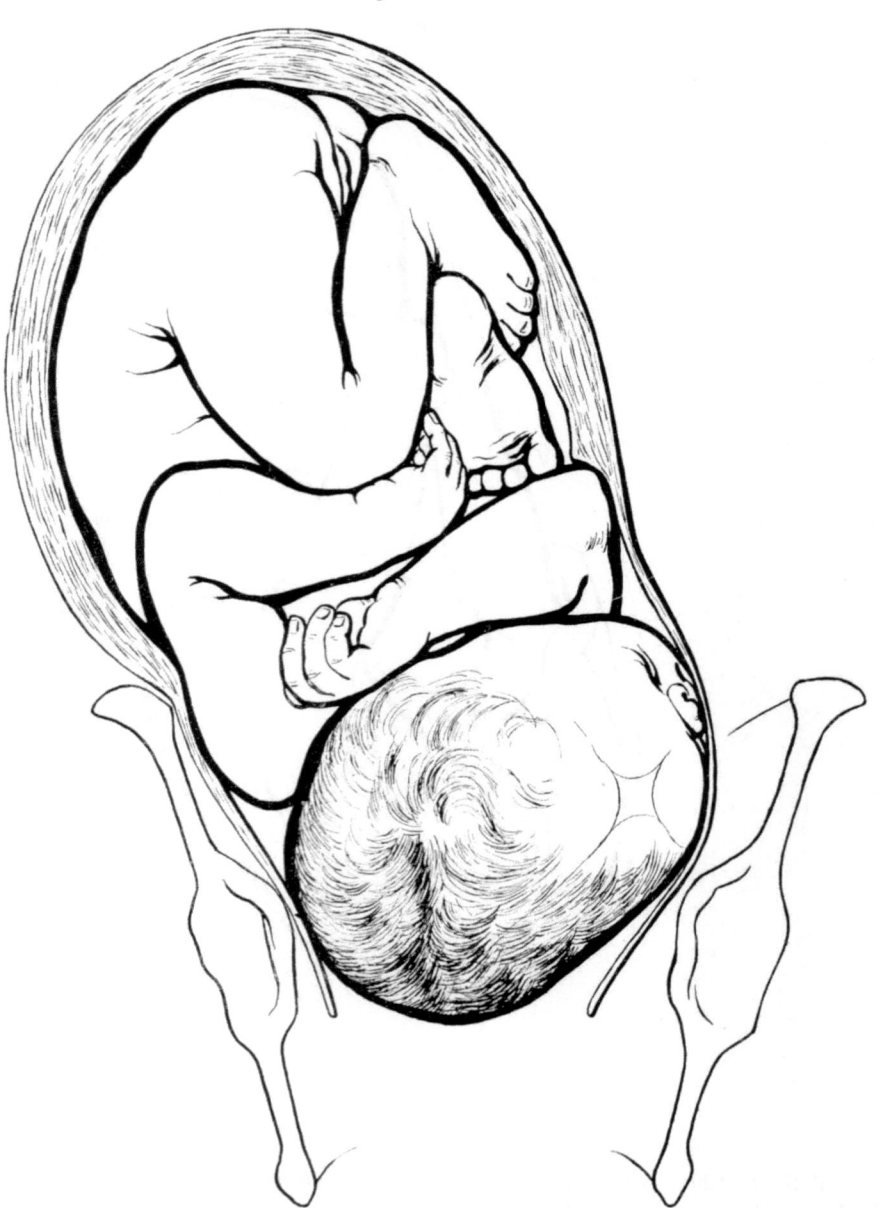

Hinterscheitelbeineinstellung, von vorn gesehen. Eklampsie.

Fall 28.

Name, Alter, Para: Frau K., 42 Jahre, VIIpara.
Anamnese: Ohne Besonderheiten.
    Frühere Entbindungen: 4 normale Geburten ohne Kunsthilfe. 1 Wendungsgeburt. Kind tot. 1 Frühgeburt von 5 Monaten.
    Letzte Regel: Weiß sie nicht anzugeben.
    Wehenbeginn: 16. Januar, 11 Uhr vormittags.
    Blasensprung: 27. Januar, 2^{30} Uhr nachmittags.
    Ankunft des Arztes: 28. Januar, 12^{30} Uhr vormittags. 2 eklamptische Anfälle.
Status: Kräftige, mittelgroße Frau.
    Temperatur: 36,3.
    Puls: 144 (nach dem Anfall gezählt).
Aeußere Untersuchung: II. Schädellage. Kopf über dem Beckeneingang stehend.
Innere Untersuchung: Muttermund handtellergroß, Kopf fest auf dem Beckeneingang. II. Hinterscheitelbeineinstellung (Figur 187).

Antworten der Hörer.

Antworten zu Fall 21.

1. Klinische Ueberweisung zur Ausführung des vaginalen Kaiserschnittes.
2. Vaginaler Kaiserschnitt.
3. Klassischer Kaiserschnitt.
4. Metreuryse oder Bossische Dilatation.
5. Blasenstich zur Einleitung der Geburt.
6. Laminaria.

Antworten zu Fall 22.

Die gleichen wie bei Fall 21, außerdem:
1. Einleitung der künstlichen Frühgeburt durch Einlegen einer Sonde.
2. Blasenstich. 4 Laminaria.
3. Abwarten.

Antworten zu Fall 23.

1. Zange.
2. Metreuryse, dann Zange.
3. Inzisionen nach Dührssen, dann Zange.
4. Bossi.

Antworten zu Fall 24.

1. Klassischer Kaiserschnitt.
2. Extraperitonealer Kaiserschnitt.
3. Hebosteotomie.
4. Perforation nach Erweiterung mit dem Metreurynter.
5. Prophylaktische Wendung, eventuell Perforation des nachfolgenden Kopfes.

Antworten zu Fall 25.

1. Metreuryse. Wendung. Extraktion.
2. Perforation.
2. Vaginaler Kaiserschnitt.

Antworten zu Fall 26.

1. Zange.
2. Thornscher Handgriff. Zange.

Antworten zu Fall 27.

1. Extraktion, eventuell mit dem Haken.
2. Zange an den Steiß anlegen.

Antworten zu Fall 28.

1. Wendungsversuch, eventuell Perforation.
2. Zangenversuch, eventuell Perforation.
3. Metreuryse, Zange.
4. Metreuryse, Wendung.

Meine Damen und Herren! Die Besprechung dieser acht Fälle, bei denen die Operation **dringend von seiten der Mutter indiziert ist**, wird uns manches Bekannte ins Gedächtnis zurückrufen und Sie an manche interessante frühere Geburten erinnern. Allen Fällen gemeinsam sind die selbst den Laien in Schrecken versetzenden Krämpfe; die meisten Frauen haben schon vorher irgendwelche Auraerscheinungen, und bei allen findet sich im Urin der ominöse Eiweißgehalt. Bei der zweiten Eklamptischen (Fall 22) hat sich sogar völlige Amaurose eingestellt. Und dieser Fall rief in mir die Erinnerung an einen Fall zurück, den ich selbst als junger Praktikant bei einer Kreißenden beobachten konnte. Es war meine erste Eklampsie, die ich sah. Die Frau, eine Erstgebärende — befällt unsere Krankheit doch allermeist Frauen bei der ersten Geburt — hatte eine ganz normale Schwangerschaft durchgemacht und befand sich im Beginn der Eröffnungsperiode ganz wie jede normale andere Kreißende. Plötzlich klagte sie über Flimmern vor den Augen, und eine halbe Stunde später behauptete sie, nichts sehen zu können. Mit der Schnelligkeit des jungen, unerfahrenen Mediziners glaubte ich die Diagnose auf „Hysterie" stellen zu müssen: „Denn wo Begriffe fehlen, da stellt ein Wort zur rechten Zeit sich ein". Daß es nun meine Pflicht gewesen wäre, die Kornealreflexe und vor allem die Pupillarreflexe zu prüfen, und in einem Blechlöffel (Reagenzgläser gibt es im Privathaushalt nicht) den Urin zu kochen, das

Fig. 188.

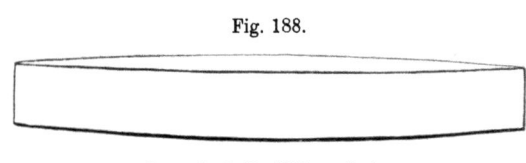

Gummikeil für Eklamptische.

fiel mir damals nicht ein. Erst als nach weiteren 2 Stunden ein schwerer eklamptischer Anfall auftrat, erstattete ich dem Oberarzt Meldung, der dann die Frau mit einer Zange entband.

Nun aber nach dieser Abschweifung zurück zu unseren beiden Eklampsien von heute (Fälle 21 und 22).

Bei beiden Frauen kam die furchtbare Krankheit wie der Blitz aus heiterem Himmel, ohne daß vorher schon Wehen aufgetreten waren, bei der einen am Ende, bei der anderen 2 Monate vor dem Ende der Schwangerschaft. Wie Sie aus der beigefügten Skizze (Figur 181 sehen, ist die Portio noch völlig erhalten, die Cervix noch völlig undurchgängig. Das sind die Fälle, die für den Praktiker, der ein überzeugter Anhänger der Schnellentbindung ist, die allerschwierigsten sind. Und ich rate Ihnen gut, solche Frauen, wenn Sie es irgendwie ermöglichen können, in eine Klinik überzuführen. Selbstverständlich müssen Sie den Transport selbst leiten, müssen durch eine große Morphiumdosis (0,03!) oder durch Chloralhydrat, das Sie am besten als Klysma geben, wenn es gehalten wird (3 : 100 auf einmal), die Reflexerregbarkeit herabzusetzen suchen. Im Anfall ist es zweckmäßig, um schwere Verletzungen der Zunge zu verhüten, der Frau einen Gummikeil (Figur 188) zwischen die Zahnreihen zu schieben oder, wie ich das einmal bei einer praktischen Hebamme sah, statt dessen einen mit einem Leinentuch umwickelten, hölzernen Kochlöffel zu nehmen. Meist kommen Sie dann während des Transportes ohne Narkose aus. Zweckmäßig ist es auf alle Fälle, etwas Kampferöl und eine Pravazspritze bei sich zu haben, um dem eventuell im oder nach dem Anfall drohenden Herzkollaps zu begegnen. Zwei einfache Kugelzangen (die ich für besser halte als die gewöhnlichen Zungenzangen und Tupferhalter), sowie eine Kieferklemme, und Ihr Instrumentarium, das Sie zum Transport gebrauchen, ist fertig. Sollte sich die Kreißende im Anfall verschlucken, so werden Sie mit der Kieferklemme ihren Mund öffnen, mit der einen Kugelzange die Zunge vorziehen, in die andere ein Watte- oder Gazebäuschchen fest fassen und nun den Rachen von dem häßlichen Schleim oder nach Zungenbissen von dem Blute befreien und damit wieder die Atmung in ruhigere Bahnen lenken.

So wurden denn auch diese beiden Frauen der Klinik überwiesen, und ich konnte sie sofort nach ihrer Ankunft mit der Hysterotomia vaginalis anterior entbinden. Wie das im einzelnen geschieht, das haben wir schon in Vorlesung VII besprochen (S. 123 ff., Figuren 107—109).

Im ersten Falle (21) war das Kind, ein Knabe, 49 cm lang und 2730 g schwer, im zweiten Falle war die männliche Frühgeburt nur 40 cm lang und 1400 g schwer. Die Frühgeburt starb einen Tag nach der Entbindung, das andere Kind konnte mit der Mutter gesund entlassen werden. Wie in allen Fällen von vaginalen Kaiserschnitten, die ich ausgeführt habe, wurde auch in diesem das Kind gewendet und durch die Schnittöffnung in der vorderen Wand des Halskanals hindurchgezogen, ohne daß der Schnitt weitergerissen wäre (Hysterotomia anterior). Die Hysterotomie im Privathause vorzunehmen, ist aber selbst für den Spezialisten ebenso mißlich wie die Hebosteotomie; und wenn ich Ihnen den einen Fall von vaginalem Kaiserschnitt im Privathause referieren wollte, den ich in meiner Privatpraxis ausführte, so würden Sie sicher den gleichen Eindruck haben, wie nach meiner Schilderung der Beckenspaltung im Privathause (S. 60 ff.).

Aber nicht alle von Ihnen sind in der glücklichen Lage, ein wohleingerichtetes Krankenhaus in der Nähe als ultimum refugium zu haben, und für diejenigen unter Ihnen, aber nur für diese, geht mein Rat in solchen Fällen dahin:

Zuerst müssen Sie sich in irgend einer Art und Weise einen Zugang zur Eihöhle schaffen. Unter Umständen, besonders in Fällen, wo die Frau sich am Ende oder nahe dem Ende der Schwangerschaft befindet, erreichen Sie dies, indem Sie langsam und schonend in Narkose — alle Manipulationen sind bei Eklamptischen in Narkose auszuführen! — Ihren Finger als Dilatator verwenden. Wie gesagt, dies Vorgehen gelingt nicht in allen Fällen, und für diese seltenen Fälle muß der auf sich selbst angewiesene Landarzt in seinem Instrumentarium die Hegar'schen Dilatatoren besitzen (Figuren 276 und 278 zeigen Ihnen einige Nummern derselben). Sie richten alles zu einem großen geburtshilflichen Eingriff in der beschriebenen Art und Weise ein, lagern die Frau in der in Vorlesung II beschriebenen Art und Weise. Entfalten nach Desinfektion der äußeren Genitalien mit Speculis die Scheide, so daß die Portio deutlich sichtbar ist. Armieren eine Kugelzange mit einem sterilen Wattebäuschchen, füllen eine Tee- oder Kaffeekanne mit Alkohol (70 proz.) oder in Ermangelung des reinen Alkohols mit Brennspiritus, und während eine Gehilfin den Spiritus langsam in die Scheide laufen läßt, reiben Sie mit dem Stieltupfer alle Winkel und Falten ordentlich ab. Dann spülen Sie mit Sublimat 1 : 1000 nach, entfernen mit einem trockenen Tupfer die noch im Scheidengewölbe verbliebene Sublimatlösung und gehen nun an die eigentliche Operation. Zuerst haken Sie die vordere Muttermundslippe mit einer Kugel- oder besser Collinschen Zange an (Figur 266). Meist wird dann das obere Blatt des Speculums entbehrlich. Die Kugelzange hält Ihnen den Uterus fest, damit er beim Vorschieben nicht nach oben entweicht. Ich lasse die Kugelzange, wie Sie aus unserer Skizze ersehen, um jedes unnötige Reißen zu vermeiden, in der Art halten, daß ich sie in den kleinen Finger — den schwächsten der Hand — der assistierenden Person hänge. Dann wird der dünnste Dilatator in die Hand genommen, und zwar so zwischen Daumen und Zeigefinger der rechten Hand, Daumen nach oben, genau so wie eine Sonde (siehe Figur 270). Bei dieser Haltung balanziert förmlich das Instrument in Ihrer Hand, und Sie können kaum Verletzungen machen, da bei zu kräftigem Vor- schieben der Dilatator von selbst zurückrutscht. Ganz verpönt ist es, die Dilatatoren so anzufassen, wie etwa ein Perforatorium (vgl. Figur 116). Ich nehme nun an, Sie haben Nr. 5 in die Cervix eingeführt. Dann lassen Sie den Dilatator einige Sekunden liegen, nehmen mit der rechten Hand Nr. 6, bringen die Kuppe des Instrumentes in die Nähe der Portio, und während Sie mit der linken Hand Nr. 5 herausziehen, schieben Sie sofort mit der rechten Hand Nr. 6 vor. Und so geht es weiter, bis Sie sich einen genügend großen Zugang geschaffen haben, um bequem mit einem Finger bis zur Eiblase vordringen zu können. Wenn Sie vorsichtig sind, können Sie bei diesem Manöver das Springen der Blase verhüten, was Ihnen, wie Sie ja wissen, für die nach- herige Wendung große Vorteile bietet. Jetzt rollen Sie Ihren Champetier de Ribes[1]) — am besten nehmen Sie zuerst einen kleineren Ballon — zigarettenförmig zusammen, fassen ihn mit der Metreurynterzange, so daß etwa 1—1$^1/_2$ cm des zusammen- gerollten Ballons die Spitze des Instrumentes überragt, und führen ihn, indem Sie die Zange genau so anfassen wie den Dilatator, in die Eihöhle ein, möglichst so vor- sichtig, daß die Blase Zeit hat, auszuweichen und nicht birst[2]). Ist etwa $^1/_3$ des Ballons über dem inneren Muttermund, dann fixieren Sie ihn in dieser Stellung, indem Sie mit dem Zeigefinger der linken Hand den in die Scheide noch herausragenden Teil an die Portio drücken und dabei gleichzeitig mit der rechten Hand die Kornzange öffnen und zurückziehen. Nun fassen Sie mit der Kornzange von neuem den Ballon, und zwar den Teil, der an der Portio liegt, und schieben das Instrument mit ihm wieder in die Cervix vor. Fixieren mit dem Zeigefinger der linken Hand. Zurückziehen der geöffneten Kornzange mit der rechten Hand, erneutes Vorschieben und so fort, bis der Ballon gut in der Eihöhle liegt. Jetzt wird er mit der Metreurynterspritze mit 2 proz. Borwasser oder dünner Lysol- lösung aufgefüllt, und die Einführung ist beendet. Bezüglich des Auffüllens gebe ich Ihnen den guten Rat, jeden Ballon, den Sie benutzen, vorher auf seine Kapazität zu prüfen: er muß prall gefüllt sein und darf bei Zug nicht platzen. Es ist außerordentlich miß- lich, wenn nach allen diesen Manövern der Ballon beim Füllen platzt oder so schlecht gefüllt ist, daß er beim leisesten Zug aus der Cervix herausrutscht. Figur 189 zeigt Ihnen einen prall gefüllten und gut liegenden Ballon, der zum Zuge bereit ist.

---

1) Sie bewahren denselben am besten hängend und aufgeblasen zu Hause auf, in einem Schrank, in dem sich keine Nickelinstrumente befinden. Vor der Benutzung wird er 5 Minuten lang gekocht und dann in kaltem Lysolwasser abgekühlt.

2) In welcher Weise ich dieses in meinen Phantomkursen üben lasse, sehen Sie in Figur 288. Ueberragt die Zangenspitze den Ballon, wie in Figur 204 dargestellt, so geschieht dieses, um gleich- zeitig beim Einlegen die Blase zu sprengen.

268   XIII. Vorlesung.

Nehmen wir nun an, der Ballon liegt gut und fest in der Eihöhle, ohne daß die Blase gesprengt wurde. Jetzt folgt der zweite Akt der Metreuryse: der Zug — die Dilatation mit dem Ballon! — Hierbei ist äußerste Vorsicht die Vorbedingung für gutes Gelingen. Wir können natürlich bei der Eklampsie nicht warten, bis der Metreurynter durch die Wehenkraft ausgetrieben wird, sondern wir müssen diese Wehen-

Fig. 189.

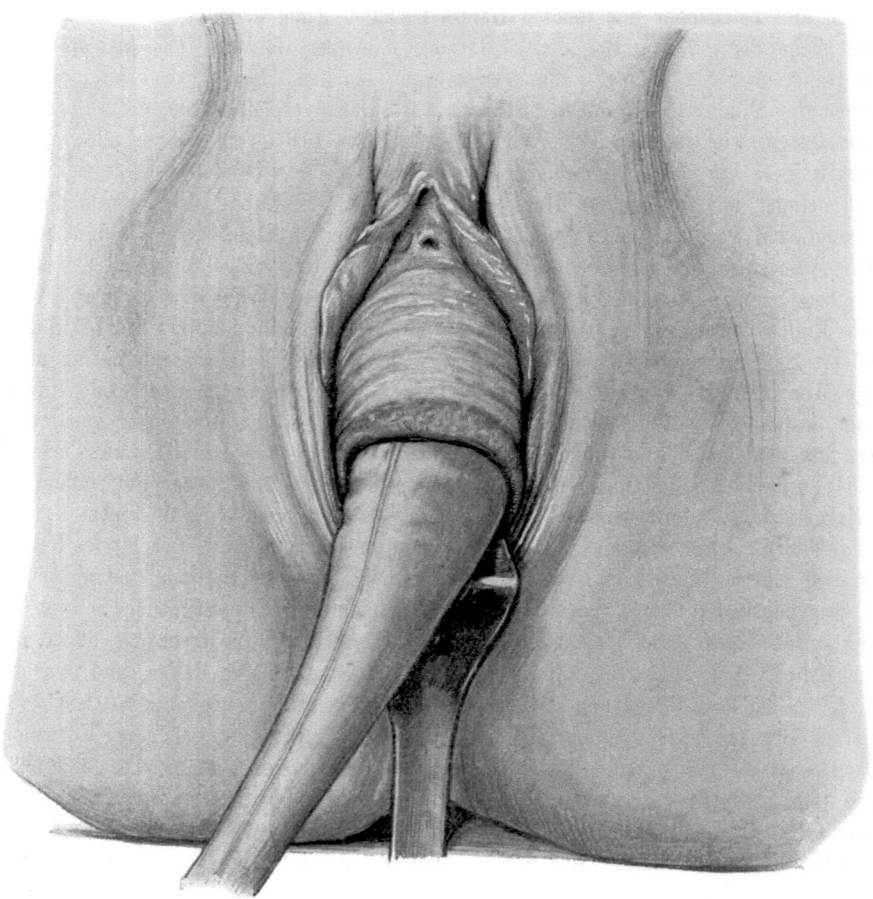

Der Metreurynter liegt gut in der Gebärmutter. (Aus Liepmann, Gynäkolog. Operationskursus, II. Aufl.)

kraft durch Zug ersetzen. Wie lange Sie diesen Zug fortzusetzen haben, das hängt im jeweiligen Falle von der Enge der Cervix und von ihrer Rigidität ab. Ich kenne Fälle, wo es mir in 10 Minuten gelang (ein Gehilfe steht mit der Uhr in der Hand neben Ihnen, sonst werden leicht aus 10 Minuten 2 Minuten, und tiefe Risse sind die Folge dieses überraschen Durchziehens); ich kenne aber auch Fälle, wo ich bei alten Erstgebärenden erst nach 3 Stunden langem Zug zum Ziele kam. Für diese letzteren empfehle ich Ihnen die Gewichtsdilatation. Sie lagern die Kreißende, die Sie weiter in leichter Narkose halten, mit erhöhtem Steiß ins Bett, binden an den Ballon einen Bindfaden und an diesen ein Gewicht von etwa 6—10 Pfund, einen Sandsack, einen Plättbolzen oder etwas Aehnliches. Wie Sie aber auch die Dilatation mit dem Ballon ausführen, mit dem Handzug oder mittels der Gewichtsbelastung, immer müssen Sie mit dem Zeigefinger der linken Hand kontrollieren, ob sich der Muttermund weich

Fig. 190.

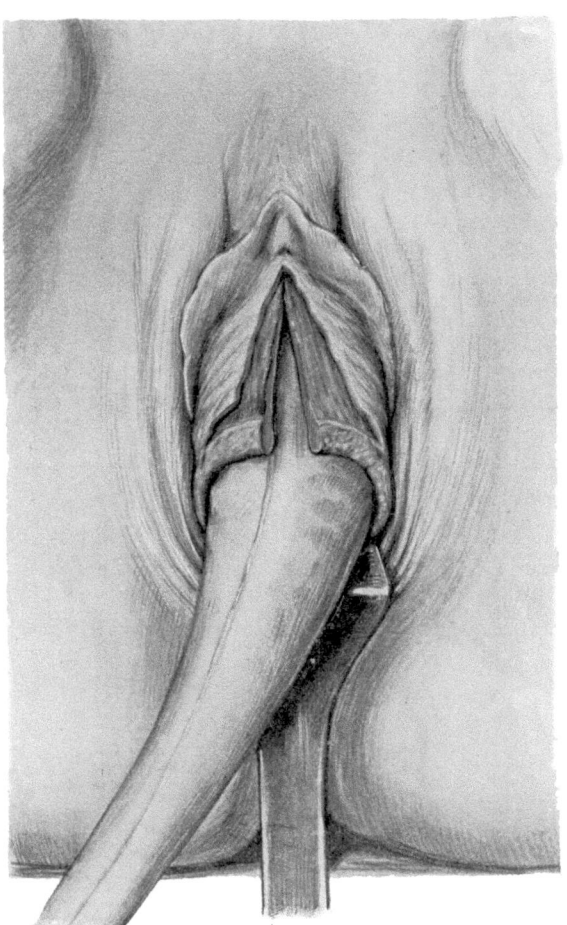

Einfacher Metreurynterschnitt. (Aus Liepmann, Gynäkolog. Operationskursus, II. Aufl.)

anfühlt, sich dehnt oder ob er zu reißen droht. In letzterem Falle können Sie durch vier in die schrägen Durchmesser gelegte, mit der Sieboldschen Schere auf dem fest angezogenen Ballon ausgeführte Schnitte nach Dührssen die Erweiterung beschleunigen, während gleichzeitig durch den Druck des Ballons auf die Schnittflächen eine gute Blutstillung erzielt wird (Figur 191). Neuerdings hat Dührssen empfohlen, nur einen Schnitt auf dem Metreurynter vorzunehmen, wie Ihnen das die Figuren 189 und 190

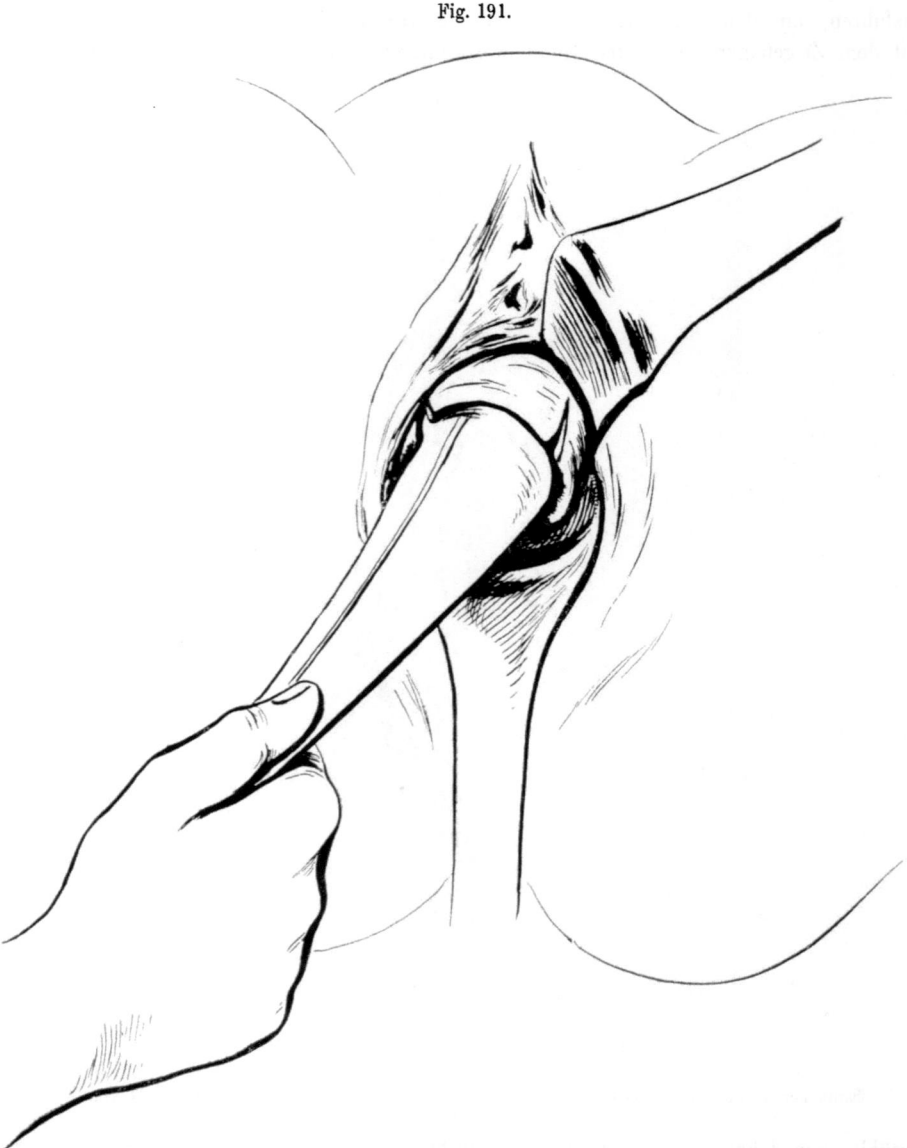

Fig. 191.

Zug am Metreurynter. Wegen der Rigidität der Cervix sind unter Leitung des Auges vier Inzisionen mit der Sieboldschen Schere auf dem Metreurynter in den Muttermund gemacht (Dührssen).

zeigen. Ich halte diese Methode wegen der Möglichkeit der Verletzung der Harnblase für den Praktiker als zu gefährlich, für den Operateur nach vielfacher eigener Erfahrung als entbehrlich. Haben Sie aber die Dilatation durch Inzisionen beschleunigt, so seien Sie noch vorsichtiger mit Ihrem Zug, damit die Inzisionen nicht weiterreißen.

Sie sehen, meine Damen und Herren, diese Methode erfordert in solchen Fällen, wie unsere beiden ersten (21 und 22), viel Geduld, viel Uebersicht und Erfahrung, und bevor Sie diese nicht durch Ausführung der Metreuryse bei einfacheren Fällen erworben haben, nehmen Sie sich vor den schwierigeren in acht! Ist der Ballon durch die Cervix hindurchgezogen, dann folgt das Hindurchziehen durch die Scheide. Auch dieses ist ein Vorteil der Metreuryse. Die Scheiden der Erstgebärenden sind oft so eng, daß es Ihnen schwer fallen wird, die Hand und den Arm zur Wendung hineinzubringen, geschweige denn den nachfolgenden Kopf zu entwickeln. Deshalb ist es für den Anfänger zweckmäßig, bei sehr enger Scheide durch einen Hilfsschnitt, der von der rechten Seite der Columna rugarum posterior bis in die Gegend des rechten Sitzbeinknorrens geht, also schräg den Damm und den Anus vermeidet, sich Platz zu schaffen. Aber auch die Naht dieses Schnittes erfordert Uebung, und diese können Sie sich nur in gynäkologischen Operationskursen[1]) erwerben. Blutet es bei diesem Vorgehen wenig oder gar nicht, dann machen Sie, wie ich das schon im Jahre 1902 warm empfohlen habe, einen Aderlaß. Ueber die Menge des bei der Entbindung verlorenen Blutes orientiert Sie in der Praxis leicht meine S. 33 (Figur 22) beschriebene Handtuchkontrolle. Die gesamte Blutmenge, die verloren geht oder entzogen wird, soll 500 bis 600 ccm betragen.

Ueber die Wendung und die Extraktion brauche ich Ihnen heute nichts mehr zu sagen, das haben wir oft genug gemeinsam besprochen. Nur noch eines. Geht die Extraktion infolge der Enge der Weichteile so langsam vonstatten, daß Sie die Ueberzeugung haben, daß das Kind doch abgestorben ist, dann perforieren Sie lieber den nachfolgenden Kopf in der geschilderten Art, als daß Sie bei totem Kinde der Mutter noch irgendwelche schweren Cervixverletzungen zufügen.

Die Anwendung von Laminaria wie die Anwendung des Blasenstiches verwerfen wir als zu langsame und deshalb zu gefährliche Methoden. Der klassische Kaiserschnitt kann gelegentlich für einen von Ihnen, der der Asepsis sicher ist, bei reinen Fällen in Frage kommen, häufig wird das jedenfalls nicht sein. Die relativ guten Resultate, die an der Zweifelschen Klinik mit der Therapie der mittleren Linie: Aderlaß und vorsichtige Entbindung nach vollständig erweitertem Muttermunde, erzielt sind, veranlassen mich aber, für den Praktiker diese Art des Vorgehens unter zwei Bedingungen zu empfehlen:

    1. Ein Transport ist nicht möglich (kein Krankenhaus in der Nähe, Weigerung der Angehörigen usw.).

    2. Der Praktiker ist sich seiner mangelnden Technik bewußt; sein Eingreifen ist ebenso gefährlich, wie das Abwarten bis zur völligen Eröffnung des Muttermundes.

Ueber die Dilatation mit Bossi wollen wir gelegentlich des nächsten Falles (23) sprechen.

---

1) Siehe meinen Operationskursus. 2. Aufl. Berlin 1912, Hirschwald.

Hier liegen die Verhältnisse zum Eingreifen ganz wesentlich günstiger. Der Kopf steht schon tief in der Beckenhöhle, die Spinae ossis ischii sind nur schwer noch zu erreichen, die Pfeilnaht verläuft im rechten schrägen Durchmesser. Hier könnte auch der Anfänger eine Zange wagen, wenn nicht der nur zweimarkstückgroße Muttermund gewisse Bedenken und Sorgen in uns wach riefe. Nun, meine Damen und Herren, keiner von Ihnen denkt in diesem einfachen Falle daran, von der **Fingerdilatation** Gebrauch zu machen. Und doch sind die Finger für den Praktiker, der die rechte Asepsis beherrscht und sich der Gummihandschuhe bedient, immer noch das beste, meist auch das schonendste Instrument. Wir richten alles zur Zangenentbindung, legen die Frau auf einen Tisch und beginnen nun die **Dilatation mit dem Finger** in folgender Weise. Unter Spreizen der Vulva mit der rechten Hand wird der linke Zeigefinger, unter Spreizen der Vulva mit dem Daumen und Ringfinger der rechten Hand gleichzeitig der rechte Zeigefinger in die Scheide eingeführt, wie Ihnen das die Figur 192 zeigt. Nun haben Sie einen natürlichen Dilatator à deux branches und indem Sie die beiden Finger langsam von einander entfernen und kreisende Bewegungen ausführen, können Sie in etwa 5—10 Minuten den Muttermund auf Kleinhandtellergröße erweitern. Jetzt legen wir die Tarniersche Zange an (eine einfache Naegelesche Zange hätte es auch getan) und während wir mit der einen Hand, der rechten, nach unten auf den Damm zu ziehen, dehnt und umkreist und weitet ganz langsam und allmählich in wiederum 10 Minuten der Zeigefinger der linken Hand weiter den Muttermund, bis er schließlich über den kindlichen Kopf zurückweicht. Jetzt können wir den Kopf auf den Beckenboden ziehen, die Zangengriffe heben (entsprechend der jetzt folgenden Rotation um die Schoßfuge) und unsere Aufmerksamkeit dem Dammkörper zuwenden. Wäre in diesem Falle der Muttermund zu rigide gewesen, was man bei langsamem Vorgehen ebenso gut rechtzeitig erkennen kann wie die Rigidität des Dammes, dann hätten wir diese Rigidität durch vier leichte Inzisionen überwinden können. Statt wie vorher auf dem Metreurynter einzuschneiden, hätten wir es diesmal auf dem von der Zange herabgezogenen Kopf getan. Diese Methode ist bei einiger Uebung einfach, praktisch und leicht für Sie im Privathause auszuführen.

Die Metreuryse, die einige auch für diesen Fall empfohlen haben, dürfte Ihnen kaum mehr gelingen, da Sie ja dann den Metreurynter neben dem Kopf, der schon in der Beckenhöhle steht, hinaufführen müßten. Unter Umständen kann man sich dadurch helfen, daß man mit einer Collinschen Zange den Muttermund nach abwärts zieht und dadurch für einen kleinen Ballon Raum gewinnt.

Auch die **Dilatation mit dem Bossischen Metalldilatator** kann Ihnen, vorausgesetzt, daß Sie einen bei sich haben, gute Dienste leisten. Ich führe ihn aus gleich zu schildernden Gründen niemals mit und rate Ihnen dringend ab, ihn in der Praxis anzuwenden. Er erfordert viel mehr Technik und Ruhe als die bisher geschilderten Dilatationsmethoden.

Nehmen Sie, wie Ihnen das Figur 193 zeigt, einen Champetier in die Hand und üben Sie nun einen Zug aus, als wenn Sie dadurch die geschlossene Hand öffnen wollten. Sie werden die dazu nötige Anstrengung in der Hand genau merken, die den Zug ausführt. Schließt sich die haltende Hand zu fest um den Ballon herum zu, dann werden Sie eher den Ballon zerreißen, als die fest geballte Hand zum Oeffnen bringen. Nun das gleiche Experiment mit dem Bossischen Dilatator (Figur 194).

Fig. 192.

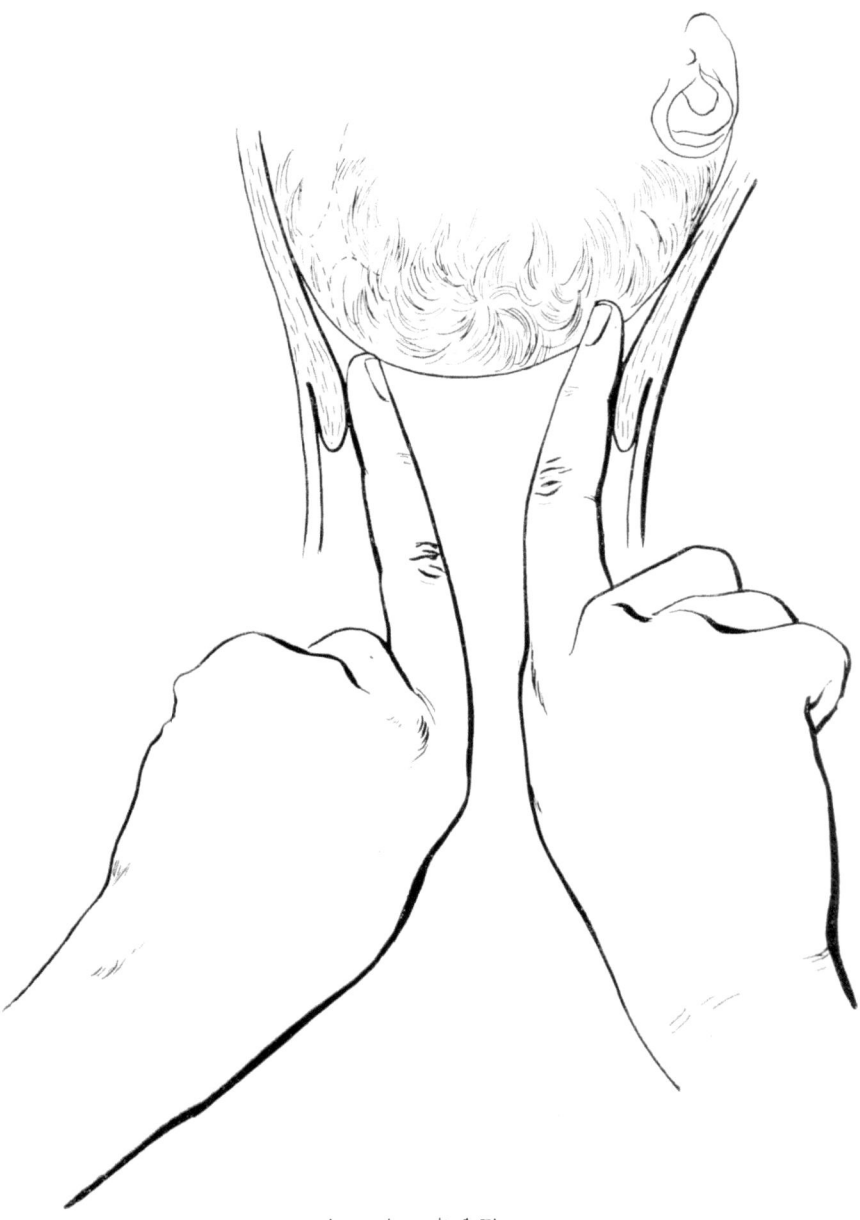

Dilatation mit 2 Fingern.

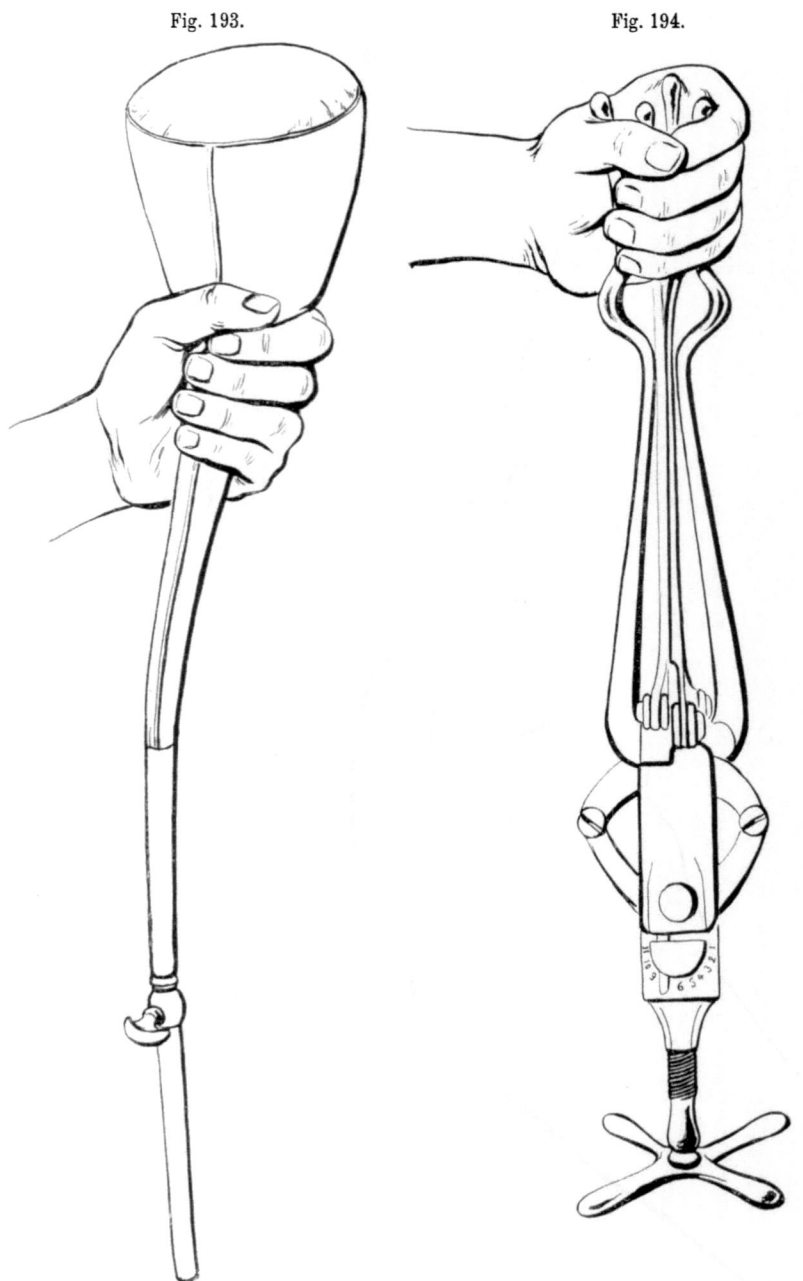

Fig. 193. Fig. 194.

Diese Figuren sollen die Gewalt des Bossischen Dilatators gegenüber dem weichen Zug mit dem Metreurynter demonstrieren.

Hier wird entsprechend der Konstruktion des Instruments kein Zug ausgeübt, sondern durch Drehen der Kurbel allmählich ein Spreizen der Branchen und damit eine Erweiterung des Muttermundes bewirkt. Ihre Hand, die die Branchen umfaßt, wird beim Drehen der Kurbel ohne weiteres merken, wie viel mehr sie durch die metallischen Ränder des Instruments tangiert wird, als durch den Zug des weichen, etwas fluktuierenden Halsteils des Ballons im ersten Versuch; die Hand aber, die die Drehbewegung ausführt, merkt fast gar nichts von einem etwaigen Widerstand der die Branchen komprimierenden anderen Hand; ich möchte einmal die Hand sehen, die man nicht bei unserem Vorgehen mit dem Bossi öffnen könnte.

Sehen Sie, meine Damen und Herren, in diesem Versuch möchte ich Ihnen die erste große Gefahr zeigen, die Ihren Frauen bei der Anwendung des Bossischen Dilatators droht: **Beim Bossi fehlt durch die Kurbelübertragung für Sie das Gefühl des Widerstandes der Gewebe**[1]), hier heißt es biegen oder brechen; beim Champetier wird häufig bei zu ungestümer Benutzung eher ein Platzen des Ballons wie ein Einreißen des Gewebes und damit die Beseitigung der Gefahr für die Cervix eintreten. Sie werden aber auch gar nicht so ungestüm ziehen, da Sie es im Gefühl haben, wenn eine Rigidität des Muttermundes Ihren Bemühungen entgegensteht. Und ferner bei dem Zug werden Sie sich den Muttermund entgegenziehen. Sie können sich leicht durch Inzisionen helfen, deren Blutung dann wiederum sofort durch den Druck des Ballons gestillt wird. Beim Bossi bleibt der Muttermund oben in der Scheide, wo er war, und wenn Sie inzidieren, was nicht ratsam ist, dann bluten die Schnitte mangels jeglicher Kompression recht erheblich.

Nun aber noch ein zweiter Fehler dieses grobmechanischen Instruments. Die Länge der Cervix darf die Länge der intracervikal gelegenen Branchen nicht überschreiten. Figur 195 zeigt Ihnen unseren jetzigen Fall mit dem eingelegten und halb aufgedrehten Instrument. Denken Sie sich aber die Branchen eingelegt in einem Falle, wie Ihnen einen solchen die Figur 196 zeigt. Hier werden die hinten gelegenen Kappen direkt beim Weiterdrehen die Uterussubstanz verletzen und zerreißen. Ich glaube, die Figuren, die nach Skizzen von selbst beobachteten Bossifällen angefertigt sind, werden Ihnen das Gesagte klarmachen.

Wir kommen jetzt zu unserem vierten Eklampsiefall (Fall 24, Figur 183). Der Fall, der, wie Sie alle richtig erkannt haben, durch eine Beckenverengerung (plattrachitisches Becken von $7\frac{1}{2}$—8) kompliziert ist, gehört in eine Klinik, wo ich persönlich den extraperitonealen Kaiserschnitt nach Latzko ausführen würde. Wie das zu geschehen hat, habe ich Ihnen auf S. 121 ff. in Wort und Bild geschildert. Die Hebosteotomie möchte ich ganz verwerfen, da es sich um eine alte Erstgebärende von 32 Jahren handelt und es fraglich ist, ob das Kind noch lebt; nach der Beckenspaltung wäre die sofortige Entbindung mit der Zange notwendig, und außerdem steht die Beckenverengerung, besonders da der Kopf, wie Sie sehen, sehr groß ist, an der Grenze des durch die Hebosteotomie Erreichbaren.

Für die Praxis käme die Metreuryse, Wendung und Perforation des nachfolgenden Kopfes am ehesten in Frage, da es leichter ist, den nachfolgenden Kopf zu perforieren als den vorangehenden. Deshalb, weil, wie Sie wissen, bei beweglich auf dem Beckeneingang stehendem Kopf eine gute Assistenz nötig ist, die den Kopf fest zu fixieren vermag.

---

1) Es ist das Verdienst H. von Bardelebens, besonders darauf hingewiesen zu haben.

276 XIII. Vorlesung.

Im fünften Falle (Fall 25, Figur 184) halte ich für die Praxis die Metreuryse mit nachfolgender Wendung und Extraktion für das beste Verfahren, in der Klinik könnte man eventuell statt der Metreuryse noch durch die vordere Hysterotomie sich schneller einen Zugang zur Eihöhle verschaffen. Die Perforation käme nur bei nachfolgendem Kopfe in Frage, wenn das Kind bei der Extraktion oder vorher abgestorben ist.

Fig. 195.

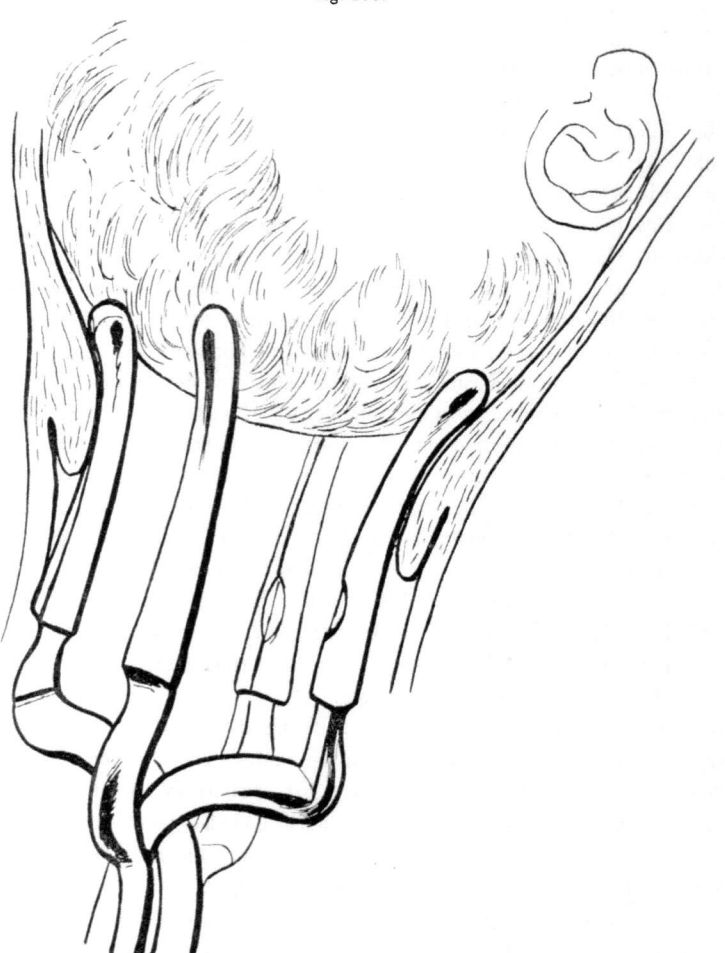

Bossischer Dilatator im Falle 23. Richtige Lage.

Der sechste Fall (Fall 26, Figur 185) bietet der Therapie nur eine Schwierigkeit, den Schutz des Dammkörpers bei Entwickelung der Gesichtslage (vgl. Fall 18, S. 232). Sie werden bei dem Stande der Geburt die Zange im queren Durchmesser anlegen und so lange in der Horizontalen, also nicht nach abwärts (der Kopf ist ja bereits auf dem Beckenboden) und nicht nach aufwärts (der Stemmpunkt ist ja bei Gesichtslagen, vgl. Figur 174, die Trachea) ziehen, bis die Trachea unter der Schoßfuge erscheint und das

Fig. 196.

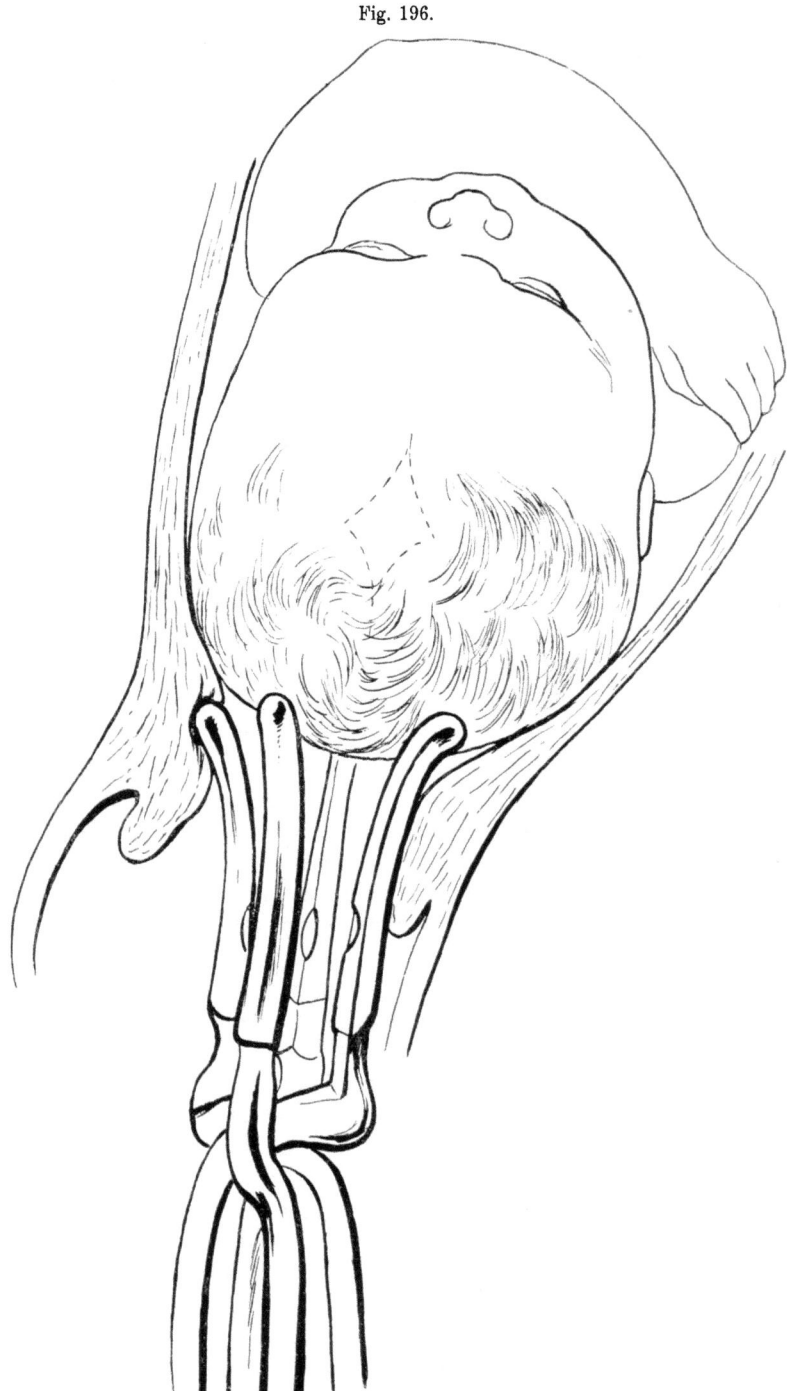

Bossischer Dilatator. Falsche Lage. Die Branche, die an der hinteren Cervixwand liegt, wird beim Weiterdrehen die Cervix zerreißen!

Kind geboren ist. Ich habe dann die Zange abgenommen und den Kopf vollends durch den Hinterdammgriff ohne Verletzung des Dammes entwickelt. Das Kind, ein Mädchen von 51 cm Länge, lebte. Eine nach der Zange aufgetretene Atonie stand auf heiße Spülung (halb abgekochtes Wasser, halb Alkohol). Im großen und ganzen habe ich bei Eklamptischen immer den Eindruck gehabt, daß ein Blutverlust nach der Geburt günstig auf die Krankheit wirkt; bluten Eklamptische bei der Entbindung garnicht, so pflege ich einen Aderlaß von etwa 500 ccm in der Ellenbeuge nach vorheriger Kompression mit einem Gummischlauch vorzunehmen. Die Venen treten danach gut hervor, und man kann leicht mit der Nadel, die wir in unserem Besteck zur Ausführung der Kochsalzinfusionen mitführen, die Punktion der Vene vornehmen[1]. Der Thornsche Handgriff, den zwei von Ihnen vorgeschlagen haben, läßt sich nur bei beweglichem Kopfe vornehmen, nicht aber wie hier, wo das Gesicht auf dem Beckenboden steht (vgl. dazu Fall 17 und 19).

Im siebenten Falle (Fall 27, Figur 186) mißlang das Einhaken der Zeigefinger in die Hüftbeugen, und wir mußten in der geschilderten Art und Weise (S. 199, Figur 156) den stumpfen Haken anlegen, was uns um so leichter wurde, als das Kind anscheinend schon mehrere Tage abgestorben und maceriert war.

Die Fälle, wo trotz des Absterbens des Fötus die Eklampsie ausbricht, und die der fötalen Genese erheblich den Boden entziehen, sind garnicht so selten. Man kann in diesen Fällen, wie ich das getan habe, nachweisen, daß die Giftquelle der Eklampsie, die Placenta, sich immer als völlig funktionsfähig und lebensfrisch dabei erweist.

Ueber das Anlegen der Zange an den Steiß, wie das einer von Ihnen empfiehlt, habe ich keine eigenen Erfahrungen und kann ich Ihnen diese Operation daher nicht empfehlen.

Unser letzter Fall (Fall 28, Figur 137) bietet uns in einem Punkte operativ etwas Neues und Interessantes. Ueber die Hinterscheitelbeineinstellung haben wir schon gesprochen (Figur 110, S. 145). Der Muttermund bot hier zur Entbindung, da es sich ja um eine Mehrgebärende handelt — ein immerhin nicht häufiges Ereignis bei der Eklampsie —, keine besonderen Schwierigkeiten. Ich riet daher von einer Erweiterung mit dem Champetier ab. Obgleich ich niemals brauchbare Resultate mit der hohen Zange bei Hinterscheitelbeineinstellung gesehen habe, schien mir nach dem $10^1/_2$ stündigen Wasserabfluß ein vorsichtiger Zangenversuch am Platze zu sein. Es war mir interessant zu sehen, daß durch den Zug der Zange die Pfeilnaht noch stärker hinter die Schoßfuge in die Höhe trat, die Hinterscheitelbeineinstellung also noch verschlimmert wurde. Da nahm ich selbstverständlich die Zange ab. Das Kind war lebensfrisch und so wollte ich wenigstens einen mit aller Vorsicht vorgenommenen Wendungsversuch nicht unterlassen. Ich konnte aber, wie es Ihnen Figur 197 zeigt, nur das Füßchen so weit herabziehen, daß das Knie statt in der Vulva, in der Gegend des inneren Muttermundes lag. Der Kopf ließ sich weder durch inneren noch durch äußeren Handgriff aus dem Beckeneingang, vom gedehnten Cervikalteil wie umklammert, fortbewegen. Wie ich nun weiter verfuhr, sehen Sie auf derselben Figur. Es ist dieses **der gedoppelte Handgriff der Siegemundin.** Obgleich ich in diesem Falle zum Ziele

---

[1] Die Ausführung ist genau die gleiche, wie Sie dieselbe bei der intravenösen Injektion auf S. 44 (Figur 31) kennen gelernt haben.

Fig. 197 (Fall 28, Eklampsie).

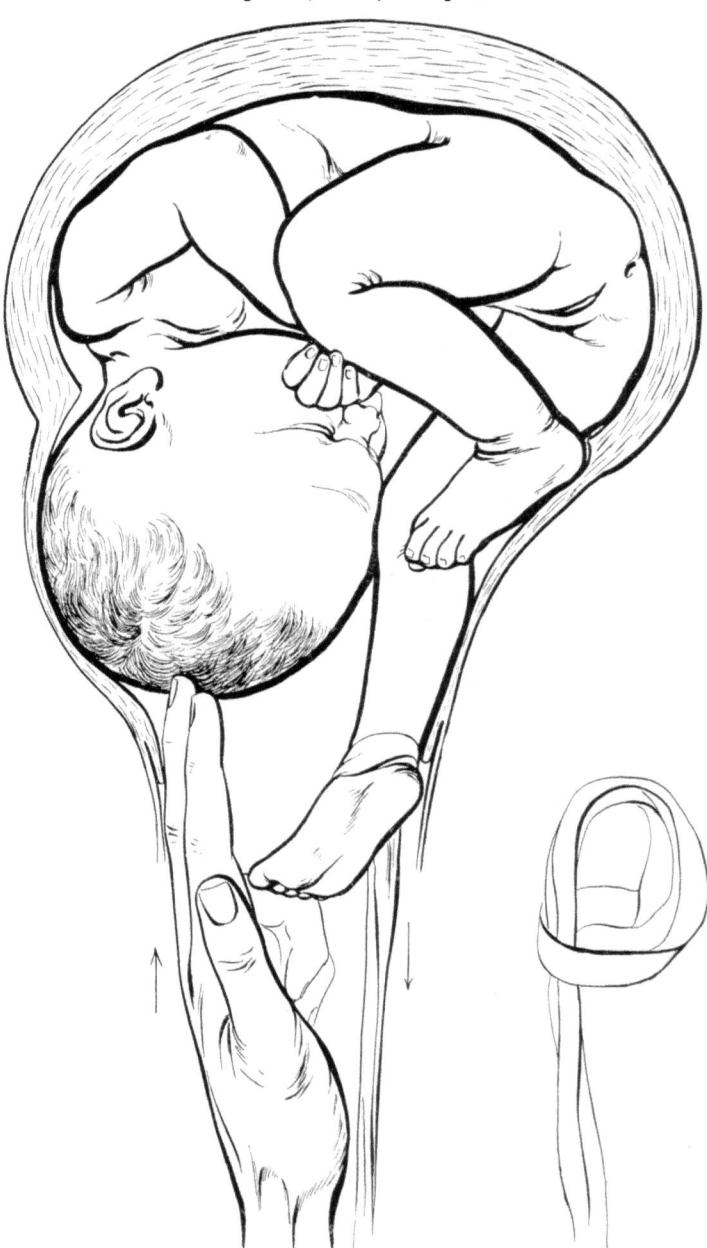

Fig. 198.

Figur 197: Handgriff der Siegemundin. — Figur 198: Bildung einer Wendungsschlinge.

kam, ein großes lebendes Kind von 52 cm Länge (Knabe) und einem Kopfumfang von 36,5 cm lebend extrahieren konnte, kann ich Ihnen für die Praxis diesen Handgriff als zu gefährlich für die Mutter nicht empfehlen. Nur allzu leicht führt der gleichzeitige Zug an dem Füßchen und das Zurückschieben des Kopfes mit der Hand zur violenten Uterusruptur. Besser, Sie verzichten auf ein Kind, als Sie berauben eine Familie der Mutter.

Wir haben an diesen 8 Fällen gesehen, wie andersartig und verschieden von einander in jedem dieser Fälle streng individuell und der Technik der Geburtshelfer wie dem Milieu angepaßt, die operative Beendigung der Geburt zu geschehen hat. Sie können jetzt leicht Ihr eigenes Studium dadurch vertiefen, daß Sie sich bei den wechselnden Fällen dieses Buches die Frage vorlegen: Was würde ich in diesem Falle tun, wenn es sich um eine Eklampsie handelte? Nach den heute besprochenen Fällen dürfte Ihnen die richtige Beantwortung dieser Frage nicht sonderliche Schwierigkeiten bereiten.

Haben Sie aber die Eklamptische glücklich entbunden, dann dürfen Sie die Hände nicht ruhig in den Schoß legen, sondern müssen alle drohenden Symptome, die von den Nieren, vom Herzen und vom Gehirn ausgehen, berücksichtigen. Hier wird Ihnen die beigefügte Tabelle gute Dienste leisten.

Das eklamptische Gift schädigt	Klinisches Symptom	Ordination
1. Das Nierenparenchym.	Geringe Urinmenge, Eiweiß, Zylinder.	Physiologische Kochsalzinfusion, subkutan 2000 bis 4000 ccm, bei Plethora Aderlaß. Diuretin 1,0 Fol. Digit. pulv. Camphor. trit. ana 0,1 } 3 mal täglich 1 Pulver.
2. Das Herz.	Puls schnell, leicht unterdrückbar, flatternd.	Coffein. natr. salicyl. Aq. dest. steril. ana 5,0 } Bei beschleunigtem Puls Digalen Cloetta bis zu 3 Spritzen pro Tag, von dieser Lösung und von Kampferöl pro die bis zu je 15 g.
3. Das Gehirn.	a) Koma, b) oberflächliche Atmung durch Lähmung des Atemzentrums, c) dann Lungenödem, d) Krämpfe.	Künstliche Atmung, die tagelang mit Intervallen von $^1/_2$ Stunde fortzusetzen ist, in den Pausen Abklatschen mit kaltem Wasser, kalte Packungen. Herzmassage, Narkotika so wenig wie möglich, am besten 3 g Chloralhydrat pro dosi per Klysma. Morphium nur bei stärkerer Unruhe 0,03 pro dosi.

Zu ihrer Erläuterung nur noch wenige Worte: Ueber den Aderlaß haben wir schon gesprochen. Die Technik der Kochsalzinfusion (8,5 g : 1000 abgekochtes Wasser) ist äußerst einfach. Sie reiben unseren großen Irrigator (Figur 18B) mit Alkohol aus, armieren ihn mit einem Schlauch und der abgekochten Infusionsnadel, heben an der Außenfläche der Oberschenkel eine Hautfalte auf und stoßen nun die Nadel in das subkutane Fettgewebe (nicht in die Haut cave Nekrose!) ein. Jedes Bein kann gut 500 ccm aufnehmen, jede Brust ebenfalls 500 ccm, so daß Sie gut 2000 cm auf einmal injizieren können. Am besten tun Sie das, während sich die Eklamptische noch in der Narkose oder im Koma befindet.

Die künstliche Atmung habe ich immer in der von Silvester angegebenen Art und Weise ausführen lassen. Durch Abduktion und Erheben der Arme wird der Thorax erweitert, durch Senken und Abduktion der Arme zusammengepreßt.

Die Herzmassage wird durch Pressen der Herzgegend mit der ganzen Hand, Vola manus, nach unten erzielt; ganz gut ist auch das Abklatschen der Herzgegend mit einem feuchten Tuch.

Alle diese Maßnahmen erfordern viel, viel Zeit und Ihre ganze physische Kraft. Nur selten wird Ihnen im Privathause ein genügendes Personal zu Gebote stehen, um Sie bei allen diesen Manipulationen zu unterstützen, und häufig genug werden Sie, wenn ein Krankenhaus Ihnen nicht zu Hilfe kommt, darauf verzichten müssen.

Bei der drohenden Eklampsie werden Sie verfahren wie im Fall 22. Nur daß Sie eventuell den Ballon spontan austreiben lassen, ebenso bei der schweren Form der Nephritis gravidarum, bei der Sie immer zuerst durch Darreichen des Diuretinrezeptes einmal versuchen können, die Diurese in Gang zu bringen. Hierbei erscheint mir die Dilatation und Metreuryse — die Ausstoßung des Ballons überlassen Sie den Naturkräften — die beste und schnellste Methode zu sein. Im allgemeinen ziehe ich nach der Metreuryse die Wendung vor; bei der Nephritis gravidarum können Sie aber ruhig das Tiefertreten des Kopfes abwarten und eventuell später eine Zange machen. Ist der Kopf durch den Metreurynter fortgedrängt, was Sie immer durch Touchieren nach der Ausstoßung zu kontrollieren haben, dann werden Sie selbstverständlich wenden.

Bei der Hysterie und Epilepsie stellen Sie Ihre strikten Indikationen wie bei einer normalen Entbindung, und bei der schweren Form der Chorea leiten Sie entweder die Frühgeburt ein (wie im Fall 22) oder Sie wenden die Laminariaerweiterung an (vgl. Abort, Vorlesung XIX).

XIV. Vorlesung.

Meine Damen und Herren! Bei den nun folgenden Fällen, die alle wiederum ein Symptom gemeinsam haben — **die Blutung**, und die das mütterliche Leben alle auf das äußerste gefährden — werden Sie mit sich zu Rate zu gehen haben, wie Sie erstens die Blutung stillen und wie Sie zweitens die Mutter auf die schonendste und ungefährlichste Weise zu entbinden haben. Gerade der Kontrast zwischen Ihrem richtigen Handeln hier und dem energischen zielbewußten bei der Eklampsie wird Ihnen zeigen, über welch' eine Fülle von individuell verschiedenem Können Sie verfügen müssen, um wirklich ein **Helfer!** bei der Geburt zu sein.

Fall 29.

Name, Alter, Para: Frau N., 38 Jahre, VIIpara.
    Meldung: Blutung.
Anamnese: Blutungen bestehen erst seit heute.
    Frühere Entbindungen: 1 Kind lebt, alle übrigen in frühem Alter gestorben. Geburten ohne Besonderheiten. 2 Aborte.
    Letzte Regel: 14. Februar, schwächer als gewöhnlich.
    Wehenbeginn: 11. November, 6 Uhr nachmittags.
    Blasensprung: Noch nicht erfolgt.
    Ankunft des Arztes: 11. November, 10 Uhr nachmittags.
    Wehentätigkeit: Gut und kräftig.
Status: Normal große Frau, die leicht anämisch aussieht.
    Temperatur: 36,3.
    Puls: 100.
Aeußere Untersuchung: I. Schädellage, Kopf ins Becken eingetreten.
    Herztöne: 130.
Innere Untersuchung: Portio erhalten, Cervix zweifingergliedlang, für 2 Finger durchlässig. Blase steht. In dem rechten hinteren Quadranten fühlt man ein etwa fünfmarkstückgroßes Stück Placenta vorliegend.
Therapie: ?

Fall 30.

Name, Alter, Para: Frau T., 31 Jahre, VI para.
Meldung: Blutung.
Anamnese: Ohne Besonderheiten.
    Frühere Entbindungen: 4 Geburten normal, stets am 3. Tage aufgestanden, 1 Abort mit 3 Monaten vor 1 Jahre. Erste Blutung vor 4 Monaten, zweite Blutung vor 6 Wochen. Stärkere Blutung seit gestern mittag.
    Letzte Regel: Ende Februar.
    Wehenbeginn: 10. November, 8 Uhr nachmittags.
    Blasensprung: Nicht erfolgt.
    Ankunft des Arztes: 10. November, 10 Uhr vormittags.
    Wehentätigkeit: Langsam, träge und unregelmäßig.
Status: Ohne Besonderheiten.
    Temperatur: 36,5.
    Puls: 90.
Aeußere Untersuchung: I. Lage. Kopf beweglich über dem Beckeneingang.
    Herztöne: 120.
Innere Untersuchung: Portio erhalten. Cervixkanal geschlossen. Mäßige Blutung.
Therapie: ?

Fall 31.

Name, Alter, Para: Frau K., 37 Jahre, VI para.
Meldung: Blutung, Querlage.
Anamnese: Starke Blutung seit 4 Stunden.
    Frühere Entbindungen: Alle ohne Kunsthilfe, alle Kinder leben (ärmlichste Verhältnisse).
    Letzte Regel: Anfang November.
    Wehenbeginn: 28. Juli, 3 Uhr vormittags.
    Blasensprung: Noch nicht erfolgt.
    Ankunft des Arztes: 28. Juli, 8 Uhr vormittags.
    Wehentätigkeit: Kräftig.
Status: Schwer anämische Frau.
    Temperatur: 36,7.
    Puls: 124. Atmung 25.
Aeußere Untersuchung: II. Querlage.
    Herztöne: 100.
Innere Untersuchung: Portio fast verstrichen. Muttermund zweimarkstückgroß, völlig von stark blutendem Placentagewebe ausgefüllt.
Therapie: ?

Fall 32.

Name, Alter, Para: Ledige M. P., 23 Jahre, I para.
: Meldung: Blutung.
: Anamnese: Vor 5 Tagen will die Patientin ½ Liter Blut verloren haben. Sie legte sich ins Bett, ging aber schon am nächsten Tage ihrem Berufe wieder nach. 2 Tage darauf setzten wieder Blutungen ein, die sie zwangen, ärztliche Hilfe herbeizurufen.
: Letzte Regel: Anfang April.
: Wehenbeginn: 7. November (!), 2 Uhr nachmittags.
: Blasensprung: Glaubt, daß das Wasser am 7. November, 2^{30} Uhr nachmittags, abgegangen ist.
: Ankunft des Arztes: 8. November, 3 Uhr nachmittags.
: Wehentätigkeit: Gut.
Status: Ohne Besonderheiten.
: Temperatur: 37.
: Puls: 96.
Aeußere Untersuchung: I. Querlage.
Innere Untersuchung: Portio fast verstrichen. Cervix einfingergliedlang, für 2 Finger durchgängig, völlig von stark blutendem Placentagewebe ausgefüllt.
Therapie: ?

Fall 33.

Name, Alter, Para: Frau F., 27 Jahre, V para.
: Meldung: Blutung.
: Anamnese: Blutet seit 1 Tage.
: Frühere Entbindungen: 2 Kinder leben, 1 Kind tot geboren, 1 Kind stirbt mit 1 Jahr.
: Letzte Regel: 7.—9. März.
: Wehenbeginn: 18. Dezember, 8 Uhr nachmittags.
: Blasensprung: 19. Dezember, 10 Uhr vormittags.
: Ankunft des Arztes: 19. Dezember, 1 Uhr nachmittags.
: Wehentätigkeit: Träge und langsam. Ziemlich starke Blutung.
Status: Ohne Besonderheiten.
: Temperatur: 36,9.
: Puls: 112.
Aeußere Untersuchung: II. Schädellage.
: Herztöne: 80.
Innere Untersuchung: Rechter Fuß in der Scheide fast allseitig von Placentagewebe umgeben. Muttermund fast vollständig.
Therapie: ?

Antworten der Hörer.

Antworten zu Fall 29.
1. Vaginaler Kaiserschnitt.
2. Wendung nach Braxton-Hiks. Extraktion.
3. Wendung nach Braxton-Hiks. Abwarten.
4. Scheidentamponade, dann Wendung.
5. Metreuryse. Wendung. Extraktion.
6. Metreuryse, hohe Zange.

Antworten zu Fall 30.
1. Dilatation mit Hegar, Metreuryse.
2. Blasesprengen, sonst wie bei Fall 29.

Antworten zu Fall 31.
1. Die äußere Wendung; dann Herabholen eines Fußes. Abwarten.
2. Innere Wendung.
3. Wendung nach Braxton-Hiks.

Antworten zu Fall 32.
Wie in Fall 29.

Antworten zu Fall 33.
1. Anziehen des Fußes und Gewichtsbelastung.
2. Extraktion.
3. Metreuryse, dann Extraktion.

Meine Damen und Herren! Die Behandlung der Placenta praevia gehört seit kurzem wieder zu dem beliebtesten Thema der geburtshilflichen Literatur. Um Mutter und Kind aus der drohenden Gefahr zu retten, hat man eingreifende geburtshilfliche Maßnahmen empfohlen: die Sectio caesarea und den vaginalen Kaiserschnitt. Auf beide Operationen, die in die Klinik gehören, wollen wir bei unseren heutigen Besprechungen nicht eingehen. Wir wollen sehen, wie wir uns in der Praxis auch ohne sie behelfen können, und wie wir uns so häufig ohne sie behelfen müssen.

Wie bei der Eklampsie das Ziel unserer Behandlung die Beseitigung der Krämpfe durch Elimination der Giftquelle ist, so ist es bei der Placenta praevia die Blutstillung, die um so schneller zu erfolgen hat, je elender und anämischer diese Frauen sind. Schon ein Vergleich der Krankengeschichten zeigt Ihnen ja, daß die Eklamptischen meist kräftige, vollblütige Erstgebärende sind, während es sich im Gegensatz dazu bei der Placenta praevia um elende, ausgeblutete, durch zahlreiche Geburten und schlecht versorgte Wochenbetten erschöpfte Mehrgebärende handelt. Jeder Tropfen Blut, den Sie solchen Frauen ersparen, kann lebensrettend wirken. Um zu verstehen, welche Prinzipien uns bei der Blutstillung in diesen Fällen leiten, müssen Sie sich über die Anatomie unserer Erkrankung einigermaßen im Klaren sein und die Gefahren kennen, die Sie bei allen geburtshilflichen Eingriffen bei der Placenta praevia bedrohen. Ein einfacher Vergleich unserer Bilder von Placenta praevia mit denen anderer Erkrankungen, z. B. denen bei Eklampsie, zeigt Ihnen den großen Unterschied in der Gefäßversorgung der Gebärmutter. Durch die Ansiedelung des Eies in der Nähe des unteren Uteruspoles wird diese Stelle naturgemäß in einer Weise vaskularisiert, daß sie uns auf Durchschnitten wie ein bluthaltiger Schwamm imponiert (vergleichen Sie hierzu die Figuren 199 u. f.). Hatte ich schon vorher keine Gelegenheit versäumt, Sie auf das Gefährliche eines Cervixrisses in der Privatpraxis aufmerksam zu machen, **hier wird ein Cervixriß direkt lebensbedrohend.** Ganz anders wie bei dem normalen Sitz der Placenta wird hier der Riß breite Blutbahnen eröffnen müssen, und während das Blut in Strömen rinnt, wird der Operateur oft genug erleben, wie jeder Faden, den er knoten will, in dem weichen, schwammigen, fast kavernösen Gewebe durchschneidet. Hier wird man auch von dem Momburgschen Schlauch nicht Wunderdinge erwarten dürfen. Denn gerade an der Stelle, aus der die Blutung bei Placenta praevia stammt, aus dem gedehnten Cervikalteil der Gebärmutter, gerade an dieser Stelle, sage ich, ist die komprimierende, blutstillende Macht der Uteruskontraktionen am schwächsten. Und Sie wissen doch, daß die infolge der Anämisierung des Organs durch die Wirkung des Schlauches auftretenden Uteruskontraktionen es sind, die den temporären Erfolg erst zu einem dauernden machen. So berichtet Jaschke in meinem Handbuch über einen Fall von Placenta praevia, der nach der Metreuryse stark blutete und bei dem trotz Anlegens des Momburgschen Schlauches der Tod durch Verblutung in der Klinik eintrat. Vergessen Sie ferner nicht, daß selbst die kleinsten Risse, die nicht unmittelbar tödlich sind, im Wochenbett die Eingangspforte für die tödliche Sepsis sein können. Liegt doch bei Placenta praevia die schon bei jeder normalen Geburt durch Infektion so schwer gefährdete Placentarstelle dicht an der keimbesiedelten Scheide. Septische Infektionen sind bei Placenta praevia besonders schwer und in den meisten Fällen tödlich, da zu der eben geschilderten Leichtigkeit der Infektion noch die durch die Anämie herabgesetzte Schutzkraft des Organismus hinzukommt.

Ihr oberster Grundsatz, meine Damen und Herren, bei der Behandlung der Placenta praevia wird es also sein: Risse auf jeden Fall zu vermeiden, d. h. so vorsichtig wie möglich vorzugehen!! Die Rettung des Kindes kommt erst in zweiter Linie und ist nur dann am Platze, wenn diese Rettung ohne Gefährdung des mütterlichen Lebens statthaben kann. Gerade bei der Placenta praevia handelt es sich ja

Fig. 199.

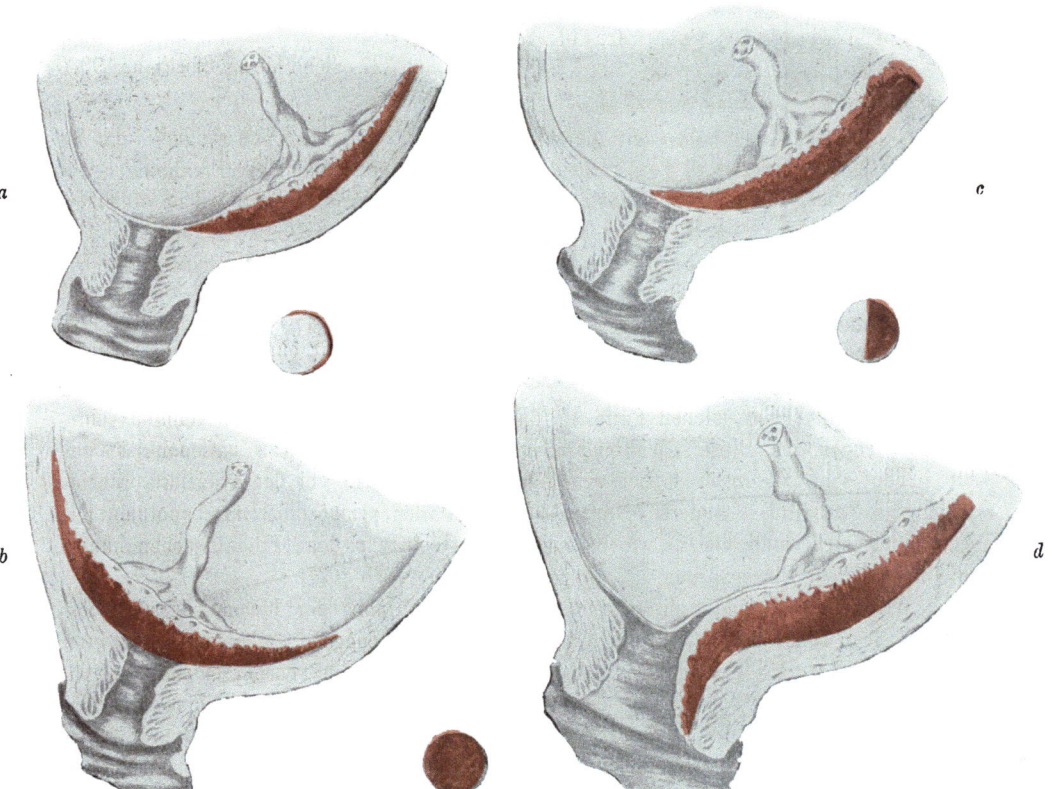

Schematische Darstellung der verschiedenen Formen von Placenta praevia (nach De Lee).
(Aus Liepmann, Handbuch, l. c., Bd. III.)
a Pl. pr. marginalis, *b* Pl. partialis, *c* Pl. pr. totalis, *d* Pl. pr. cervicalis.

häufig um nicht ausgetragene, lebensunfähige Frühgeburten, gerade bei dieser Erkrankung sind es meist Mehrgebärende.

Nützen Sie dem Staate und der Familie nicht mehr, wenn Sie in solchen Fällen ein kindliches Leben opfern, als wenn Sie hastig ein lebendes Kind extrahieren, dem Manne aber seine Gefährtin, den anderen Kindern die treue Mutter rauben?

Nach dem „Nil nocere" kommt die zweite Frage: In welcher Weise hat die Blutstillung zu erfolgen? Ganz allgemein gesprochen, in der Art, daß man die Teile der Gebärmutterwand, die nach Lösung eines Stückes Placenta blutend daliegen, durch

Kompression am Weiterbluten verhindert. Wie das im einzelnen zu geschehen hat, das werden wir an der Hand unserer heutigen Fälle uns klarzumachen haben.

Fall 28: In jedem Falle von Placenta praevia haben Sie sich 4 Fragen vorzulegen, ehe Sie sich über den therapeutischen Eingriff, den Sie vornehmen wollen, entscheiden.
1. Wie ist der Allgemeinzustand der Kreißenden (allgemeiner Eindruck, Anämie, besonders Atmung und Puls, Schlagfolge und Volumen)?
2. Wie weit ist die Eröffnungsperiode vorgeschritten?
3. Ein wie großes Stück der Placenta liegt vor (Placenta praevia totalis oder partialis, auch centralis und marginalis genannt)? (Siehe hierzu die Figur 199.)
4. Wie ist die Lage des Kindes?

In unserem Falle haben wir gleich bei dem Eintreten die Ueberzeugung, daß es sich um einen leichten Fall von Placenta praevia handelt. Nicht die Erzählungen der Schwiegermutter, daß ganze „Nachttöpfe" voll Blut abgegangen seien, nicht die übertreibende Schilderung der Hebamme, daß das Blut in „Strömen" herausschieße, sondern lediglich unser objektiver Befund ist für die Stellung der Prognose entscheidend! Die Frau ist nur leicht anämisch, die Atmung nicht beschleunigt, 18 in der Minute, der Puls regelmäßig, seine Schlagfolge etwas schneller, als sie der Norm entspricht. Bei der inneren Untersuchung blutet die Frau nur unbedeutend, nur ein kleiner, etwa fünfmarkstückgroßer Placentalappen liegt vor, und es handelt sich um eine Schädellage. Mir erschien in einem solchen Falle als das beste Mittel für Mutter und Kind das einfache Sprengen der Blase. Während aber sonst die Blase leicht zu sprengen ist und oft genug sehr zu unserem Leidwesen allzu früh springt, bei der Placenta praevia liegen die Verhältnisse anders. Nur in seltenen Fällen springt die Blase spontan, und es handelt sich dann meist, wie man nach der Geburt an den Eihäuten sehen kann, um einen hohen Blasensprung.

Wie natürlich, sind Chorion und Amnion in der Nähe der Placentarinsertion besonders fest, und wollen Sie, wie hier, die Blase sprengen, so haben Sie gewisse Schwierigkeiten zu überwinden. Deshalb gehen Sie lieber von vornherein so vor, wie Ihnen das Figur 200 zeigt. Der Zeigefinger der linken Hand geht in die Cervix ein bis zu der Stelle, wo die Eihaut frei vorliegt. Mit der rechten Hand führen Sie eine Kugelzange vor und dringen mit dieser an der durch den linken Zeigefinger markierten Stelle in die Eihaut ein. Ein Zug und die Blase springt. Jetzt ziehen Sie die Kugelzange zurück, nicht den eingeführten linken Zeigefinger. Dieser hat vielmehr zu kontrollieren, ob jetzt wirklich, wie wir es beabsichtigten, der tiefer tretende Kopf den Placentarlappen komprimiert. Daß wir das hier erreichten, zeigt uns die Figur 201. Klinisch sehen Sie den erzielten Effekt an dem Aufhören der Blutung. Und nun warten wir die spontane Geburt ab. **Es ist durchaus unzulässig, eine Placenta praevia zu verlassen!** Am nächsten Morgen, nach 10½ stündigem Kreißen, wird ein lebendes Mädchen von 53 cm Länge und einem Gewicht von 3200 g geboren. Und da die Eltern nun ein lebendes Kind haben und sich über das kleine Mädchen freuen, können wir mit unserem Erfolge zufrieden sein, umsomehr, als die Mutter bei dem einfachen Eingriff keine Schmerzen zu ertragen hatte.

Hätten wir nun in diesem Falle nicht andere für die Praxis in Frage kommende Methoden anwenden können? Gewiß! das sind die einfachen Fälle von Placenta

Fig. 200 (Fall 29).

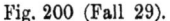

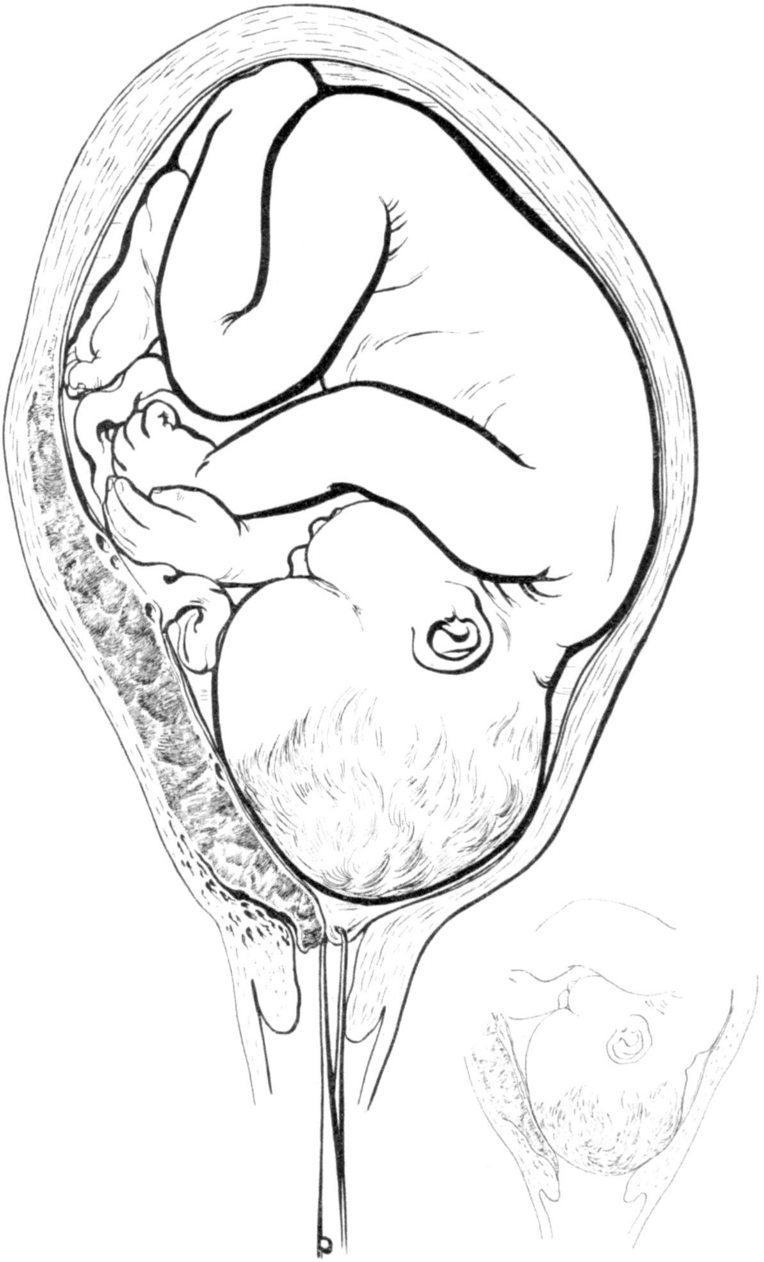

Fig. 201.

Figur 200: Die Blase wird mit einer Kugelzange gesprengt. — Figur 201 zeigt die daraus resultierende Wirkung: Tiefertreten des Kopfes und Kompression der blutenden Stelle.

praevia, die bei jeder richtig ausgeführten Methode gute Resultate geben, und die eventuell, wie ich das oft genug gesehen habe, auch bei spontanem Verlauf — hier sprengt die Natur die Blase, und die Blutung steht — gut zu Ende gehen.

Keiner von Ihnen hat aber das Blasensprengen als die für den Praktiker in solchen Fällen einfachste Methode empfohlen; die meisten gaben der Wendung nach Braxton-Hicks und der Metreuryse den Vorzug.

Die Wendung nach Braxton-Hicks, lange Jahre die in der Bummschen Klinik hauptsächlich angewandte Methode, wollen wir zunächst besprechen: Bei dieser Art der Wendung, auch zweckmäßig „Zweifingerwendung" genannt, hat die äußere Hand, das merken Sie sich bitte, den Hauptanteil; die innere Hand liegt in der Scheide, nur zwei Finger ragen durch den Halskanal in die Eihöhle, deren Blase vorher gesprengt ist. Während die äußere Hand kräftig den Steiß dem Beckeneingang entgegendrückt, hat die innere Hand zwei Funktionen zu erfüllen:
1. Den vorliegenden Teil, bei Schädellagen den Kopf, bei Querlagen die Schulter zu lüften und nach der den kleinen Teilen entgegengesetzten Seite zu schieben.

    Beispiel: Kleine Teile rechts, Kopf wird nach links geschoben; kleine Teile links, Schulter wird nach rechts geschoben.
2. Das durch den Druck der äußeren Hand auf den Steiß dem Halskanal genäherte Füßchen mit zwei Fingern durch diesen hindurchzuleiten.

Leider wird die Ausführung der Braxton-Hicks-Wendung in den Phantomkursen viel zu wenig geübt[1]). Sie ist, wie Ihnen ohne weiteres aus der gegebenen Schilderung klar ist, ganz ungleich schwerer als die innere Wendung, wo der Hauptanteil der inneren Hand zufällt. Da ich in der Poliklinik jede Braxton-Hicks-Wendung wie alle anderen Operationen von den Volontärärzten oder den Praktikanten ausführen ließ, kann ich mir wohl ein Urteil über die Schwierigkeiten erlauben, die sie dem Anfänger bietet: Ich habe **niemals** von einem in der Geburtshülfe nur wenig erfahrenen Arzt die Braxton-Hicks-Wendung bei Placenta praevia gelingen sehen, wohl aber die Metreuryse.

Und ich stehe daher auch nicht an, zu behaupten, daß die Metreuryse für den Anfänger leichter auszuführen ist, wie die Wendung nach Braxton-Hicks. In einem Falle sah ich einen Kursherrn plötzlich statt mit 2 Fingern mit der ganzen Hand in den Uterus eingehen und wenden. Statt die Blutung zu stillen, hatte er durch das Eingehen mit der ganzen Hand der Frau einen Cervixriß beigebracht, der ihr fast das Leben kostete. In einem anderen Falle (Fall 31, Figuren 208 und 209) löste der Volontär die Placenta centralis, da er sie nicht durchbohren konnte, ringsum im Bereich des inneren Muttermundes fast völlig ab. Glücklicherweise kam trotz des Blutverlustes die Frau mit dem Leben davon, obwohl sie nach dieser unbeabsichtigten „manuellen Placentarlösung" eine Woche ziemlich hoch fieberte. — Sie sehen also, die Wendung nach Braxton-Hicks ist leichter empfohlen als ausgeführt.

---

1) Ich habe mir von L. u. H. Löwenstein, Berlin, Ziegelstraße, Einlagen aus Gummi für das Phantom arbeiten lassen, die den verschiedenen Stadien der Eröffnungsperiode entsprechen. An diesen kann man vorzüglich in den Phantomkursen die Braxton-Hicks-Wendung üben lassen und auf ihre Schwierigkeiten aufmerksam machen. Näheres siehe Anhang: Neue Lehrmittel für den Unterricht am Phantom.

Der Zweck der Braxton-Hicks-Wendung, die Tamponade durch Andrücken der gelösten Placenta an die Uteruswand, ist Ihnen ohne weiteres klar (vgl. auch Figur 209). Nach der Wendung heißt die gute alte Regel: „Wende, aber extrahiere nicht" (Fehling). (Näheres siehe in dieser Vorlesung, Fall 31.)

Daß wir in diesem Falle auch die Metreuryse hätten anwenden können, ist Ihnen ohne weiteres klar; wie man das am besten bei der Placenta praevia auszuführen hat, wollen wir beim nächsten Falle sehen.

Im Fall 30 kamen wir zu einer Zeit zu unserer Patientin, in der der Cervikalkanal noch völlig geschlossen war (Figur 202). Sicherlich ist die Erinnerung an die Fälle 21 und 22 in einem von Ihnen so lebhaft gewesen, daß er deswegen zu einer Dilatation mit Hegarschen Stiften und nachfolgender Metreuryse rät. Die Placenta praevia aber ist keine Eklampsie. Hier würde ich Ihnen dringend abraten, diesen blutigen gefährlichen Weg zu beschreiten. Ist denn hier solche Eile notwendig (der Puls ist voll, und wir zählen 90 Schläge in der Minute), gibt es denn keinen anderen, für den Praktiker durchaus leichteren und für die Frau viel weniger gefährlichen Weg?

Was wir gemacht haben und was sich uns in allen solchen Fällen als durchaus gut und zweckmäßig erwiesen hat, ist der Druck von unten durch die Portio und den Halskanal auf die blutende Placentarstelle, ein Druck, den wir entweder mit dem Kolpeurynter (Figur 203) oder aber mit der Scheidentamponade ausüben. Bevor wir aber das tun, müssen wir ein Ereignis ausschließen können, das differentialdiagnostisch in Frage kommt: „die vorzeitige Lösung der Placenta".

Drei Momente sprechen ohne weiteres dagegen:
1. Der Umstand, daß die erste Blutung schon vor 4 Monaten erfolgt ist; die vorzeitige Lösung ist ein plötzliches Ereignis.
2. Der gute Puls der Mutter; bei der vorzeitigen Lösung ist die Blutung in die Eihöhle, die durch ihren Inhalt an der Kontraktion gehindert ist, meist abundant; die Frauen machen einen schwer anämischen Eindruck, wie bei gefahrvoller innerer Blutung.
3. Die regelmäßigen Herztöne des Fötus; bei der vorzeitigen Placentarlösung sterben naturgemäß die Kinder schnell ab.

Dieses seltene Ereignis ausgeschlossen, ist die Tamponade der Scheide mit dem Ballon oder der Dührssen-Büchse eine vorzügliche Methode, vorausgesetzt, daß sie streng aseptisch auf dem Speculum vorgenommen wird[1]).

Was wir mit dem Einlegen dieses Scheidenballons erreicht haben, sehen Sie in Figur 203. Am nächsten Morgen, als wir den Ballon entfernten, hatte die Frau so gut wie gar kein Blut verloren, der Muttermund sich geöffnet und der Cervikalkanal war für zwei Finger bequem durchgängig. Hätte es jetzt nicht stark geblutet, so würde ich auch hier, wie im vorigen Falle, obgleich ein etwas größerer Placentarlappen vorlag, die Blase gesprengt und abgewartet haben. Außerdem aber war der Kopf, wie Sie in Figuren 202/203 sehen, etwas abgewichen, und auch dieser Umstand, der sich allerdings nach Blasensprung vielleicht korrigiert hätte, sprach mehr für die Metreuryse. Diese Metreuryse führte einer der Praktikanten aus, der noch keine geburtshilfliche Erfahrung und Technik besaß. Ich legte die Frau auf einen Tisch,

---

1) Die Technik der Scheidentamponade finden Sie in Vorlesung X, S. 183ff., genau beschrieben.

Fig. 202 (Fall 30).

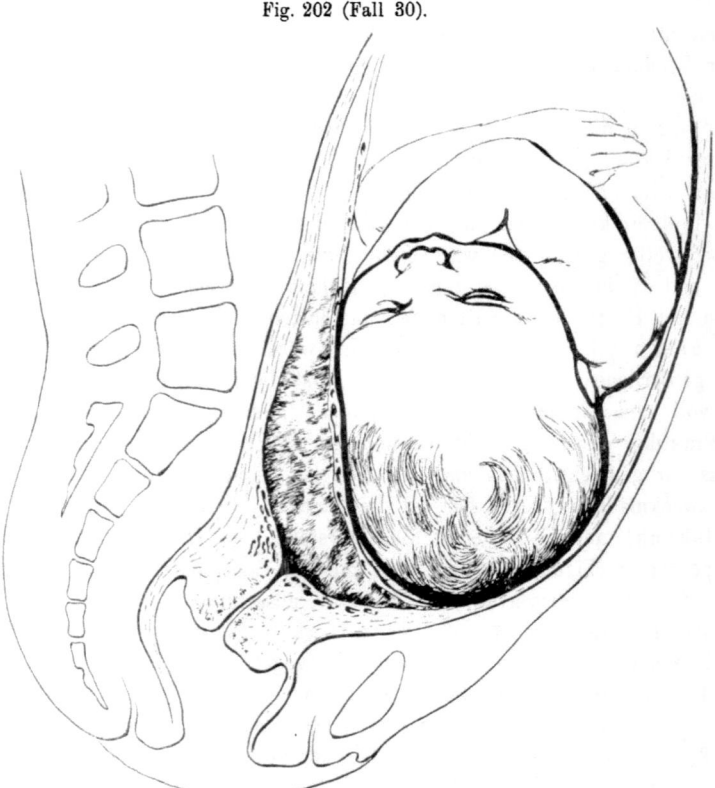

Fig. 203.

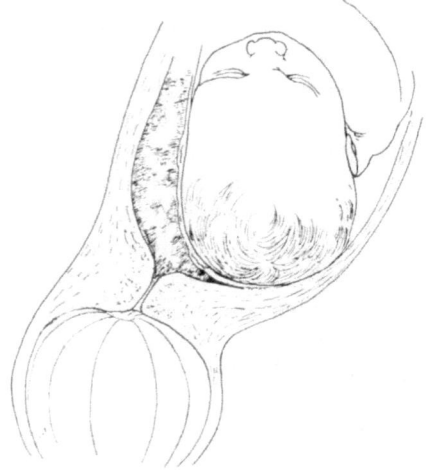

Wirkung des Kolpeurynters.

XIV. Vorlesung.

Fig. 204 (Fall 30).

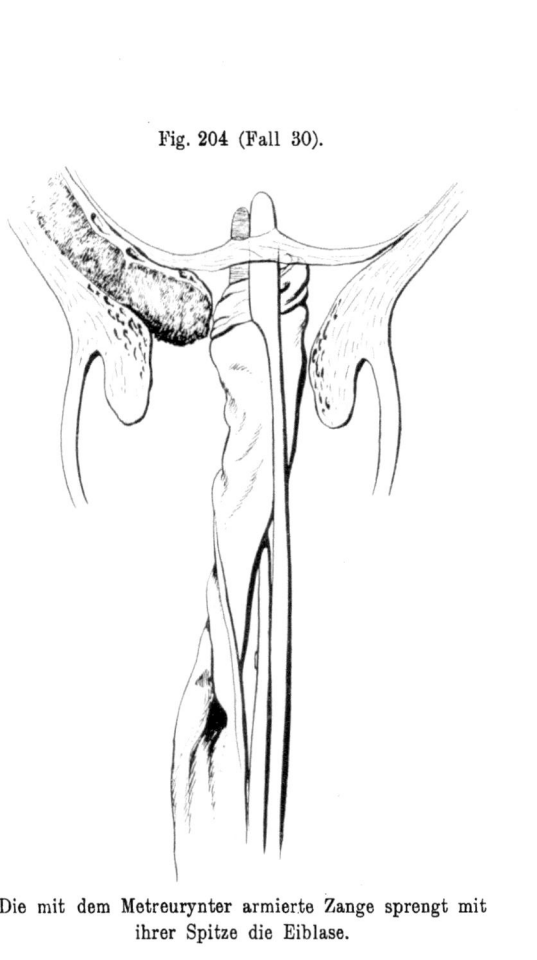

Die mit dem Metreurynter armierte Zange sprengt mit ihrer Spitze die Eiblase.

Fig. 205.

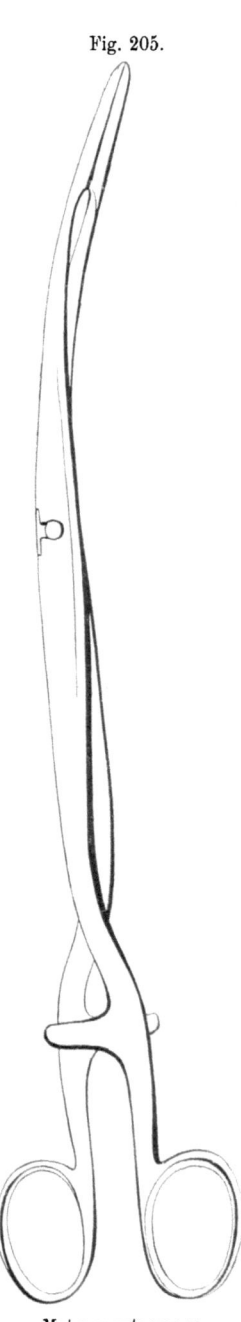

Metreurynterzange.

Fig. 206 (Fall 30).

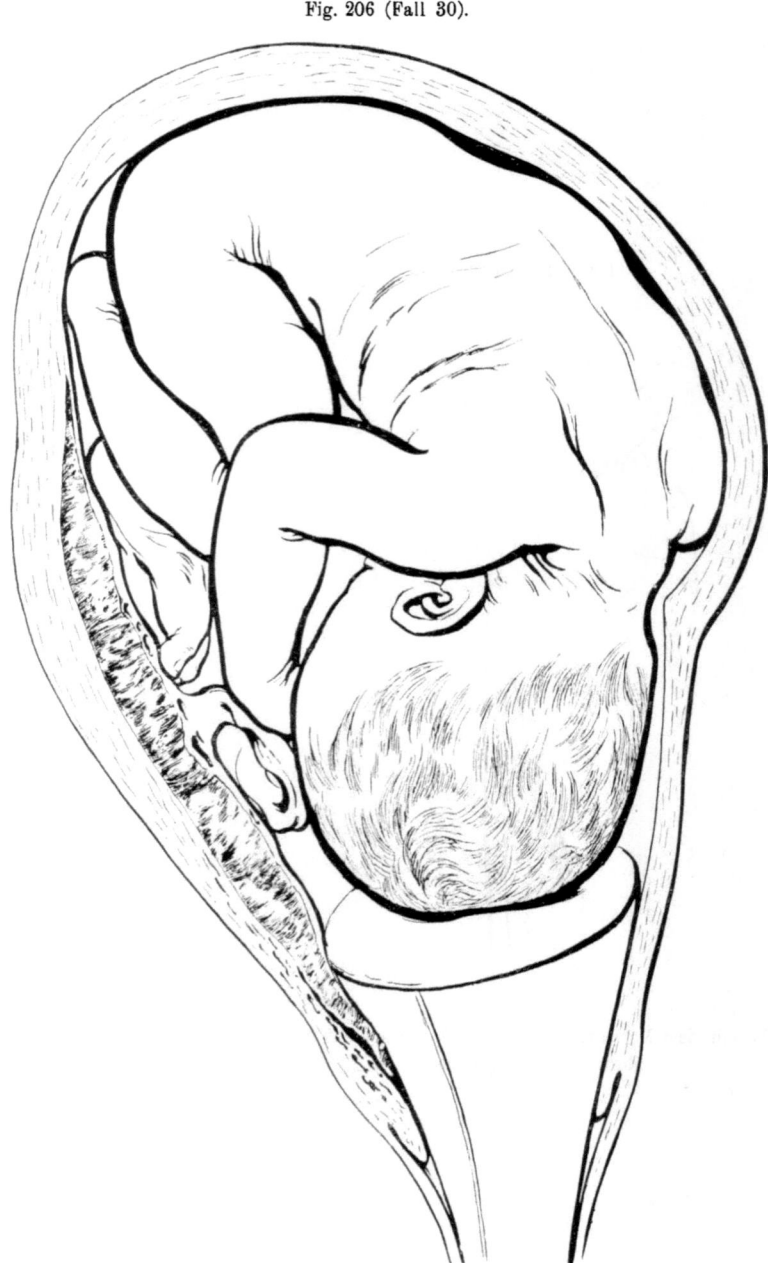

Der Metreurynter, richtig eingelegt und aufgefüllt, komprimiert die blutende Stelle und dilatiert gleichzeitig den Cervikalkanal.

ließ ihn mit dem Speculum den Muttermund einstellen, die vordere Lippe mit der Kugelzange anhaken. Der Metreurynter, zigarettenförmig zusammengerollt und von der Spitze der Metreurynterzange (Figur 205) etwa 1 cm überragt, wird eingeschoben und dabei mit der Kuppe der Metreurynterzange gleichzeitig die Blase gesprengt (Figur 204). (Die näheren technischen Details sind in Vorlesung XIII, S. 267 beschrieben.) Der Metreurynter wird mit etwa 500 ccm 1 proz. Lysollösung aufgefüllt (Figur 206) und mit einem Gewichtszug von etwa 1 kg (wir nahmen dazu eine mit Wasser gefüllte und abgewogene Weißbierflasche) belastet. **Die Zugdilatation mit der Hand widerrate ich Ihnen im Gegensatz zu der Eklampsiebehandlung auf das nachdrücklichste.** Nur allzu leicht reißt das schwammige Gewebe an der Placentarstelle ein. Dann haben Sie selbst statt der Blutstillung eine Hämorrhagie bewirkt!

Nach $1/2$ Stunde wird in diesem Falle der Metreurynter ausgetrieben und jetzt zeigt sich erst gerade für den Anfänger der große Vorteil der Metreuryse darin, daß sie es ihm ermöglicht, mit der ganzen Hand zu wenden, ohne einen Cervixriß befürchten zu müssen. Nach der Wendung warten Sie ruhig einige Minuten ab; da durch den Metreurynter der Muttermund gut gedehnt ist, können Sie mit aller Vorsicht extrahieren — ein weiterer großer Vorteil gegenüber dem allein zulässigen abwartenden Verhalten bei der Braxton-Hicks-Wendung. Trotz einer von dem Praktikanten bei der Wendung mit herabgeholten Nabelschnurschlinge, trotz langsamer Extraktion nach Mueller und Veit-Smellie hatten wir die Freude, ein lebendes Mädchen von 50 cm Länge und 3520 g Gewicht zur Welt zu befördern.

Ganz anders liegen die Verhältnisse in Fall 31. Hier ist durch die Querlage und die Placenta praevia centralis sofortiges Handeln dringend indiziert. Diese Fälle sind in der Praxis durchaus nicht selten. Da die Placenta praevia den unteren Teil der Eihöhle ausfüllt, kommen rein mechanisch hierbei Querlagen (Figur 207), abgewichene Schädellage (Figur 202) und Beckenendlage (Figur 210) recht häufig vor.

Im Gegensatz zu den beiden eben besprochenen Fällen bot der Allgemeinzustand der Frau, wie Sie aus Puls und Atmung und dem schwer anämischen Aussehen ohne weiteres diagnostizieren können, ein recht bedrohliches Bild dar.

Bei diesem Falle passierte es dem Volontärarzt, der die Braxton-Hicks-Wendung versuchte, statt die Placenta zu durchbohren, sie in weitem Umkreis abzulösen. Als ich sie nun durchbohren wollte, wich die Placenta immer dem Finger aus; auch hier kam ich schließlich mit der Kugelzange zum Ziel. Nach der schwierigen Wendung (Figur 208) wurde das Füßchen herabgezogen (Figur 209), angeschlungen und belastet (wiederum mit einer etwa 1 kg schweren Bierflasche).

(Hierbei möchte ich bemerken, daß man den Fuß nicht so weit herabzuziehen braucht, daß das Knie in der Vulva erscheint. Die Regel, die ich Ihnen gebe, ist die: den Fuß so weit herabzuziehen, bis es nicht mehr blutet (vgl. Figur 209). Dann Belastung des Fußes in der geschilderten Art und Weise oder ruhiges Abwarten; blutet es wieder, dann die Blutung durch Belastung stillen.)

Auf ein lebendes Kind wurde selbstverständlich verzichtet, da der Cervikalkanal ja erst für zwei Finger durchgängig war.

Nach $4^{3}/_{4}$ Stunden wurde das Kind geboren. Wegen einer leichten Atonie nach Ausstoßung der Nachgeburt wurde der Fritschsche Druckverband, kombiniert mit der Scheidentamponade in der S. 184 beschriebenen Art und Weise, angelegt.

Würde ich wieder einem Anfänger in einem solchen Falle helfend zur Seite stehen, so würde ich ihm wohl aus den geschilderten Gründen zur Metreuryse raten.

Das Blasensprengen hätte in diesen Fällen, wo kein vorliegender Teil (die Schulter ist zur Kompression ungeeignet) den Druck auf die Placentarstelle ausüben kann, keinen Zweck.

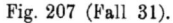

Fig. 207 (Fall 31).

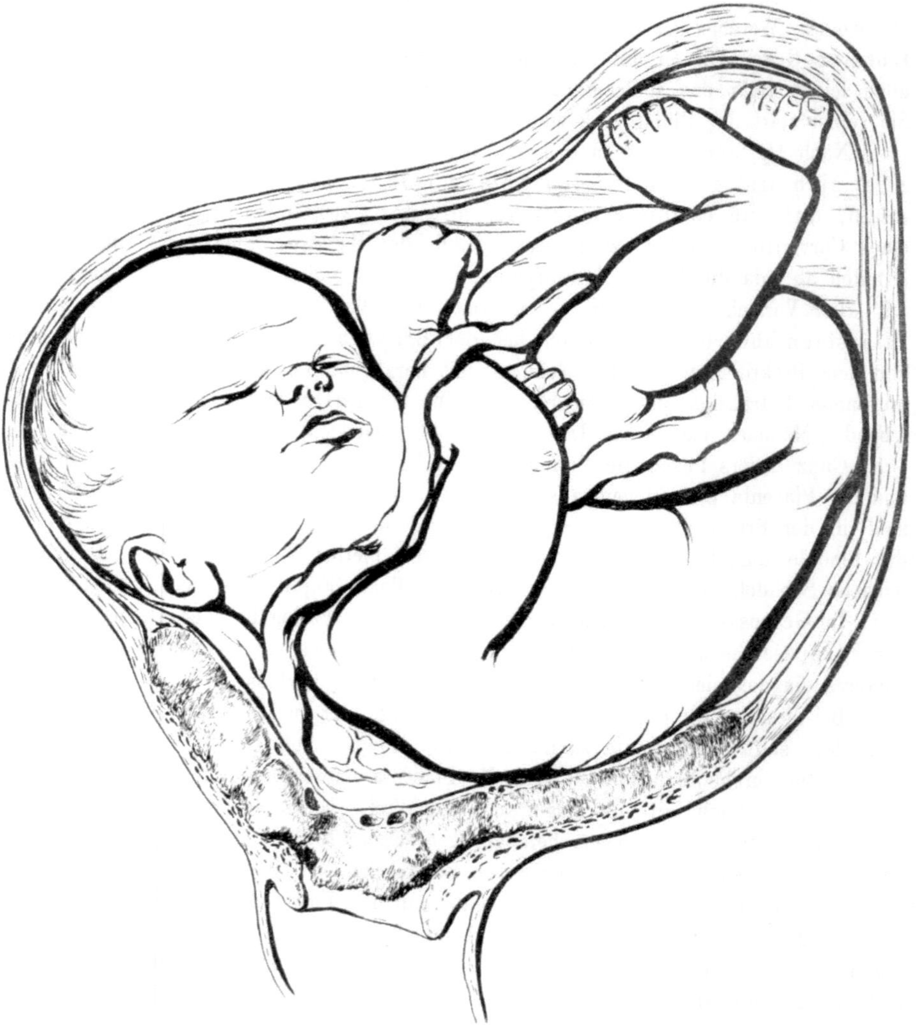

Aber eines anderen Vorschlages eines von Ihnen möchte ich noch Erwähnung tun: die äußere Wendung. Ich halte diese, ebenso wie Straßmann, der sie warm empfiehlt, für viele Fälle für ganz vorzüglich. Glückt sie, so kann man sich entscheiden, was man tun will: Blase sprengen und abwarten, blutet es, das Füßchen herabholen oder aber den Metreurynter einlegen. Sie gelingt deshalb so gut, gerade

Fig. 208 (Fall 31).

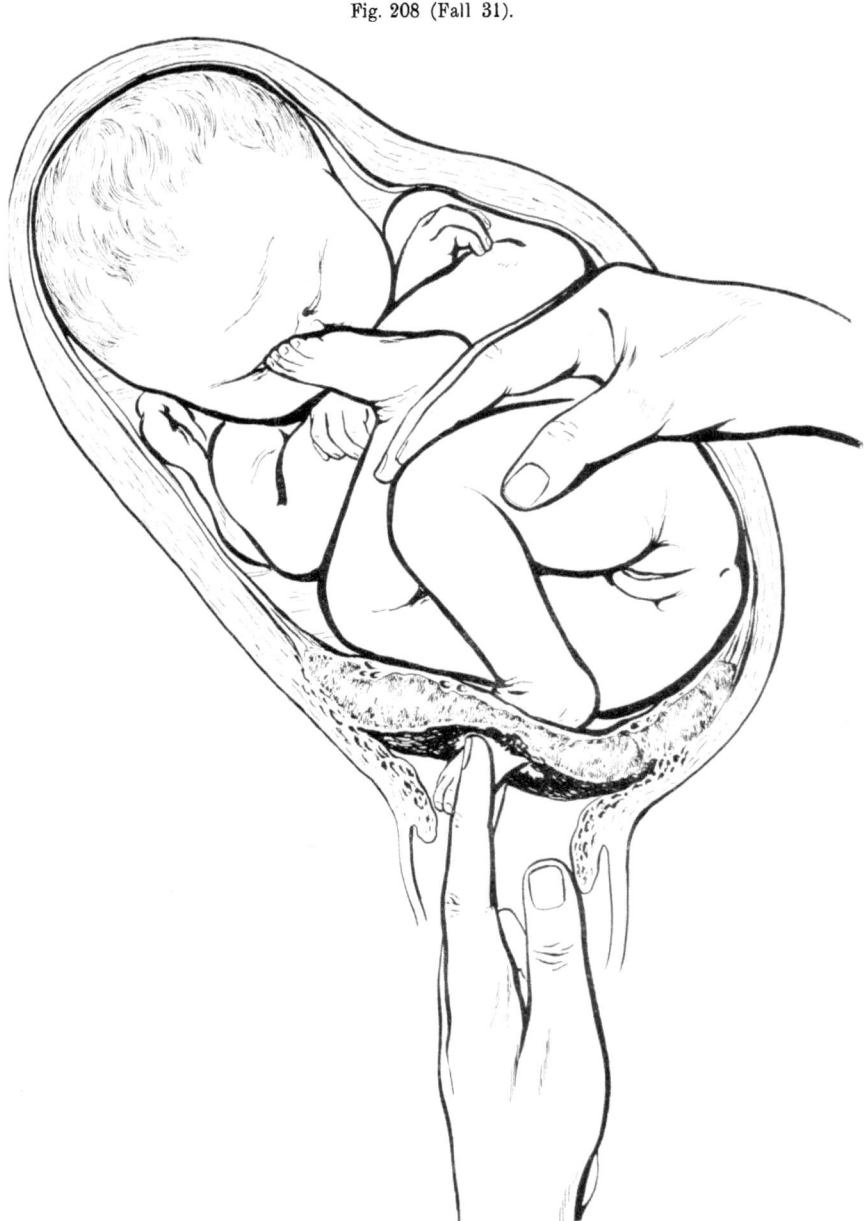

Die Placenta ist durch vergebliche Versuche zum Teil abgelöst. Es gelingt durch den mittels Kugelzange perforierten Mutterkuchen das Füßchen in Spitzfußstellung mit zwei Fingern durchzuleiten.

Fig. 209 (Fall 31).

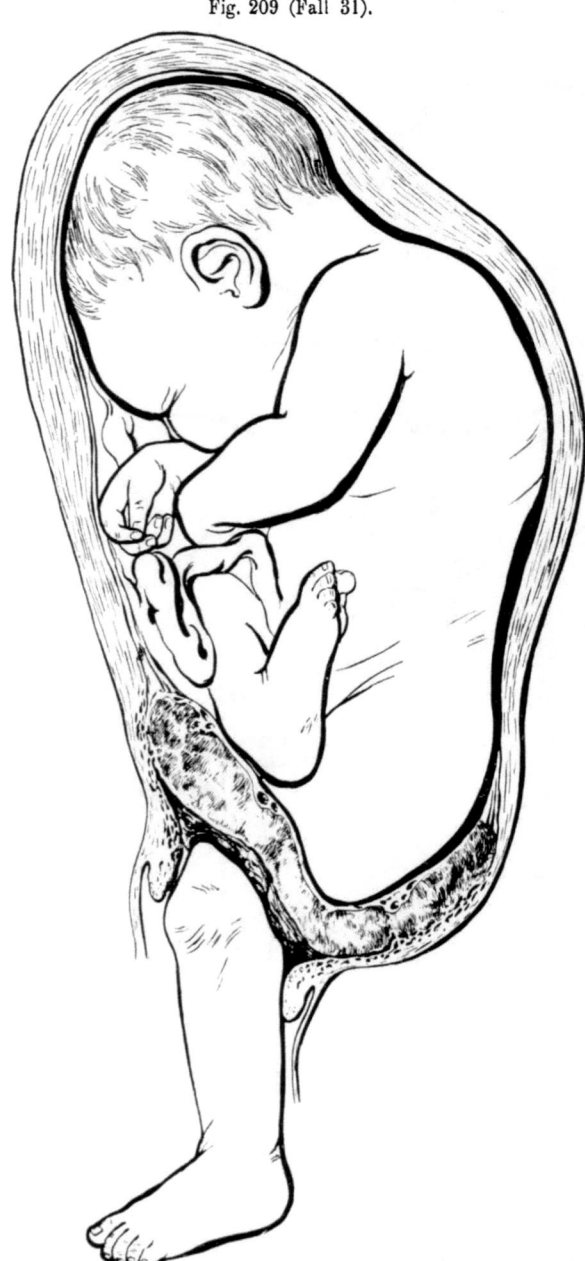

Das Füßchen ist herabgezogen, der Steiß komprimiert die Placentarstelle.

bei Placenta praevia, weil, wie Sie wissen, bei dieser Anomalie die Blase keinerlei Tendenz zeigt, spontan zu bersten, und die Beweglichkeit des Kindskörpers bei stehender Blase eine große ist.

Eines während der Kriegszeit bei meinem Urlaub aus dem Felde von mir geleiteten Privatfalles soll noch kurz Erwähnung getan werden. Es handelte sich um eine IIpara mit Placenta praevia centralis und dorso-posteriore Querlage. Starke Blutung. Einlegen des größten Metreurynters nach Champetier de Ribes. Da die Blutung steht, leichte Gewichtsbelastung (2 Pfund-Gewicht). Ballon spontan nach $8^{1}/_{4}$ Stunden geboren. Wendung und Extraktion nach Müller. Kind, Knabe von 2100 g, lebt. Höchste Temperatur im Wochenbett am 4. Tage 37,4°. Der Fall ist, abgesehen von seinem glatten Verlauf, dadurch interessant, daß ich den Ballon nicht in die Eihöhle nach Durchstoßen der Placenta einlegte, sondern außerhalb der Eihöhle zwischen Placenta und Uteruswand, und trotzdem der gleiche Effekt: Stillung der Blutung durch Kompression und Erweiterung der Cervix, erzielte.

Den Fall 32 habe ich Ihnen der Seltenheit wegen als Aufgabe gestellt, da es sich hier um eine Erstgebärende handelte. Es bestand eine Placenta praevia centralis, das Wasser war, wie auch die Kreißende angibt, schon abgeflossen. An den Eihäuten erkannte man später, daß es sich um einen hohen Blasensprung gehandelt hatte. Ich führte selbst die Braxton-Hicks-Wendung aus; dabei passierte es mir, daß ich bei der Kleinheit des Fötus (37 cm lang) das Händchen mit dem Fuß verwechselte. Da es sich um eine nicht lebensfähige Frühgeburt handelte und das Durchleiten des Füßchens durch den Cervixkanal Schwierigkeiten machte, faßte ich ihn mit einer Kugelzange und zog ihn vollends hindurch. Von einer Gewichtsbelastung sah ich bei der Kleinheit des Füßchens, das dabei wohl abgerissen wäre, ab. Die spontane Geburt erfolgte trotz des kleinen Kindskörpers — es war ja eine Erstgebärende — erst nach 5 Stunden. In solchen Fällen würde ich in Zukunft auch die Metreuryse vorziehen.

Der letzte Fall (33) bietet für die Therapie nach dem Besprochenen wenig Besonderes. Interessant war, daß die Blase gerade an der Placentarstelle barst und dabei ein Fuß vorfiel, während der Schädel deutlich im Beckeneingang zu fühlen war (Figur 210). Ihnen würde ich in einem solchen Falle raten, den Fuß anzuschlingen, zu belasten und abzuwarten. Ich selbst habe extrahiert. Die Muellersche Extraktion versagte; die Armlösung war schwierig, ebenso der infolge des großen Kindes (56 cm lang, Kopfumfang 37,5 cm) notwendig gewordene Wiegandsche Handgriff. Das Kind konnte nicht wiederbelebt werden. Wahrscheinlich war durch Kompression der Nabelschnurinsertion (vgl. Figur 210) schon intra partum während der Vorbereitungen zur Operation der Fruchttod erfolgt. Wäre bei meinem Vorgehen ein Cervixriß zustande gekommen, so hätte ich mir mit Recht die allergrößten Vorwürfe machen müssen.

Meine Damen und Herren! Ebenso wenig wie bei der Eklampsie ist bei der Placenta praevia mit der Geburt des Kindes Ihr ärztliches Handeln erschöpft. Häufig genug müssen Sie jetzt mit allen Mitteln die **schwere Anämie** zu bekämpfen suchen, der auch nach der Geburt viele Frauen bei Placenta praevia erliegen.

Hier heißt es rasch und umsichtig vorgehen. Während Sie der Hebamme die Weisung geben, 2 Liter warme (38°) physiologische Kochsalzlösung[1] zurechtzumachen

---

[1] Falls Sie keine fertigen Kochsalztabletten in Ihrem Koffer führen, 8,5—9 g Kochsalz auf 1000 ccm Wasser.

Fig. 210 (Fall 33).

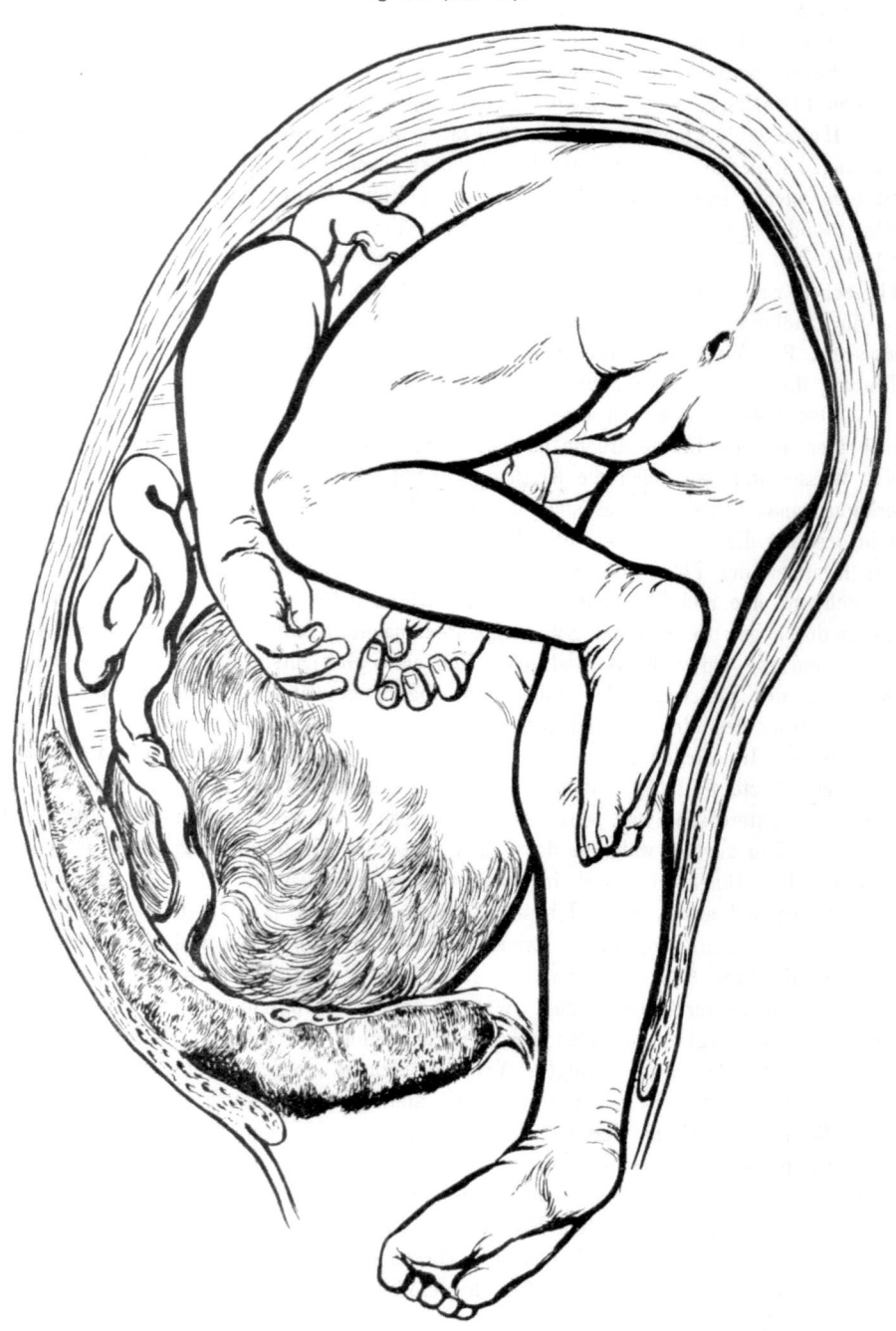

und selbst den Schlauch und die Punktionsnadel abkochen und den Irrigator reinigen, haben Sie noch genügend Zeit, um den Ehemann anzuleiten, das Fußende des Bettes zu heben und durch einen darunter gestellten Stuhl in dieser Lage zu erhalten.

Da das Wasser noch nicht kocht und Ihre Punktionskanüle infolgedessen noch nicht steril ist, werden Sie mit schnell geholten Flanellbinden die Beine der Frau lege artis umwickeln, das Blut dadurch zum Stamme treiben — ein Vorgang, den man als Autotransfusion beschreibt. Diese können Sie noch vergrößern, wenn Sie nach der Umwickelung der Beine der Frau den Momburgschen Schlauch umlegen und dadurch das Blut ganz verhindern, in die Extremitäten einzudringen. Die Kochsalzinfusion machen Sie in der geschilderten Art und Weise (S. 280). Dann wird die Frau warm eingepackt, mit heißem Wasser gefüllte Bierflaschen um sie herum gelegt, besser aber über die Bettdecke, um Verbrennungen zu vermeiden, und dann noch eine Decke darüber. Jetzt erst kommen die Herzmittel, die Sie auf unserer Tabelle S. 280 unter 2 finden, in Frage: **Erst wird die Blutung gestillt, dann das Blut ergänzt und schließlich das Herz angeregt.**

Nun aber noch ein Schlußwort zur Mahnung. Die Placenta praevia stellt, wie das enge Becken und die Eklampsie, die höchsten Anforderungen an den Geburtshelfer. Wenn es irgend angeht, werden Sie deshalb am besten tun, schwere Fälle einer Spezialklinik zu überweisen. Das zur Begründung einiger statistischer Angaben, die ich der Arbeit Jaschkes (Liepmann, Handbuch der gesamten Frauenheilkunde, Vogel 1914/15) entnehme.

Während in der Sammelstatistik von Hüffel unter 5808 Fällen der neuesten Zeit die Mortalität der Mütter 7,5 v. H. beträgt, berechnet Füth die Mortalität in der Praxis mit 20 v. H. Das sind so erschreckende Unterschiede, daß mein Rat, solche Fälle lieber einer Klinik zuzuweisen, Ihnen wohl berechtigt erscheinen wird. Denn nur in der Klinik kann alles geschehen, um gegebenenfalls das drohende Verhängnis abzuwenden. Bei Erstgebärenden würde ich, einen aseptischen Zustand vorausgesetzt, immer den Kaiserschnitt (und zwar den klassischen, um die Cervixgegend zu meiden) als die sicherste Methode wählen. Aber auch in schweren Fällen bei Mehrgebärenden würde ich mich, wie Krönig, Sellheim, Jaschke u. a. m., nach amerikanischem Muster dazu entschließen. Schwere Cervixblutungen kann man sicher in der Klinik durch die vaginale Totalexstirpation zum Stehen bringen: Besser eine Mutter ohne Uterus, als eine tote Mutter!

In differentialdiagnostischer Hinsicht ist der folgende Fall 34 interessant.

Fall 34.

Name, Alter, Para: Frau Fr., 31 Jahre, IV para.
Meldung (vom Arzt): Placenta praevia oder Carcinom.
Anamnese: In der letzten Zeit geringe Blutungen häufig nach der Cohabitation.
    Frühere Entbindungen: Ein Knabe lebt.
    Letzte Regel: Ende Oktober.
    Wehenbeginn: 15. Juni, 2 Uhr nachmittags,
    Blasensprung: 13. Juni, 8 Uhr vormittags.
    Ankunft des Arztes: 15. Juni.
    Wehentätigkeit: Gut und regelmäßig, bei jeder Wehe geht etwas Blut ab.
Status: Wohlaussehende, gutgenährte Frau.
    Temperatur: 36,3.
    Puls: 80.
Aeußere Untersuchung: II. Lage.
    Herztöne: 100.
Innere Untersuchung: Blase gesprungen; an der Portio fühlt man weiche, schwammige, leicht blutende Massen. Der Cervikalkanal ist für einen Finger durchgängig und fühlt sich merkwürdig hart infiltriert an.
Therapie: ?

Antworten der Hörer.

1. Nach dem Befund handelt es sich um ein Carcinom. Vaginaler Kaiserschnitt, dann vaginale Totalexstirpation.

2. Sectio caesarea, dann abdominale Totalexstirpation.

Fig. 211 (Fall 34).

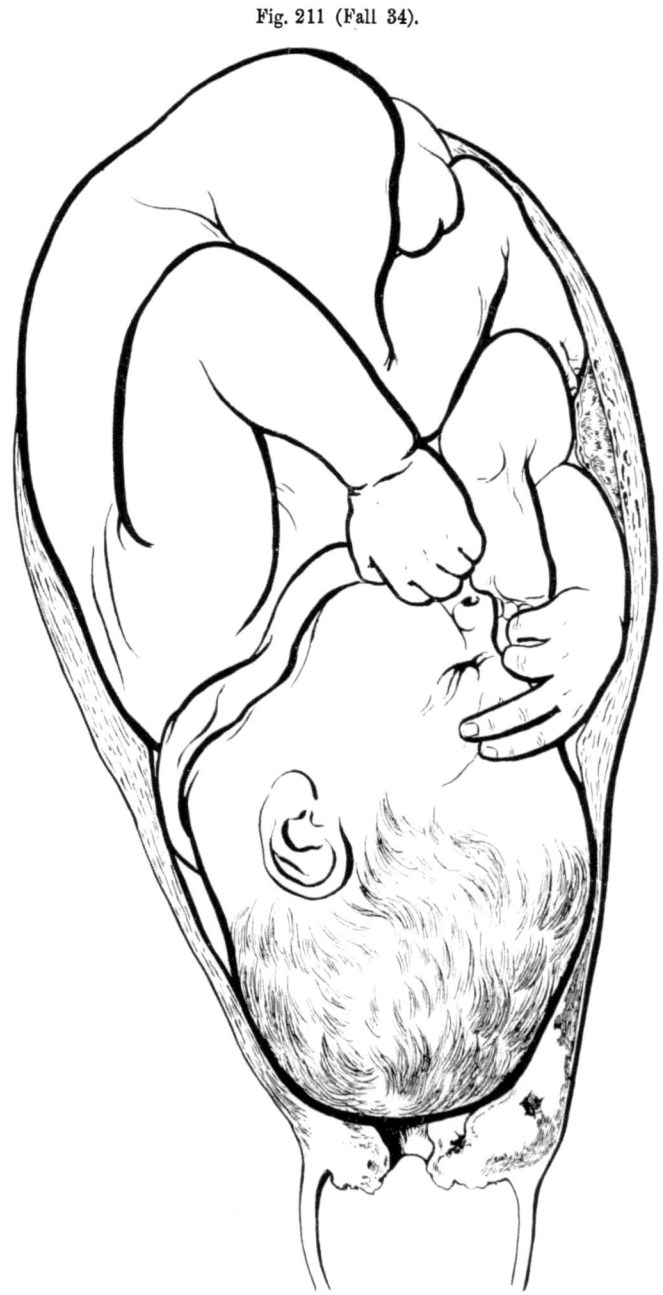

Nach dem exstirpierten Präparat der Universitäts-Frauenklinik der Königl. Charité.

In diesem Falle wurde ich, wie Sie aus der Art der Meldung ersehen, von einem Kollegen zugezogen, der nicht sicher war, ob es sich um ein Carcinoma portionis oder um eine Placenta praevia handelte.

Fig. 212.

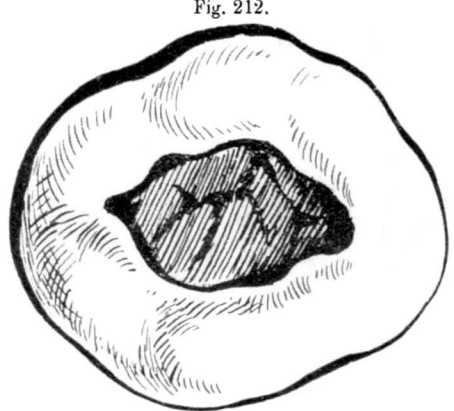

Touchierbefund bei Placenta praevia totalis.

Fig. 213.

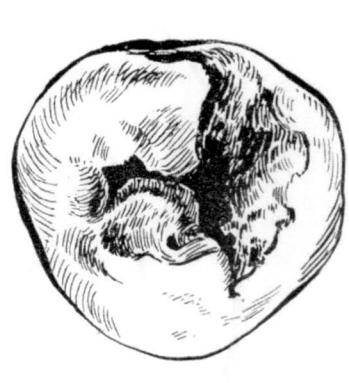

Touchierbefund bei Carcinoma cervicis.

Fig. 214.

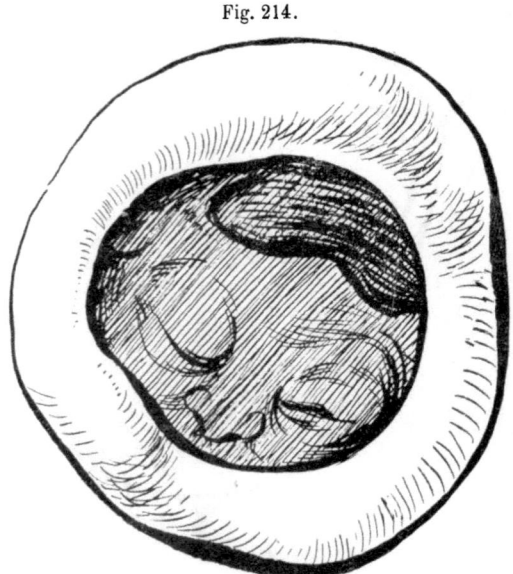

Touchierbefund bei Anencephalus.

Die Aehnlichkeit liegt in der Blutung und in dem Fühlen von schwammigen Massen. Der große, durch die Anatomie begründete Unterschied liegt in der Lokalisation (vgl. Figur 213 mit Figur 212).

Das Carcinom liegt um den äußeren Muttermund, vor oder in der Höhlung des Cervikalkanals (Figur 213), das schwammige Gewebe des Mutterkuchens bei Placenta praevia liegt hinter dem Cervikalkanal, am inneren Muttermund (Figur 212).

Fig. 215.

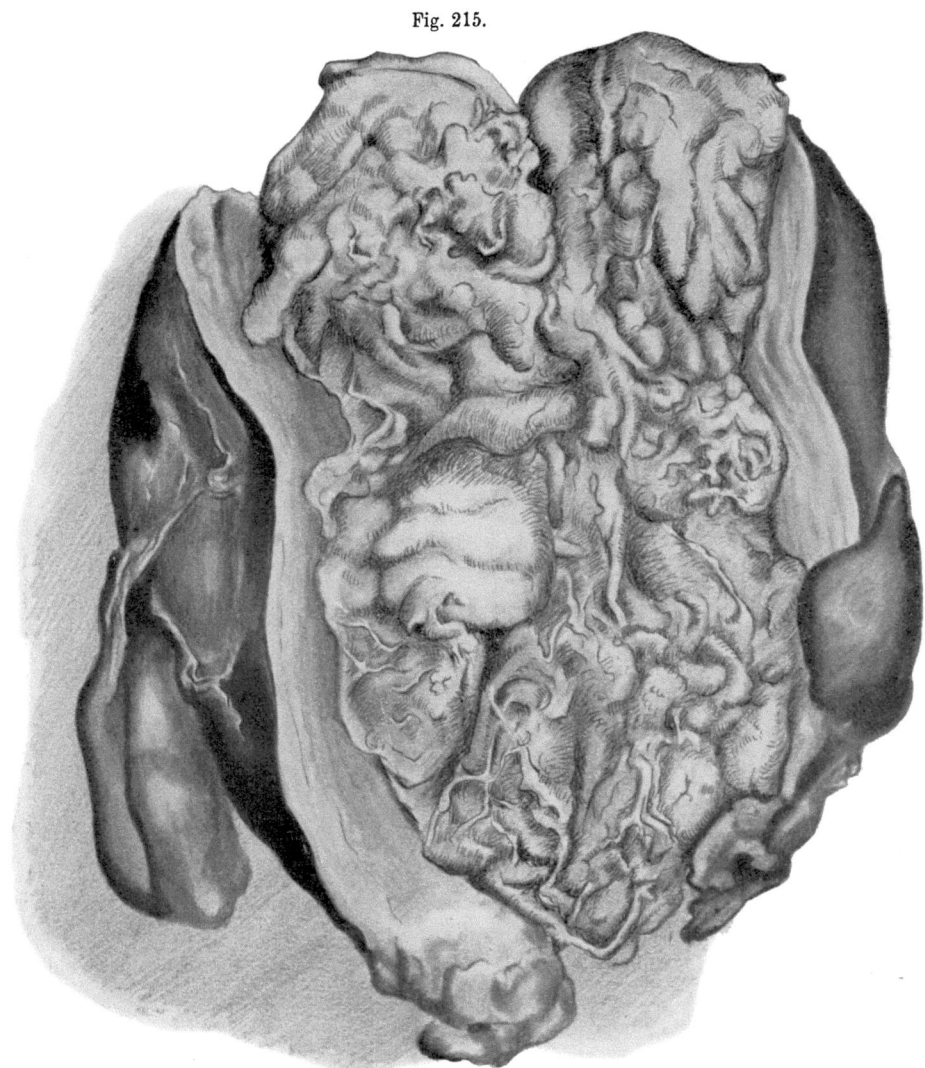

Myom, Placenta praevia vortäuschend. (Nach einem Präparat meiner Sammlung.)

Wer häufig bei gynäkologischen Fällen Carcinome touchiert, der fühlt auch deutlich den Unterschied, den sich der Anfänger übrigens leicht durch Einstellen der Portio im Spiegel sichtbar machen kann. Eine mir auch vorgekommene Verwechselung mit Placenta praevia einerseits, mit Carcinom anderseits bietet der Anencephalus, auch

Froschkopf genannt. Hier fühlt man allerdings die schwammigen Massen des freiliegenden Gehirnes am inneren Muttermund; touchiert man aber aufmerksam, so fühlt man außerdem die zackigen Knochen der Hirnbasis durch. Die Figuren 212—214 zeigen Ihnen die Speculabilder bei Placenta praevia, bei Carcinom und beim Anencephalus.

In unserem Falle stehen nur zwei Möglichkeiten offen: Erst die Frau zu entbinden und sie dann zur Operation in eine Klinik einzuliefern, oder sie sofort in einer Klinik operieren zu lassen. **Ich widerrate Ihnen dringend, eine Carcinomatöse im Hause zu entbinden.** Ein Blick auf unsere Figur 211 zeigt Ihnen, daß die ganze Cervixwand von Carcinommassen infiltriert ist. Bei dem vorsichtigsten Dilatationsversuch kann sie einreißen, und schwere, nicht zu stillende Blutungen können neben septischer Infektion — es finden sich in dem jauchigen Carcinomgewebe bei Schwangeren stets Streptokokken — die Folge sein. In der Klinik hat man früher den vaginalen

Fig. 216.

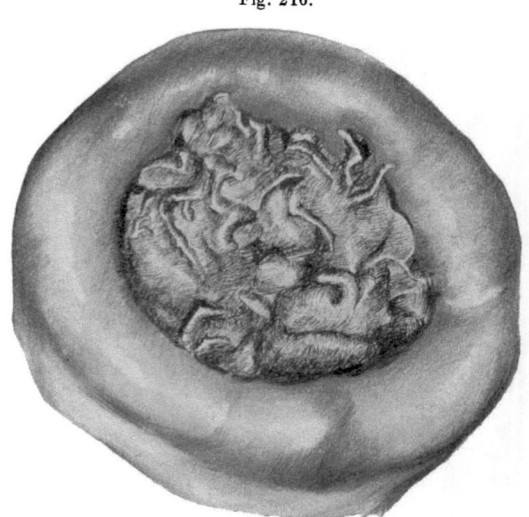

Touchierbefund bei Placenta praevia vortäuschendem Myom. (Vgl. Figur 215.)

Kaiserschnitt ausgeführt, das Kind extrahiert und dann vaginal den Uterus exstirpiert. Jetzt macht man besser den klassischen Kaiserschnitt in der alten Form und schließt daran die erweiterte abdominale Totalexstirpation des Uterus an. Ist das Kind tot, so erspart man sich die gefährliche Eröffnung des Uterus. Die Prognose ist aus zweierlei Gründen stets dubiös zu stellen. Da sich, wie schon erwähnt, in dem Carcinomgewebe oft tief bis in die Parametrien hinein Streptokokken vorfinden, da außerdem häufig, wie auch in unserem Falle, die Blase lange geborsten ist, kann bei der Sectio keimhaltiges Fruchtwasser in die Bauchhöhle dringen und die Frau nach der Operation an Sepsis zugrunde gehen.

Zweitens sind gerade die in der Schwangerschaft bei relativ jungen Frauen auftretenden Carcinome besonders bösartig und rezidivieren leicht.

Zum Glück ist das Carcinom ein seltenes Ereignis in der Geburt, so daß, wie ich glaube, für Sie dieser kurze Hinweis genügen dürfte. An dieser Stelle möchte ich aber eines Präparates Erwähnung tun, das, eine Zierde meiner Sammlung, mir von Herrn Kollegen Solms geschenkt wurde. Hier handelt es sich, wie Sie sehen (vgl. Figuren 215 und 216), um ein erweichtes, blutendes, im Stadium der Geburt befindliches, großes, submuköses Myom. Das Stärkerwerden der Frau war auf Schwangerschaft gedeutet worden und das blutende Myom wurde für eine Placenta praevia gehalten — gewiß eine recht interessante Fehldiagnose. Die Geburten bei Anencephalen, die meist klein sind, erfordern keine detaillierte Besprechung; entweder gehen sie spontan vor sich, oder man wird sie durch Wendung oder Kranioklasie zu beenden suchen, wenn eine Indikation von seiten der Mutter da ist.

Zum Schlusse dieser Vorlesung möchte ich Ihnen noch die Aufgabe stellen, den nachfolgenden Fall zu behandeln, der ein seltenes Ereignis darstellt, aber mit dessen Behandlung Sie vertraut sein müssen.

Fall 35.

Name, Alter, Para: Ledige B. S., 19 Jahre, Ipara.
  Meldung: Blutung.
Anamnese: Blutet erst jetzt bei der Entbindung, ihr ist plötzlich schwarz vor den Augen geworden und sie ist ohnmächtig umgefallen.
  Letzte Regel: ?
  Wehenbeginn: ?
  Blasensprung: ?
  Ankunft des Arztes: 16. November.
  Wehentätigkeit: ?
Status: Kräftige, jetzt sehr anämische Person.
  Temperatur: 36,3.
  Puls: 120, unregelmäßig.
Aeußere Untersuchung: Kindsteile nicht durchzufühlen, Uterus fühlt sich teigig an und scheint sehr ausgedehnt. Fundus uteri dicht am Processus.
  Herztöne: Nicht zu hören.
Innere Untersuchung: Muttermund handtellergroß. Blase steht. Sie wird gesprengt, worauf man Nabelschnurschlingen und die fötale, glatte Seite der Placenta fühlt. Es ergießen sich gleichzeitig etwa 1000 ccm teils frischen, teils geronnenen Blutes aus dem Uterus.
Therapie: ?

Sie alle haben in Erinnerung an die eingangs gesagten Worte richtig die Diagnose: „Vorzeitige Lösung der Placenta" gestellt, und auch die richtige Therapie: Wendung und Extraktion empfohlen. Selbstverständlich war das Kind tot.

Die Fälle von vorzeitiger Lösung sind selten, aber sie können zu den schrecklichsten Fällen in der Geburtshilfe gehören. So erinnere ich mich eines Falles, in dem die Diagnose bei nur für zwei Finger durchgängigem Muttermund richtig gestellt war, da man keine Placenta fühlen konnte. Es wurde die Wendung nach Braxton-Hicks gemacht und abgewartet. Indessen blutete die Frau ruhig weiter in ihren Uterus herein, und ehe noch das Kind extrahiert werden konnte, war sie tot. In solchen Fällen ist der vaginale Kaiserschnitt die beste Methode; aber auch die brüske Dilatation mit dem Champetier oder Bossi ist besser, als zuzusehen, wie die Frau langsam verblutet.

So haben wir denn zusammen an einer großen Reihe von Fällen gesehen, wie jeder eine individuelle Behandlung nötig hat; was in dem einen das Richtige, das ist das Falsche in dem anderen. Und hier wie überall in der Medizin gelten die goldenen Worte: „Wer gut diagnostiziert, der gut heilt."

XV. Vorlesung.

Fall 36.

Name, Alter, Para: Frau A. B., 30 Jahre, I para.
  Meldung: Nabelschnurvorfall; Nabelschnur pulsiert.
Anamnese: Ohne Besonderheiten.
  Letzte Regel: Ende März.
  Wehenbeginn: 17. Januar, 2 Uhr vormittags.
  Blasensprung: 17. Januar, 2 Uhr nachmittags, bei der Untersuchung des Volontärarztes.
  Ankunft des Arztes: 17. Januar, 3 Uhr nachmittags.
  Wehentätigkeit: Gut.
Status: Ohne Besonderheiten.
  Temperatur: 36,7.
  Puls: 80.
Aeußere Untersuchung: Beckenmaße: Sp. 26, Cr. 26, Tr. 31, Conj. ext. 19. I. Lage.
  Herztöne: 90.
Innere Untersuchung: Blase gesprungen. Muttermund fünfmarkstückgroß, in der Scheide ein Konvolut von Nabelschnurschlingen, die rechts vom Kopf vorgefallen sind.
Therapie: ?

Fall 37.

Name, Alter, Para: Frau V., 45 Jahre, IV para.
  Meldung: Die Geburt geht nicht vorwärts.
Anamnese: Ohne Besonderheiten.
  Frühere Entbindungen: Alle drei sehr lange dauernd, aber ohne Kunsthilfe.
  Letzte Regel: Ende Mai.
  Wehenbeginn: 5. März, 2 Uhr vormittags.
  Blasensprung: Beim Untersuchen des Volontärarztes (innere Messung).
  Ankunft des Arztes: 5. März, 12^{45} Uhr vormittags.
  Wehentätigkeit: Normal.
Status: Ohne Besonderheiten.
  Temperatur: 36,1.
  Puls: 96.
Aeußere Untersuchung: Beckenmaße: Sp. 24$^{1}/_{2}$, Cr. 26, Tr. 30, Conj. diag. 11, Conj. vera 9$^{1}/_{2}$.
  II. Schädellage.
  Herztöne: 120.
Innere Untersuchung: Ein großes Konvolut von Nabelschnurschlingen liegt vor der Vulva, gut pulsierend. Muttermund gut handtellergroß.
Therapie: ?

Fall 38.

Name, Alter, Para: Frau W., 29 Jahre, Vpara.
Meldung: Querlage.
Anamnese: Ohne Besonderheiten.
Frühere Entbindungen: 1 Abort mit ärztlicher Hilfe, 3 Geburten ohne Kunsthilfe.
Letzte Regel: Mitte Mai.
Wehenbeginn: 31. Januar, 3 Uhr nachmittags.
Blasensprung: 10 Uhr vormittags.
Ankunft des Arztes: 1. Februar, 12^{30} Uhr vormittags.
Wehentätigkeit: Sehr schwach und träge.
Status: Schlaffe Bauchdecken.
Temperatur: 37.
Puls: 96.
Aeußere Untersuchung: Beckenmaße: normal. Kopf auf die rechte Darmbeinschaufel abgewichen, Steiß links im Fundus. Rücken rechts.
Innere Untersuchung: Blase gesprungen. Muttermund nahezu vollständig. Man fühlt die schwach pulsierende Nabelschnur, die bis in die Vulva herabhängt, den rechten Arm in der Scheide und den linken in der Höhe des Muttermundes.
Therapie: ?

Antworten der Hörer.

Antworten zu Fall 36.

1. Wendung.
2. Metreuryse. Der Metreurynter soll die Nabelschnur in die Eihöhle befördern.
3. Reposition der Nabelschnur.
4. Reposition mit Repositorium in Knieellenbogenlage.

Antworten zu Fall 37.

1. Wendung, schon in Hinsicht auf das platt-rachitische Becken.
2. Metreuryse.
3. Reposition in Knieellenbogenlage.

Antworten zu Fall 38.

Die innere Wendung.

Meine Damen und Herren! Im Laufe dieses Semesters haben wir schon einige praktische Erfahrungen über den Vorfall der Nabelschnur und den Vorfall der Extremitäten gesammelt. Die Ursache aller Vorfälle ist der mangelnde Verschluß des kleinen Beckens durch den vorangehenden Teil und damit die Kommunikation des Vorwassers mit dem Fruchtwasser der großen Eihöhle (vgl. Figur 11). So sind Nabelschnurvorfälle bei Querlagen etwas sehr Häufiges, da kein vorliegender Teil vorhanden ist, und die Nabelschnur, leicht ihrer Schwere folgend, vom Strome des fließenden Fruchtwassers mitgerissen werden und prolabieren kann. Die Behandlung dieser Fälle fällt mit der Behandlung der Querlagen zusammen, und ich verweise Sie deshalb auf die Fälle 12 und 13 in Vorlesung X. Das gleiche wird eintreten, wenn der vorliegende Teil zu wenig voluminös ist, um den Beckeneingang zu verschließen, wie in Fall 16, Figur 163, Seite 217.

So sind bei Fußlagen Nabelschnurvorfälle gar nicht selten. Viel seltener und für das Kind ungleich gefährlicher sind die Vorfälle der Nabelschnur bei Schädellagen. Hier ist die häufigste Ursache das enge Becken; entweder weicht der Kopf bei ihm nach der Seite ab (abgewichene Schädellage) und der Eingang zum kleinen Becken wird dadurch frei, oder aber es besteht (wie beim platten Becken) nach rechts und links neben dem Kopf ein mit der Eihöhle kommunizierender Raum. Häufig kommen dann noch zwei begünstigende Momente dazu, das ist einmal die abnorme Länge der Schnur — so betrug sie in unserem ersten Falle (36) 104 cm, das ist doppelt so lang als normalerweise — und zweitens, wie es Ihnen Figur 217 zeigt, ein tiefer Sitz der Placenta. In Figur 225 sehen Sie den Vorfall einer langen Schnur (95 cm) bei normalem Sitz des Mutterkuchens. Gleichwohl können beide Momente fehlen, und es kann trotzdem zum Vorfall der Nabelschnur kommen. Was aber den Nabelschnurvorfall bei Schädellagen (weniger bei Steißlagen) so besonders gefährlich für das Kind gestaltet, ist nicht der Vorfall, sondern der nach dem Vorfall eintretende Druck auf die Schnur durch den vorliegenden und nun in die Beckenhöhle eintretenden Schädel. War bei der Behandlung der Eklampsie und der Placenta praevia das mütterliche Leben in erster Linie gefährdet — hier ist das Kind einer von Sekunde zu Sekunde wachsenden Gefahr ausgesetzt, und wir werden nun sehen, wie wir es aus dieser gefahrvollen Lage befreien können.

Die Beckenmaße im Fall 36, das sehen Sie, sind der Norm entsprechend, der Muttermund jedoch erst fünfmarkstückgroß. Sie sehen in Figur 217 unseren Fall so dargestellt, wie die Verhältnisse vor dem unbeabsichtigten Sprengen der Blase waren. Es handelte sich um ein „Vorliegen" der Nabelschnur bei Schädellage. Hier wäre das Einlegen eines Kolpeurynters am Platze gewesen. Nach dem Blasensprung aber fällt die Nabelschnur vor, wie Sie es in Figur 218 dargestellt sehen. Die Enge des Muttermundes aber ist für die Wahl unseres Vorgehens entscheidend. Wie überall, so ist auch hier ein logisches, überlegtes Vorgehen am Platze, sonst kann es kommen, wie ich das einmal erlebte, daß ein Kollege zu einem Nabelschnurvorfall gerufen wird und folgendermaßen verfährt: Von seiner Ausbildungszeit her wußte er, daß die Wendung ein gutes Mittel bei Nabelschnurvorfall ist. Mit vieler Mühe versuchte er nun das Kind bei fünfmarkstückgroßem Muttermunde — es handelte sich ebenso wie in unserem Falle um eine Erstgebärende — zu wenden. Als ihm das nach vieler Mühe gelungen war, ließ er das Kind, da er einen Cervixriß fürchtete,

Fig. 217 (Fall 36).

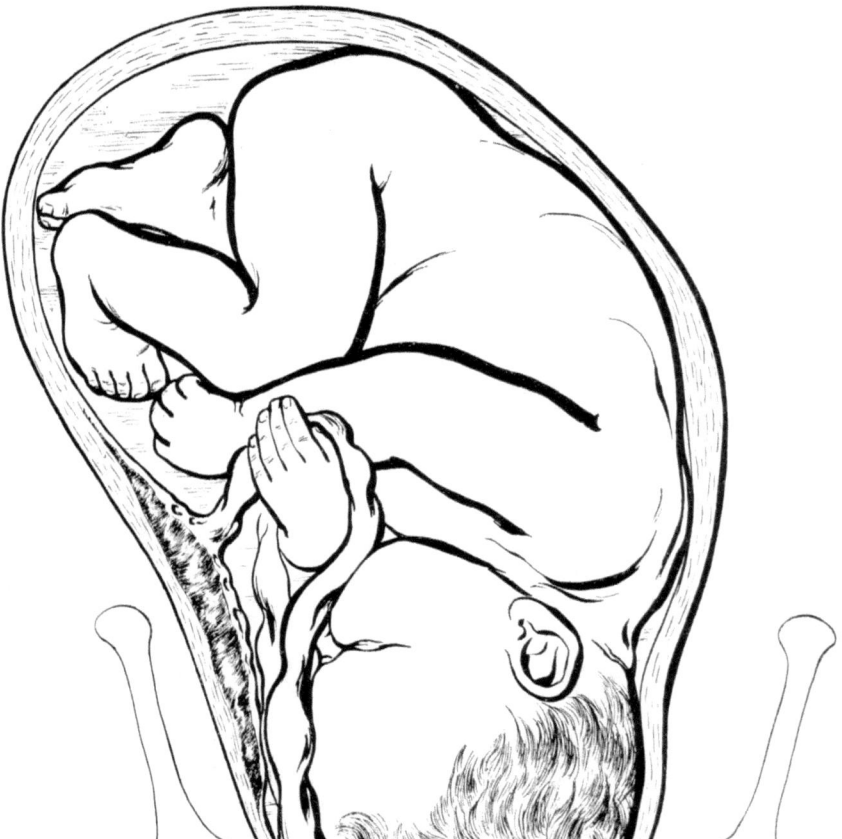

Vorliegen der Nabelschnur bei stehender Blase.

Fig. 218 (Fall 36).

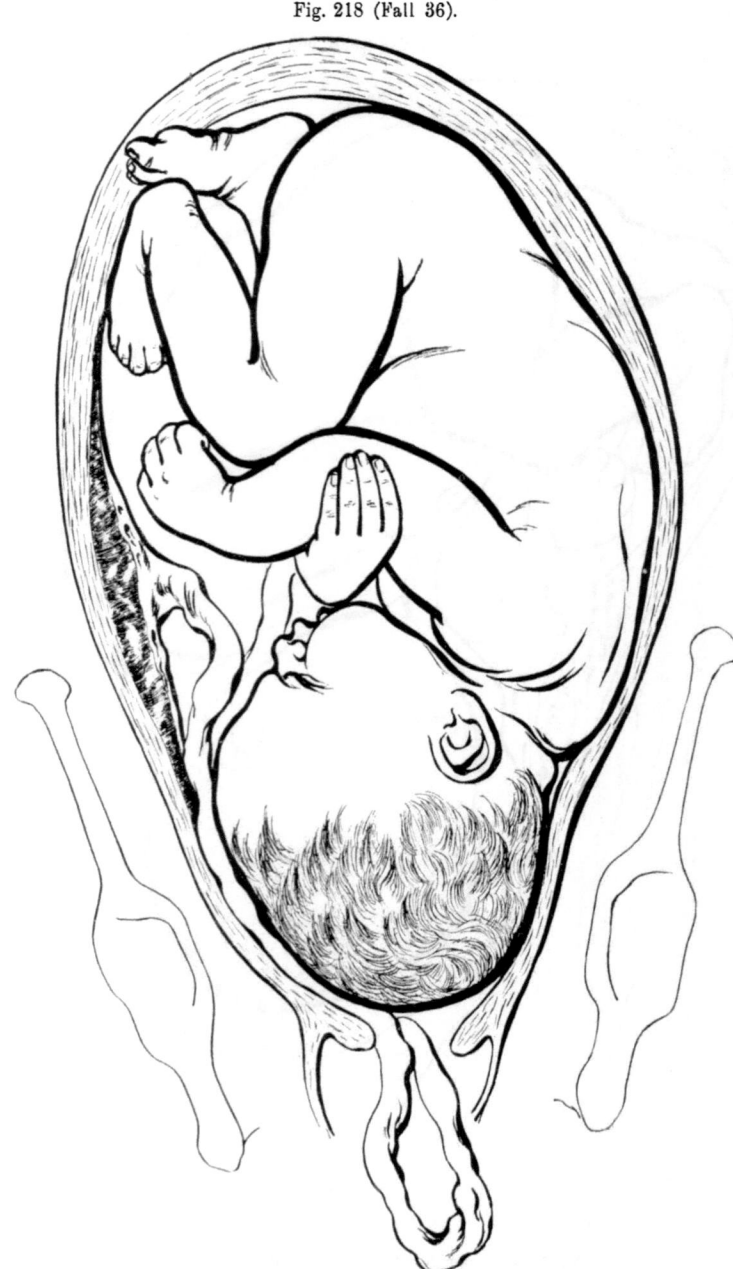

Vorfall der Nabelschnur nach Blasensprung.

stecken; wenige Minuten später war der Fötus, dessen Nabelschnur nun statt vom Kopfe von dem herabgezogenen Steiß komprimiert ward, abgestorben, und ich konnte, als ich hinzukam, nichts anderes tun, als die spontane Geburt des toten Kindes anzuraten. Operieren Sie wie hier im Interesse des Kindes, dann muß Ihr Plan von vornherein so angelegt sein, daß Sie nicht auf der Mitte des Weges stehen bleiben. Sonst nützen Sie dem Kinde nichts und gefährden unnötigerweise die Mutter durch eine unnütze Operation.

Bei Erstgebärenden, bei denen in der Praxis aus den schon so oft geschilderten Gründen die Wendung — wenn es auf ein lebendes Kind ankommt — schlechte Resultate gibt, bei Erstgebärenden und nur unvollkommen erweitertem Muttermund empfehle ich Ihnen die einfache Reposition der Nabelschnur. Diese Reposition erfolgte früher in Knieellenbogenlage und mit der ganzen Hand. Wie die Knieellenbogenlage schon an sich durch die Lagerung der Gebärmutterhöhle zum Gelingen der Reposition beiträgt, zeigt Ihnen die Figur 219. Sie sehen ohne weiteres, wie bei dieser Lagerung der Kreißenden der Fundus uteri der tiefste, die Portio der höchste Punkt wird, wie der vorliegende Teil vom Beckeneingang zurücksinken muß und die Nabelschnur dementsprechend leicht in die Eihöhle gleiten kann. Ist die Kreißende in richtiger Knieellenbogenlage, dann führen Sie vorsichtig, wie zur Wendung, die ganze Hand in die Scheide ein, fassen vorsichtig das Konvolut der Nabelschnur und bringen es hinter den Kopf in die Eihöhle zurück. Sobald dieses geschehen ist, ziehen Sie die Hand bis auf den kontrollierenden Zeigefinger zurück und lassen die Frau vorsichtig die Seitenlage einnehmen. Selbstverständlich lagern Sie die Frau stets auf diejenige Seite, nach welcher der Kopf abgewichen ist. Wie Ihnen jedoch aus unseren Besprechungen über den Gebrauch unserer Hand in der Geburtshilfe (VIII. Vorlesung, S. 154) noch in Erinnerung sein dürfte, habe ich statt der für die Kreißende und ihr Milieu recht unästhetisch wirkenden Knieellenbogenlage die Beckenhochlagerung (vgl. Figuren 220 und 221) empfohlen (29. Juni 1910).

In dem darauf folgenden Jahre (1911) hat dann auch Bumm für andere geburtshilfliche Operationen, z. B. bei der inneren Wendung, beim Herabholen des Fußes in Fällen von Steißlage, bei der Umwandlung von Stirn- und Gesichtslage, die Beckenhochlagerung empfohlen. Nach meinen bisherigen Erfahrungen aber kann ich für alle diese Fälle das Ungefährliche dieser Lagerung nicht zugeben. Die Beckenhochlagerung soll doch gerade in den schwierigeren Fällen ihre Anwendung finden, dann also, wenn der vorliegende Teil sich schon eine Zeitlang in dem gedehnten Durchtrittsschlauch befindet; bringe ich nun in einem solchen Falle — wie man sich leicht bei jeder normalen Kreißenden überzeugen kann — die Frau in steile Beckenhochlagerung, so ist das Freiwerden des Beckeneinganges ganz evident. Dieses Freiwerden kann aber nur dadurch zustande kommen, daß der fruchtbeschwerte Uteruskörper kranialwärts durch die Lagerung herabsinkt und dabei eine erhebliche Traktion auf die gedehnte Cervix ausübt. Das aber ist das Gefährliche dieser Lagerung, und wer daran nicht denkt, der wird bei der Wendung Einrisse erleben, wie sie Bumm in dem einen Solmsschen Falle erlebt hat und wie ich sie in einem ganz ähnlichen Falle erleben mußte. Auch hier handelte es sich um einen nach Solms zu operierenden Fall, eine Gesichtslage, auch hier gelang die Entwicklung mit der Zange nicht, so daß auch ich zur Wendung schreiten mußte. Leider befand sich die Frau in Beckenhochlagerung;

316 XV. Vorlesung.

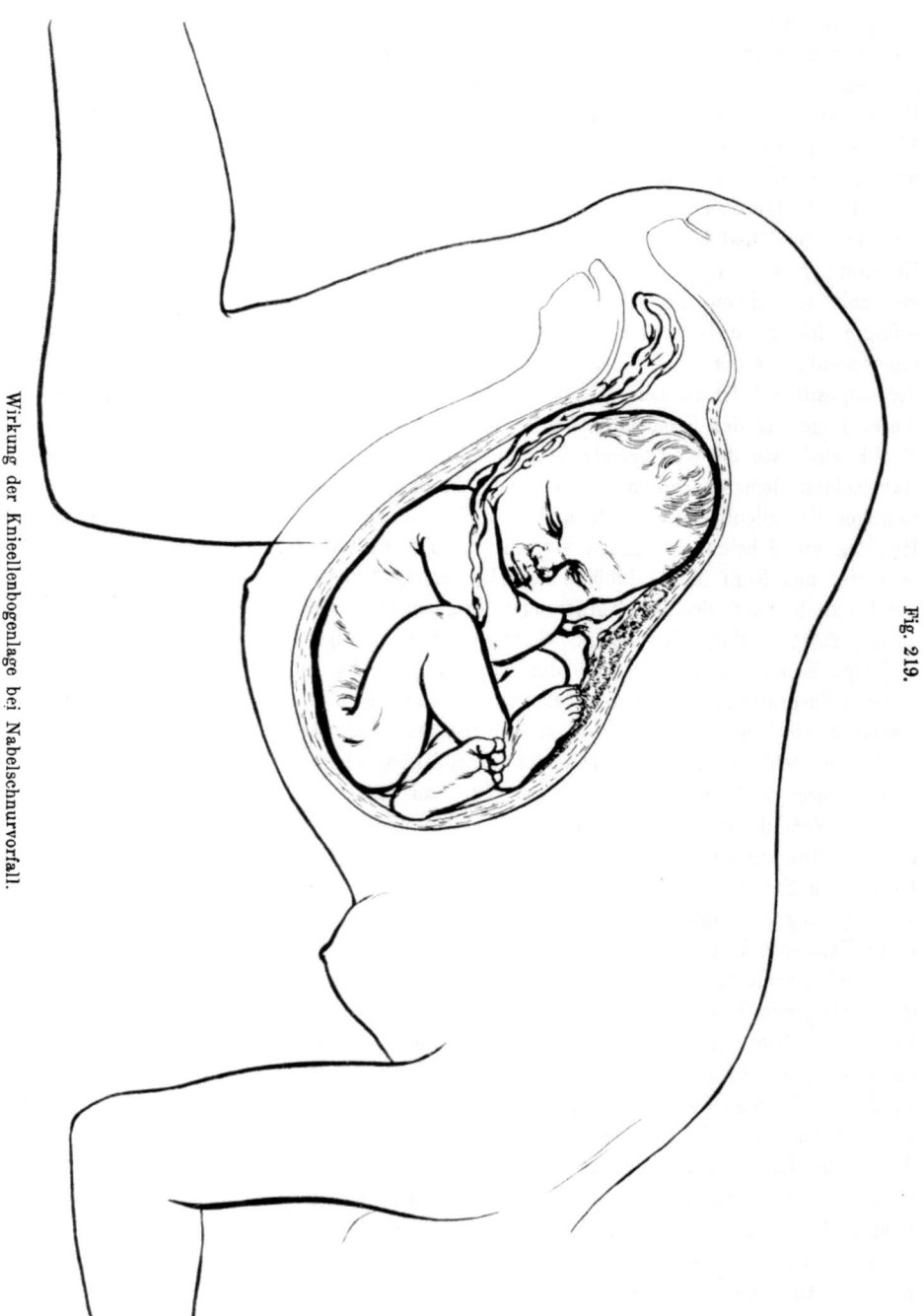

Fig. 219.

Wirkung der Knieellenbogenlage bei Nabelschnurvorfall.

Fig. 220.

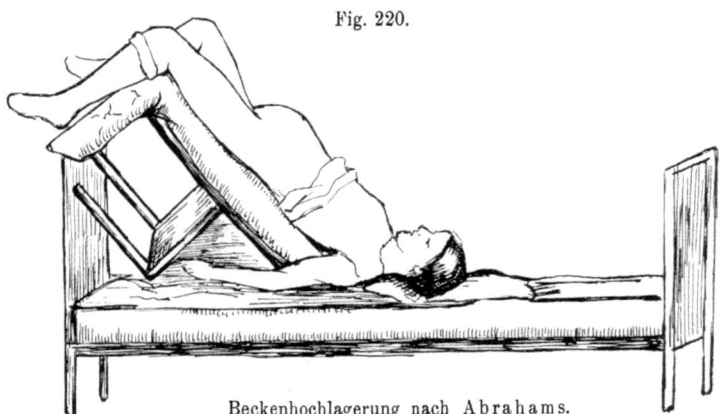

Beckenhochlagerung nach Abrahams.

Fig. 221.

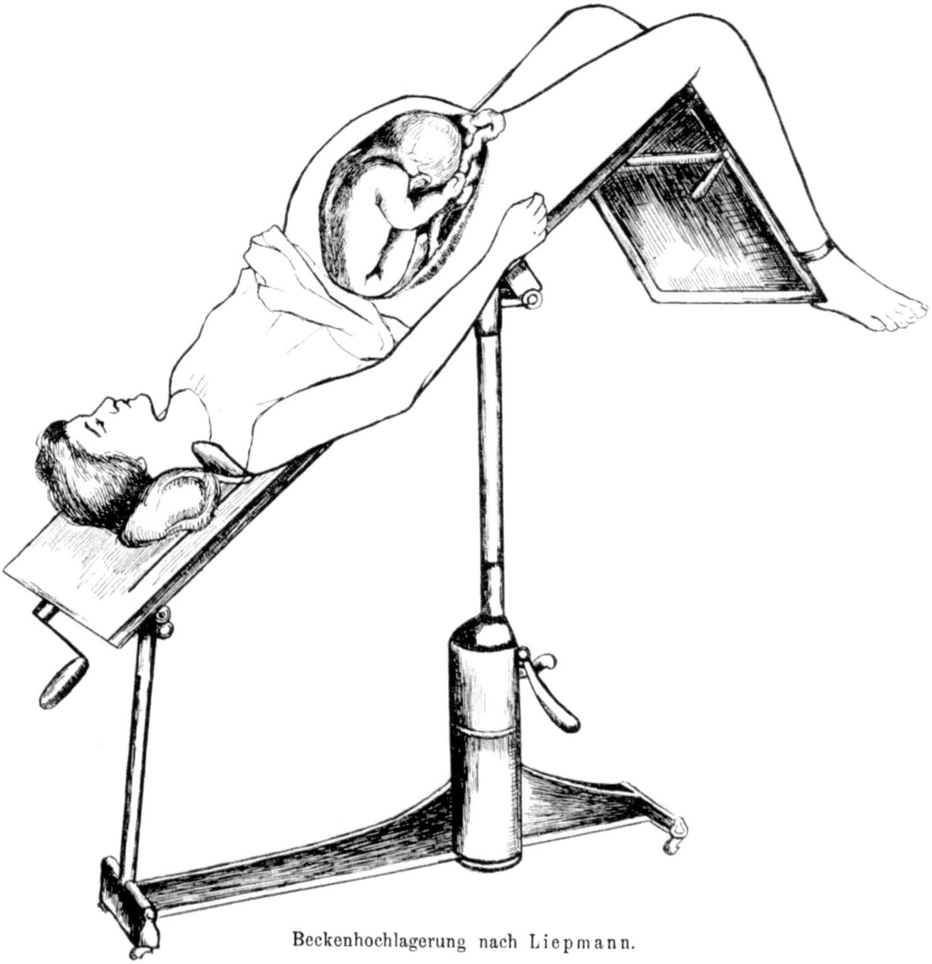

Beckenhochlagerung nach Liepmann.

das Kind wurde lebend extrahiert, aber der Uterus zeigt einen so schweren quer verlaufenden Einriß in der unteren Partie der überdehnten Cervix (man hatte fast den Eindruck einer Kolpaporrhexis), daß ich mich, zumal das Peritoneum ebenso wie in dem Bummschen Falle eingerissen war, zur Totalexstirpation mit nachfolgender intraperitonealer Drainage entschließen mußte. Die Frau machte eine leicht febrile Rekonvaleszenz durch (die höchste Temperatur betrug 38,7°) und konnte gesund entlassen werden.

Wenn ich also resümieren darf, so ist es meine Ueberzeugung, daß die Beckenhochlagerung in der Geburtshilfe berufen ist, eine Rolle zu spielen dort, wo sie die bisherige unästhetische Knieellenbogenlage verdrängt, bei dem Nabelschnurvorfall nämlich; daß aber die Beckenhochlagerung bei schwierigen intrauterinen Manipulationen zweifellos diese erleichtert, aber gerade durch diese Erleicherung die Gefahr einer violenten Uterusruptur erheblich erhöht.

Glückt auf diese Weise, wie in unserem Falle, die Reposition, dann werden Sie die Freude haben, ein lebendes Kind geboren zu sehen, das entweder, wie hier, spontan nach 4 Stunden zur Welt kommt, oder das Sie bei tiefstehendem Kopf mit der Zange entwickeln, vorausgesetzt, daß die Herztöne schlecht werden. Bei weitem die meisten Kinder aber sterben bei Nabelschnurvorfall und Schädellage ab, ehe die ärztliche Hilfe eintrifft. Und das wäre auch hier der Fall gewesen, wenn ich dem Volontärarzt, der bei vorliegender Nabelschnur aus Unachtsamkeit die Blase gesprengt hatte, nicht telephonisch die Weisung gegeben hätte, sofort die Kreißende in Knieellenbogenlage zu bringen; dadurch wird, wie Sie ja aus Figur 219 ersehen, der Druck auf die Schnur aufgehoben und die drohende Gefahr abgewandt. Besser als alle Repositorien ist die Hand, und ich rate Ihnen nochmals, nur diese zu benutzen.

Was die Metreuryse anlangt, so kann ich sie Ihnen nach mehreren Mißerfolgen, denen allerdings einige gut beendete Fälle gegenüberstehen, für die Praxis nicht besonders empfehlen. Nur allzu leicht wird durch den Metreurynter die Nabelschnur gedrückt und damit der Erfolg in Frage gestellt. Auf die Gründe, warum ich die Wendung bei Erstgebärenden einerseits und bei einem so engen Muttermund, wie hier, abweise, will ich, um Sie nicht zu ermüden, nicht noch einmal eingehen.

Weit einfacher bezüglich unserer therapeutischen Maßnahmen liegt Fall 37. Hier handelt es sich um eine Viertgebärende; die Wendung dürfte daher, zumal erst eine Stunde nach dem wiederum unbeabsichtigten Blasensprung vergangen ist, keine besonderen Schwierigkeiten bereiten. Viel unsicherere Resultate würde hier die Reposition und die Metreuryse geben. Die Reposition, weil — selbst wenn sie glückt — hier bei dem platt-rachitischen Becken eine sehr langdauernde Geburt zu erwarten ist; die Metreuryse aus den vorhin geschilderten Gründen. Die einzige Gefahr, die dem Kinde leicht auch nach der Wendung das Leben kosten kann, ist das platt-rachitische Becken, denn auch der handtellergroße Muttermund wird sich bei einer Mehrgebärenden leicht erweitern. Auch in diesem Falle hätte sich dem Vorfall der Nabelschnur bei noch nicht völlig eröffnetem Muttermund vorbeugen lassen. Fühlen Sie hinter der Eiblase bei abgewichenen Schädellagen ein pulsierendes Gebilde, so lassen Sie von weiteren Untersuchungen ab und schützen Sie die Blase durch das Einlegen eines Kolpeurynters (vgl. Vorlesung II, Figur 12). Während sich nun der Muttermund völlig erweitert, richten Sie alles zur Wendung, die Sie nun in dem besten Moment bei stehender Blase und völlig erweitertem Muttermunde ausführen können.

So leicht die Wendung in unserem Falle war, um so schwieriger war die Extraktion. Die Arme mußten nach alter Methode gelöst werden, der Kopf blieb oberhalb des Beckeneinganges stecken und wurde mittels Wiegand-Winckelschem Handgriff extrahiert. Das Kind, ein Knabe von 50 cm Länge und 3150 g Gewicht, kam schwer asphyktisch zur Welt, und wir wollen sehen, wie es uns gelang, es wieder von neuem zu beleben. Vor allen Dingen dürfen Sie bei Entbindungen, bei denen Sie schon von vornherein ein schwer asphyktisches Kind erwarten können, nicht vergessen, sich die Trachealkatheter zurechtzulegen. Ebenso notwendig ist ein Platz für das Neugeborene auf einem zusammengelegten Laken in einer Sofaecke oder auf einem Tisch. Dieser Platz soll sich am besten so im Gebärzimmer befinden, daß Sie von ihm genau das oft zitierte Handtuch unterhalb der Entbundenen sehen können („Handtuchkontrolle"), um im Falle einer Blutung sofort bei der Hand zu sein. Außerdem brauchen Sie ein oder mehrere möglichst rauhe Handtücher und ein warmes (etwa 35° C) und ein möglichst kaltes Bad. Im Proletarierhaushalt müssen Sie an Stelle der Badewanne mit 2 Wassereimern vorliebnehmen.

Sie wissen, meine Damen und Herren, daß man zwei Arten von **Scheintod bei den Neugeborenen** zu unterscheiden hat: die Asphyxia livida und die Asphyxia pallida. Beim „blauen" Scheintod sehen die Kinder stets cyanotisch aus, etwa so wie eine Chloroformierte, bei der der Kiefer nach hinten gesunken ist, so daß sie keine Luft bekommt. Die livide Verfärbung kommt in beiden Fällen durch die Verarmung des Blutes an Sauerstoff zustande. Der Tonus der Körpermuskulatur ist vorhanden. Die Hautreflexe sind vorhanden. Und weil die sensiblen Nerven der Haut noch funktionieren, kommt man bei der Asphyxia livida meist leicht zum Ziel. Sie fassen das Neugeborene lege artis an den Knöcheln an, wischen ihm, während der Kopf nach unten hängt, den Schleim aus dem Munde und tauchen es dann, indem Sie es unter die Achselhöhlen fassen, bis zum Halse in den Eimer mit warmem Wasser; dann heben Sie es heraus und tauchen es in den zweiten Eimer mit kaltem Wasser. Dieses Vorgehen, da man es selbst und allein ausführen kann, gefällt mir besser als das von der Hebamme geübte Uebergießen mit kaltem Wasser. Gewöhnlich wird das ungeschickt gemacht und ein Teil des Wassers wird dem Kinde statt auf die Brust ins Gesicht gegossen. Auch ist der Hautreiz, der den ganzen Körper trifft, weit mächtiger als der partielle Reiz bei der Uebergießung. Sobald das Kind im kalten Wasser eine Inspiration macht, tauchen Sie es wieder in den Eimer mit warmem Wasser, nehmen es heraus und frottieren den Rücken kräftig ab. Auch das rhythmische Hervorziehen der Zunge nach Laborde (20—30 mal in der Minute) verdient als reflektorischer Reiz des Atemzentrums Beachtung. Nur fassen Sie die Zunge mit einem Leinenläppchen, niemals mit Instrumenten an. Einige liebevolle Schläge auf die Glutäen, und das Kind beginnt zu schreien. Seien Sie niemals mit der Wiederbelebung zufrieden, wenn das Kind nur atmet oder leise wimmert; erst der laute Schrei zeige Ihnen an, daß keine Gefahr mehr besteht.

Aber in unserem Falle handelt es sich um den zweiten, viel gefährlicheren Grad, um die Asphyxia pallida. Sie sehen es der fahlen, bleichen, totenblassen Hand des kleinen Weltbürgers, den schlaff herunterhängenden Extremitäten an, daß hier Eile nottut. Nur der stark verlangsamte schwache Herzschlag verrät noch die Spuren des Lebens.

Was das Kind braucht, ist die Atmung und durch diese den für das Leben notwendigen Sauerstoff. Bevor wir jedoch die Atemluft durch mechanische

Fig. 222.

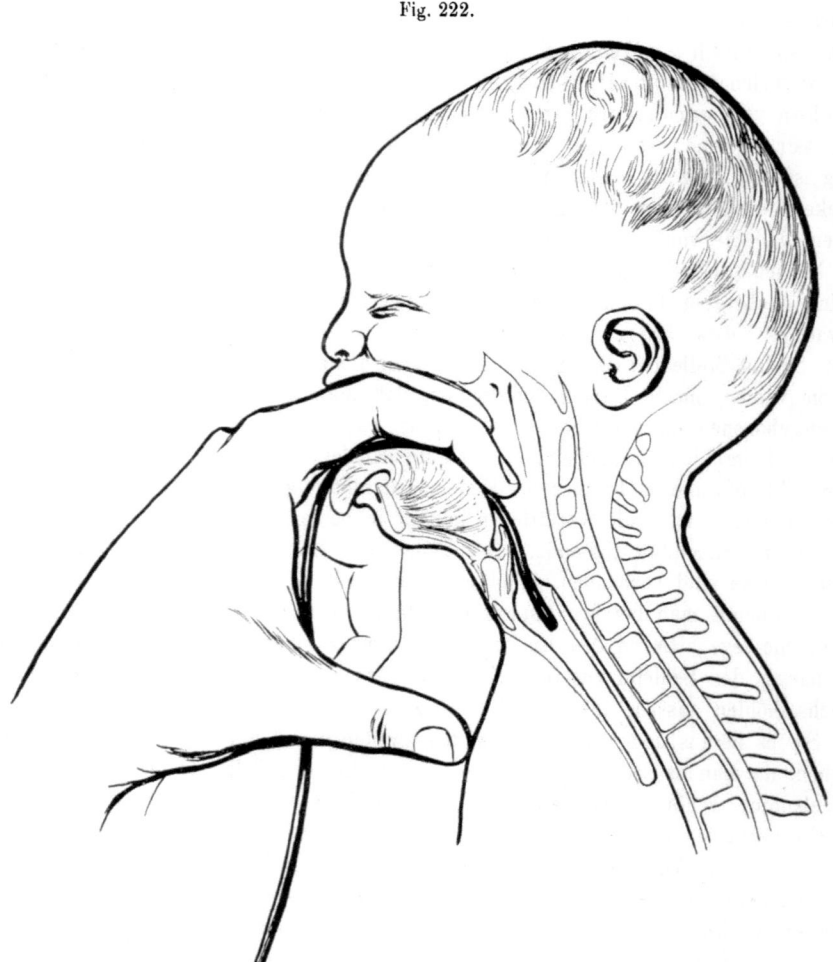

Richtiges Einführen des Trachealkatheters in die Trachea. Der Kehldeckel wird durch das Vorziehen der Zunge nach vorn gezogen.

Manöver (künstliche Atmung) dem Kinde zuführen, müssen wir sicher sein, daß die Atemwege völlig frei sind. Sonst, meine Damen und Herren, schaden Sie mehr durch Ihre Maßnahmen, als Sie nützen. Wie bei der Asphyxia livida beschrieben, wischen Sie bei hängendem Kopfe dem Kinde den Mund aus, dann legen Sie es auf das vorher vorbereitete Lager, führen den Zeigefinger der linken Hand, wie

Ihnen das Figur 222 zeigt, in den Mund des Kindes¹). Indem Sie nun die Zunge herunterdrücken und nach vorn ziehen, lüften Sie den Kehldeckel derart, daß Sie nun den Trachealkatheter in den Bronchus einführen können und den zähen Schleim aus ihm durch Saugen entfernen können. Auch diese Manipulationen müssen Sie sich in den Phantomkursen zeigen lassen; sonst passiert es Ihnen leicht, wie ich das oft gesehen habe, daß Sie, anstatt in den Bronchus zu kommen, mit der Katheterspitze über die Epiglottis hinweggleiten und den Oesophagus katheterisieren (Figur 223).

Fig. 223.

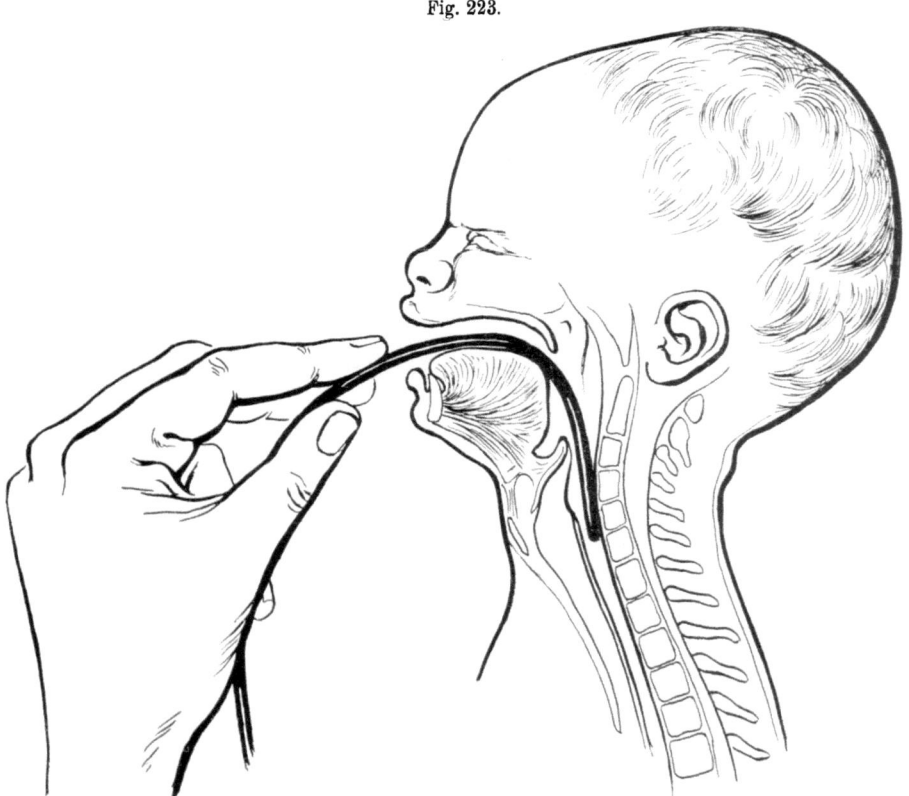

Falsches Einführen des Trachealkatheters. Der Kehldeckel verschließt die Trachea, der Katheter gleitet in die Speiseröhre.

Jetzt erst, nachdem die Atemwege frei sind, beginnen Sie die künstliche Atmung. Wie Sie dieselbe aber auch im einzelnen vornehmen, vergessen Sie niemals, einer allzugroßen Abkühlung vorzubeugen. Das erreichen Sie dadurch, daß Sie von Zeit zu Zeit das Kind in den Wassereimer tauchen und dann ordentlich frottieren.

Ich beginne gewöhnlich die künstliche Atmung nach der Prochownikschen Methode (Figur 224). Diese besteht darin, daß die Hebamme das Neugeborene in der

---

¹) Nach septischen Entbindungen müssen Sie diese Manipulationen mit sterilen oder wenigstens mit einem Handschuh bekleideten Händen vornehmen, da sonst das Neugeborene septisch infiziert werden kann.

Fig. 224.

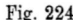

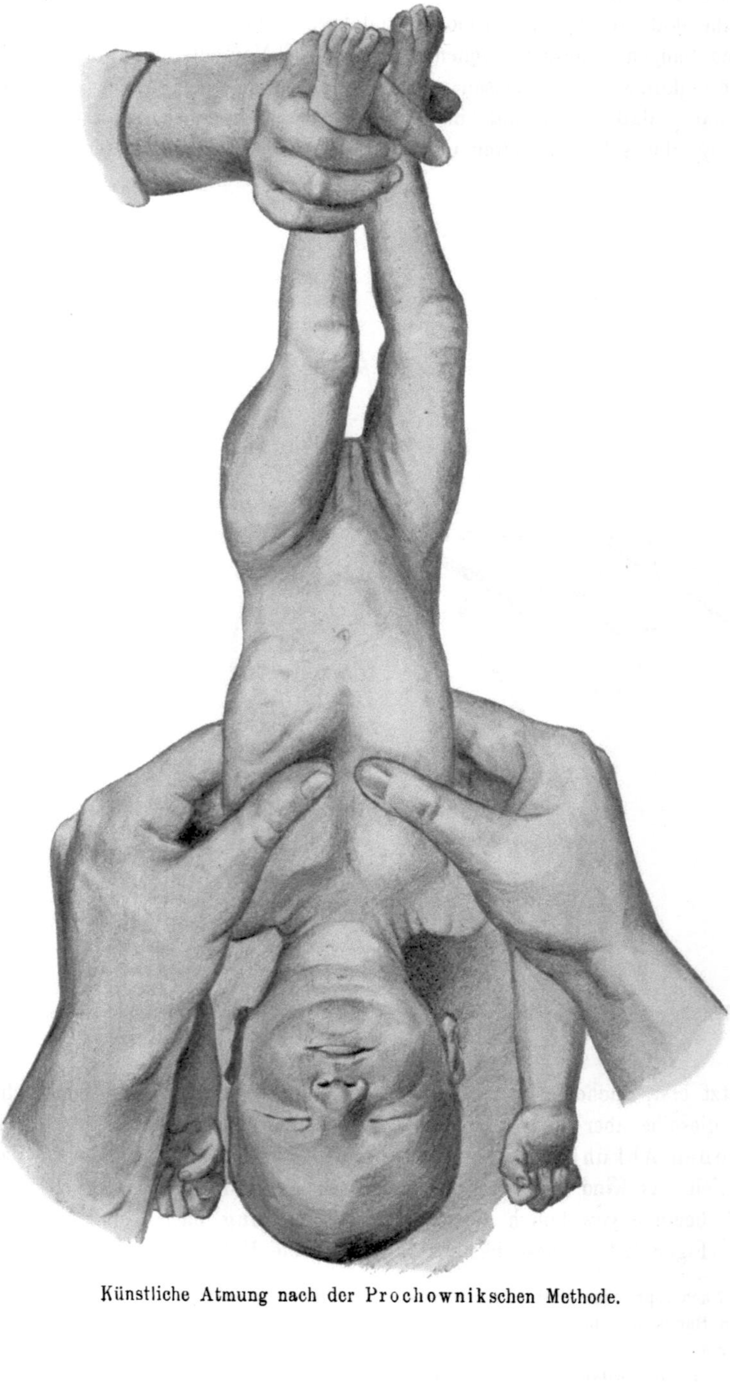

Künstliche Atmung nach der Prochownikschen Methode.

schon beschriebenen Weise an den Knöcheln hält, so daß der Kopf frei nach unten hängt und die Brust des Neugeborenen Ihnen zugekehrt ist. Jetzt umfassen Sie mit beiden Händen den Thorax so, daß Ihre beiden Daumen auf der Brust des Fötus liegen, während die vier übrigen Finger jeder Hand die seitlichen und hinteren Partien des Brustkorbes umfassen. Nun können Sie leicht durch kräftige Kompression und nachheriges Nachlassen die Exspiration und Inspiration erzielen. Diese Methode hat gerade beim Beginn der Wiederbelebung den nicht zu unterschätzenden Vorteil, daß bei der vertikalen Suspension bei gleichzeitiger Kompression des Thorax (Exspiration) der Abfluß der aspirierten, vielleicht mit dem Trachealkatheter noch nicht entfernten Massen außerordentlich erleichtert wird. Fängt das Kind nach etwa 6 bis 10 Ex- und Inspirationen noch nicht oder nur schwach zu atmen an, dann bringen Sie es schnell in das warme Wasser, frottieren es und beginnen die Ihnen ja wohl bekannten und bei richtiger Ausführung vorzüglich wirksamen Schultzeschen Schwingungen. Sie werden mir eine genauere Schilderung ersparen, denn Sie alle kennen die Methode und haben sie oft genug im Kreißsaal und in den Kursen geübt. Nur einige kleine Punkte, die ich für wichtig halte, möchte ich hervorheben: Vergessen Sie nicht vor dem Schwingen die Zunge kräftig nach vorn zu drücken, damit der Kehldeckel nach aufwärts gestellt wird (vgl. Figur 222) und die Luft freien Zutritt hat. Vergessen Sie ferner nicht den Rat B. S. Schultzes, bei der ersten Schwingung länger in der Exspirationsstellung (Kompression des Thorax durch den überhängenden Kindskörper, Schwingung nach oben) zu verharren und dabei den Kindskörper leicht zu schütteln, um wiederum noch etwa vorhandene, aspirierte Massen nach außen zu befördern. Nach 6 bis 8 Schwingungen kommen die Kinder wieder ins warme Bad, werden abfrottiert und so fort. Richtig ausgeführt, sind die Schultzeschen Schwingungen bei ausgetragenen Kindern meiner Erfahrung nach das beste Wiederbelebungsverfahren und ich habe Verletzungen und innere Organzerreißungen hierbei niemals gesehen.

Bei Frühgeburten mit weichem Thorax sind sie zu gewaltsam; hier empfehle ich Ihnen die Prochowniksche Methode oder die Insufflation. Das Einblasen der Luft geschieht so, daß man das Kind auf den Rücken legt, den Trachealkatheter in richtiger Weise (Figur 222) einführt, etwas Luft in die Lungen bläst, leicht die linke Hand auf den Thorax des Kindes legt, durch Druck die inspirierte Luft entfernt und nun wieder Luft einbläst. In der Regel genügen 5 bis 6 gut ausgeführte Inspirationen, um die Atmung wieder in Gang zu bringen. Haben Sie ein Neugeborenes wiederbelebt, so dürfen Sie nicht, wie das oft geschieht, das Kind sich selbst überlassen. Ein großer Teil speziell derjenigen Wiederbelebten, bei denen langandauernde Bemühungen notwendig waren, geht trotzdem in den ersten Tagen zugrunde. Die wiederbelebten Kinder legen Sie am besten so ins Bett, daß das Köpfchen tiefer liegt als der Rumpf, damit kein Schleim in die Bronchien fließen kann; außerdem verordnen Sie häufig warme Bäder mit kalten Uebergießungen, damit bei dem Schreien des Kindes eine ordentliche Durchlüftung der Lunge eintritt. Die meisten Kinder gehen daran zugrunde, daß man mit der künstlichen Atmung begann, bevor der Schleim aus den Bronchien herausbefördert wurde. Durch die künstliche Atmung wird dann dieser Schleim direkt in die Lunge hineingepumpt.

Im Fall 38 tritt nun zu dem Nabelschnurvorfall noch ein anderes Ereignis, nämlich der Vorfall der Extremitäten (Figur 225). Wie das zustande kommt, ist Ihnen schon aus Figur 137 in Vorlesung X klar geworden; auch erinnern Sie sich wohl an den Fall von Placenta praevia, Schädellage und Fußvorfall (Figur 210, Vorlesung XIV). In unserem heutigen Falle fällt die Therapie des Nabelschnurvorfalles mit der Therapie des Vorfalles von Extremitäten zusammen und besteht in der inneren Wendung, wie Sie es alle richtig erkannt haben. Bei genügend erweitertem Muttermunde ist das unzweifelhaft die beste und schnellste, und wo außerdem noch eine abgewichene Schädellage diagnostiziert ist, überhaupt die einzig anwendbare Methode. Liegt neben dem Kopf gelegentlich nur ein Händchen (und keine Nabelschnurschlinge) vor — was man nicht so selten beobachten kann —, dann geht häufig die Geburt spontan vonstatten; entweder das Händchen zieht sich im ferneren Verlauf zurück oder wird bei genügendem Platz im Beckenraum neben dem Kopf geboren. Nur selten jedoch wird die Geburt spontan vor sich gehen, wenn eine ganze Extremität, Arm oder Bein, neben dem Kopf liegt; ein solcher spontaner Verlauf kommt nur bei Frühgeburten aus leicht verständlichen Platzrücksichten vor. Da beim Vorfall von Extremitäten weder Mutter noch Kind zuerst wenigstens in Gefahr sind, wird man allermeist abwarten können, bis der Muttermund vollständig erweitert ist und dann wenden. Man kann natürlich auch bei engerem Muttermund zunächst die Reposition in Knieellenbogenlage versuchen.

Hier gelang die Wendung leicht und ohne Schwierigkeiten, ebenso boten die Extraktion nach Mueller und der Prager Handgriff keine Besonderheiten. Das Kind, ein Mädchen von 53 cm Länge, kam blau asphyktisch zur Welt und konnte bald wieder belebt werden.

Doch Sie wissen, meine Damen und Herren, daß mit der Geburt des Kindes der Partus noch keineswegs beendet ist und daß der unglückliche Verlauf der Nachgeburtsperiode leicht den Geburtshelfer um die Freude an dem erzielten Erfolge bringt.

Schon während wir noch mit dem Kinde beschäftigt sind — die Placenta war noch nicht geboren —, sehen wir, wie sich auf dem unter der Kreißenden über dem Eimer liegenden weißen Handtuche langsam aber stetig die Blutlache vergrößert. Nachdem wir uns durch das Einlegen der Doyenschen Specula davon überzeugt hatten, daß ein Cervixriß nicht die Ursache war, legten wir der Frau den Momburgschen Schlauch um (Figur 141), und die Blutung stand. Auch die sekundäre Wirkung der Blutleere, die Kontraktion des Uterus, ließ sich deutlich nach einiger Zeit demonstrieren. Nachdem nun etwa eine halbe Stunde nach der Geburt verstrichen war und der Schlauch ungefähr 15 Minuten gelegen hatte, nahm ich ihn wieder ab und versuchte, die Placenta zu exprimieren. Schon die äußere Betrachtung und besser die Betastung der Gebärmutter durch die schlaffen Bauchdecken zeigte uns, daß hier von einer Lösung der Nachgeburt keine Rede war. Kein seitliches Höhersteigen des Uterus, keine Abplattung des Organes, wie gewöhnlich, wenn sich die Placenta gelöst hat (vgl. hierzu Figur 226 mit Figur 228). Die Figuren 230—235 zeigen Ihnen die verschiedenen Formen und Etappen der Lösung der Placenta. Rund und kugelig fühlte man den Uterus in Nabelhöhe und unterdessen sickerte langsam das Blut auf die Unterlage. Da wir einen Cervixriß ausgeschlossen hatten, da die vorher bestehende Atonie nach Anwendung des Momburgschen Schlauches nicht mehr bestand, so konnte die Blutung nur von einer partiellen Lösung der Placenta herrühren.

Fig. 225 (Fall 38).

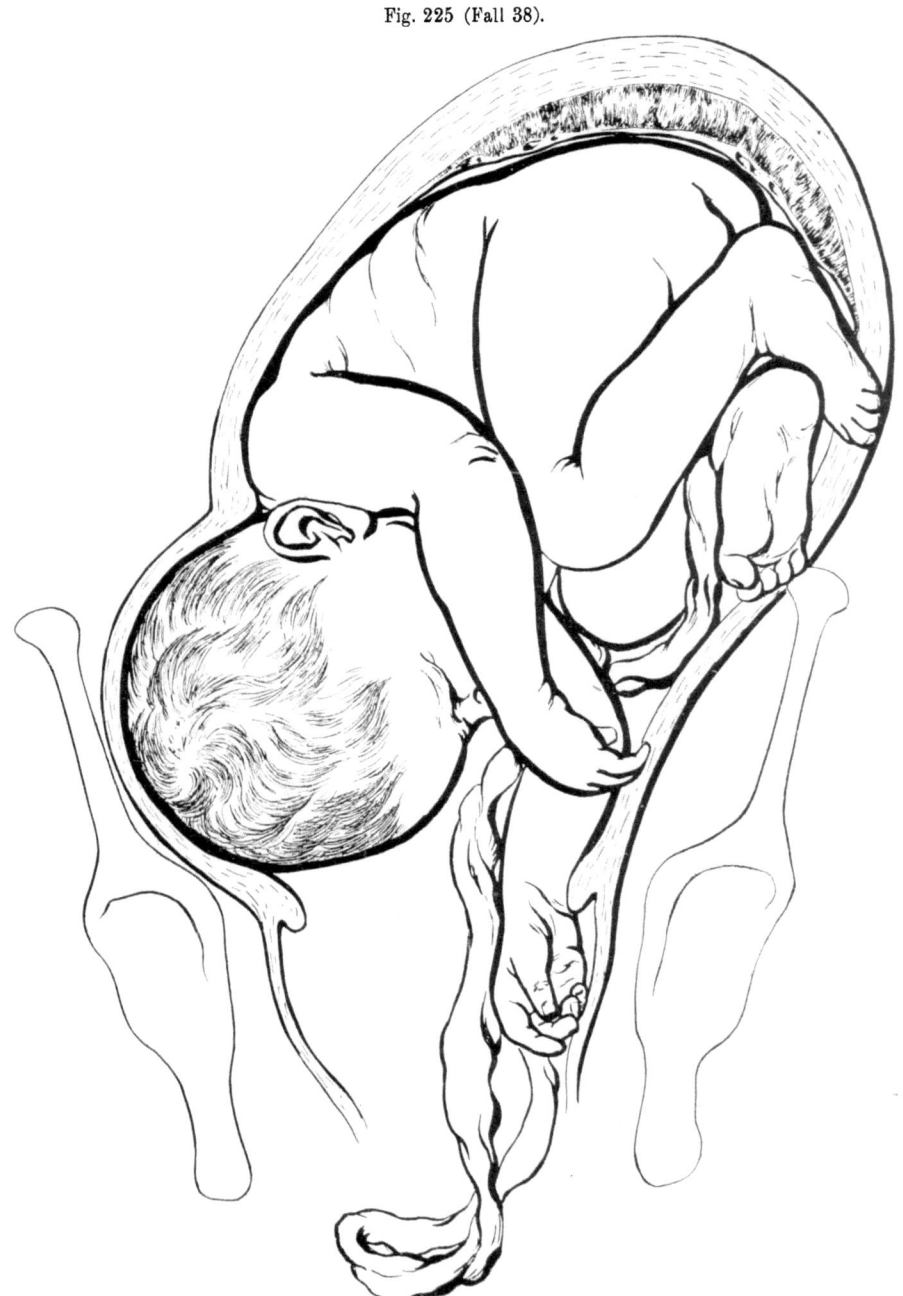

Fig. 226 (Fall 38).

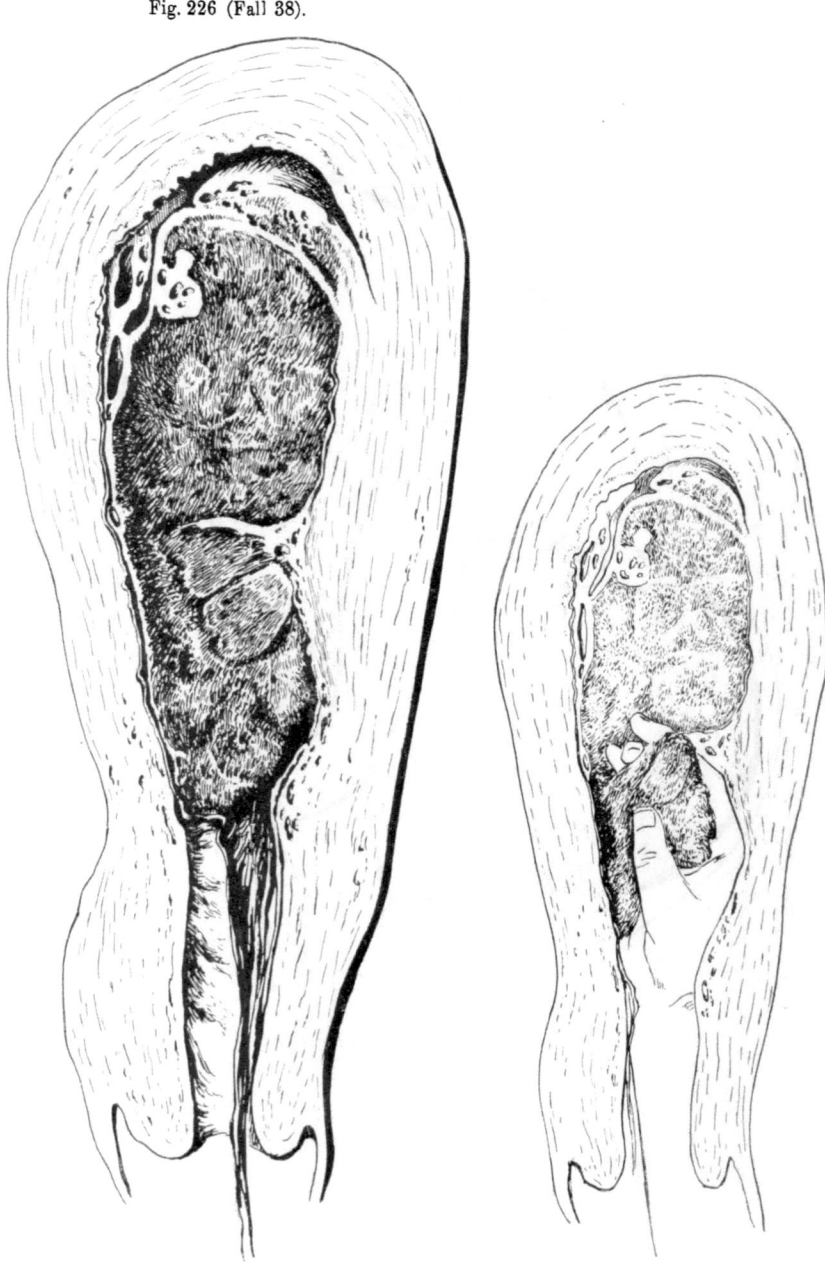

Fig. 227.

Figur 226: Placenta accreta. (Der Uterus fühlt sich bei der Betastung durch die Bauchdecken kugelig an und ist nicht höher gestiegen: Placenta noch nicht gelöst.) — Figur 227: Schwierigkeiten bei der manuellen Lösung.
Nach Präparaten der Universitäts-Frauenklinik der Königl. Charité.

Fig. 228.

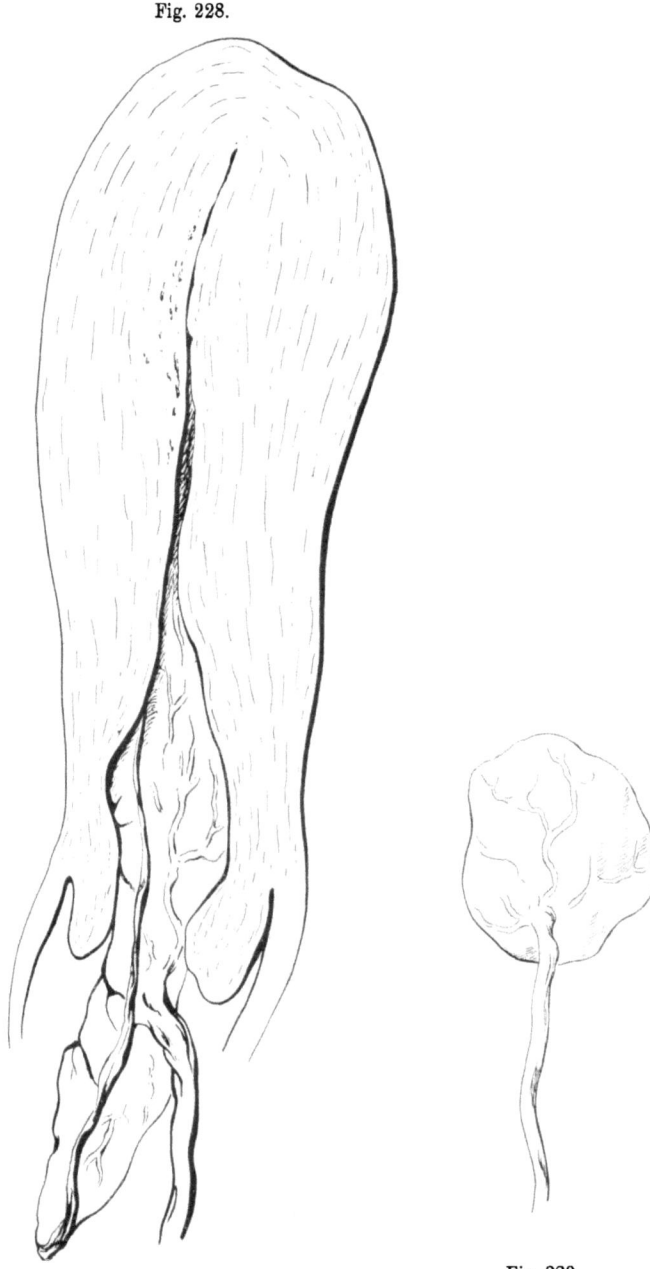

Fig. 229.

Figur 228: Normale Lösung der Placenta. Die Placenta wird in Kantenstellung (Duncanscher Modus) geboren. (Der Uterus fühlt sich abgeplattet an und ist höher gestiegen: Placenta gelöst.) —
Figur 229: Die Placenta erscheint mit der fötalen Fläche zuerst (Schultzescher Modus).

Am Rande der Lösungszone, dort wo das Stückchen gelöste Placenta an die noch festhaftende angrenzt, werden die Uteroplacentargefäße durch die Kontraktion der Uteruswand nicht verschlossen werden können und daher fortgesetzt bluten (vgl. Figur 226). In diesen Fällen andauernder, lebensgefährlicher Blutung ist die einzige Therapie die

Fig. 230.

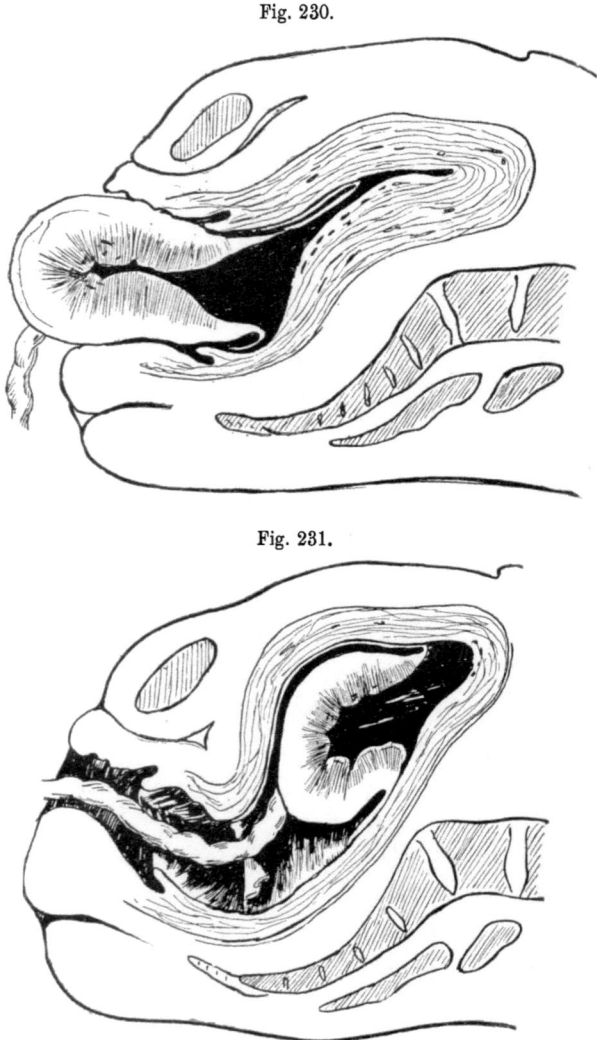

Fig. 231.

Schultzes Mechanismus der Ausstoßung der Placenta (nach Bumm).
(Aus Liepmann, Handbuch l. c.: Jaschke, Physiologie der Geburt.)

Herausbeförderung der Placenta. **Erst wenn die Expression mehrfach versucht und auch in Narkose mißglückt ist, darf man zu dem geburtshilflich gefährlichsten Eingriff der manuellen Placentarlösung schreiten,** und heute muß ich noch hinzufügen: Keine manuelle Placentarlösung ohne vorherige intramuskuläre Injektion von Pituitrin

(Pituglandol). Als Beispiel, wie glänzend der Hypophysenextrakt hier wirken kann, füge ich Ihnen aus einer Reihe von Fällen nur folgenden bei:

Ledige Käthe Ar., 19 Jahre, Ipara. Wehenbeginn 21. April, 2^{30} Uhr vormittags. Blasensprung 5^{45} Uhr vormittags. Geburt 21. April, 6^{50} Uhr vormittags. Erster Versuch einer Expressio placentae 7^{50} Uhr vormittags. Zweiter Versuch einer Expressio placentae 8^{20} Uhr vormittags. 1 ccm Pituglandol 9^{10} Uhr vormittags. Eine starke Wehe, Placenta spontan geboren 9^{15} Uhr vormittags.

Denken Sie an das, was ich Ihnen gelegentlich unseres Hebosteotomiefalles (S. 66) darüber gesagt habe und vergessen Sie nie, daß nach der Statistik die manuelle Placentarlösung eine Mortalität von 10 bis 13 v. H. aufweist! Ich muß Straßmann völlig beistimmen, wenn er sagt, daß eine Laparotomie in der Klinik eine weit weniger gefährliche Operation ist, wie die manuelle Lösung in der

Fig 232.

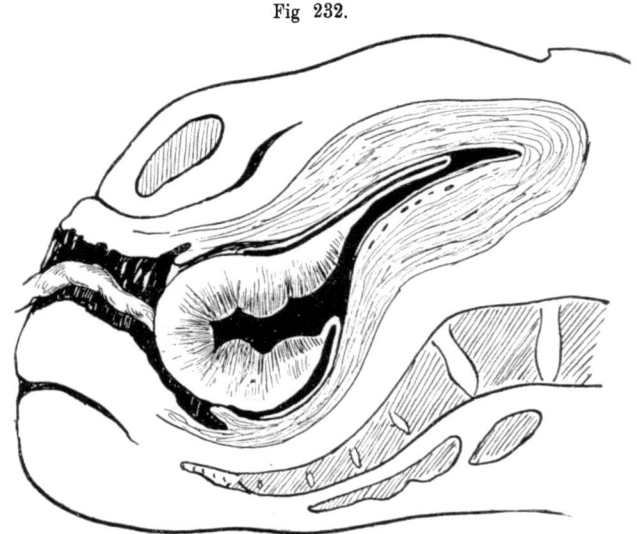

Schultzes Mechanismus der Ausstoßung der Placenta (nach Bumm).
(Aus Liepmann, Handbuch l. c.: Jaschke, Physiologie der Geburt.)

allgemeinen Praxis! Niemals aber habe ich, meine Damen und Herren, in meinen Aerztekursen auf die Gefahren der manuellen Placentalösung aufmerksam gemacht, ohne daß mir von dieser oder jener Seite folgende Frage gestellt wurde: Warum habe ich bei meinen Lösungen wohl hier und da Fieber, aber nur einen Todesfall auftreten sehen? Hierzu muß ich bemerken, daß ich unter mehr als 2000 selbstgeleiteten Entbindungen nur in etwa 3 Fällen mich zur manuellen Lösung entschlossen habe, während die Herren, die diese Frage an mich richteten, mir zugaben, daß sie ungefähr bei 100 Entbindungen 10 manuelle Lösungen vorgenommen hätten. Wie ist nun dieser auffallende Unterschied in der Statistik — 0,15 v. H. auf der einen, 10 v. H. auf der anderen Seite — zu erklären? Angenommen, daß in allen Fällen in der Praxis die manuelle Lösung nur auf eine der beiden strikten Indikationen hin — Blutung oder Infektion — ausgeführt wurde, so wird es mindestens in 60 v. H. der Fälle dem gut geschulten Geburtshelfer gelingen, in Narkose die Placenta zu exprimieren, während der Anfänger sich umsonst abmüht und schließlich zum Eingehen durch die Verhältnisse gezwungen ist. Wenn ich meine Notizen daraufhin durchsehe, so finde ich mehr als 50 Fälle, wo ich von Aerzten, Volontären und Hebammen gerufen wurde, um die Nachgeburt mit der Hand zu holen und wo mir oft zum Erstaunen der Herren die Expression gelang. Dann müssen wir alle die Fälle abziehen, in denen in der Praxis nicht die Blutungs- oder Infektionsgefahr, sondern die „Zeit" als Indikation zum Eingriff als entscheidend angesehen wurde. **Meines Erachtens darf dieser gefahrvollste Eingriff**, bei allem Verständnis für das Wort „time is money", **nicht ohne Indikation** — und „Zeit" ist keine Indikation — **ausgeführt werden**. Wenn es nicht blutete und keine Temperaturerhöhung bestand, habe ich mehrfach 5, 6, ja 12 Stunden gewartet und schließlich doch noch die Freude gehabt, der Patientin diesen lebensbedrohenden Eingriff zu ersparen[1]).

Fig. 233.

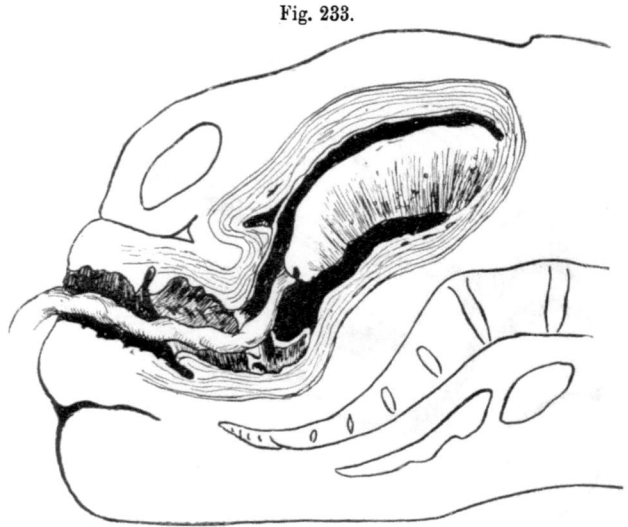

Dunkanscher Mechanismus der Ausstoßung der Placenta (nach Bumm).
(Aus Liepmann, Handbuch l. c.: Jaschke, Physiologie der Geburt.)

Und schließlich zerfallen die manuellen Placentarlösungen ihrer Anatomie und Prognose nach in zwei große Gruppen. In die Fälle, in denen es sich
    1. um eine Retentio placentae und
    2. in die, in welchen es sich wirklich um eine Placenta accreta handelt.

Bei der Retentio placentae kann man von einem eigentlich festgewachsenen Mutterkuchen nicht reden. Hier ist der abnorme Sitz und die partielle Kontraktion des Uterus die Ursache der Retention. So zeigt Ihnen Figur 40 eine typische Tubeneckenplacenta und die nächste Figur 41 zeigt Ihnen dieselbe Placenta partiell gelöst, aber durch die Uterusmuskulatur in der nur wenig kontrahierten Tubenecke retiniert.

Gelingt es in diesen Fällen nicht, durch Narkose und durch richtiges Exprimieren nach vorherigem „Kitzeln" des Uterus die Placenta nach außen zu befördern, und

---

1) In einem am 22. Januar 1917 von mir geleiteten Privatfall, in dem es nicht blutete, habe ich trotz 6mal ausgeführter Expression nach Credé und trotz des Versagens von Pituglandol 9 Stunden gewartet. Bei der siebenten Expression gelang es, die Placenta vollkommen zu exprimieren.

blutet es stark weiter, dann wird man eingehen müssen. Aber die Entfernung dieser Placenta ist ein einfacher Vorgang, wie es Ihnen Figur 42 zeigt. Sie erfassen nach dem Ueberwinden des Kontraktionsringes die Placenta und ziehen sie in toto heraus.

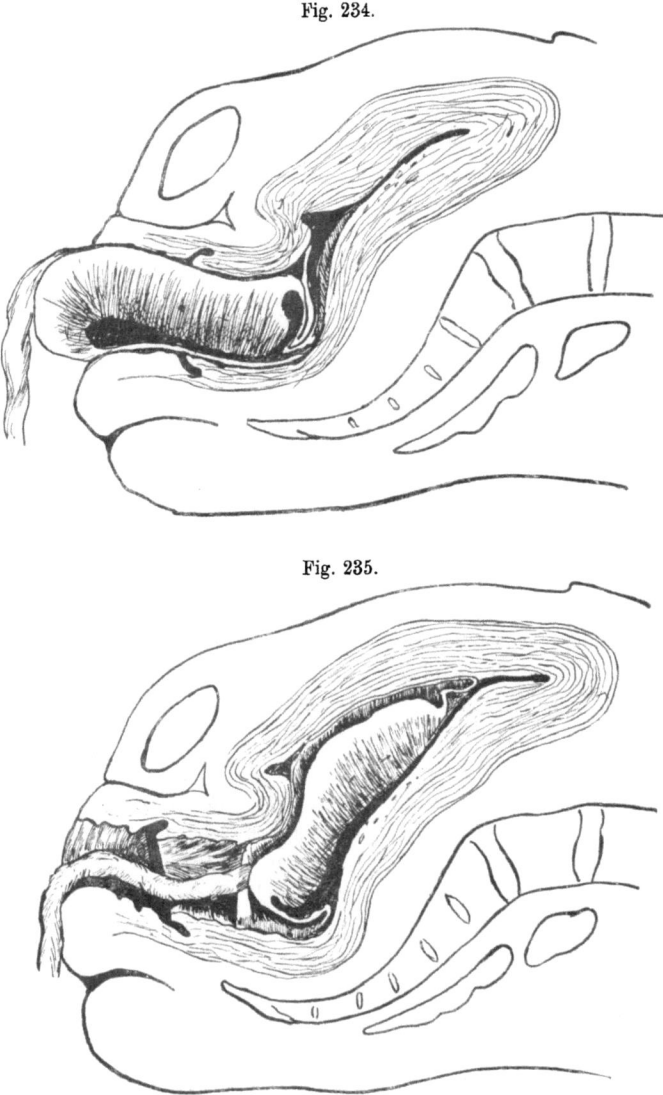

Fig. 234.

Fig. 235.

Dunkanscher Mechanismus der Ausstoßung der Placenta (nach Bumm).
(Aus Liepmann, Handbuch l. c.: Jaschke, Physiologie der Geburt.)

In der Praxis sind nun die meisten Fälle solche Placentarretentionen, die der Geübte wohl hätte vermeiden können, und dadurch erklärt sich die etwas geringere Mortalität. Denn die Prognose dieser Fälle ist, wenn man aseptisch vorging, ungleich besser als die Prognose der zweiten Gruppe, der eigentlichen Placenta accreta. Hier ist, wie

Ihnen die Figur 226 zeigt, die Placenta wirklich in festem Konnex mit der Uteruswand. Man muß, um sie zu lösen, zwischen Placentargewebe und Uteruswand eingehen, man eröffnet mit seinen Fingern die vielen Blutsinus der intervillösen Räume; ein kleiner Fehler der Asepsis genügt, um die Keime direkt in die Blutbahn der Mutter gewissermaßen hineinzureiben (Figur 227). Das sind die Fälle mit allerschlechtester Prognose, die jedoch zum Glück äußerst selten vorkommen.

Wie leicht es in diesen Fällen selbst dem Geübten passieren kann, ein Stück Placenta in der Gebärmutter zurückzulassen, lehrt folgender von mir beobachteter Fall: Ich wurde zu einer fast völlig ausgebluteten Frau gerufen, bei der schon bei der vorherigen Geburt die Nachgeburt festgewachsen gewesen sein sollte. Nach vergeblichen Expressionsversuchen in Narkose mußte ich mich wegen drohender Lebensgefahr entschließen, die manuelle Lösung vorzunehmen. Nach besonders gründlicher Desinfektion der Hände mit Wasser und Seife, Alkohol und Sublimat zog ich die ausgekochten Gummihandschuhe an und ging nun nach vorheriger Spülung der Scheide mit Brennspiritus ($^1/_2$ Wasser, $^1/_2$ Alkohol) in den Uterus ein. Die Placenta war so fest adhärent, daß sie Stück für Stück, Cotyledo für Cotyledo in Fetzen abgelöst werden mußte. Beim Nachtasten war es mir unmöglich, mit Sicherheit zu sagen, ob die noch stehengebliebenen Rauhigkeiten zerfetzte Uterusmuskulatur oder Placentargewebe war. Am 3. Tage bekam die schwer anämische und dadurch aller Schutzkräfte beraubte Frau Temperatursteigerungen bis auf 38°. Ich lieferte sie nun in die Klinik ein, und die daselbst vorgenommene Operation (Porrosche supravaginale Amputation — vgl. die Figuren 98 und 99) zeigte, daß im Uterus 2 große Cotyledonen zurückgeblieben waren. Die Frau starb wenige Tage später an septischer Peritonitis. Solche Mißerfolge sollte man stets unumwunden zugeben, da sie forensisch von großer Bedeutung sind.

Aber auch andere schwere Verletzungen, besonders Perforationen des Uterus, sind bei der manuellen Lösung an der Tagesordnung. So brachte mir ein Ehemann ein Stück Dickdarm, das der Arzt bei dieser Operation aus der Gebärmutter der Kreißenden herausgeholt habe, zur Begutachtung. Die Frau ist selbstverständlich unmittelbar nach der Operation gestorben.

Sie erinnern sich ferner noch des auf S. 218 geschilderten Falles, wo ein Arzt ebenfalls bei der manuellen Placentarlösung die ganze Gebärmutter mit der Hand herausriß. In der nächsten Vorlesung werde ich Ihnen bei Besprechung der Uterusruptur noch über einige andere auf Kunstfehlern beruhende Verletzungen zu berichten haben.

Sie sehen also, welch ein Entschluß es für einen gewissenhaften Arzt ist, bei einer Frau die manuelle Lösung auszuführen; ich für meinen Teil würde mich lieber entschließen, eine Totalexstirpation zu machen. Aber natürlich wird es immer Fälle geben, wo man der manuellen Lösung nicht aus dem Wege gehen kann. Beschränken Sie aber diese lebensgefährliche Operation auf diese Fälle, so werden Sie zu der gleichen geringen Prozentziffer kommen, die ich Ihnen eingangs im Gegensatz zu der in der Praxis üblichen angab.

Im Inhaltsverzeichnis finden Sie unter „Blutungen" eine Zusammenstellung aller vorkommenden Blutungsursachen in der Schwangerschaft, in der Geburt und im Wochenbett, die Ihnen differential-diagnostisch gelegentlich von Nutzen sein wird.

XVI. Vorlesung.

Fall 39.

Name, Alter, Para: Frau Q., 30 Jahre, IX para.
:   Meldung: Stillstand der Geburt.

Anamnese: Mit 3 Jahren laufen gelernt.
:   Frühere Entbindungen: 5 spontane Geburten ohne Kunsthilfe, 3 mit ärztlicher Hilfe (2 Wendungen, 1 Zange).
    Letzte Regel: 5. Mai.
    Wehenbeginn: 17. Februar, 7 Uhr nachmittags.
    Blasensprung: 17. Februar, 10^{30} Uhr nachmittags.
    Ankunft des Arztes: 34 Stunden nach Wehenbeginn.
    Wehentätigkeit: In der letzten Nacht sehr kräftig, fast krampfartig. Plötzlich hören die Wehen auf!

Status: Kleine, rachitisch aussehende Person.
:   Temperatur: Zuerst 36,9, dann 35,4.
    Puls: 100, später 130—150.

Aeußere Untersuchung: Beckenmaße: Sp. $23^{1}/_{4}$, Cr. 25, Conj. ext. 16, Conj. diag. $9^{3}/_{4}$, Conj. vera 8 (am skelettierten Becken gemessen). I. Lage.
:   Herztöne: Zuerst 120.

Innere Untersuchung: I. Untersuchung (nach Angabe des Arztes): Muttermund vollständig. Promontorium noch zu erreichen. I. Lage.
:   II. Untersuchung (2 Stunden später): Kopfgeschwulst reicht herab bis zur Spinallinie.
    III. Untersuchung (3 Stunden später): Nach dem plötzlichen Aufhören der Wehen wird der Puls der Mutter flattrig, 130—150. Die Kreißende gibt an, daß ihr plötzlich etwas im Körper geplatzt sei. Herztöne nicht mehr hörbar. Kleine Teile unterhalb des Nabels unter den Bauchdecken fühlbar.

Therapie: ?

Fall 40.

Name, Alter, Para: Frau B., 30 Jahre, VI para.
Anamnese: —
  Frühere Entbindungen: 4 normale, spontane Geburten. Vor 3 Jahren eine Bauchhöhlenschwangerschaft, die jedoch nicht operiert wurde. Haematoma retrouterinum.
  Letzte Regel: 13. August.
  Wehenbeginn: ⎫
  Blasensprung: ⎭ Unbestimmt.
  Wehentätigkeit: Am 13. April hatte Patientin plötzlich das Gefühl, als wenn ihr etwas im Leibe zerrissen sei. Kurze Zeit darauf blutete sie aus der Scheide, etwa $1/4$ Liter Blut. Der hinzugerufene Arzt überweist sie der Klinik.
Status: Ohne Besonderheiten.
  Temperatur: 36,7.
  Puls: 150.
Aeußere Untersuchung: Beckenmaße: Normal. Unter der Bauchdecke fühlt man links unterhalb des Nabels den Steiß, rechts den Kopf. Abdomen meteoristisch aufgetrieben.
Innere Untersuchung: Cervikalkanal für 1 Finger durchgängig. Uterus leer!
Therapie: ?

Fall 41.

Name, Alter, Para: Frau A. S., 36 Jahre, IX para.
  Meldung der Hebamme: Die Geburt kann vom Arzt nicht beendet werden.
Anamnese: Immer gesund gewesen.
  Frühere Entbindungen: Die 5 ersten Geburten verliefen spontan; lebende, ausgetragene Kinder. 6., 7. Geburt mit der Zange, 8. Geburt mit der Wendung beendet.
  Letzte Regel: 19. Mai.
  Wehenbeginn: ?
  Blasensprung: 9. März, 2^{45} Uhr nachmittags.
Besonderes: Etwa 4 Stunden nach Wehenbeginn hat ein junger Arzt auf das Drängen der Hebamme die hohe Zange bei fünfmarkstückgroßem Muttermund angelegt. Nachdem er etwa 1 Stunde gezogen hatte, ohne daß der Kopf folgte, nahm er die Zange ab und versuchte die Wendung. Als nach mehrstündigem Ziehen das Kind nicht zu extrahieren war, schickte er die Frau mit einer Droschke in die Klinik.
  Temperatur: 38.
  Puls: 130.
Aeußere Untersuchung: Beckenmaße: Normal. Der rechte Fuß des Kindes ragt aus der Vulva bis zum Knöchel heraus. Rechts vom Nabel erblickt man unmittelbar unter den Bauchdecken einen harten, kugeligen Teil, den Kopf.
Innere Untersuchung: Hierbei zeigt sich, daß der Muttermund nur etwa von Fünfmarkstückgröße, aber leer ist; das Bein des Kindes ragt aus einer links neben dem Muttermund im Scheidengewölbe befindlichen Perforationsöffnung.

Meine Damen und Herren! Was wir so oft bei engem Becken und langdauernden Geburten, bei schweren künstlichen Entbindungen und vorzeitigem Blasensprung gefürchtet haben, hier in unseren letzten drei Fällen ist es Ereignis geworden: es ist zur Ruptur des Uterus gekommen. Die Diagnose der Uterusruptur, so leicht sie in den meisten Fällen ist, muß Ihnen genau vertraut sein, denn sobald hierbei, wie in unseren Fällen, das Kind durch den Riß in die freie Bauchhöhle ausgetreten ist, bleibt Ihnen als einzige Möglichkeit, die Frau zu retten, nur die in einer Klinik sachgemäß ausführbare Laparotomie. Gerade bei der Uterusruptur wird der Arzt in der Stadt, dem fast überall eine Klinik zu Gebote steht, ungleich besser daran sein, als der Arzt auf dem Lande.

Nun, meine Damen und Herren, auf die genaue Genese der Uterusruptur brauchen wir heute nicht mehr einzugehen. Ich erinnere Sie an die Fälle 8 (S. 128), 13 (S. 187), 17 (S. 224) und 28 (S. 278); ich bitte Sie, sich die dazu gehörigen Figuren noch einmal genau anzusehen[1]). Dort (S. 128) haben wir uns auch die Aetiologie der Uterusruptur klargemacht, wie durch das Höhersteigen des Hohlmuskels und durch die Ueberdehnung des Durchtrittsschlauches schließlich der penetrierende Riß entstehen muß, durch den das Kind dann in die freie Bauchhöhle austritt. **Hier wie überall in der Geburtshilfe ist die richtige vorherige Erkenntnis der drohenden Gefahr von entscheidender Bedeutung für das Leben der uns anvertrauten Kreißenden!**

Wie lagen nun die Verhältnisse im Falle 39? Ich glaube, daß bei exakter und sorgfältiger Geburtsleitung diese Frau hätte gerettet werden können. Ganz abgesehen von dem rachitischen Habitus dieser Kreißenden hätte der Arzt sofort sorgenvoll an ein solches Ereignis denken müssen, wenn er sah, daß **bei einer IX Gebärenden bei vollständig erweitertem Muttermund und kräftigsten Wehen nach 34 Stunden die Geburt keinerlei Fortschritte machte.** Auf die Ihnen ja so oft vorgekommenen Anzeichen der drohenden Uterusruptur, auf die Ausziehungserscheinungen, das Höhersteigen des Kontraktionsringes, die Spannung der Ligamenta rotunda, auf den beschleunigten Puls, das unruhige ängstliche Wesen der Kreißenden, kurz auf alles, was die drohende Ruptur so deutlich charakterisiert, hatte er nicht geachtet im Vertrauen auf die früheren spontanen Entbindungen der Frau. Als die Ruptur eingetreten war und die Frau in die Klinik eingeliefert wurde, war es zu spät; sie starb an dem Shock und der inneren Blutung auf dem Operationstisch. Vergleichen Sie die Beckenmaße dieser Frau mit den Maßen des Kindes, das ungewöhnlich groß — 56 cm lang — war und einen Kopfumfang von $41^1/_2$ cm hatte, dann wird es Ihnen ohne weiteres klar sein, daß hier notwendigerweise eine Zerreißung der Gebärmutter eintreten mußte, wenn keine Hilfe kam. Und wie leicht hätte man dieser Frau helfen können. In der Klinik hätte man sie durch den Kaiserschnitt oder durch die Hebosteotomie entbinden können; in der Praxis draußen hätte man allerdings das lebende Kind opfern und perforieren müssen. An der Passivität des Geburtshelfers gingen beide zugrunde, Mutter wie Kind. Die Rißstelle befand sich, wie Sie in Figur 236 sehen, an der typischen Stelle in dem überdehnten Durchtrittsschlauch (Bandelscher Riß). Die nächste Figur 237 habe ich aus meinem Handbuch von Frankl übernommen.

---

[1]) Ein gutes Beispiel einer drohenden Uterusruptur bei Hydrocephalus sehen Sie in Figur 242, S. 343, dargestellt.

Fig. 236 (Fall 39).

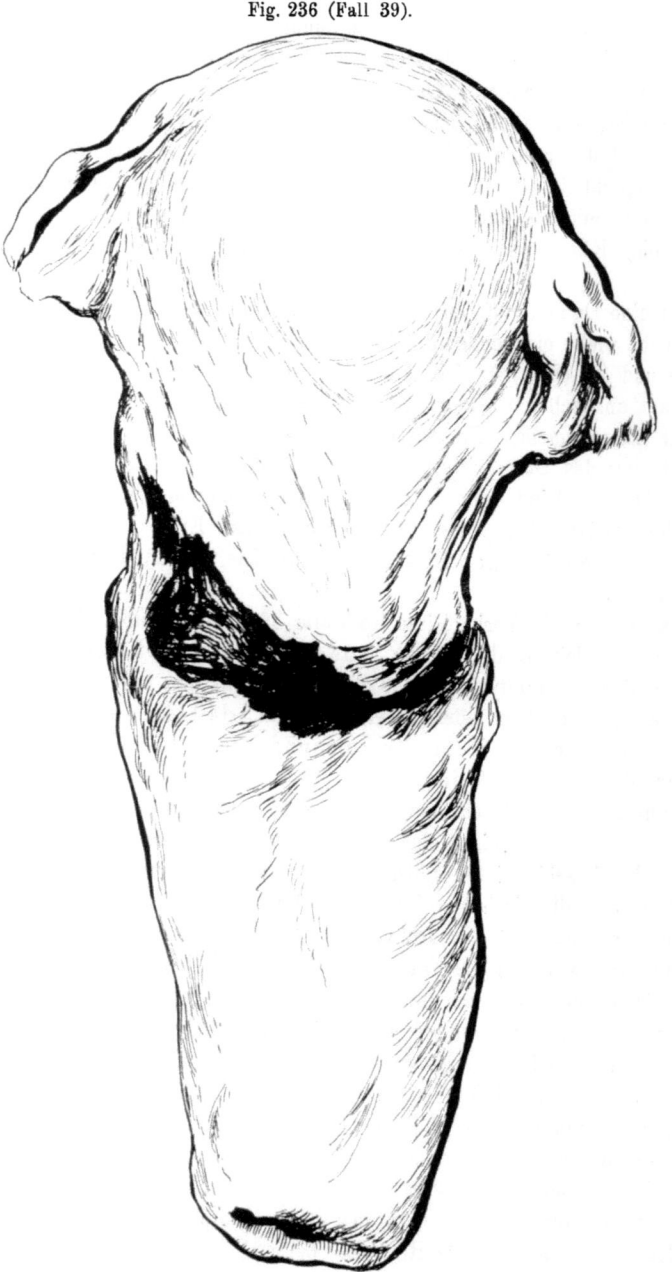

Typischer Riß im Bandelschen Ring. Beachte den überdehnten Durchtrittsschlauch.
Sektionspräparat der Universitäts-Frauenklinik der Königl. Charité.

Ganz anders liegen die Verhältnisse in unserem zweiten Falle (Fall 40). Auch hier handelt es sich um eine Mehrgebärende, auch hier um eine spontane Uterusruptur. Schon bei den ersten Wehen platzte plötzlich der Uterus in der Gegend des Fundus, wie Sie aus unserer Figur 238 ersehen, und das Kind mit der Placenta trat in die freie Bauchhöhle. Der hinzugerufene Arzt stellte durch die äußere und innere Untersuchung sofort die richtige Diagnose fest, die Frau wurde in die Klinik gebracht, laparotomiert, das tote Kind und die schon in die Bauchhöhle geborene Placenta entfernt und die Gebärmutter totalexstirpiert, da die Gefahr einer Infektion bestand. Diese Frau wurde gerettet.

Ich habe Ihnen absichtlich diesen recht seltenen Fall nicht vorenthalten wollen, weil er Ihnen in geradezu klassischer Form zeigt, wie notwendig es ist, in jedem Falle eine exakte Anamnese aufzunehmen. Vor 3 Jahren hatte diese Kreißende eine Bauchhöhlenschwangerschaft durchgemacht; es war eine sogenannte interstitielle Tubar-

Fig. 237.

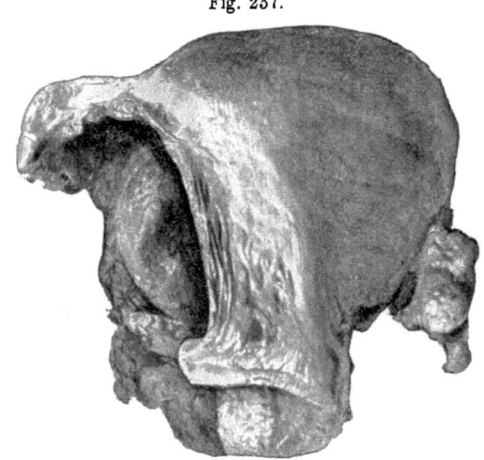

Uterusruptur. Riß seitlich gelegen, nahezu bis zum Fundus emporreichend.

gravidität. (Näheres siehe in Vorlesung XIX.) Der Fruchthalter war damals geborsten und hatte sein Blut in den hinteren Douglas wie gewöhnlich ergossen; es hatte sich eine Haematocele retrouterina gebildet. Die Blutung war von selbst zum Stillstand gekommen, und man hatte aus diesem Grunde von einer Operation Abstand genommen. Nun vernarbte die Rupturstelle. Hier aber war an dem Uterus ein Locus minoris resistentiae geschaffen, der gerade noch der Schwangerschaft über dem wachsenden Ei standhielt, dann aber bei den ersten Wehen einriß. Ganz analog sind die Fälle von spontaner Uterusruptur nach vorhergegangenen Kaiserschnitten oder konservativen Myomoperationen, bei denen die Uteruswand durch die Naht verschlossen werden mußte. So habe ich einmal eine Kollegenfrau von Zwillingen entbinden müssen, bei der vor 2 Jahren ein großes Myom enukleiert war. Da heißt es dann besonders aufpassen. Und man war froh, als alles glücklich vorüber war. Bei allen solchen Frauen müssen Sie besonders vorsichtig zu Werke gehen.

Ein schönes Beispiel einer sogenannten Kolpoporrhexis zeigt Ihnen die Figur 239.

Fig. 238 (Fall 40).

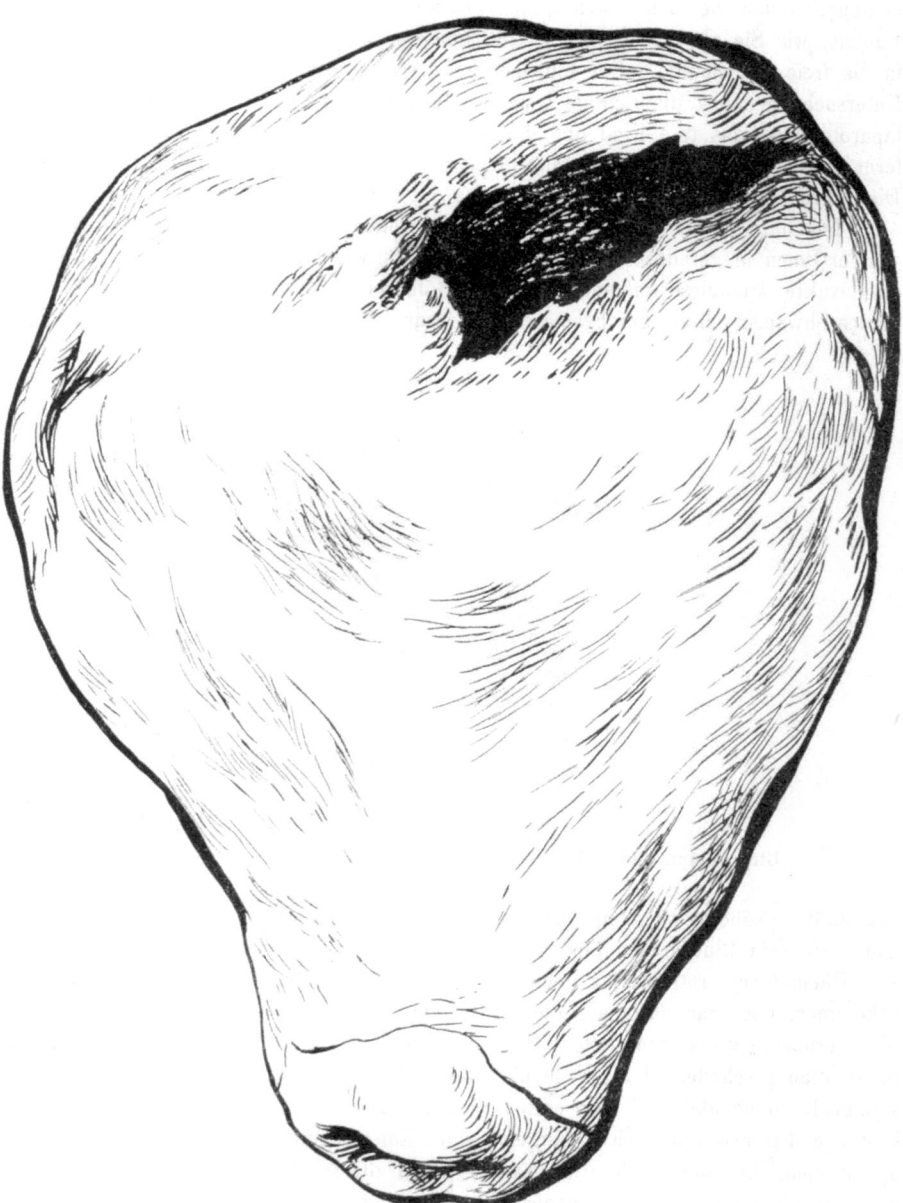

Seltener Fall einer Fundusruptur. Totalexstirpierter Uterus.
Präparat der Universitäts-Frauenklinik der Königlichen Charité.

In Fall 41 haben wir ein krasses Beispiel einer violenten Uterusruptur vor uns. Während Sie in Figur 161, S. 212 (Sie entsinnen sich, es war der Fall von Hydrocephalus) sehen, daß der Riß die seitlichen, an die Parametrien angrenzenden Partien der durch den Wasserkopf überdehnten Cervix traf und das Blut sich daher extraperitoneal ergoß und ein subseröses Hämatom bildete und, wie es Ihnen Figur 240 zeigt, bei der die violente Ruptur durch den Bossischen Dilatator hervorgerufen wurde (vgl. Vorlesung XIII), wird hier, wie Sie aus Figur 241 ersehen, durch

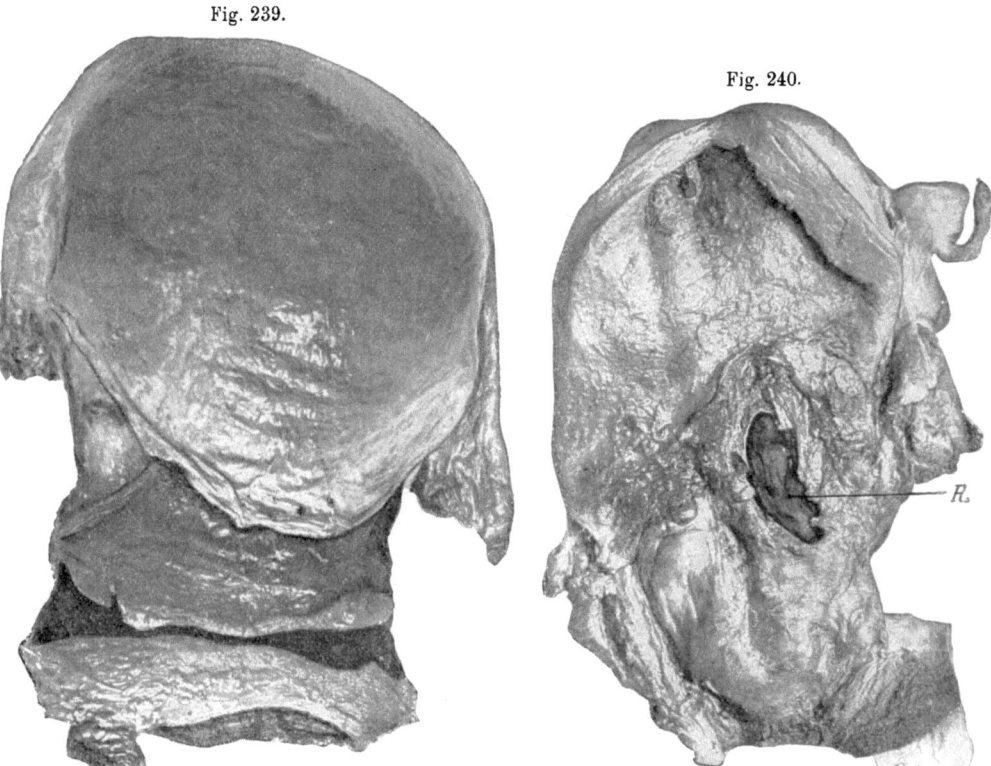

Fig. 239.

Fig. 240.

Quere Abreißung der Lippe.

Violente Ruptur (*R*), durch instrumentelle Cervixdilatation entstanden.

den linken Zangenlöffel gleichzeitig das Scheidengewölbe, das parietale Peritoneum, das viscerale Peritoneum des Uterus und schließlich die Uteruswand selbst perforiert.

Sie können sich an der Hand unserer Figur jetzt ohne weiteres klarmachen, wie ein Zug an der Zange unmöglich den Kopf nach abwärts befördern konnte. Durch die einstündigen Traktionen mit der Zange wurde natürlich der Cervikalteil der Gebärmutter völlig zerquetscht. Man stelle sich nun ein solches Vorgehen ohne Indikation, ohne Narkose vor, und man wird unwillkürlich an mittelalterliche Folterungsmethoden erinnert. Als die Zange sich als unausführbar erwies, ging der Arzt mit der Hand in den Uterus ein, um die Wendung auszuführen, und nun traf ihn ein zweites Miß-

Fig. 241 (Fall 41).

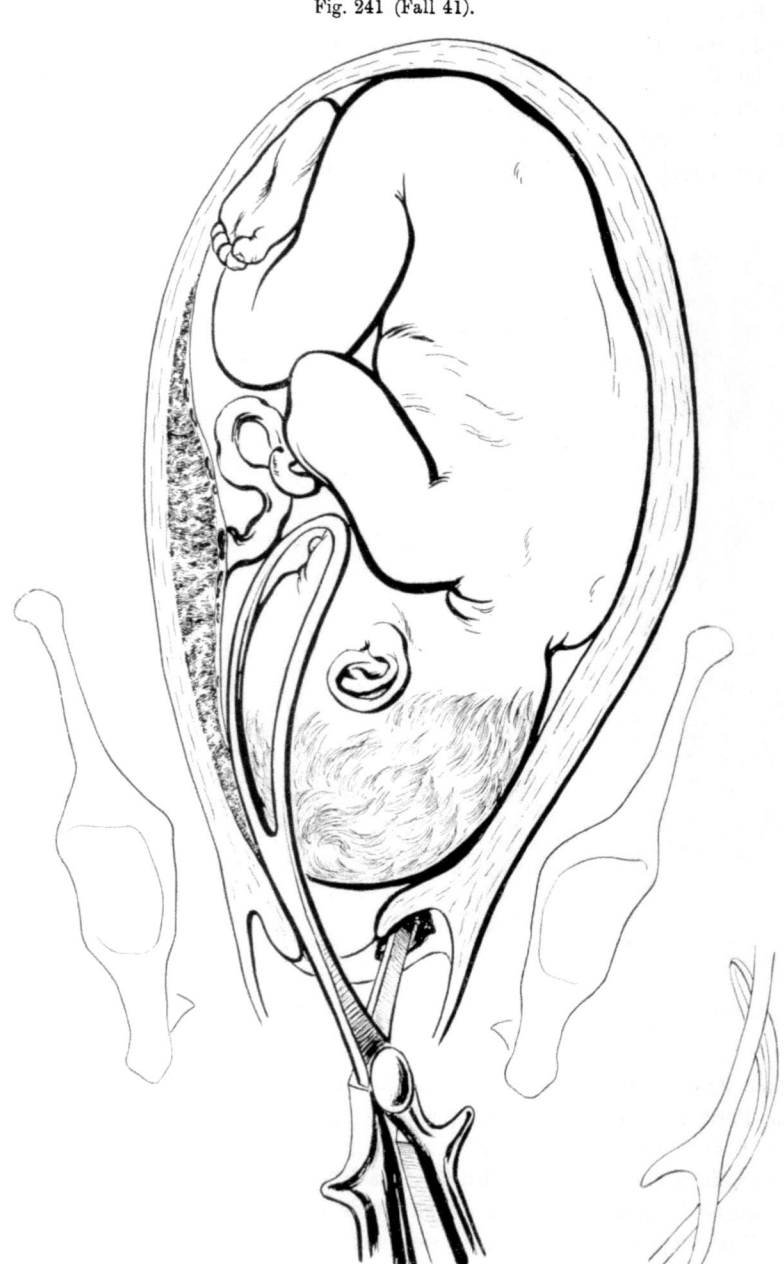

Violente Uterusruptur durch die Zange. Die Nebenskizze zeigt den Weg, den der linke Zangenlöffel nahm.

geschick. Ohne von der soeben von ihm selbst gemachten Perforation eine Ahnung zu haben, führte er die Hand statt in den Muttermund in eben diese Perforationsöffnung ein. Wie Ihnen ein Blick auf unsere Figur zeigt, war auch jetzt die Extraktion des Kindes durch das Loch im Scheidengewölbe außerordentlich erschwert und gelang dem Geburtshelfer trotz mehrstündigen (!) Ziehens nicht. Nach allen diesen Insulten ist die Frau doch noch mit dem Leben davon gekommen. Auch hier wurde aus Gründen der Infektionsgefahr an die Laparotomie die Totalexstirpation angeschlossen.

Aber, nicht immer sind die Anzeichen der drohenden, ja selbst die der schon geschehenen Uterusruptur so stürmische, wie in den soeben besprochenen Fällen. Ich habe hier die Notizen über eine Uterusruptur vor mir liegen, die in mancher Hinsicht recht lehrreich sind: Die Kreißende, die einen äußerst kräftigen Eindruck macht, zeigt eine gute, rote Gesichtsfarbe. Sie macht ruhige, bestimmte Angaben, keine Aufregung, keine Schmerzen, keine Wehen. Puls 88. Der ganze Gesamteindruck ist ein derartiger, wie man ihn sonst bei Uterusrupturen zu sehen nicht gewohnt ist. Bei der äußeren Untersuchung fühlt man die kindlichen kleinen Teile direkt unter den Bauchdecken; auf der linken Darmbeinschaufel palpierte man den Kopf, auf der rechten den rupturierten, festkontrahierten Uterus. Die innere Untersuchung ergibt, daß der Uterus leer ist. Diesem bisher eigentümlichen Allgemeinbefinden entsprachen die anatomischen Verhältnisse dieses Falles, wie sie sich mir bei der Laparotomie boten. Auch hier handelte es sich, wie in unserem ersten Falle (Figur 236), um einen typischen Ueberdehnungsriß, der so groß war, daß man an eine konservative Behandlung nicht denken konnte; gleichwohl fand sich, entsprechend dem klinischen Bilde, so gut wie kein Blut in dem freien Bauchraum. Diese Frau konnte ich durch die rechtzeitig ausgeführte Totalexstirpation retten.

Nun, meine Damen und Herren, ziehen wir das Fazit aus allen diesen Fällen, so müssen wir sagen, daß von diesen 4 Rupturen 3 deshalb gerettet werden konnten, weil sie in klinische Behandlung kamen; in der Praxis draußen wären sie unfehlbar verloren gewesen. Aber glücklicherweise sind spontane Rupturen mit dem Austritt des Kindes in die freie Bauchhöhle recht seltene Ereignisse, von denen sich fast alle mit nur wenigen Ausnahmen (vgl. Fall 40) durch eine geeignete Prophylaxe verhüten lassen. Weit häufiger sind die violenten Rupturen und besonders häufig unter ihnen wiederum diejenigen, die nach forcierten Wendungen auftreten. Gehen Sie so vorsichtig vor, wie ich Ihnen das zu so wiederholten Malen beschrieben habe, dann werden Sie hoffentlich niemals in die Lage kommen, eine violente Ruptur verursacht zu haben. Sollte es Ihnen aber doch vorgekommen sein oder sollten Sie bei einer solchen Hilfe leisten müssen, so empfehle ich Ihnen für den Fall, daß ein klinischer Transport nicht ausführbar ist, folgendes: Da das Kind in diesen Fällen durch die die Ruptur verschuldende Wendung und Extraktion schon per vias naturales geboren ist, so hat sich Ihre ganze Aufmerksamkeit der Blutung zuzuwenden. Es braucht in diesen Fällen durchaus nicht nach außen stark zu bluten und die Frau kann doch in kurzer Zeit an innerer Verblutung zugrunde gehen. (In seltenen Fällen, wie in unserem eben zitierten Falle, blutet es weder nach außen noch nach innen.) Deshalb ist das erste, was Sie zu tun haben, um die Blutung zu stillen: Das Anlegen des Momburgschen Schlauches. Haben Sie ihn nach 15 Minuten abgenommen und die Ueberzeugung gewonnen, daß durch die Kontraktion der Gebärmutter die Blutung steht (gute Beobachtung des Pulses der Wöchnerin!), dann können Sie bei guter Lagerung, Eisblase[1]) und Opium die spontane Heilung abwarten. Haben Sie aber die Ueberzeugung, daß es noch nachblutet, dann tamponieren Sie fest den Uterus; die Uterustamponade aber muß lege artis im Speculum nach Anhaken der Portio mit Collinschen Zangen (vgl. hierzu Figur 164, S. 219) unter Leitung des Auges ganz chirurgisch vorgenommen werden. Mit der in Figur 19 auf S. 29 abgebildeten Uteruspinzette mit **stumpfen Spitzen** führen Sie den Streifen bis zum Fundus herauf und stopfen dann immer fest neues Gazematerial nach. Mit der gewöhnlichen **spitzen** Uteruspinzette widerrate ich Ihnen dies, nachdem ich einmal eine durch sie verursachte perforierende Verletzung des Uterus bei der Sektion gesehen habe. Haben Sie keine **stumpfe** Pinzette zur Verfügung, dann nehmen Sie lieber die Hand. Und dann noch eins: Lassen Sie keinen toten Raum im Uterusinnern; eine unexakt ausgeführte Uterustamponade ist schlechter als gar keine[2]). Ich halte die Uterustamponade für eine für den Anfänger recht schwierige Operation, die jetzt allerdings durch die Anwendung des Momburgschen Schlauches immer mehr entbehrlich werden wird. Tamponieren Sie im Dunkeln, dann kann es Ihnen passieren, daß Sie durch den Riß in die freie Bauchhöhle gelangen und die Gefahr durch Ihre falsche Tamponade nur noch vergrößert wird. Aber Sie sehen ohne weiteres ein, daß diese Verfahren nur Notverfahren sind und daß bei ihnen ein Teil der Frauen zugrunde gehen wird, der sich klinisch noch retten ließe.

Kommt es bei einer Entbindung nach vollständiger Eröffnung des inneren Muttermundes zu einem Stillstand der Geburt, so ist es Ihre Pflicht, sich genau darüber klar zu werden, welches die Ursache hierfür ist.

Fall 42.

Name, Alter, Para: Frau J., 27 Jahre, Ipara.
 Muttermund seit 3 Stunden vollständig.
 Geburt schreitet bei sehr guten Wehen nicht vorwärts. Kopf oberhalb des Beckeneingangs scheint ganz enorm groß zu sein. Beginnende Ausziehungserscheinungen.
 Bei der inneren Untersuchung fühlt man die breitklaffenden Fontanellen und Nähte.
Diagnose: Hydrocephalus (Figur 242).

Nachdem in diesem Falle die Diagnose richtig gestellt war, macht die Therapie keine Schwierigkeiten. Wir haben mit einer einfachen Schere perforiert. Nach Abfluß von etwa 2 Liter Flüssigkeit ging die Geburt nach 15 Minuten spontan zu Ende.

In Figur 242 sehen Sie noch besonders schön ausgeprägt: den überdehnten papierdünnen Durchtrittsschlauch und den mächtigen Wulst des Kontraktionsringes.

---

1) Die Eisblase — in der Proletarierpraxis tut es auch eine mit Eis gefüllte Schweinsblase — wird niemals direkt auf die Bauchdecken gelegt, sondern in ein Tuch eingeschlagen.
2) Man kann sie in den Phantomkursen an dem Kamannschen Modell üben.

Fig. 242 (Fall 42).

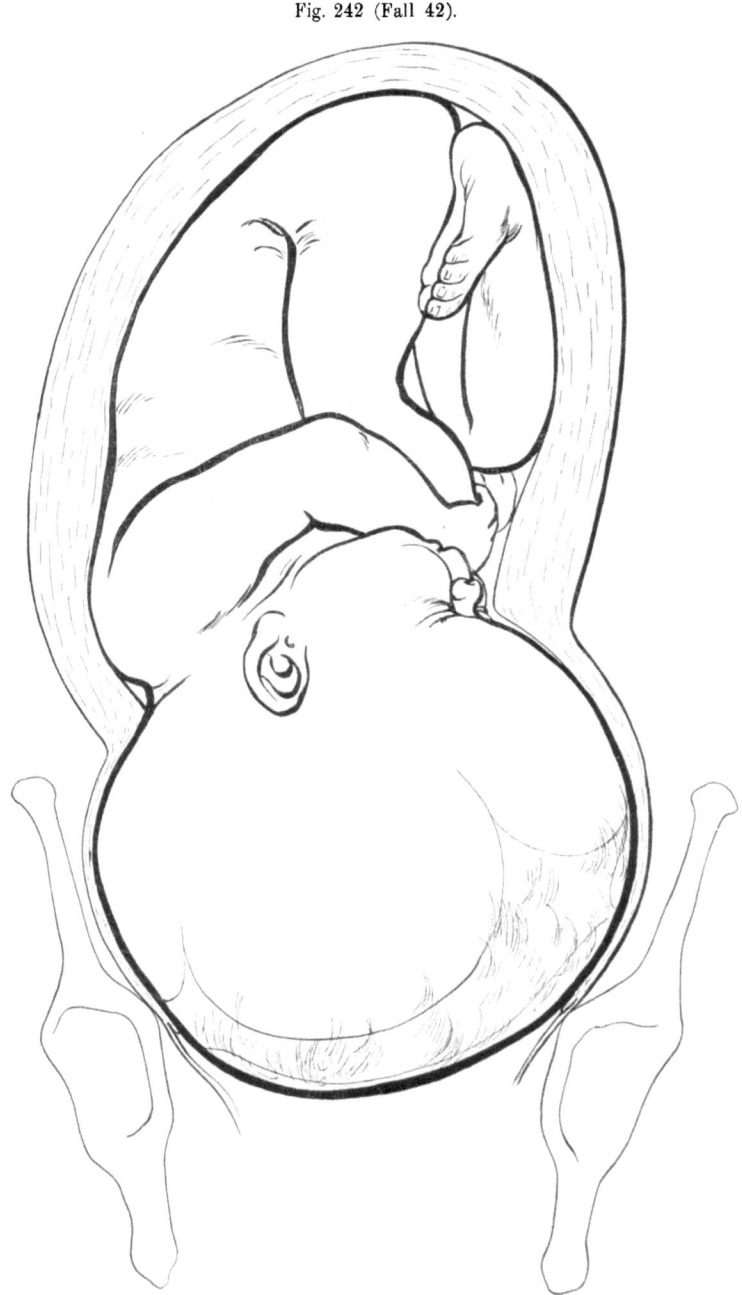

Fall 43.

Name, Alter, Para: Frau M., 35 Jahre, XII para.
    Frühere Entbindungen: 3 Aborte, 1 mal Zwillinge. 1 mal Hydrocephalus perforiert. 2 Kinder leben.
    Letzte Regel: 1. Januar.
    Wehenbeginn: 5. November, 2 Uhr vormittags.
    Blasensprung: 4. November, 5^{15} Uhr vormittags.
    Muttermund vollständig: 5. November, 11 Uhr vormittags.
    Ankunft des Arztes: 5. November, 4^{30} Uhr nachmittags.
    Wehentätigkeit: Sehr gut, fast stürmisch.
Status: Ohne Besonderheiten.
    Temperatur: 36,7.
    Puls: 100.
Aeußere Untersuchung: Beckenmaße: Normal. Deutlicher Kontraktionsring. II. Schädellage.
Innere Untersuchung: Kopf im Beckeneingang fest, Muttermund vollständig. Da das Becken normal ist, ein Hydrocephalus durch den Befund auszuschließen ist, wird die Vermutung einer anderen Mißbildung als Geburtshindernis ausgesprochen.
Therapie: ?

Fig. 243 u. 244 (Fall 43).

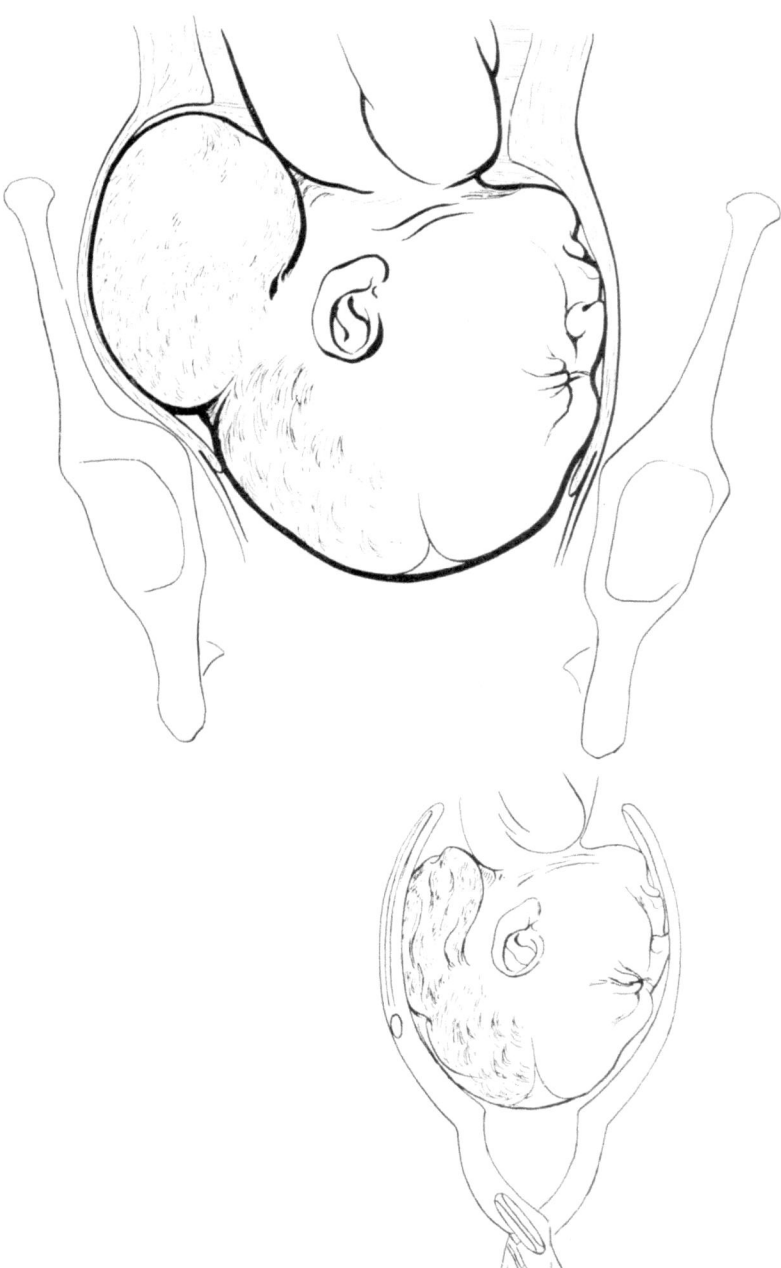

Im unteren Bilde sieht man, wie durch den Druck der Zangenlöffel der Meningocelensack zerdrückt wurde.

Ein Blick auf Figur 243 wird Ihnen zeigen, warum in diesem Falle durch die innere Untersuchung die exakte Diagnose „Meningocele" unmöglich war. Man fühlte nichts von dem am Subocciput entspringenden Tumor und so unterschied sich der Tastbefund in nichts von dem bei einer normalen zweiten Schädellage. Bei der äußeren Untersuchung aber war die weiche Geschwulst dem palpierenden Finger völlig entgangen.

Wenn ich gleichwohl die Diagnose auf eine Mißbildung stellte, so geschah dieses lediglich per exclusionem. Ein Hindernis mußte da sein, denn sonst wäre es nicht erklärlich gewesen, warum die Geburt nach der völligen Erweiterung des Muttermundes keine Fortschritte machte. An den mütterlichen Weichteilen oder dem Becken lag es nicht, dagegen sprachen die vorhergegangenen Geburten und die Beckenmessung. Also mußte das Kind irgend eine Anomalie aufweisen.

Der Geburtsverlauf war recht interessant. Da das Kind lebte und die Eltern sich ein lebendes Kind wünschten, da andererseits die Gefahr einer drohenden Uterusruptur (siehe den Kontraktionsring auf Figur 244) als Indikation seitens der Mutter unser Eingreifen dringend erforderte, hielt ich einen Zangenversuch für gerechtfertigt. Die Zange wurde im queren Durchmesser angelegt. Naturgemäß bot das Anlegen des rechten Löffels einige Schwierigkeiten (vgl. Figur 244). Beim Schließen der Zangenlöffel hörte man einen deutlichen Knall, und nun gelang die Entwickelung des Kindes leicht. Der Knall war dadurch entstanden, daß die Meningocele geplatzt war. Wäre mir das Anlegen der Zange nicht geglückt, so hätte ich selbstverständlich durch die Perforation die Mutter vor der drohenden Uterusruptur bewahrt.

Fall 44.

Name, Alter, Para: Frau L., 24 Jahre, Ipara.
    Meldung vom Hausarzt: Stillstand der Geburt wegen Geburtshindernis.
    Letzte Regel: ?
    Wehenbeginn: 23. Mai, 2 Uhr vormittags.
    Blasensprung: 23. Mai, 2 Uhr vormittags.
    Muttermund vollständig: 23. Mai, 12 Uhr mittags.
    Am 23. Mai um 2 Uhr nachmittags vergeblicher Zangenversuch von seiten des Hausarztes.
    Wehentätigkeit: Kräftig.
Status: Ohne Besonderheiten.
    Temperatur: 37,2.
    Puls: 112.
Aeußere Untersuchung: Beckenmaße: Normal.
    23. Mai, 4^{20} Uhr nachmittags, I. Lage.
Innere Untersuchung: Muttermund vollständig. Blase gesprungen, Kopf im Beckeneingang. Die Vagina ist durch ein Septum in zwei Hälften geteilt. Der Kopf ist durch den oberen Rand des Septum an der Progressivbewegung gehindert.
Therapie: ?

Fig. 245 u. 246 (Fall 44).

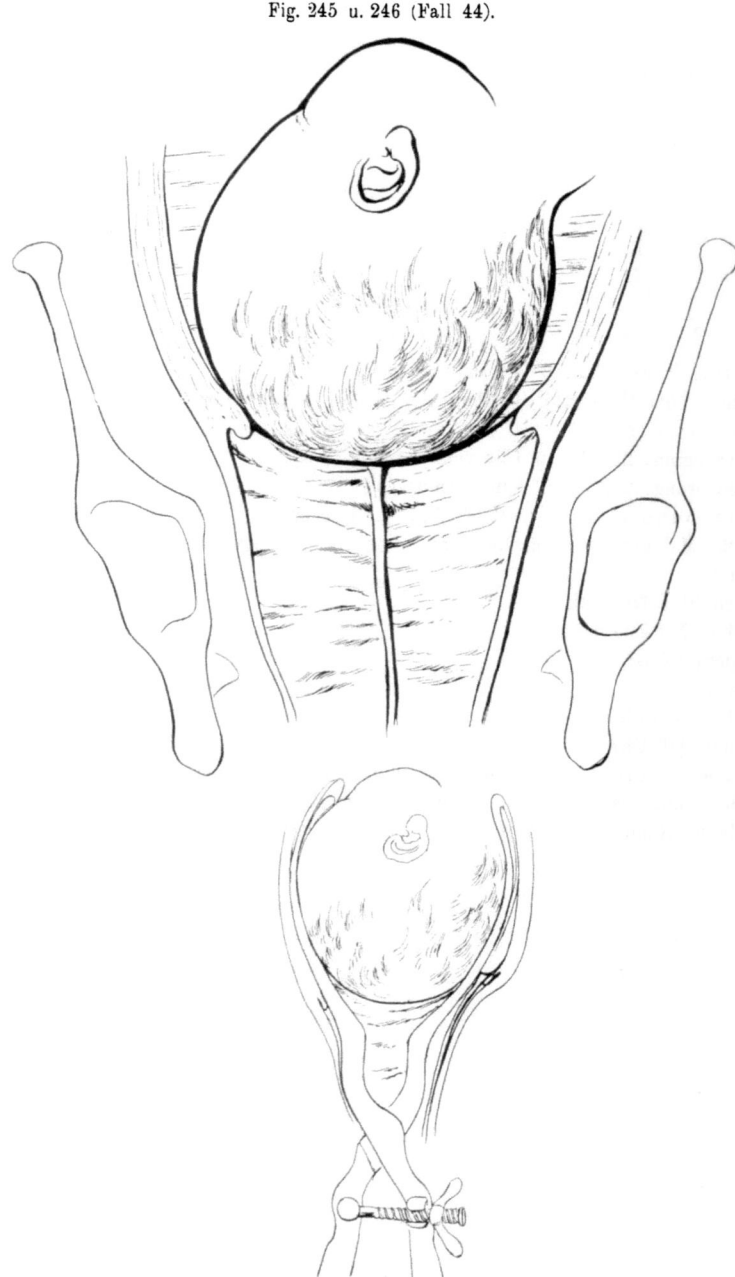

Im unteren Bilde wird das Septum vaginae mit dem linken Löffel der Tarnierschen Zange zur Seite gedrängt.

Unsere Figuren 245 und 246 zeigen Ihnen den gewiß interessanten Befund. Hier hätte man in einfacher Weise das Hindernis beseitigen können, indem man das Septum zwischen zwei Klemmen durchschnitt und dann den spontanen Verlauf der Geburt abwartete. Ich entschloß mich aus anderen Gründen zur Zange. Der Kollege hatte, wie Sie aus dem Bericht ersehen, schon vor 2 Stunden einen vergeblichen Zangenversuch gemacht; die Frau war dadurch sehr erschöpft, ein beginnender Kontraktionsring und die Pulssteigerung ließen eine schnelle Entbindung als äußerst wünschenswert erscheinen. Ich ging nun so vor, wie Sie aus der Skizze (Figur 246) ersehen, daß ich zur Ent-

Fig. 247.

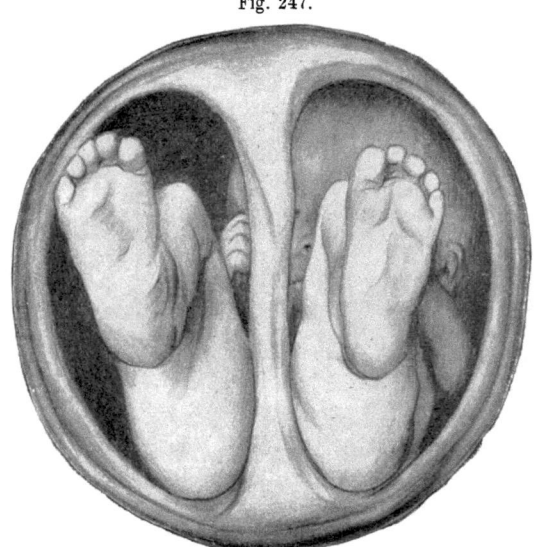

Auf dem Septum reitender Fötus.
(Aus Liepmann, Handbuch l. c., Bd. III: Jaschke, Pathologie der Geburt.)

bindung nur die rechte Scheide benutzte, mit dem linken Löffel das Septum nach vorheriger Dehnung mit der Hand zur Seite drückte und dann ebenfalls in der rechten Scheide den rechten Löffel anlegte. Bei vorsichtigen Traktionen mit der Tarnierschen Zange gelang es mir, einen 8 pfündigen Knaben ohne die geringsten Weichteilverletzungen der Mutter gesund zur Welt zu bringen.

Einen sehr hübschen, von mir selbst beobachteten Fall zeigt Ihnen die Figur 247: Ein partielles Septum der Cervix bei Fußlage. Hier konnte ich beide Füßchen durch die rechte Seite der Cervix hindurchleiten und so ohne Verletzung entbinden. Die Indikation war eine schwere Eklampsie.

Fall 45.

Name, Alter, Para: Frau St., 32 Jahre, X para.
    Meldung: „Nierenerkrankung."
    Frühere Entbindungen: Erstes Kind mit Zange entwickelt, alle übrigen Entbindungen ohne Kunsthilfe.
    Letzte Regel: Anfang Januar.
    Wehenbeginn: 15. Oktober, 4 Uhr vormittags.
    Blasensprung: 4 Uhr nachmittags.
    Muttermund vollständig: 5 Uhr nachmittags.
    Ankunft des Arztes: 15. Oktober, 8^{30} Uhr nachmittags.
    Wehentätigkeit: Kräftig.
Status: Ohne Besonderheiten.
    Temperatur: 36,5.
    Puls: 80.
Aeußere Untersuchung: Beckenmaße: Normal. I. Schädellage. Die Frau liegt mit gespreizten Schenkeln im Bett. Die Vulva ist in eine doppelseitige, gut zweimannsfaustgroße, blauschwarze Geschwulst verwandelt, die die Schamspalte fast völlig verschließt. Dieser Tumor ist plötzlich bei einer Wehe um 6 Uhr nachmittags entstanden.
Innere Untersuchung: Die Scheide ist durch den oben beschriebenen Tumor so komprimiert, daß man kaum mit dem Finger eindringen kann. Muttermund vollständig. Kopf fest im Beckeneingang (siehe Figur 248).
Therapie: ?

Fig. 248 (Fall 45).

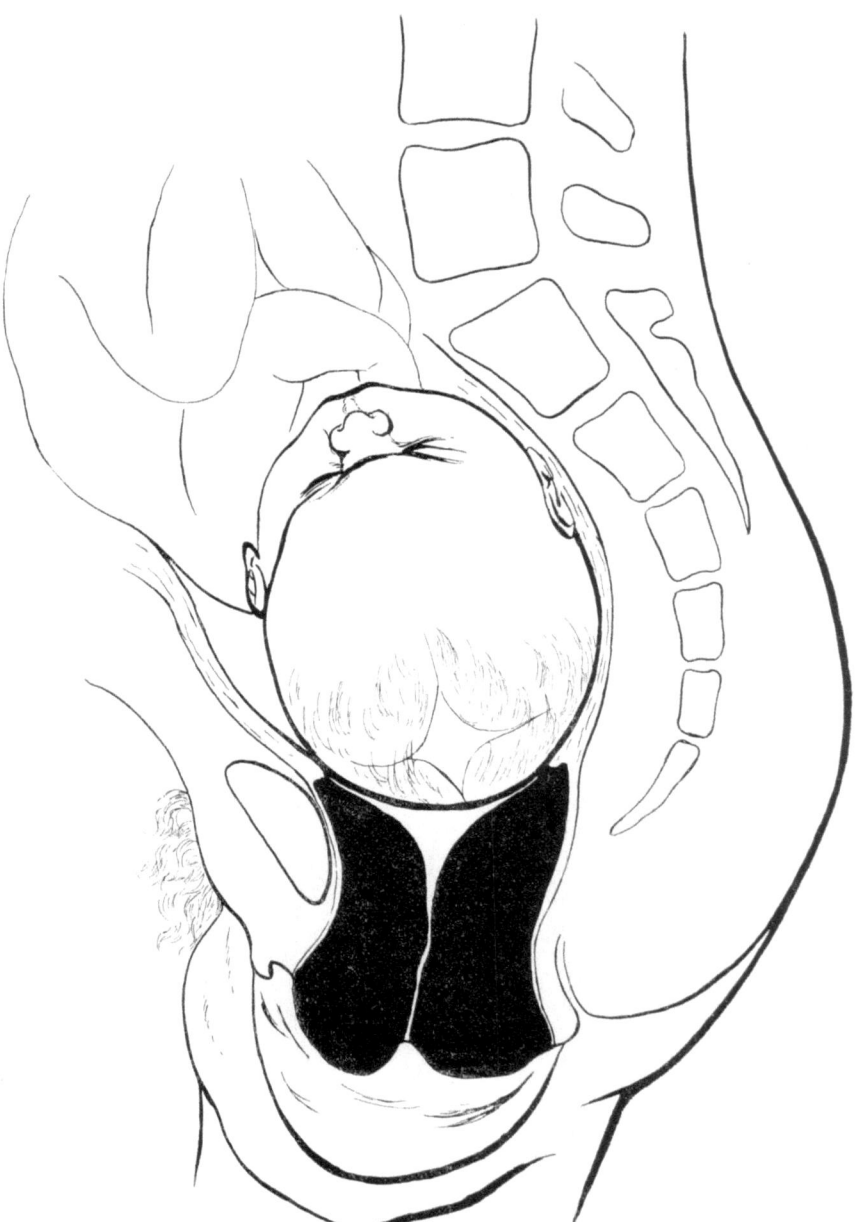

Das Haematoma vulvae et vaginae als Geburtshindernis.
(Sagittalschnitt.)

Fig. 249.

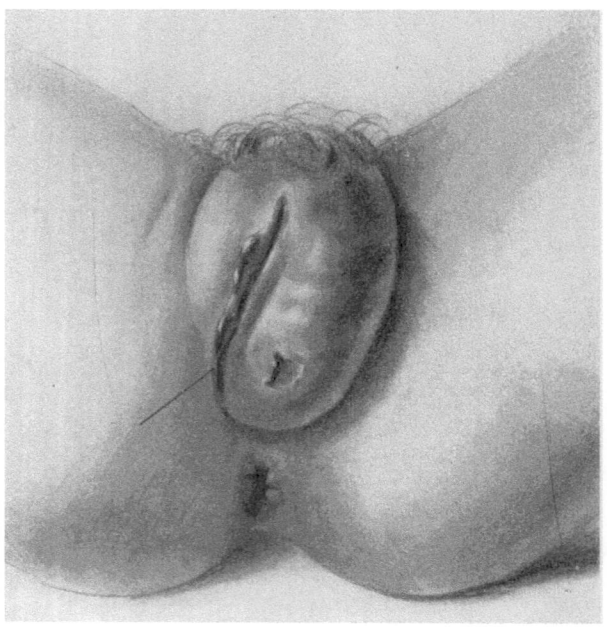

Fig. 250.

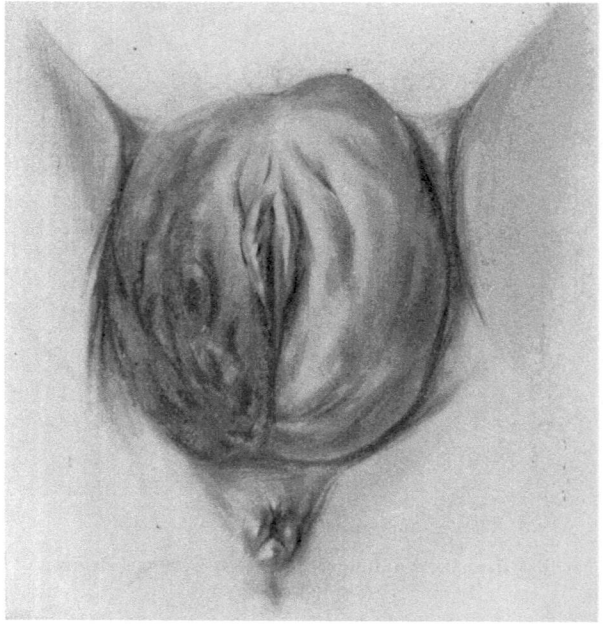

(Aus Liepmann, Ueber das Haematoma vulvae als Geburtshindernis, Berl. klin. Woch., 1909, Nr. 11.)

XVI. Vorlesung.

Fig. 251.

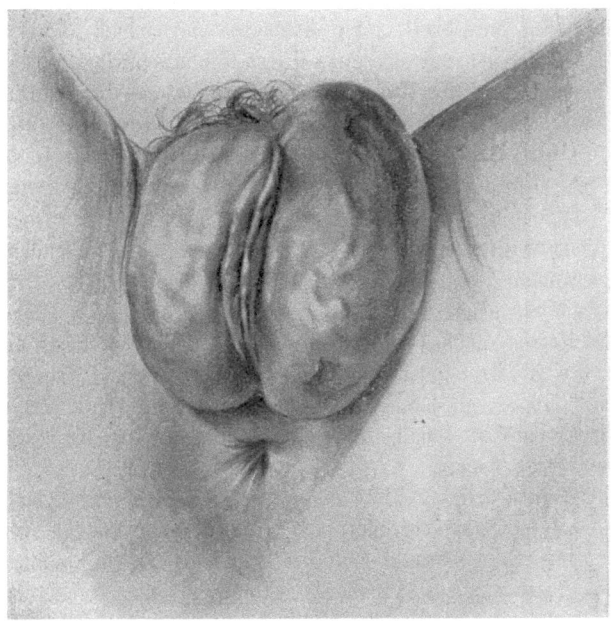

Fig. 252.

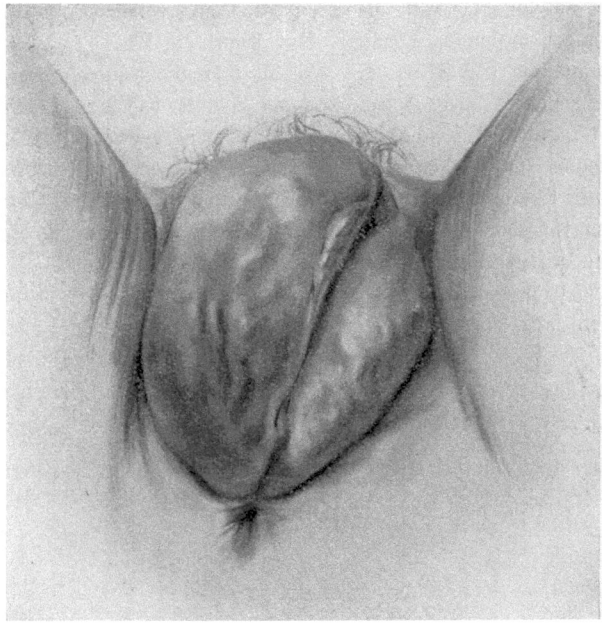

(Aus Liepmann, Ueber das Haematoma vulvae als Geburtshindernis, Berl. klin. Woch., 1909, Nr. 11.)

Den Befund sehen Sie in Figur 248 im Sagittalschnitt dargestellt. Wie in den eben beschriebenen Fällen hat sich auch hier ein besonders seltenes Geburtshindernis im Verlaufe des Partus entwickelt. Wir haben es mit einem Haematoma vulvae et vaginae, auch Thrombus genannt, zu tun. Diese Blutgeschwülste der Vulva und der Vagina entstehen zumeist in der Austreibungsperiode, wenn der andrängende Kopf den venösen Rückfluß durch den Beckenraum durch Kompression verhindert und nun plötzlich eine von den Venen platzt, die in dem lockeren Fettgewebe der großen Labien gelegen sind. Obwohl die Symptome dieser in der Geburt viel selteneren Erkrankung als im Wochenbett außerordentlich markante sind: das plötzliche Auftreten, die starken Schmerzen der Kreißenden, die sichtbare blauschwarze Vorwölbung des Tumors, so kommen diagnostische Irrtümer doch vor. Hier wurde ich, wie Sie gehört haben, wegen „Nierenerkrankung" hinzugerufen. Nun, meine Damen und Herren, nephritische Oedeme treten niemals plötzlich auf und erreichen niemals, ebenso wie die Drucködeme, eine so gewaltige Größe, daß sie zum Geburtshindernis werden können (vgl. den Sagittalschnitt der Figur 248). Außerdem sind sie, entsprechend ihrem serösen Inhalt, von heller durchscheinender Farbe, niemals so dunkelblaurot wie unser Tumor.

Durch andere gleichartige Fälle[1]) dieser Art wußte ich, daß der Tumor sich in jeder Wehe besorgniserregend vergrößert und so dem andrängenden Kopf immer neue Widerstände entgegensetzt. Deshalb hielt ich ein Abwarten für gefährlich, obwohl es noch zu keinerlei Ausziehungserscheinungen gekommen war. Auch hier konnte man das gleiche Anschwellen der Blutgeschwulst beobachten. Tritt keine Hilfe ein, so wird die Geschwulst schließlich natürlich bersten, und der Blutverlust kann dabei für die Frau ein recht gefährlicher werden.

Wir haben in diesem Fall die Kreißende ganz vorsichtig mit der Zange ohne Weichteilverletzungen entbinden können. Das Kind, ein Knabe, war 54 cm lang und hatte einen Kopfumfang von $37\frac{1}{2}$ cm. Kommt man nicht ohne Inzision aus, so wird man, wenn man seiner Asepsis sicher ist, den Schnitt nachher vernähen, sonst aber offen lassen und tamponieren. Es ist erstaunlich, wie gewaltig die Resorptionsfähigkeit des Organismus im Wochenbett ist; schnell, oft schon in wenigen Tagen, sieht man die mächtigen Tumoren auf Hühnereigröße zusammenschnurren. Hat man inzidieren und tamponieren müssen, und steht die Blutung auch dann nicht, so wird man die blutenden Gefäße aufsuchen und durch Umstechungen verschließen.

Erinnern Sie sich nun noch des Falles (Figur 165, S. 221), in dem ein Myom als Geburtshindernis uns begegnete, so haben Sie eine große Reihe seltener, aber doch wissenswerter Fälle kennen gelernt, in denen Sie **nur die richtig gestellte Diagnose** in die Lage setzte, schwerere ernste Gefahren, die die Kreißenden bedrohten, zu vermeiden.

---

1) Wer sich näher dafür interessiert, möge meine Arbeit: „Ueber das Haematoma vulvae als Geburtshindernis", Berliner klin. Wochenschr., 1909, Nr. 11, lesen; die Figuren 249—252 sind dieser Arbeit entnommen.

XVII. Vorlesung.

Fall 46.[1]

Name, Alter, Para: Frau K. K., 30 Jahre, VIpara.
  Meldung: Hochgradige Atembeschwerden.
Anamnese: Einmal Lungenentzündung, vor Jahren zuckerkrank.
  Frühere Entbindungen: Alles normale Entbindungen; bei dem letzten Kinde will sie bemerkt haben, besonders „stark" geworden zu sein.
  Letzte Regel: 5. Juni. (Termin also am ?)
  Wehenbeginn: } Noch nicht erfolgt.
  Blasensprung: }
  Ankunft des Arztes: 24. Januar.
  Wehentätigkeit: —
Status: Mittelgroße Frau mit kräftigem Knochengerüst, gut entwickelter Muskulatur und mäßigem Fettpolster.
  Temperatur: 36,3.
  Puls: 96.
Aeußere Untersuchung: Der Leib ist stark aufgetrieben, die Haut prall gespannt und glänzend. Der Leibesumfang beträgt 115 cm. Kindesteile sind nicht zu fühlen; Herztöne nicht zu hören. Es bestehen hochgradige Atembeschwerden. Die Urinmenge hat stetig abgenommen. Der Urin enthält reichlich Zucker, wenig Eiweiß, keine Zylinder. Füße geschwollen.
  Beckenmaße: Normal.
Innere Untersuchung: Muttermund fünfmarkstückgroß. Portio verstrichen. Hinter der straff gespannten Eiblase ein harter ballotierender Teil — der Kopf.
Therapie: ?

Antworten der Hörer.

1. Es handelt sich wahrscheinlich um Hydramnios oder Zwillinge; da die Frucht abgestorben zu sein scheint und außerdem hochgradige Atemnot der Mutter besteht, Einleitung der künstlichen Frühgeburt mittels Blasensprungs.

2. Fruchtwasser ablassen, dann Braxton-Hicks und permanenter Zug an dem herabgeholten Bein.

3. Blase sprengen, Metreuryse; tritt nach dem Ausstoßen des Ballons der Kopf ein, dann abwarten, sonst Wendung und Extraktion.

---

[1] Vom Verfasser schon anderen Ortes publiziert.

Sobald Sie zu einer Kreißenden gerufen werden und eine übermäßige Auftreibung des Leibes vorfinden, wie in unserem heutigen Falle, werden Sie ganz automatisch an Zwillinge oder an Hydramnios zu denken haben. Und das haben auch die meisten von Ihnen getan. Welche diagnostischen Momente sprechen nun für Zwillingsschwangerschaft, welche für Hydramnios?

Für Zwillinge spricht:	Für Hydramnios spricht:
1. Die ungewöhnliche Ausdehnung des Uterus (gemessen mit dem Bandmaß, normale Maße: Umfang 99—100, die Entfernung vom Proc. xiphoideus bis zur Symphyse: 45—46).	1. Die ungewöhnliche Ausdehnung des Uterus, oft schon in frühen Monaten der Gravidität.
2. Der palpatorische Befund: Zwei große Teile Kopf im Beckeneingang, ein zweiter im Fundus oder ein Kind in Längs-, eins in Querlage usw.	2. Der palpatorische Befund: Uterus oft Fluktuation zeigend, oft bretthart. Frucht meist nicht durchzufühlen, häufig Ballottement der großen Teile deutlich. Innerlich: starke Ausdehnung des Cervikalteiles, frühes Verstreichen der Portio.
3. Der auskultatorische Befund: (unsicher!) Herztöne auf beiden Seiten; sicherer Herztöne auf einer Seite unterhalb, auf der anderen Seite oberhalb des Nabels; verwertbar in Hinsicht auf den palpatorischen Befund.	3. Der auskultatorische Befund: „ganz unsicher", häufig hört man selbst bei lebendem Kinde keine Herztöne.

Wenn Sie nach unserer Tabelle die Differentialdiagnose zwischen Hydramnios und Zwillingsgeburt vergleichen, so werden Sie finden, daß das Schwergewicht unserer Diagnose auf dem palpatorischen Befunde liegt. In den meisten Fällen wird es uns gelingen, das Richtige zu treffen, wenn wir uns Zeit nehmen, exakt zu untersuchen. Schwer zu diagnostizieren sind nur die nicht seltenen Fälle, in denen Hydramnios und Zwillinge gleichzeitig auftreten.

Nun, bei unserer Patientin spricht die Mitteilung, daß sie bei dem letzten Kinde schon „sehr stark" gewesen sei, der palpatorische Befund, die innere Untersuchung, das Verstreichen der Portio im 8. Monat der Gravidität, ohne daß Wehen vorangegangen waren, kurz und gut spricht alles für Hydramnios.

Ihr Rat gipfelt nun, einige Modifikationen abgerechnet, darin, die Frau aus dem gefahrvollen Zustand höchster Atemnot zu befreien; und das hat so zu geschehen, daß man die Fruchtwassermengen abläßt.

Wir gingen nun so vor, daß wir die Blase sprengten, und zwar, um den Fruchtwasserabfluß so langsam wie möglich vor sich gehen zu lassen, mit einer Sonde. Der Druck im Eihautsack war aber ein so enormer, daß die kleine Sondenöffnung bald weiter riß und sich nun in raschem Tempo Fruchtwasser auf Fruchtwasser sturzbachartig entleerte. Die in einem Eimer aufgefangene Fruchtwassermenge betrug etwa 12 Liter. Nach dem Abfluß des Fruchtwassers fühlt die Frau sofort eine bedeutende Erleichterung, die Atmung wird tiefer und regelmäßiger. Die Frucht ist jetzt deutlich in I. Schädellage palpabel, der Kopf steht ballotierend über dem Beckeneingang. — Eine Viertelstunde später geht ein großes Blutkoagulum durch die Scheide ab und reichliche Blutmengen stürzen nach. Jetzt wird die Frucht sofort nach Braxton-Hicks auf den Fuß gewendet und auf das herabgeholte Bein ein permanenter Zug ausgeübt. Wenige Minuten später wird der Puls sehr unregelmäßig, schwach und schwankend zwischen 100—140 Schlägen in der Minute. Die Patientin erhält Kampfer und 1000 ccm physiologische Kochsalzlösung (0,85 pCt.) subkutan. Keinerlei Wirkung, keine Besserung des Befindens! Jetzt schreitet man zur forcierten Extraktion des Kindes, die bei der Kleinheit des Kindskörpers und der guten Dehnbarkeit des Muttermundes in wenigen Minuten gelingt. Unmittelbar nach der Extraktion des Kopfes schießt eine gewaltige Menge dunklen Blutes aus dem schlecht kontrahierten Uterus. Zeit ist nicht zu verlieren; da die Placenta auf Druck von außen nicht folgt, wird mit der Hand, die selbstverständlich mit einem Handschuh bekleidet ist, in die Gebärmutter eingegangen. Es zeigt sich, daß der Mutterkuchen, fast allseitig gelöst, nur noch an einer Stelle der Peripherie an dem Uterusfundus festhaftet und leicht in toto entfernt werden kann. Aber die Blutung steht auch jetzt nicht. Sofortiges Freilegen der Portio mit Doyenschen Speculis, Tamponade des Uterus und Ergotin Bombelon 3 Spritzen intramuskulär. Jetzt wird der Uterus allmählich hart, und die Blutung steht. Der Puls ist klein und sehr frequent, bis zu 160 Schlägen in der Minute.

Die Patientin überstand den schweren Geburtsverlauf nicht. Nachdem sie mehrere Tage hoch gefiebert hatte, und nachdem die Zuckerausscheidung bis auf 4 pCt. gestiegen war, zeigte die Eisenchloridreaktion das Vorhandensein von Acetessigsäure an. Damit war das Schicksal der Patientin entschieden: Die leichte Form des Diabetes war in die schwere, zum Tode führende übergegangen.

Dieser Fall bietet in klinischer wie in therapeutischer Hinsicht so viel des Interessanten, daß wir noch einige Augenblicke bei ihm verweilen wollen. Geringe Zuckerausscheidungen bei Schwangeren sind durchaus keine Seltenheiten. Sobald aber die Zuckerausscheidung einen höheren Grad erreicht, so daß man von Diabetes mellitus sprechen kann, trübt sich die Prognose für die Betreffende ganz bedeutend; gerade bei Zuckerkranken — das wissen Sie aus der inneren Klinik — ist die höhere Empfindlichkeit des Organismus gegenüber Eitererregern nachgewiesen. So kann der diabetischen Frau schon die einfache spontane Entbindung Gefahren bringen, die die gesunde Frau leicht zu überwinden vermag. Unsere Zuckerkranke aber traf ein Geburtstrauma, wie man es sich schwerer wohl kaum vorzustellen vermag. Der Anstoß zu allen unseren geburtshilflichen Maßnahmen war ein bei Diabetes nicht selten beobachtetes Ereignis des Hydramnios. Ich habe mir seiner Zeit die Ansammlung dieser enormen Fruchtwassermengen folgendermaßen erklärt: In unserem Falle kommt zu dem Diabetes noch eine Nierenschädigung, kenntlich an dem Eiweißgehalt des Urins. Der Organismus aber reagiert, um den Zucker zu lösen, durch eine vermehrte Säfteausscheidung. Bei intakter Niere wird dieser Mehr an Säften durch diese ausgeschieden, die Quantität des Urins wird bedeutend steigen. Hier aber, wo die Nieren nicht in normaler Weise funktionieren, wird der Organismus nach einem Sicherheitsventil suchen, sich seiner hydrämischen Plethora zu erledigen. Dieses Sicherheitsventil findet er in dem Amnionsack, sowie in dem Amnionepithel. So wird es einerseits gewissermaßen zu einem Oedema ex vacuo, andererseits zu einem vikariierenden Funktionieren des Amnionepithels und damit gewissermaßen zu einem Ersatz der verloren gegangenen Nierenfunktion kommen. Die Auffassung dieser Genese des Hydramnios wird in unserem Falle wesentlich gestärkt durch die Angabe der Patientin: „Als der Leib immer stärker anschwoll, wurde immer weniger Wasser gelassen, das vorher überreichlich war".

Mag dem nun sein, wie ihm wolle, das eine ist jedenfalls aus allem klar, daß das Hydramnios die Ursache aller der schweren Komplikationen war, die bei der Entbindung in rascher Folge auftraten.

Diese Entbindung liegt nun schon 6 Jahre zurück, und der traurige Ausgang zwingt uns, stille zu stehen und zu prüfen, ob und wie wir vielleicht heute anders gehandelt hätten.

Zuerst das Sprengen der Blase bei Hydramnios. Alle Autoren sind sich darüber einig, daß das Abfließen des Fruchtwassers langsam zu geschehen hat. Der allzu schnelle Abfluß des Fruchtwassers bringt Mutter und Kind in Gefahr; durch die plötzliche Entleerung des Uterus und die dadurch bedingte Leere des Bauchraumes fließt der bis dahin zurückgestaute Teil des Körperblutes in die Abdominalgefäße, und es kann dadurch leicht zum Kollaps der Mutter kommen. Durch die plötzliche Entleerung der Gebärmutter kommt es aber anderseits, wie auch in unserem Falle, leicht zur vorzeitigen Lösung der Placenta mit allen ihren Gefahren für Mutter und Kind (vgl. S. 291 u. 308) und fernerhin zur lebensbedrohenden Atonie. Außerdem ist das Kind durch das häufige Vorfallen der Nabelschnur gefährdet. Sie sehen genügend Gründe, um beim künstlichen Ablassen der Fruchtwassermenge so vorsichtig wie möglich zu Werke zu gehen. Daß das selbst mit einem dünnen Instrument, wie es eine Sonde ist, nicht immer gelingt, sehen Sie an unserem Falle. Mir hat sich in letzter Zeit ein Vorgehen bewährt, das ich Ihnen empfehlen möchte. Ich sprenge bei Hydramnios jetzt stets die Blase mit der mit dem Metreurynter (Champetier) armierten Zange, wie es Ihnen Figur 204 auf S. 293 zeigt. Bevor ich in dieser Weise die Blase sprenge, setze ich an den Metreurynter die Metreurynterspritze oder einen Irrigator und gebe der Hebamme oder dem assistierenden Kollegen die Weisung, auf ein bestimmtes Zeichen den Ballon zu füllen. Sobald genügend Fruchtwasser abgelaufen ist, wird der gefüllte Ballon ein weiteres Abfließen verhindern und uns außerdem noch weitere Vorteile bringen:

1. Er wird den Muttermund erweitern und dadurch für eine später eventuell notwendig werdende Wendung uns die Wege bahnen.
2. Er wird Wehen anregen und dadurch die Gefahr einer Atonie einschränken.
3. Er wird noch so viel Fruchtwasser im Uterus zurückhalten, daß einerseits die durch die plötzliche Entleerung bedingten Gefahren nicht auftreten können, anderseits eine notwendig werdende Wendung leicht auszuführen ist.
4. Er wird uns bei einer etwa plötzlich auftretenden vorzeitigen Placentarlösung eine Handhabe bieten, durch Zug den Muttermund zu dilatieren und die Geburt zu beenden.

Wer einmal bei Hydramnios in dieser Weise verfahren ist, wird nur ungern von dieser guten und sicheren Methode abgehen.

Alle übrigen bei unserem Falle eintretenden Ereignisse, die vorzeitige Placentarlösung, wie die atonische Nachblutung, sind Folgen des schnellen Fruchtwasserabflusses. Heute würden wir durch den Momburgschen Schlauch in der Lage sein, die erste Blutung zu beherrschen und dadurch vor allen Dingen Zeit gewinnen. Ob wir auf diese Weise allerdings die zuckerkranke Patientin gerettet hätten, ist höchst zweifelhaft, da wir die Diabetischen oft nach den einfachsten chirurgischen Eingriffen septisch zugrunde gehen sehen und außerdem das Wochenbett als solches einen unzweifelhaft schlechten Einfluß auf den Verlauf der Zuckerharnruhr ausübt.

Sie werden in Erinnerung an diesen Fall sicherlich immer mit der größten Vorsicht an Fälle von Hydramnios und die ihnen in klinischer Hinsicht sehr ähnlichen Zwillingsgeburten herangehen. Gehören doch die atonischen Nachblutungen bei beiden zu den gefährlichsten, die wir in der Geburtshilfe überhaupt kennen. Bei beiden Geburtsarten bedroht uns auch die vorzeitige Lösung der Placenta. Deshalb, meine Damen und Herren, sehen Sie nach gestellter Diagnose noch einmal vor der Entbindung Ihr Rüstzeug durch und rufen Sie, wenn Sie sich nicht sicher fühlen, rechtzeitig befreundete Hilfe herbei. Quidquid agis prudenter agas et respice finem!

Fall 47.

Name, Alter, Para: Frau Z., 32 Jahre, VIIIpara.
  Meldung: Blutung in der Geburt.
Anamnese: Ohne Besonderheiten.
  Frühere Entbindungen: 3 Geburten ohne Besonderheiten. 3 Steißgeburten ohne ärztliche Hilfe. 1mal Drillinge. Es leben im ganzen 7 Kinder.
  Letzte Regel: 19. Dezember.
  Wehenbeginn: 16. August, 11 Uhr nachmittags.
  Blasensprung: 17. August, 5^{30} Uhr nachmittags.
  Ankunft des Arztes: 17. August, 5^{20} Uhr nachmittags.
  Wehentätigkeit: Zuerst schlecht, nach Blasensprung gut.
Status: Ohne Besonderheiten.
  Temperatur: 37.
  Puls: 80.
Aeußere Untersuchung: Umfang des Leibes 120 cm. Ein harter großer Teil im Beckeneingang, ein zweiter harter Teil auf der rechten Darmbeinschaufel.
  Herztöne: Links unterhalb des Nabels und rechts etwa in Nabelhöhe.
  Beckenmaße: Ohne Besonderheiten.
Innere Untersuchung: Muttermund gut handtellergroß. Blase steht, auf der linken Seite liegt ein großer, blutender Placentarlappen vor. Hinter der Blase fühlt man einen Kopf. Bald nach dem Untersuchen springt die Blase spontan, der Kopf tritt ein, komprimiert die Placenta, die Blutung stehr.
Therapie: ?

Antworten der Hörer.

1. Es handelt sich um eine Zwillingsgeburt. Der erste Zwilling liegt in I. Schädellage, der zweite in II. Querlage, außerdem handelt es sich um eine Placenta praevia lateralis. Da die Blutung nach dem Springen der ersten Blase steht, wird man den spontanen Verlauf abzuwarten haben. Die Querlage des zweiten Zwillings erfordert ein Eingreifen. Man wird, da der Muttermund durch die Geburt des ersten Kindes hinreichend erweitert ist, mit der ganzen Hand wenden und nun entweder die spontane Entbindung des gewendeten Kindes abwarten oder ganz vorsichtig extrahieren.

2. Die übrigen Antworten decken sich im wesentlichen mit dieser ausführlichen.

Fig. 253 u. 254 (Fall 47).

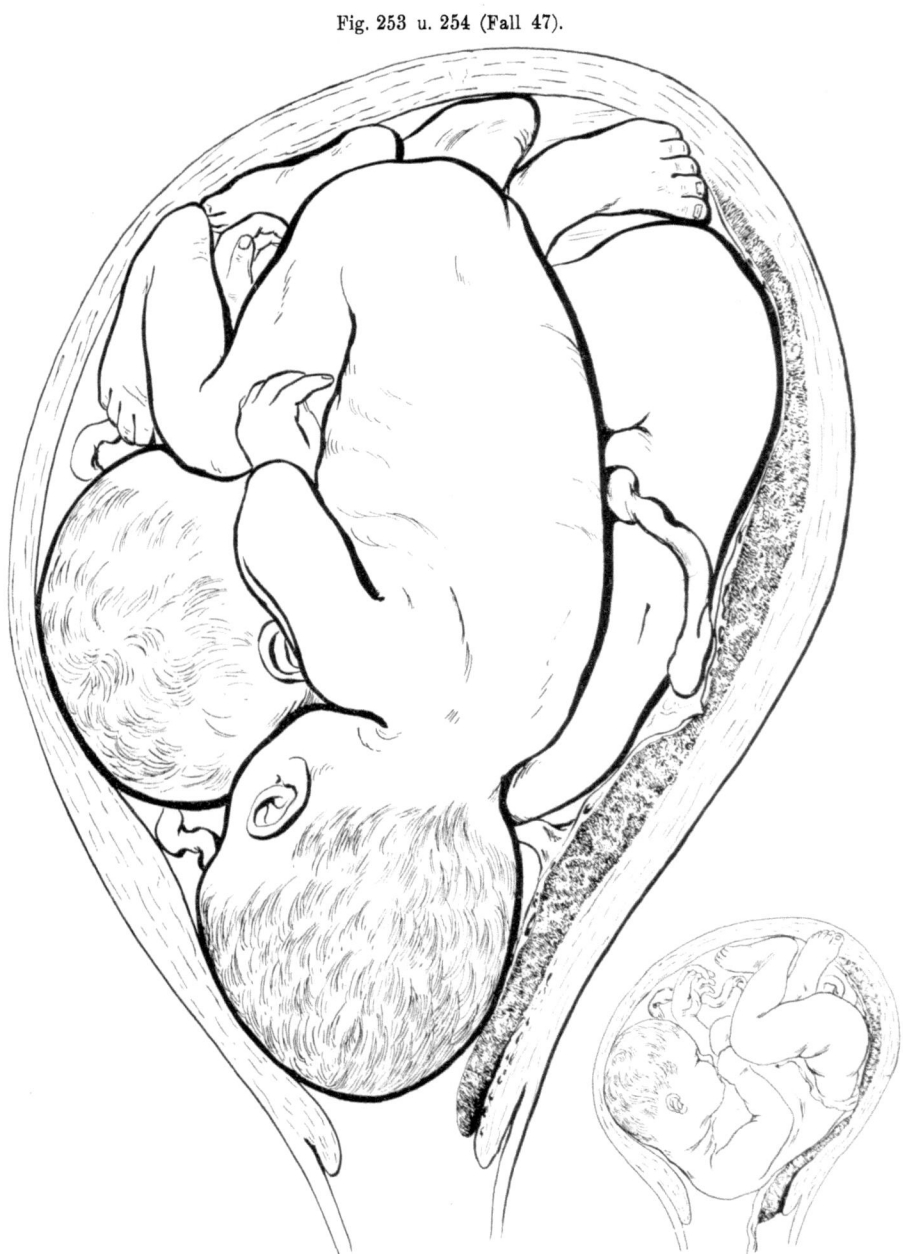

Nach der Geburt des ersten Zwillings.

Die Antwort eines von Ihnen ist so exakt und gut, als wenn er der Geburt beigewohnt hätte. Die Diagnose: Zwillinge, war in diesem Falle sehr leicht, da der eine in Längslage, der zweite sich in Querlage befand. Viel schwerer sind diejenigen Fälle, wo beide in Längslage liegen und sich so der eine fast hinter dem anderen verbirgt. Daß sich nun hierbei noch eine Placenta praevia lateralis findet, ist durch die enorme Größe der Doppelplacenta erklärt, die, wie es Ihnen auch Figur 253 zeigt, vom Fundus bis über den Rand des Muttermundes reicht. Der Geburtsverlauf bot wenig des Interessanten. Nachdem die erste Blase gesprungen war, stand die Blutung, da der Kopf eintrat. Nach zwei kräftigen Wehen wurde das Kind, ein Knabe von 50 cm Länge, lustig schreiend geboren. Unmittelbar darauf fing es wieder an zu bluten. Die innere Untersuchung zeigte uns, daß es sich um eine II. dorsoposteriore Querlage handelte (Figur 254). Der Volontär ging mit der rechten Hand ein, sprengte die zweite Blase, indem er es vermied, die vorliegende Placenta zu verletzen und wendete ohne besondere Schwierigkeiten den Fötus auf den Fuß. Die Blutung stand sofort. Wir warteten nun ruhig einige Wehen ab, und ebenso schnell wie das erste, wurde auch das zweite Kind geboren. Die Arme entwickelten wir nach der Methode von Mueller, den Kopf mit dem Prager Handgriff. Eine Nachblutung trat nicht ein. Die armen Leute aber, die kaum wußten, wie sie ihre anderen 7 Kinder versorgen konnten, waren über den Zuwachs ihrer Familie um noch zwei neue Mitglieder recht wenig erfreut.

Dieser Fall gibt mir eine willkommene Gelegenheit, Ihnen einige praktische Winke bei der Leitung von Zwillingsgeburten zu geben:

Die Geburt des ersten Kindes leiten Sie genau nach den allgemein giltigen Regeln der Geburtshilfe. Sobald der erste Zwilling geboren und abgenabelt ist, empfiehlt es sich, noch einmal zu untersuchen. Sollte eine besondere Indikation, Vorliegen der Nabelschnur, der Extremitäten, eine Querlage, Placenta praevia oder sonst dergleichen Ihr Eingreifen notwendig machen, so empfehle ich Ihnen, wenn es angeht, diesen Eingriff nicht sofort vorzunehmen, sondern erst etwa $^1/_2$ Stunde zu warten. Sie haben in unserem vorigen Falle gesehen, wie leicht vorzeitige Placentarlösung und schwere Atonie die Folge so schneller Entleerung des Uterus sein kann. Einfacher und besser ist in solchen Fällen immer die Wendung als die Zange. Auch bei der Geburt des ersten Zwillings habe ich, wenn dazu eine Indikation war, auf die Zange verzichtet und mich statt dessen eines Handgriffes bedient, den ich Ihnen bei Frühgeburten, Anencephalen und kleinen Kindern nur empfehlen kann. Die linke Hand des Geburtshelfers geht in die Scheide ein und umfaßt den kindlichen Kopf wie eine Kegelkugel, die rechte Hand übt auf den Fundus uteri und damit auf den Steiß, genau wie bei der Kristellerschen Methode, einen kräftigen Druck aus. Dieser Druck der äußeren Hand hat selbstverständlich nur zu erfolgen, wenn der Uterus fest kontrahiert ist. Durch die innere Hand werden gleichzeitig die Weichteile gedehnt und der Kopf herausgeleitet. Die Figur 255 gibt Ihnen ein anschauliches Bild unseres Vorgehens. Steht der Kopf zuerst noch quer im Beckeneingang, so wird die innere Hand ihn die natürliche Turbinalbewegung durch Drehen beschreiben lassen, so daß schließlich die kleine Fontanelle unter der Schoßfuge erscheint. Ich habe auf diese Art in der einfachsten Weise etwa ein Dutzend Kinder entwickelt. Weichteilverletzungen kommen, wenn man vorsichtig zu Werke geht, hier überhaupt nicht vor,

Fig. 255.

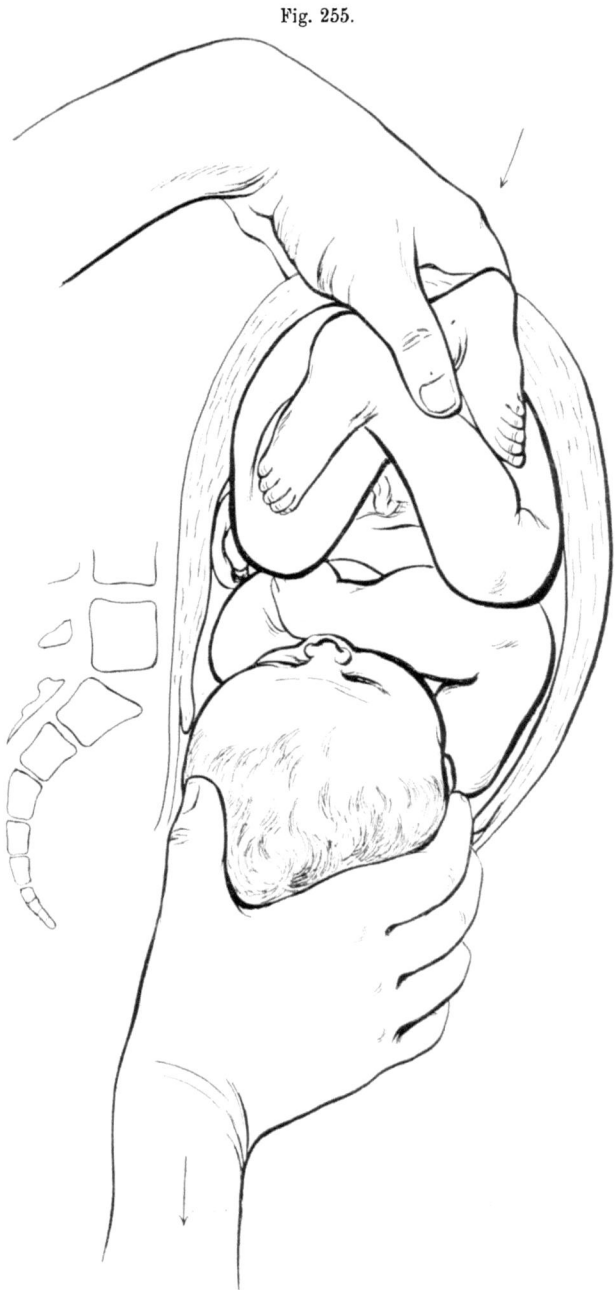

Kombinierter Handgriff zur Extraktion kleiner Früchte (Kegelkugelhandgriff).

und man vermeidet die Zange, die bei Frühgeburten und Kindern mit kleinen Köpfen, besonders bei Anfängern so leicht abgleitet und dann schwere Verletzungen des Dammes verursacht. Die Herren, denen ich dieses Vorgehen demonstrieren konnte, waren immer erstaunt, wenn sie sahen, wie man ohne Instrumente ein Kind „gewissermaßen an den Haaren" herausziehen konnte. Nachfolgender Fall möge Ihnen als kurze Illustration meines Vorgehens dienen:

Fig. 256.

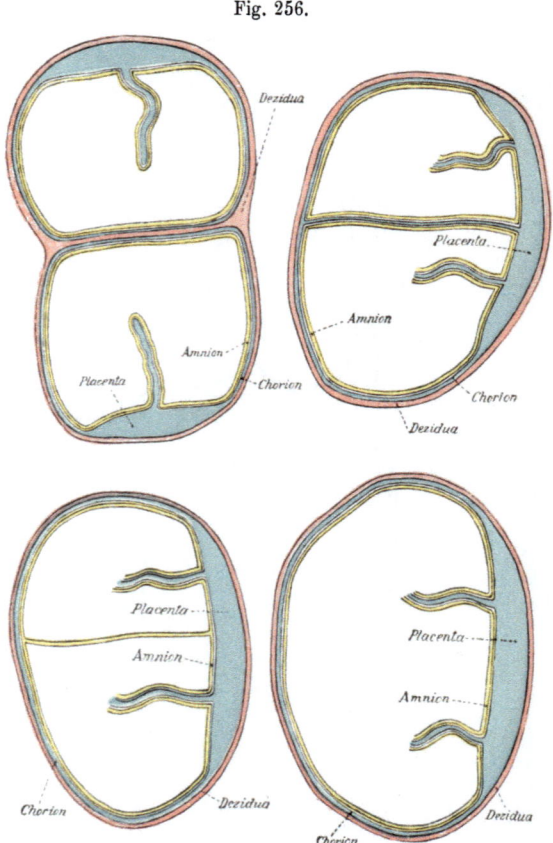

Eihäute bei Zwillingen. Schematisch. (Aus Liepmann, Handbuch l. c., Bd. II.)
(Erklärung siehe S. 365.)

Frau L., 27 Jahre, IV para. Letzte Menstruation Ende Oktober. Wehenbeginn am 9. Juli, abends 8 Uhr. Blasensprung am 11. Juli, 5 Uhr nachmittags.

Die Temperatur der Frau betrug 39,3, der Puls 110. Herztöne waren gut zu hören, 120. Bei der inneren Untersuchung am 11. Juli, abends 6 Uhr 30 Minuten war der Muttermund handtellergroß, der Kopf stand in I. Lage im Beckeneingang fest. Eine Indikation zum Eingreifen war durch das Fieber der Mutter gegeben. Der Praktikant wie der Volontär rieten noch Dilatation des Muttermundes mit Champetier, Zangenversuch, eventuell Perforation an.

Ich ging darauf mit der ganzen Hand in die Scheide ein, dehnte vorsichtig den Muttermund, umfaßte den Kopf in der beschriebenen Art und Weise, und es gelang mir, indem die äußere Hand den Fundus umfaßte, in noch nicht 5 Minuten ein Mädchen von 45 cm Länge und einem Kopfumfang von 32 cm zu entwickeln. Ich war also mit der Entbindung fertig, bevor noch die Hebamme die Instrumente Champetier, Zange, Perforationsinstrumente und Naht in das kochende Wasser legen konnte. —

Ganz schlecht sind bei Zwillingsgeburten, besonders bei Erstgebärenden, zwei aufeinanderfolgende Zangen. Ich sah hierbei ganz erhebliche Zerreißungen des Dammkörpers, da naturgemäß ein kleiner Riß bei der ersten Geburt durch die zweite erheblich vergrößert wird. Seien Sie deshalb bei dem ersten Zwilling so konservativ wie möglich.

In einem Falle wurde ich erst 9 Stunden nach der Geburt des ersten Zwillings gerufen, da die Placenta nicht herausging. Die Hebamme hatte das zweite Kind ganz übersehen. Nun, meine Damen und Herren, ich glaube nicht, daß Ihnen das jemals passieren wird. Ein Griff der Hand auf den Leib der Entbundenen genügt, um die kindlichen Teile durchzufühlen, und sind Sie unsicher, so zeigt Ihnen bei der inneren Untersuchung die vorliegende Blase oder der vorliegende Kindesteil die Anwesenheit eines Zwillings deutlich an.

Um Ihnen die Eihautverhältnisse bei Zwillingen nochmals kurz in die Erinnerung zurückzurufen, betrachten Sie die Skizzen in Figur 256. Die oberen beiden Abbildungen zeigen Ihnen die Eihäute bei zweieiigen Zwillingen: Die Abbildung links zeigt Ihnen bei weit entfernter Insertion der Eier im Uterus zwei Placenten, die Abbildung rechts bei naher Insertion eine Placenta. In beiden Fällen aber finden Sie zwei Amnien und zwei Chorien.

Die unteren beiden Abbildungen zeigen Ihnen die Eihäute bei eineiigen Zwillingen: Die linke Figur zeigt Ihnen das häufigere Vorkommen von einer Placenta, einem Chorion, aber von zwei Amnien, die Abbildung rechts das seltenere Vorkommen von nur einem Amnion. Letzteres ist so zu erklären, dass die Fruchtanlagen so dicht aneinander lagen, daß sich über ihnen nur ein einfaches Amnion erhebt.

Eineiige Zwillinge — das möchte ich noch in Ihr Gedächtnis zurückrufen — sind stets gleichen Geschlechts.

XVIII. Vorlesung.

Fall 48.

Name, Alter, Para: Frau M. B., 26 Jahre, Ipara.
 Grund der Meldung: Enges Becken, Fieber der Mutter, schlechte Herztöne. Mit 1 Jahr laufen gelernt.
Anamnese: —
 Letzte Regel: 1. März.
 Kindsbewegungen: Ende Juni.
 Wehenbeginn: 20. Dezember, 10^{30} Uhr nachmittags.
 Blasensprung: 20. Dezember, 11^{15} Uhr nachmittags (!).
 Muttermund vollständig: 22. Dezember, 9 Uhr vormittags. (Angabe des Volontärs.)
 Ankunft des Arztes: 22. Dezember, 9^{15} Uhr vormittags.
 Wehentätigkeit: Außerordentlich kräftig, Krampfwehen.
Status: Normal große, kräftige und gut entwickelte Frau.
 Temperatur: 39.
 Puls: 140.
 (Bemerkung: Letzte Kohabitation am 19. und 20. Dezember!)
Aeußere Untersuchung: Beckenmaße: Sp. 26, Cr. 27, Tr. 31, Conj. ext. 18, Conj. diag. nicht mehr zu messen. II. Schädellage. Kopf fest auf dem Beckeneingang.
 Herztöne: Nicht zu hören. Es zeigt sich, daß die von der Hebamme gehörten Töne synchron mit dem Puls der Mutter sind.
Innere Untersuchung: Damm sehr hoch. Scheide eng. Muttermund vollständig. Pfeilnaht quer, kleine Fontanelle rechts, große Fontanelle links etwas gesenkt. Kopf fest auf dem Beckeneingang.
Therapie: ?

Antworten der Hörer.

1. Da das Kind abgestorben ist, außerdem eine dringende Indikation von seiten der Mutter vorliegt: Perforation.

2. Der Tod des Kindes ist nicht sicher. Versuch mit hoher Zange; mißlingt diese: Perforation.

Meine Damen und Herren! Ich glaube, unser heutiger Fall liegt therapeutisch recht einfach, und doch bietet er klinisch manches, was uns neu und interessant ist. Sofort beim Eintritt in das Kreißzimmer fällt uns der hochfebrile Zustand der Patientin auf. Wir ergreifen den Puls der Kreißenden und finden die ungewöhnliche Höhe von 140 Schlägen in der Minute, das Thermometer zeigt uns vormittags gegen $^1/_4$10 Uhr die Temperatur von 39° an. Wir haben hier also fraglos eine schwere Infektion der Mutter vor uns.

Das erste, was wir bei einer fiebernden Kreißenden zu tun haben, ist: uns darüber Klarheit zu verschaffen, woher das Fieber stammt. Nachdem wir alle Fieber akuter Natur, die außerhalb der Genitalsphäre liegen (akute Infektionskrankheiten, Otitis media u. a.), durch genaue Untersuchung des gesamten Organismus ausgeschlossen haben[1]), müssen wir uns darüber klar werden, um welche Art von Fieber es sich bei der Betreffenden handelt. Wir müssen das Intoxikationsfieber streng von dem Infektionsfieber zu scheiden suchen, wir müssen wissen, ob die Blase noch steht, ob und wie lange das Fruchtwasser abgelaufen ist.

Wir wären mit unserer Kenntnis über das Fieber in der Geburt viel weiter, wenn wir in jedem Falle bakteriologische Untersuchungen anstellen könnten. Das geht in Kliniken selbst nur schwer, da man nur ausnahmsweise auf das Ergebnis der Kultur warten kann, in der Praxis ist es völlig unmöglich; so will ich wenigstens versuchen, Ihnen einige Leitlinien für die klinische Diagnose und Therapie der Fieber zu geben. Neben meinen eigenen Erfahrungen gründen sich meine Ansichten über das **Fieber in der Geburt** auf die auf meine Veranlassung geschriebene Inauguraldissertation von Frau Schur: 126 Fieberfälle bei 1216 Geburten in der Charité-Frauenklinik.

Geringe Steigerungen der Temperatur in der Geburt bis auf etwa 38° können gelegentlich als physiologische Temperaturauswege infolge der Muskelarbeit angesehen werden; in den meisten Fällen aber werden auch sie auf bakterielle Ursachen zurückzuführen sein. Diese beginnenden Fieber wird man zweckmäßig zuerst exspektativ zu behandeln haben. Steigt die Temperatur von Stunde zu Stunde an, nimmt die Frequenz des Pulses zu, dann, meine Damen und Herren, wird die bakterielle Ursache zur Gewißheit, und Sie haben sich, wie der Chirurg, der zu einem abgekapselten Eiterherd gerufen wird, die Frage vorzulegen, wie Sie am besten der schädlichen Noxe Abfluß verschaffen können.

Die Fieber intra partum bei stehender Blase sind Seltenheiten. Bei ihnen werden Sie aber oft sehen, daß das Sprengen der Blase ein gutes Mittel ist, um das Fallen der Temperatur zu bewirken. Hierfür zum Beleg diene die Kurve des folgenden Falles (Figur 257). Sie sehen, daß sofort nach dem Sprengen der Blase die Temperatur von 39,5 auf 38,6, dann auf 38,1 fällt, um dann nach der Geburt des Kindes bis auf 37,5 herabzugehen. Es handelte sich in diesem Falle um eine VIIIpara, und da der Muttermund handtellergroß war, haben wir durch das Sprengen der Blase zweierlei erreicht:

---

1) Was vorkommen kann, wenn man die genaue Untersuchung unterläßt, lehrt Sie folgender Fall: Ein junges Mädchen erkrankt mit Kopfschmerzen, hohem Fieber und Schüttelfrösten; der hinzugerufene Ohrenarzt stellt eine Otitis media fest und rät zur Radikaloperation. Nach der Operation fällt das Fieber nicht ab, neue Schüttelfröste treten auf, das Mädchen stirbt: Bei der Sektion findet sich als Ursache des Fiebers ein **septischer Abort!**

1. den Abfall der Temperatur,
2. die Beschleunigung der Geburt.

Fällt die Temperatur wie in diesen Fällen sofort nach dem Blasensprung, so haben wir es fraglos mit einer Intoxikation, d. h. mit einem Resorptionsfieber, das durch die Aufnahme der Stoffwechselprodukte ungefährlicher Saprophyten bedingt ist, zu tun. Fällt die Temperatur nicht, dann ist Gefahr im Verzuge, wir haben die schwerere Form der Infektion vor uns, d. h. das Eindringen von Bakterien in die Gewebe.

Viel schwieriger liegen die Verhältnisse bei denjenigen Fällen wie dem unsrigen, wo wir lange nach Blasensprung zu der fiebernden Kreißenden gerufen werden. Hier

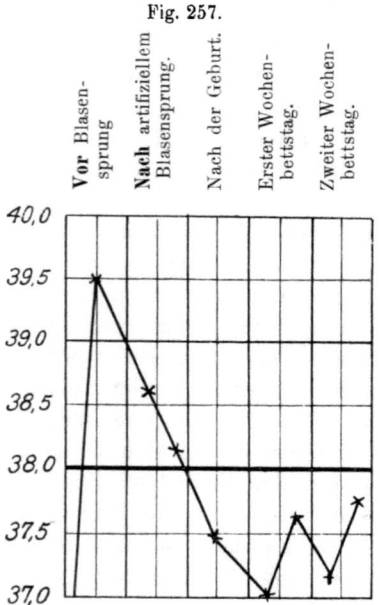

Fig. 257.

Temperaturabfall nach dem Sprengen der Blase.

werden wir nur in Ausnahmefällen klinisch die Differentialdiagnose von Intoxikation und Infektion zu machen imstande sein. Sind schon operative Maßnahmen von anderer Seite vorangegangen, sind Sie der Asepsis der Hebamme nicht sicher, dann werden Sie immer das Schlimmere von beiden, die Infektion, anzunehmen haben. Ich halte es auch nach meinen mit Dr. Hikmed angestellten Versuchen für wesentlich, in allen Fällen nach dem letzten Kohabitationstermin zu forschen. Da sich in etwa 75 v. H. aller von uns untersuchten Präputialsäcke Streptokokken, zum Teil hämolytische, vorfinden, so ist die Möglichkeit einer Infektion auf diesem Wege, wie wir es in unserem Falle sehen, nicht von der Hand zu weisen.

Mehr als die Hälfte aller Fieberfälle in der Geburt sind durch den vorzeitigen Blasensprung bedingt. In dem herabrieselnden Fruchtwasser, bei der Verlängerung des Geburtsverlaufes, der bei Erstgebärenden in 64,6 v. H. mehr als 20 Stunden, bei

20,7 v. H. mehr als 50 Stunden dauerte, bei der dadurch natürlichen häufigen inneren Untersuchung von seiten der Hebamme und der Aerzte, sind für das Aufwandern eingeschleppter Keime alle Möglichkeiten gegeben.

Was haben wir nun bei solchen schweren Fällen zu tun, meine Damen und Herren? Hier halte ich eine exspektative Therapie für gefährlich. Wie der Chirurg dem retinierten Eiter Abfluß verschafft, so müssen Sie für eine Entleerung des Uterus sorgen.

Aber, das bitte ich Sie in jedem Falle zu bedenken, auf die schonendste Weise! Jede, auch die geringste Verletzung der Mutter, vergrößert die Gefahr. So kommen weder der Kaiserschnitt und die Hebosteotomie, noch die einfacheren Muttermundsinzisionen und der Scheidendammschnitt meines Erachtens als viel zu gefährlich nicht in Frage. Die vorsichtigste Metreuryse, die einfachen, nicht die hohen oder schwierigen Zangen bei Deflexionslagen sind hier am Platze. Die Wendung, die nur bei Mehrgebärenden zu empfehlen ist, wird nur selten ausgeführt werden können, da meist lange Zeit nach dem Fruchtwasserabfluss verstrichen ist und eine Uterusruptur bei infiziertem Organ zu den allzu gefährlichsten Ereignissen gehört. So wird in vielen Fällen dem Praktiker nichts anderes übrig bleiben als die Perforation, ja selbst die Perforation des lebenden Kindes. Und auch bei dieser Operation wird er sein Hauptaugenmerk darauf zu richten haben, daß die Mutter keinerlei Verletzungen erleidet. Nehmen Sie sich aber auch vor den geringsten Läsionen an Ihren Fingern in acht — ich selbst war fast ein Jahr krank infolge einer bei einem solchen Falle erlittenen septischen Infektion — und vernachlässigen Sie niemals den geringsten Riß oder die kleinste Schramme, die Sie sich dabei zuziehen.

Hohe Zangen bei schwerfiebernden Frauen, wie in unserem Falle, zu machen, widerrate ich Ihnen auf das eindringlichste, obwohl ich mehrfach solche gemacht habe. Nur wenn Sie Ihrer Technik ganz sicher sind, und wenn Sie dafür garantieren können, keine Verletzungen zu machen, werden Sie einen vorsichtigen Versuch wagen. Die Perforation des lebenden Kindes bei infizierten Müttern ist aber deshalb nicht allzu schwer zu nehmen, da nach der Geburt noch fast die Hälfte dieser Kinder an septischen Erkrankungen, Nabelsepsis oder septischen Aspirationspneumonien in den ersten Lebenstagen zugrunde gehen.

Je ruhiger der Puls der Mutter ist, um so eher können Sie langsam und vorsichtig die Geburt leiten; je beschleunigter der Puls ist, um so mehr müssen Sie sehen, die Geburt so schnell und so vorsichtig wie möglich zu Ende zu führen.

Fall 49.

Name, Alter, Para: Frau Th., 33 Jahre, II para.
Meldung: Herzfehler und Schwangerschaft. Blutung.
Anamnese: 1894 Influenza; danach vom Arzt Herzfehler festgestellt.
Frühere Entbindungen: 1895 eine normale Geburt ohne Kunsthilfe.
Letzte Regel: 10. Mai.
Wehenbeginn: 17. November, $^1/_2$ 12 Uhr nachmittags.
Blasensprung: 16. November, 3 Uhr vormittags.
Ankunft des Arztes: 18. November, 1 Uhr vormittags.
Wehentätigkeit: Gut.
Status: Starke Dyspnoe, so daß Patientin nur im Sitzen atmen kann. Deutliche Stauungsbronchitis. Eiweißgehalt des Urins 8 v. T.
Temperatur: 36,9.
Puls: 80.
Aeußere Untersuchung: Beckenmaße: Normal. Uterus in Nabelhöhe.
Innere Untersuchung: Blase gesprungen. Cervix für 2 Finger durchgängig. Keine vorliegende Placenta, es blutet ziemlich stark aus der Scheide, das Blut ist dunkelvenös.
Therapie: ?

Fall 50.

Name, Alter, Para: Frau K., 35 Jahre, X para.
Meldung: Herzfehler.
Anamnese: Im Beginn der letzten Schwangerschaft waren die Herzbeschwerden gering. In den letzten Stunden nahm die Atemnot zu, so daß sie nur mit erhöhtem Oberkörper liegen kann. Der Herzfehler besteht seit einem schweren Gelenkrheumatismus vor 8 Jahren.
Frühere Entbindungen: 7 normale Geburten ohne Kunsthilfe, die letzte vor 5 Jahren. 2 Aborte.
Letzte Regel: Ende Februar.
Wehenbeginn: 22. November, 4 Uhr vormittags.
Blasensprung: Noch nicht erfolgt.
Ankunft des Arztes: 22. November, 12 Uhr mittags.
Wehentätigkeit: Gut.
Status: Herzgrenze rechts bis zur Mitte des Sternums, links bis einfingerbreit über die Mamillarlinie. Ueber der Spitze systolisches Geräusch. Pulmonalton stark accentuiert.
Temperatur: 37,8.
Puls: 80.
Aeußere Untersuchung: Beckenmaße: Normal. I. Schädellage.
Herztöne: 120.
Innere Untersuchung: Muttermund vollständig. Blase erhalten, so straff gespannt, daß nichts durchzufühlen ist.
Therapie: ?

Antworten der Hörer.

Antworten zu Fall 49.

1. Die Blutung stammt entweder aus einer tiefsitzenden Placenta oder von einer vorher gelösten Nachgeburt, auch an eine Placenta velamentosa oder einen geplatzten Varixknoten wäre zu denken. Die Beschleunigung der Geburt hat wegen des Herzfehlers mittels Metreurynters zu erfolgen.

2. Wendung des kleinen Fötus auf den Fuß, ohne Narkose, da ein Herzfehler vorliegt.

Antworten zu Fall 50.

1. Blase sprengen. Abwarten, dann eventuell den Kopf mittels Handgriffs oder mit der Zange entwickeln.

2. Wendung und vorsichtige Extraktion.

In beiden Fällen handelt es sich um herzkranke Frauen. Bevor wir jedoch auf dieses wichtige Kapitel eingehen, müssen wir nach der Ursache der Blutung im ersten Falle forschen und sie zu stillen suchen.

Von den **Blutungen, die in der Schwangerschaft** in Frage kommen (es handelt sich hier um den sechsten Monat der Gravidität: Uterus in Nabelhöhe), haben wir folgende zu berücksichtigen (siehe auch unter „Blutungen" die Uebersicht im Sachregister):

1. Blutungen bei Abortus imminens.
    a) bei Placenta praevia,
    b) bei tiefem Sitz der Placenta,
    c) bei vorzeitiger Lösung,
    d) bei Placenta velamentosa.
2. Blutungen post abortum.
3. Blutungen aus geplatzten Varixknoten.
4. Blutungen bei Placenta praevia sowie bei Karzinom und Schwangerschaft.

Durch ein einfaches Einstellen der Portio im Speculum (vgl. Figur 266, S. 381) können wir die Nummern 1, 2 und 4 unserer Uebersicht ausschließen. Alle diese Blutungen stammen vom Ei selbst und müssen sich infolgedessen durch den Cervikalkanal nach außen entleeren. Um eine Blutung post abortum kann es sich nicht handeln, da sich ja das Ei noch im Uterus befindet.

Sobald wir das Speculum einlegen, steht die Blutung, sobald wir das untere Blatt leicht lüften, beginnt sie von neuem. Es handelt sich um einen am Rande der Columna rugarum posterior gelegenen, geplatzten Varixknoten, um eine Blutung, die wir durch eine Catgutumstechung sofort zum Stehen bringen können[1]. Daß es sich nicht um ein Karzinom handelt, lehrt uns in gleicher Weise der Tastbefund, wie die Inspektion der Portio im Speculum (vergleichen Sie Figur 266 mit Figur 213, S. 304).

Nachdem wir die Blutung gestillt haben, können wir uns dem Allgemeinzustand zuwenden.

Die geburtshilfliche Behandlung der Herzkranken hat streng zu unterscheiden zwischen den Fällen ohne und den Fällen mit Kompensationsstörungen. Bei den Herzkranken ohne Kompensationsstörungen werden sie am besten so verfahren, wie bei gesunden Kreißenden, nur daß sie natürlich dem Geburtsakt Ihre ganz besondere Aufmerksamkeit zuzuwenden haben. Bei Kreißenden mit Kompensationsstörungen werden Sie, wenn die Geburt noch nicht im Gange ist, zuerst versuchen, mit inneren Mitteln auszukommen. Mir hat sich seit Jahren folgendes Rezept besonders bewährt, das ich auch bei Nephritis gravidarum zu geben pflege:

    Rp. Diuretin. 1,0
        Folior. Digital. pulv.
        Camphor. trit. ana 0,1.
    M. D. dos. Nr. XXIV.
    S. 3 mal täglich 1 Pulver.

Auch die Tinctura Digitalis et Tinctura Strophanti ana, 2 stündlich 15 Tropfen, ist empfehlenswert. Will man noch schnellere Digitaliswirkung, so gibt man eine Pravaz-

---

[1] Die Scheidentamponade kann unter Umständen die Blutung verstärken, wenn sie den oberhalb der Rupturstelle gelegenen Teil der Vagina stärker komprimiert und dadurch die Stauung vermehrt. Aus diesem Grunde ziehe ich die Umstechung vor.

spritze (1 ccm) Digalen Cloetta subkutan oder intravenös. Ich verweise Sie diesbezüglich auf die Maßnahmen der inneren Medizin.

Führt die medizinisch-diätetische Behandlung nicht zum Ziele, so kommt in dem ersten Monat die Einleitung des Abortes (vgl. nächste Vorlesung) in Frage. Dieselbe ist, wie die Einleitung des Abortes bei Tuberkulose, stets mit einer Sterilisation entweder durch Resektion der Tuben oder durch Totalexstirpation zu verbinden. Mir ist gleich meinem Lehrer Bumm die Totalexstirpation, die in wenigen Minuten unter Rückenmarksanästhesie nach Bier auszuführen ist, als das am wenigsten eingreifendste Mittel erschienen. Die Einleitung der künstlichen Frühgeburt ist im allgemeinen zu widerraten, da sie meist dieselben, oft noch größere Gefahren für die Mutter mit sich bringt. Muß man sie in den schwersten Fällen anwenden, so empfehle ich Ihnen die Dilatation mit Hegarschen Stiften (vgl. Vorlesung XIX) und das Einlegen eines entsprechend kleinen Champetier als die schnellste Methode. Der vaginale Kaiserschnitt kommt in der Praxis ja nicht in Frage.

Bei der Geburt wird man nach Möglichkeit die Anstrengungen der Austreibungsperiode abzukürzen suchen. Die Zange, eventuell die Wendung kommen in Frage. Als Narkotikum verwenden Sie am besten die Aethertropfnarkose (cave brennendes Licht). Bedenken Sie aber stets bei allen geburtshilflichen Maßnahmen bei Herzkranken, daß der kritische Moment erst nach Ausstoßung des Kindes erfolgt. Um das Sinken des abdominalen Druckes nach der Entleerung des Uterus zu kompensieren, werden Sie sofort einen schweren Sandsack oberhalb des nach vorne zu richtenden Uterus legen. Vielleicht bewährt sich auch in diesen Fällen das Anlegen des Momburgschen Schlauches.

Nach diesen Richtlinien sind wir nun auch in unseren beiden Fällen verfahren. Wir haben im ersten Falle einen kleinen Champetier (Kuppenbreite 7 cm) eingelegt und hatten die Freude, nach $1/2$ Stunde den Abort spontan zu Ende gehen zu sehen.

Im zweiten Fall machten wir die äußere Wendung, die leicht gelang, sprengten die Blase, holten einen Fuß herunter und konnten ebenfalls schonend und in kürzester Zeit die Geburt beenden. Den Handgriff, den einer von Ihnen empfahl, haben wir in einem anderen Falle von Herzfehler mit gutem Erfolge angewandt, in dem der Stand der Geburt bei unsere Ankunft der gleiche war, das Kind aber war in diesem Falle kleiner als in dem heutigen, nämlich 50 cm lang und 3000 g schwer, während dieses 53 cm lang und 3400 g wog.

Zum Schlusse füge ich Ihnen noch einige ganz interessante Sphygmogramme bei, die ich bei diesen beiden Fällen aufgenommen habe (Figuren 258—262).

Fig. 258 (Fall 49).

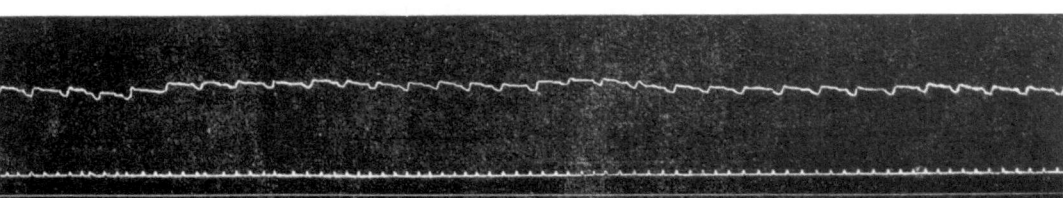

Sphygmogramm der Frau Th. Während der Entbindung.

Fig. 259 (Fall 49).

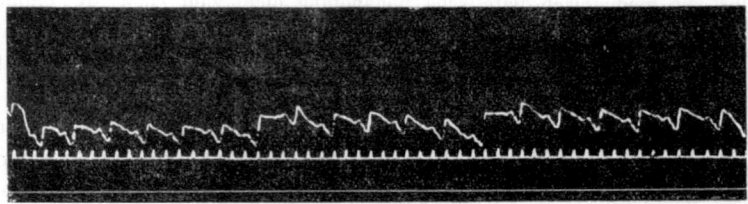

Nach der Entbindung.

Fig. 260.

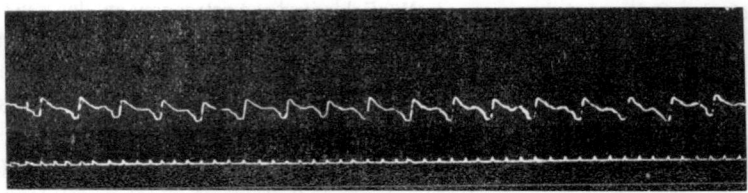

Sphygmogramm eines normalen Pulses.

Fig. 261 (Fall 50).

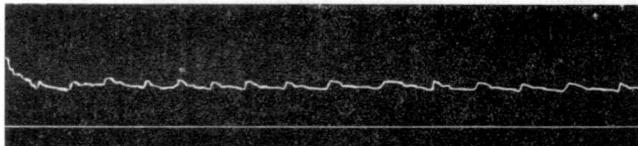

Während der Entbindung.

Fig. 262 (Fall 50).

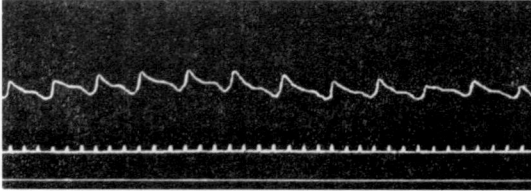

Nach der Entbindung.

Bei schwer tuberkulösen Frauen gelten genau die gleichen Regeln, in den ersten Monaten Einleiten des Abortes mit gleichzeitiger Sterilisation, Vermeidung der Einleitung der Frühgeburt nach Möglichkeit und denkbar schonendste Entbindung; als Narkotikum nimmt man hier natürlich statt des Aethers Chloroform.

Bei unserem zweiten Falle (Fall 49) ereignete sich noch in der Nachgeburtsperiode eine Komplikation. Es fehlte ein Kotyledo. Wir mußten daher noch in den Uterus eingehen und ihn manuell entfernen. Sie wissen, meine Damen und Herren, daß es Ihre Pflicht ist, in jedem Fall die Nachgeburt genau zu betrachten, und ich habe Ihnen anderen Ortes (S. 180) das Entsprechende gesagt. Nur eins noch, ich halte das Zurückbleiben nur eines kleinen Kotyledos nicht für so gefährlich, wie viele Autoren. Zu oft habe ich gesehen, daß diese unbeschadet für die Mutter in den ersten Tagen des Wochenbettes ausgestoßen oder organisiert werden. Gefährlich werden diese Placentarreste erst dann, wenn noch eine Infektion hinzutritt. Deshalb warte ich in zweifelhaften Fällen, d. h. in solchen Fällen, wo man es der Placenta nicht mit Sicherheit ansehen kann, ob etwas zurückgeblieben ist oder nicht, erst ruhig ab. Blutet die Frau nicht, zeigt sich weder am Puls noch Temperatur irgend etwas Besonderes, dann erspare ich der Frau den gefährlichen intrauterinen Eingriff und bin dabei immer recht gut gefahren. Mißverstehen Sie mich aber nicht. Selbstverständlich muß man, wie wir das ja auch in diesem Fall getan haben, mit allen Kautelen unmittelbar nach der Geburt in den Uterus eingehen, wenn man sicher ist, daß etwas zurückgeblieben ist. Eihautretentionen erfordern selbstverständlich keine intrauterinen Maßnahmen. Befördern werden Sie in solchen Fällen die Ausstoßung im Wochenbett, wenn Sie den Frauen von vorneherein Secacornin und Pituglandol verschreiben und eine Eisblase auflegen.

XIX. Vorlesung.

Meine Damen und Herren! In der letzten Vorlesung, die uns in diesem Semester zusammenführt, wollen wir uns mit einem Kapitel beschäftigen, das für den praktischen Arzt, besonders für den, der in den grossen Städten oder Industriezentren lebt, eines der alltäglichsten Ereignisse darstellt[1]): mit der **Abortbehandlung.** Ohne Sie mit langen, für diese Behandlungen unnötigen Krankengeschichten zu behelligen, möchte ich Sie bitten, an der Hand unserer Figuren, die durch kurze Erläuterungen noch näher erklärt sind, Ihre therapeutischen Maßnahmen zu bestimmen.

Fall 51.
(Siehe Figur 263.)

Ledige R. S. blutet seit 3 Tagen, nachdem die Menstruation dreimal ausgeblieben ist. Cervikalkanal für 2 Finger durchgängig. Weiß nicht, ob bei den Blutungen die Frucht abgegangen ist.
Temperatur 36,6

Fall 52.
(Siehe Figur 264.)

Frau J. blutet seit 8 Tagen. Stillt ihr letztes Kind, die Menstruation ist seit dieser Zeit, also seit $3/4$ Jahren nicht wieder eingetreten. Der Uterus entspricht in seiner Größe dem dritten Monat. Cervikalkanal geschlossen. Es blutet ziemlich stark.
Temperatur 37,3

Fall 53.
(Siehe Figur 265.)

Frau Sch. blutet seit 2 Tagen, letzte Menstruation vor 3 Monaten. Vom Hausarzt gerufen, um den Abort auszuräumen, Cervikalkanal geschlossen. Uterus entspricht in seiner Größe knapp dem zweiten Monat. Kein Hegarsches Schwangerschaftszeichen. Rechts neben dem Uterus ein längsovaler weicher Tumor.

---

1) Dieser die Zukunft unseres Vaterlandes schwer bedrohenden Erscheinung kann m. E. nur durch eine zielbewußte populäre Aufklärung gesteuert werden. Einen Versuch dieser Art habe ich in meinem Buche „Die Frau — was sie von Körper und Kind wissen muß" (Union, Deutsche Verlagsgesellschaft, Stuttgart) unternommen.

Fig. 263 (Fall 51).

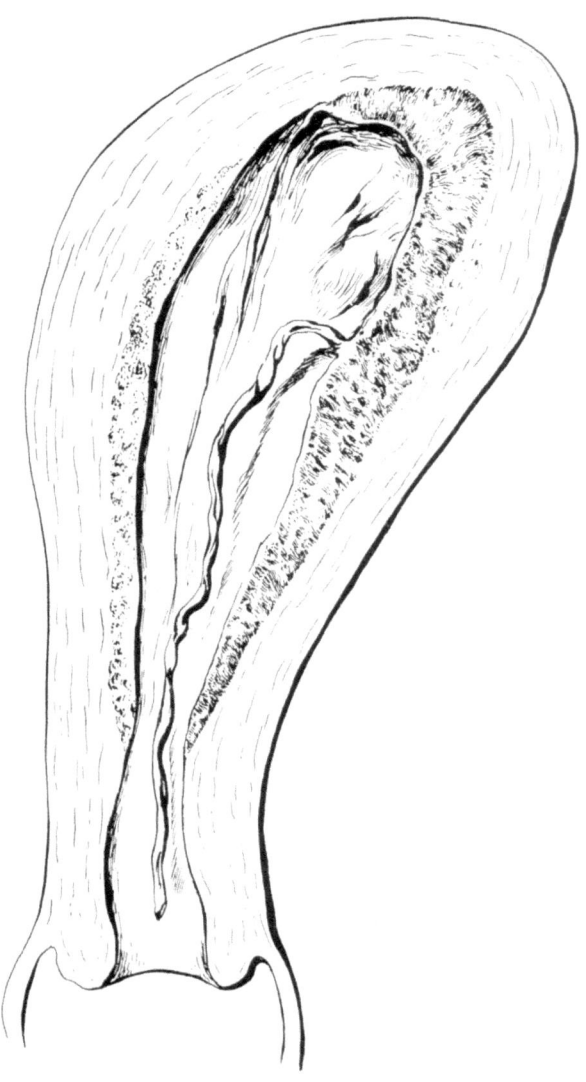

Fig. 264 (Fall 52).

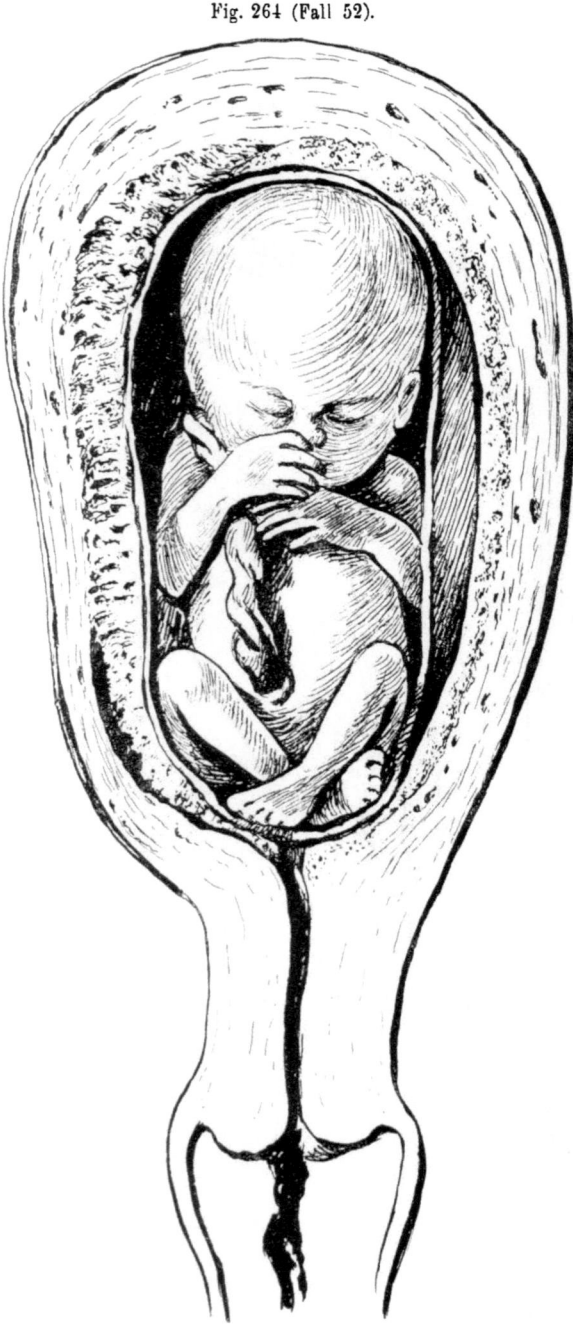

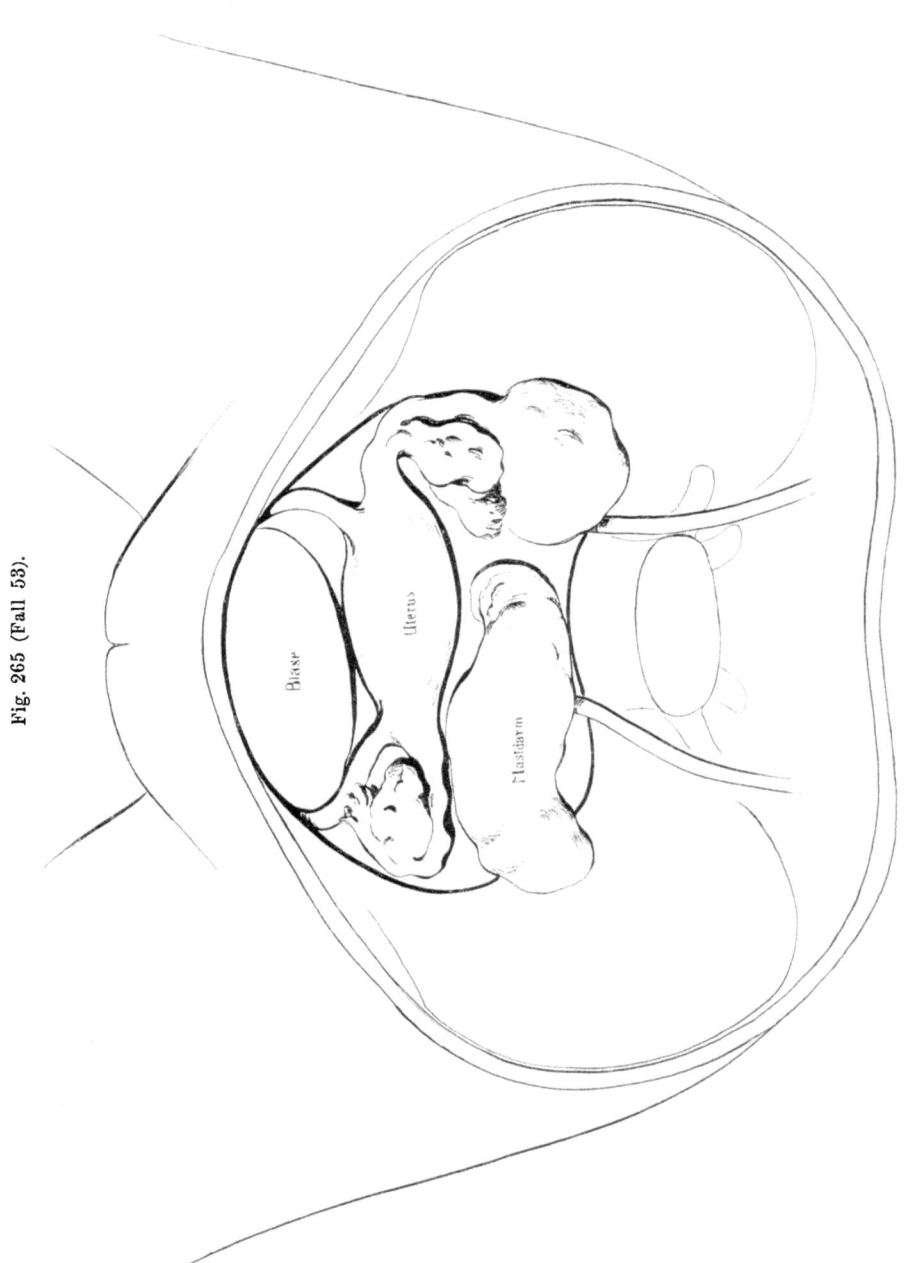

Fig. 265 (Fall 53).

Gezeichnet nach dem gynäkologischen Phantom des Verfassers.

Meine Damen und Herren! Soll ich Ihnen das Fundament unserer Aborttherapie in einem Satze sagen, so müßte dieser lauten: **"Keine Abortausräumung ohne digitale Austastung"**!

Halten Sie sich an diese goldenen Worte, so werden Ihnen niemals die vielen Kunstfehler passieren, **die leider ganz alltäglich uns immer von neuem begegnen und vielen Frauen in der Blüte der Jahre das Leben gekostet haben.** In dem ersten Falle ist unsere prinzipielle Forderung erfüllt, wir können mit 2 Fingern durch den Cervikalkanal in das Uteruskavum eindringen. Wenn man rasch und sicher zu Werke geht, wird man in solchen Fällen ohne Narkose auskommmen; dem Anfänger jedoch empfehle ich das nicht. Nur allzu leicht wird er sich bei unruhigen Patienten mit halben Maßnahmen begnügen, Placentarreste zurücklassen und dadurch die Aussicht auf einen glatten Wochenbettsverlauf erheblich trüben.

Wollen Sie eine Desinfektion der Scheide vorausschicken, so tun Sie es, unbedingt nötig ist es jedoch nicht. Dann führen Sie den Zeigefinger und Mittelfinger der linken Hand bis an den äußeren Muttermund, fassen unter Leitung dieser Finger mit der Kugelzange die vordere Lippe fest und geben sie der Hebamme zu halten. Ich lasse stets in der Weise halten, wie es Ihnen Figur 266 zeigt. Durch das Durchstecken des kleinen Fingers durch einen Griff der Kugelzange ist jedes unnötige Reißen unmöglich gemacht. Nun stülpen Sie, indem Sie besonders die äußere Hand benutzen, den Uterus über Zeige- und Mittelfinger der inneren Hand. Jetzt werden Sie ganz allmählich die Placentarreste lösen, zwischen die beiden Finger nehmen und nach außen befördern. Ist der Cervikalkanal etwas enger, wie in diesem Falle, so hat es sich mir oft bewährt, wenn man Schwierigkeiten hat, ein Stück Placenta zu entfernen, in folgender Weise zu verfahren:

Nachdem alles abgelöst ist, zieht man plötzlich die beiden inneren Finger aus der Cervix heraus und drückt dabei mit der äußeren Hand gleichzeitig auf den Uterus. Bei diesem Manöver folgen häufig die abgelösten Placentarstücke den herausgleitenden Fingern. **Nachdem Sie alle gröberen Partikelchen digital abgelöst haben, aber erst dann, dürfen Sie die adhärierenden Reste der Decidua mit der Curette entfernen.** Sie sehen dieselbe in normaler Größe in Figur 267 abgebildet. Die Curette halten Sie wie die Sonde (vgl. Figur 269), Vola manus nach oben, lose in der Hand, damit sie auch beim leisesten Anstoßen an die Uteruswand zurückweichen kann. Nehmen Sie eine von den käuflichen kleinen Curetten, so kann Ihnen nur allzu leicht, besonders wenn Sie noch ungeübt sind, eine Perforation (Figur 268) passieren.

Da die Frau kein Fieber hat, können Sie jetzt von weiteren Maßnahmen — wie Spülung oder Tamponade — absehen. Die Blutung steht vollständig, und wenn Sie ein Uebriges tun wollen, so werden Sie zur besseren Kontraktion der Gebärmutter eine Eisblase auf den Leib legen und Ergotin verordnen[1]).

---

1) Rp. Extracti fluidi
    Secal. cornuti
    Aquae Cinnamomi ana 7,5.
  M. D. S. 2stündl. 15 Tropfen.
   Oder:
  Secacornin, das sich mir auch gut bewährt hat.

Fig. 266.

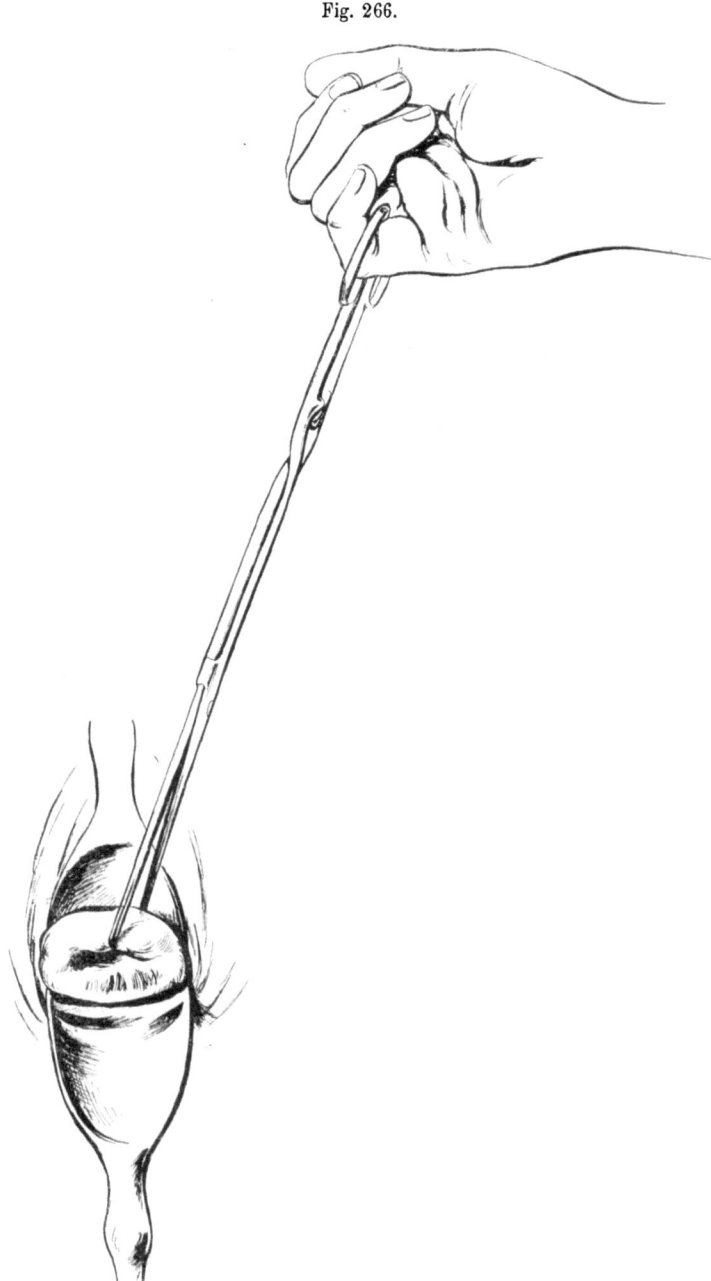

Portio mit Speculis freigelegt. Die vordere Lippe mit der Kugelzange angehakt und — um ein „Reißen" zu vermeiden — mit dem kleinen Finger gehalten.

Fig. 267 (Fall 51).

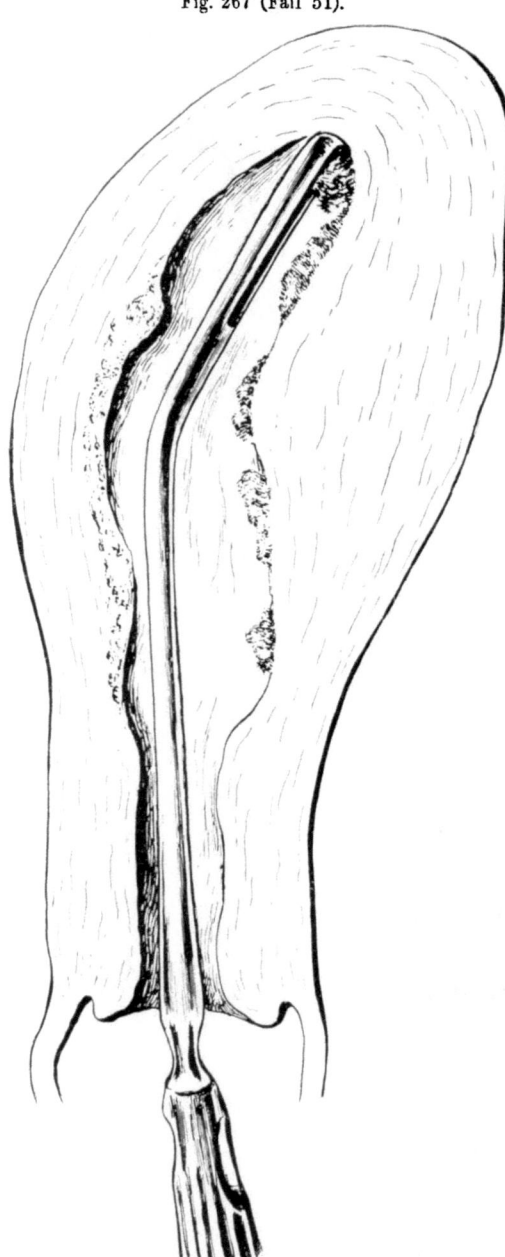

Man sieht, wie die Bumm sche Curette nach der digitalen Ausräumung die letzten Deciduafetzen und Placentarreste entfernt.

Fig. 268.

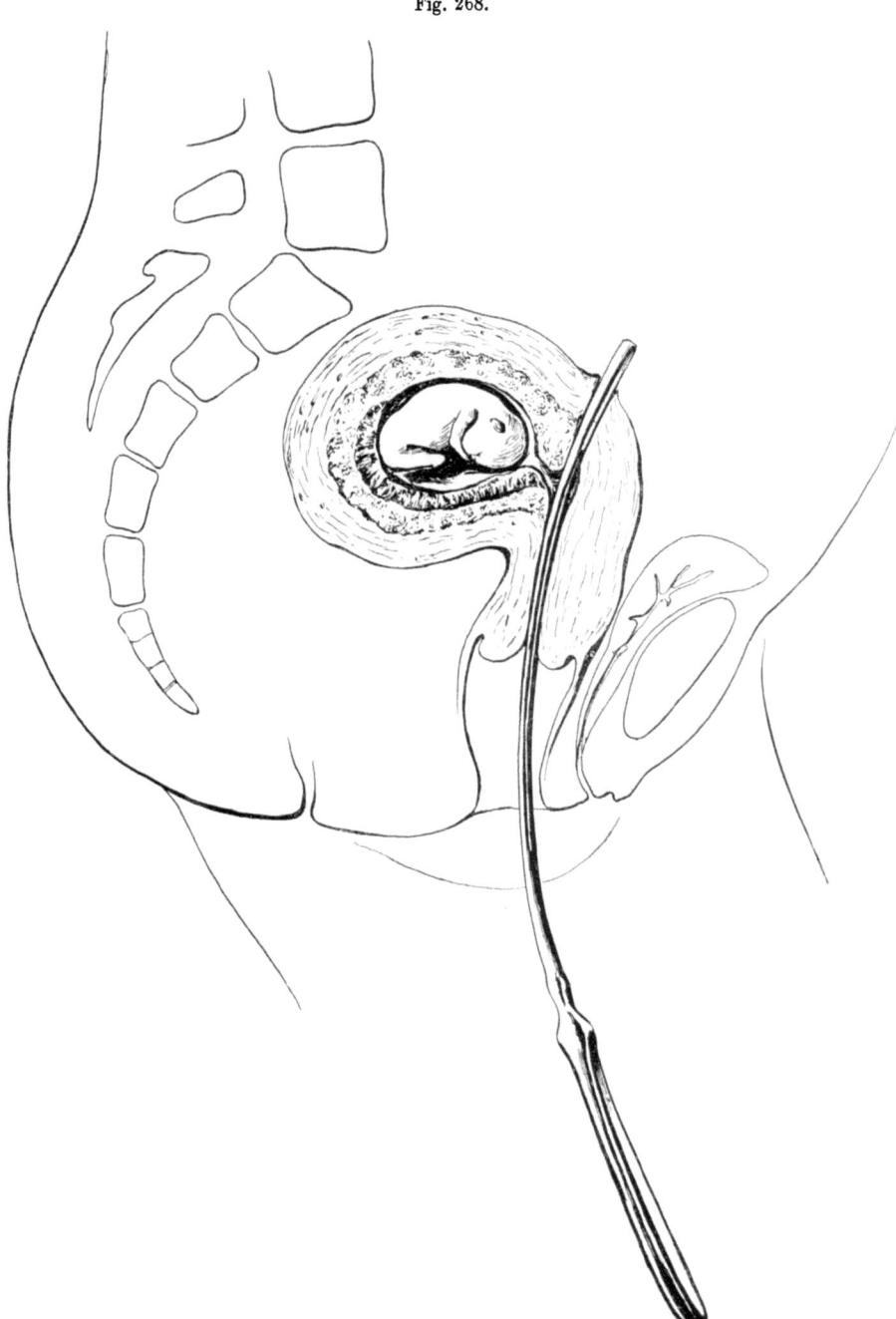

Perforation mit dünner Curette bei nicht diagnostizierter Retroflexio uteri gravidi.

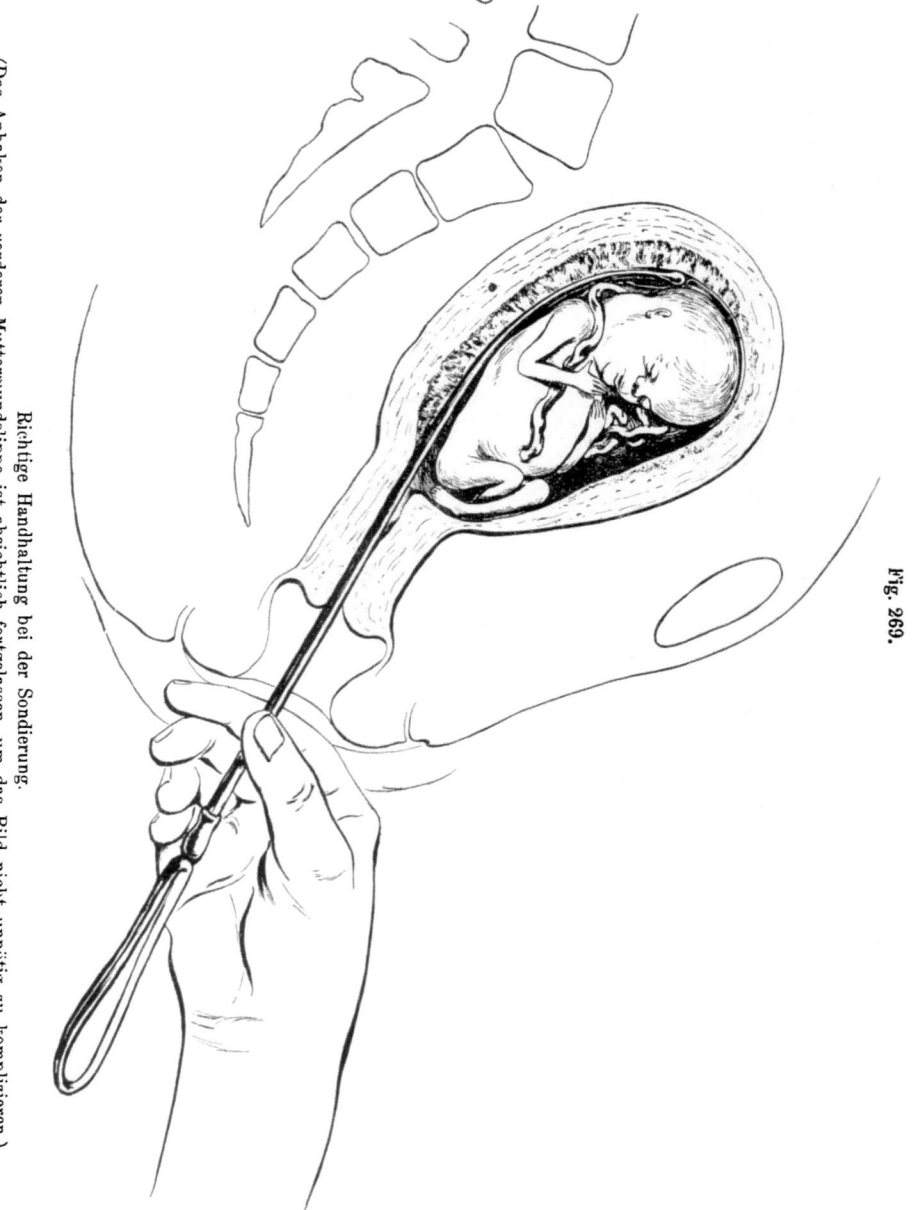

Fig. 269.

Richtige Handhaltung bei der Sondierung.
(Das Anhaken der vorderen Muttermundslippe ist absichtlich fortgelassen, um das Bild nicht unnötig zu komplizieren.)

Ganz anders liegen die Verhältnisse im Falle 52. Hier ist der Cervikalkanal noch vollkommen geschlossen, und trotzdem zwingt uns die schon 8 Tage andauernde Blutung und die etwas erhöhte Temperatur zum Eingreifen. Vergessen Sie niemals diese schwierigen Fälle von Abort, bevor Sie dieselben behandeln, genau gynäkologisch zu untersuchen. Sie werden zuerst durch exakte bimanuelle Abtastung der Adnexe, Adnextumoren oder eine Tubargravidität auszuschließen suchen, dann aber werden Sie noch Ihr besonderes Augenmerk auf eventuelle **kriminelle Verletzungen** zu richten haben. Sie müssen bedenken, daß gut 50 v. H. aller Aborte, die in Ihre Behandlung kommen, besonders in der Großstadt, durch künstliche Manipulationen verursacht sind. Uebersehen Sie bei der ersten Inspektion eine hierbei entstandene Läsion und der Verlauf geht nachher schlecht aus, so wird man Ihnen skrupellos die ganze Schuld in die Schuhe schieben. Oft liegen jedoch die kriminellen Verletzungen so ver-

Fig. 270.

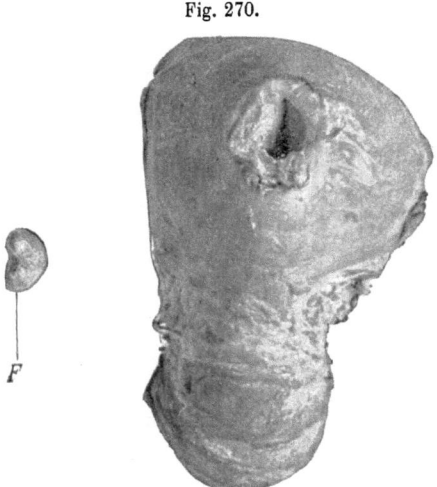

Uterusperforation. Loch in der Vorderwand, relativ hoch oben gelegen. *F* Fettläppchen, abgerissener Appendix epiploicus. (Aus Liepmann, Handbuch l. c., Bd. II.)

steckt, daß man sie erst bei der Autopsie zu entdecken vermag. In einem solchen Falle, der schwer septisch mit eitriger Bauchfellentzündung in meiner Klinik starb, hatte ich nachher das Gutachten darüber zu erstatten, an welchem Tage ungefähr der kriminelle Eingriff vorgenommen sei, und da Sie selbst leicht einmal in die gleiche Lage kommen können, füge ich Ihnen dasselbe hier gekürzt bei:

Die genaue Untersuchung des bei der Sektion gewonnenen Präparates gibt uns gewisse wichtige Anhaltspunkte für die Zeit des Eingriffes. Die schwangere Gebärmutter hat am Ende der Geburt im 9. Monat normalerweise ein Gewicht von 750 bis 1000 g. Schon am 2. Tage des Wochenbettes sinkt das Gewicht auf 500 bis 800 g, um am 7. Tage 370 bis 500 g, und am 14. 350 bis 400 g zu betragen. In der 5. Woche sinkt das Gewicht auf 200 g, um schließlich in der 8. Woche das Normalgewicht von 50 bis 57 g zu erreichen. Das Gewicht des bei der Sektion gewonnenen

Präparates beträgt nun 687 g; wenn dabei auch Mastdarm und Blase mitgewogen werden mußten, so ist dieses Gewicht bei einer Wanddicke der Gebärmutter von 2 bis 2,5 cm so erheblich, daß bei einem Abort von 4 Monaten daraus folgt, daß die Abtreibung allerhöchstens 3 bis 5 Tage vor der Entbindung vorgenommen sein muß. Als durchaus gefährlich halte ich aber den Umstand, daß die Hebamme die Verstorbene am 3. Mai in einem schmutzigen Badewasser, in dem schon ihre Tochter gebadet hatte, hat ein Bad nehmen lassen.

Eine genauere Angabe ist dadurch unmöglich gemacht, daß die Hebamme Frucht und Nachgeburt vernichtet hat. Die Zeit der Abtreibung aber kann noch durch ein anderes Kennzeichen ermittelt werden, das ist die Fieberbewegung. Bei Verletzungen der Gebärmutter, wie sie hier vorlagen, pflegt nach Doelge (Winckels Handbuch der Frauenkrankheiten, Band 3, Teil III) nach 44 Stunden hohes Fieber aufzutreten, vorausgesetzt, daß der Abtreiber die Regeln der Asepsis außer acht gelassen hat. Ich bin also nach gründlicher wissenschaftlicher Untersuchung des Präparates der Ansicht, daß die erfolgreiche Abtreibung wahrscheinlich am 2. oder 3. März erfolgt ist, höchstens 2 oder 3 Tage früher (Exitus am 6. März). Ob vorher schon fruchtlose Abtreibungsmanöver angestellt worden sind, ist natürlich nicht zu ermitteln. Somit halte ich die Angaben der Angeschuldigten in den erwähnten Zeitpunkten für nicht richtig.

Gehen Sie daher an jeden Abort mit dem größten Mißtrauen heran und operieren Sie erst, wenn Sie sich von dem Fehlen jeglicher kriminellen Verletzungen überzeugt haben. Zu diesem Zwecke müssen Sie nach der bimanuellen Untersuchung in jedem Falle die Portio einstellen und sie, soweit Ihnen das die zur Verfügung stehende Lichtquelle gestattet, genau betrachten (vgl. Figur 266). Haben Sie so jede Komplikation ausgeschlossen, so werden Sie sich mittels der Uterussonde Aufschluß verschaffen über die Größe und Lage des Organes und eventuell von anderer Seite gemachter Perforationen (vgl. Figur 269).

In einem Falle, den ich laparotomieren mußte, hatte sich die Frau mit einer Mutterspritze die Harnblase, die seitliche Cervixwand durchstoßen. Es war ein subperitoneales Hämatom (vgl. Figur 161) entstanden, das bis zum unteren Nierenpol reichte. Dort oben fand ich bei der Laparotomie ein Stück Placenta, das bis hierher durch den Druck des injizierten Seifenwassers transportiert war.

Hat man z. b. bei der bimanuellen Untersuchung eine Retroflexio übersehen, so werden Sie bei der Sondierung die Lageveränderung merken. Wie leicht man bei der **Retroflexio uteri gravidi** mit der Curette, besonders aber mit der kleinen Curette perforieren kann, wenn man die Rückwärtsbeugung der Gebärmutter nicht diagnostiziert hat, zeigen Ihnen die Figuren 268 und 270.

Was aber erreicht wird, wenn man mit kleiner Curette den vorher nicht dilatierten Uterus ausschabt, sehen Sie in Figur 271. Was Sie herausschaben, ist die Decidua reflexa. Das Ei selber weicht der Curette aus, bleibt wie ein Kugelventil im Uterus stecken und kann nun, allseitig gelöst, nicht mehr ernährt werden. Es wird verfaulen, und die Frau wird anfangen zu fiebern. Geht der Fall günstig aus, so wird nach einiger Zeit das gelöste Ei durch die Wehen ausgestoßen. In solchen Fällen ist aber diese Art der Behandlung, selbst dem Laien kenntlich, für den Arzt eine Blamage.

Also kein intrauteriner Eingriff ohne Dilatation, keine Dilatation ohne vorherige Sondierung!

Fig. 271.

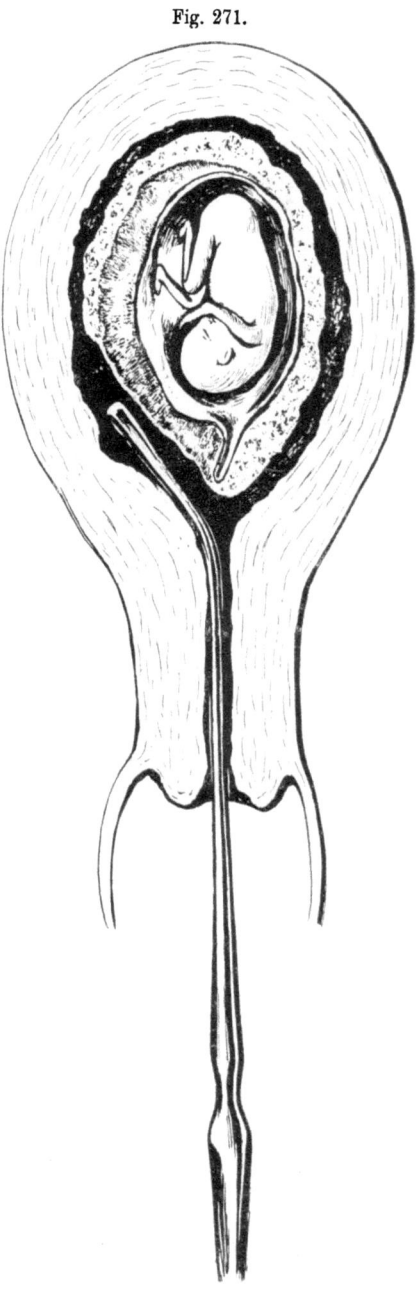

Falsche Methode: Auskratzung ohne vorherige Dilatation und digitale Ausräumung. Die kleine Curette hat nur die Decidua herausgeschabt. Das Ei bleibt wie ein „Kugelventil" im Uterus zurück.

Und nun haben Sie sich zu entscheiden, welche Art der Dilatation Sie wählen wollen: die langsame, die kombinierte oder die forcierte Dilatation.

Die langsame Dilatation besteht darin, daß man einen Streifen sterilisierter Jodoformgaze oder besser die geruchlose sterilisierte Vioformgaze in die Cervix hinein-

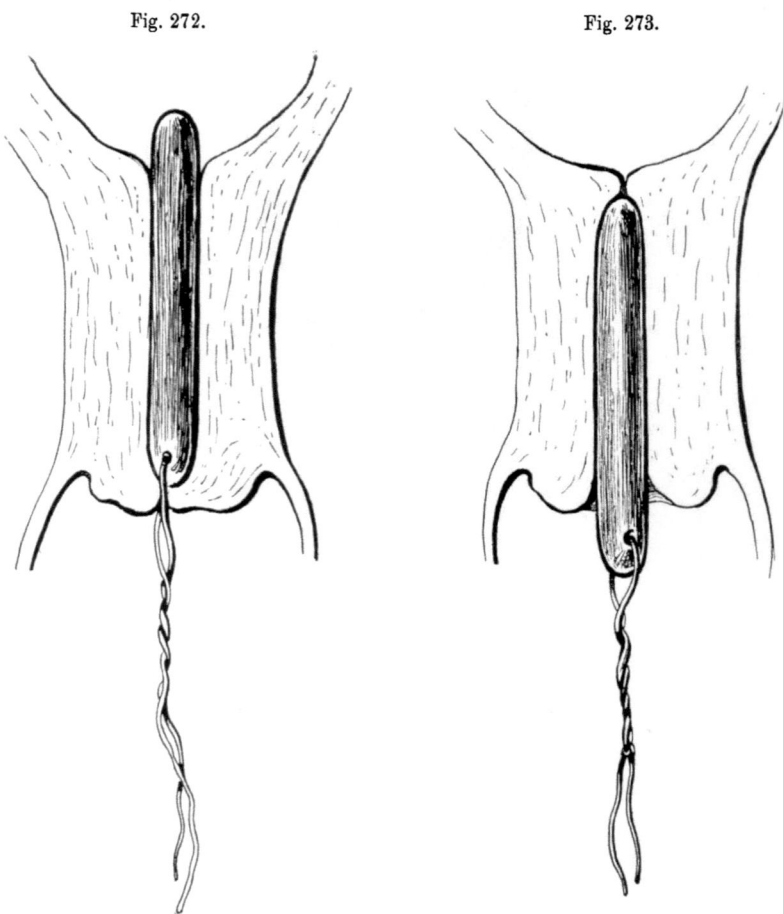

Fig. 272.

Der Laminariastift ist zu weit eingeschoben; um ihn zu entfernen, muß man die vordere Lippe spalten. (Vergleiche hiermit die richtige Lage Figur 280.)

Fig. 273.

Schlecht eingelegter Laminariastift. Der Stift ist gequollen, hat aber, da er nur bis zum inneren Muttermund eingelegt war, diesen gar nicht erweitert. (Vergleiche hiermit die richtige Lage Figur 280.)

schiebt und die Scheide fest austamponiert. Am nächsten Tage — spätestens nach 24 Stunden — muß man von frischem tamponieren, und der Abort kann sich auf diese Weise über mehrere Tage erstrecken; durch die verschiedenen Tamponaden leidet vielfach auch die Asepsis.

Oder man bedient sich der Laminaria. Die Stifte sind hergestellt aus den perennierenden Stengeln des Seetanges (1862 von Sloan in Ayr zuerst empfohlen).

Ich rate Ihnen, sich möglichst lange Stifte zu besorgen, sonst passiert es Ihnen, daß Ihnen ein Stift hinter den äusseren Muttermund in den Cervikalkanal hineingleitet (Figur 272), und man, wie ich das in diesem Falle tat, erst die Portio incidieren muß, um ihn herauszuholen. Oder aber er liegt richtig zum äußeren Muttermund, aber vor dem inneren Muttermund (Figur 273), so daß Sie am nächsten Tage trotzdem nicht in das Uteruscavum eindringen können. Das Einführen des Stiftes erfolgt unter Leitung des Auges im Speculum. Sie fassen ihn am besten mit einer Collinschen Zange mit Griffverschluß (à cremaillère) (Figur 274) am Ende an, führen ihn wie eine Sonde ein und fixieren ihn dann durch einen vorgelegten Scheidentampon. Am besten sterilisieren Sie die Stifte nach der Angabe R. Schäffers in folgender Weise: Unmittelbar vor der Benutzung werfen Sie den Stift 20—25 Minuten in stark kochende Alkohol-Sublimatlösung (100 g Alkohol 85 proz. und 0,5 g Sublimat). Von den käuflichen schon sterilisierten Stiften rate ich Ihnen dringend ab, nachdem ich von zwei Kollegen gehört habe, daß nach ihrer Einführung schwere septische, peritonitische Symptome aufgetreten sind.

In unserem Falle würden Sie den ersten Stift nur ganz dünn (vgl. Figur 274) nehmen können; infolgedessen wären Sie gezwungen, nach 24 Stunden noch einen zweiten dickeren einzuführen, so daß sich auch diese Methode über einige Tage hinzieht.

Die forcierte Dilatationsmethode hat vor allen bisher geschilderten den einen großen Vorzug, daß man die Dilatation in einer Sitzung durchführen kann, und daß dadurch die Ausräumung den Charakter einer chirurgischen Operation bekommt. Zwei Momente sind es, die mich veranlassen, Ihnen dringend von diesem Verfahren abzuraten, das ich selbst nur ausnahmsweise und nur in der Klinik anwende:

1. Es treten hierbei fast in jedem Falle schwere unkontrollierbare Cervixrisse auf, die lebensgefährlich bluten können.

2. Die Entwicklung der Frucht ist äußerst schwierig.

Wenn Sie in einer Sitzung dilatieren, so werden die ersten Stifte etwa bis Nr. 12 beim Einschieben einen immer größeren Widerstand zu überwinden haben. Plötzlich läßt dieser Widerstand etwa bei Nr. 13 nach, und nun können Sie mit Leichtigkeit bis auf Zweifingerweite (Hegar Nr. 25, vgl. Figur 277) den Halskanal erweitern. Was ist da passiert? Unsere Figur zeigt Ihnen anschaulich, wie plötzlich meist zwischen innerem Muttermund und der Mitte des Halskanals das Gewebe einreißt; man hat das Gefühl, als ob es plötzlich wie Zunder auseinanderweiche. Gerade durch diese ihre anatomische Lage sind diese Risse so schwer zu erreichen. Von außen sehen Sie naturgemäß ja nichts, da der Riß sich ja nicht bis in die Portio hinein fortsetzt. Häufig machen sie gar keine Symptome.

So wurde ich am 12. Juni 1914 von Herrn Kollegen K. zu einem Falle gerufen, der folgendermaßen verlief: Frau W., 28 Jahre alt, drei Partus, alle spontan. Schwangerschaft im III. bis IV. Monat. Am 2. Juni macht die Frau sich selbst eine Injektion mit der ominösen Mutterspritze mit Seifenlösung in den Uterus. Am 3. Juni starke Blutung. Untersuchung von Kollegen K.: Eine Verletzung nicht nachzuweisen, Uterus anteflektiert. Abwarten bis abends, da Cervix geschlossen. Abends Temperatur 38,6°.

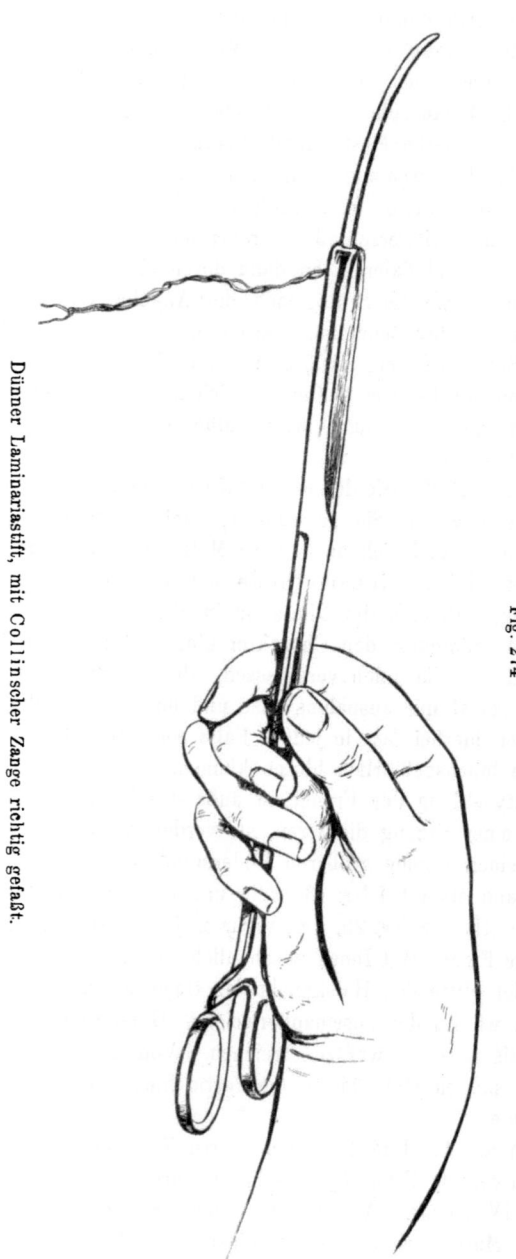

Fig. 274.

Dünner Laminariastift, mit Collinscher Zange richtig gefaßt.

Muttermund geschlossen; Dilatation mit Hegarschen Stiften bis 18 (!), starke Blutung. Nach der Ausräumung kommt der Kollege in eine Höhle neben der Cervix. Er zieht mich hinzu und ich konstatiere fast das gleiche, wie ich es in den Figuren 275 und 277 dargestellt habe. Glücklicherweise war bei der Cervixruptur, die fraglos bei der forcierten Dilatation entstanden ist, kein größeres Gefäß verletzt. Ich rate Bettruhe und Abwarten. Der Fall verlief glatt.

Wenn solche Risse aber bluten, so kann die Blutung so stark werden, daß man gezwungen sein kann, wie mir das einmal als Konsiliarius passierte, den Uterus per vaginam total zu exstirpieren, da die Blutung trotz fester Tamponaden von seiten des Kollegen, der die Operation ausgeführt hatte, nicht stand. In einem Falle sah ich nach einer Dilatation von anderer Seite den Verblutungstod eintreten. Sie können sich denken, daß bei der Anatomie dieses Risses die Tamponade, die den Defekt aus-

Fig. 275.

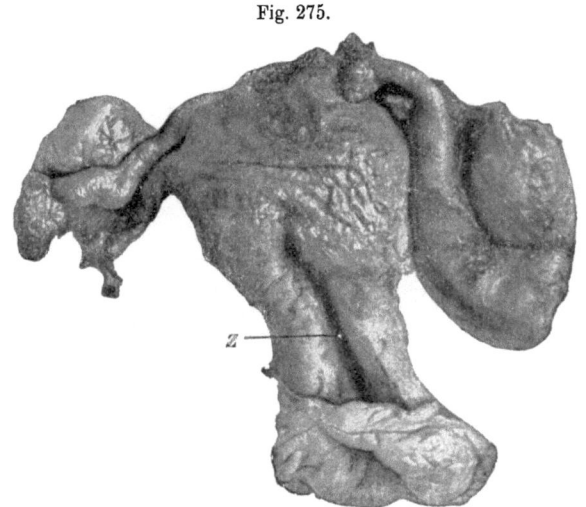

Alte Ruptur, vor 3 Jahren durch Dilatation erzeugt, nicht verheilt. Salpingitis chron. Das Cervixcavum (Z) liegt frei zutage. (Aus Liepmann, Handbuch l. c., Bd. II.)

einanderreißt, nur in den Fällen wirksam sein kann, wo blutende Venen freiliegen, daß sie aber direkt schädlich wirken muß, wenn die Blutung aus einem spritzenden Ast der Uterina kommt. Ein sehr schönes Präparat dieser Art zeigt Ihnen die Figur 275.

Der Momburgsche Schlauch aber kann hier natürlich aus den S. 182 geschilderten Gründen ebenso wenig Wunder wirken; man kann nur temporär die Blutung zum Stillstand bringen.

Der zweite Grund, der gerade für den Praktiker nicht weniger wichtig ist, ist die Schwierigkeit der Extraktion des Fötus. Selbst nach gründlichster Dilatation hat die Gegend des inneren Muttermundes bei der forcierten Dilatation die Tendenz, wieder zusammenzuschnurren. Dadurch wird die Extraktion des kleinen zerreißlichen Fötus äußerst erschwert, besonders leicht reißt selbst dem Geübten der Kopf ab, und nun beginnt ein gefährliches Arbeiten im Dunkeln. Oefters geht es, mit dem Finger den Kopf zu zerdrücken und ihn dann zwischen Zeige- und Mittelfinger so wie ein Placentarstück herauszubefördern. In schwierigen Fällen muß selbst der Geübte zu einem in der Aborttherapie **leider oft gebrauchten, doch höchst gefährlichen Instrument greifen, zu der Kornzange.** Wie leicht man mit dieser an dem weichen fötalen Kopf vorbeirutschen und statt seiner die Uterusmuskulatur fassen kann, zeigt Ihnen die Figur 278. Fast alljährlich sieht man in großen Kliniken eingelieferte Fälle, bei denen mit der Kornzange oder der Abortzange Darmstücke statt der Abortreste herausgeholt wurden. Und Frankl wohnte einer Obduktion bei, bei der sich

Fig. 276.

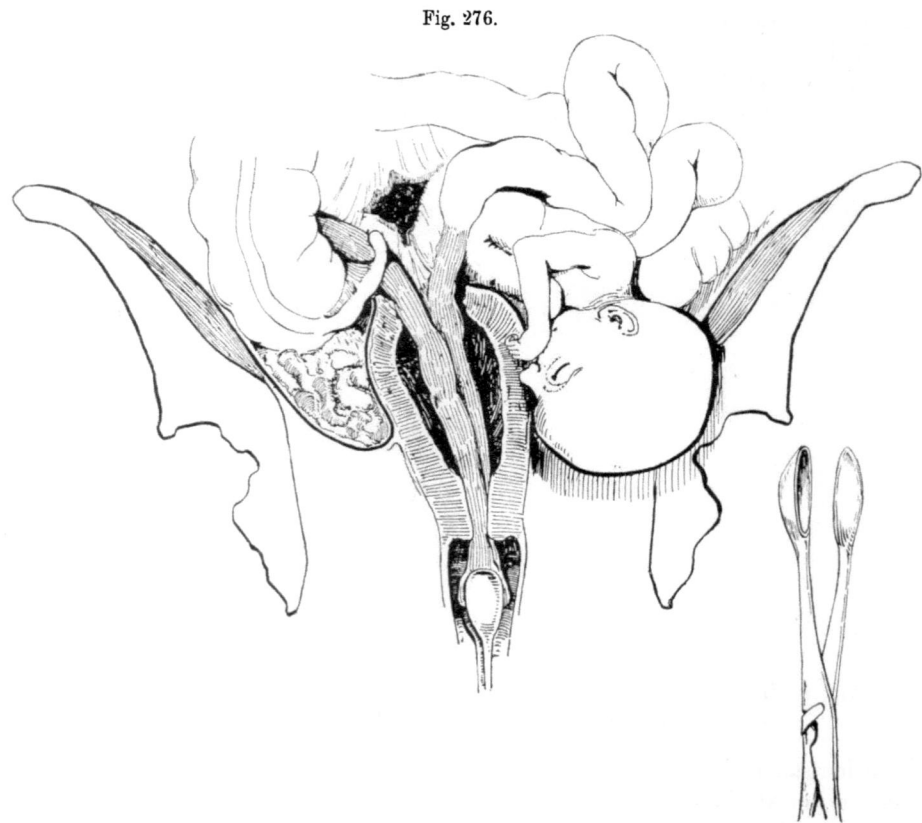

Aus dem Uterus ist ein Stück Muskulatur mit der Winterschen Kornzange herausgerissen, ein Stück Darm gefaßt, vorgezogen und vom Mesenterium abgerissen. Die Frucht und Placentarreste sind beim Transport durch das Loch im Uterus in die Bauchhöhle getreten.

herausstellte, daß mit einer Abortzange ein Stück der Zwischenwirbelscheibe (zwischen den untersten Lendenwirbeln) und — horribile dictu — ein Stück des Promontoriums ausgerissen worden war.

Einen besonders krassen Fall dieser Art hatte ich jüngst zu beobachten Gelegenheit (Figur 276). Eine junge Frau, die sich im Kriege verlobt hatte, war schwanger geworden. Sie suchte zuerst eine Hebamme auf, die durch Spülungen und Massage Abortus hervorrief. Stark blutend ging sie zu einer zweiten Hebamme, bei der sie Aufnahme fand. Diese zog nun einen Arzt zu. Nennenswerte Temperatursteigerung soll nicht bestanden haben. Uterus und Scheide wurden tamponiert. Am nächsten Tage wurde der Abort — es handelte sich um eine Frühgeburt vom 4. bis 5. Monat — ausgeräumt. Die Cervix war noch so eng, daß an eine Austastung nicht zu denken war. So wurde beschlossen, nur mit Instrumenten, in erster Linie mit der Winterschen Abortzange, zu arbeiten. Als die Frau schwer kollabierte und die Aerzte selbst das Gefühl hatten, perforiert zu haben, wurde sie in meine Klinik gebracht, wo sie trotz vorgenommener Operation am 5. Tage starb. Die Sektion ergab folgendes: Bauchfell in den oberen Teilen glatt

Fig. 277.

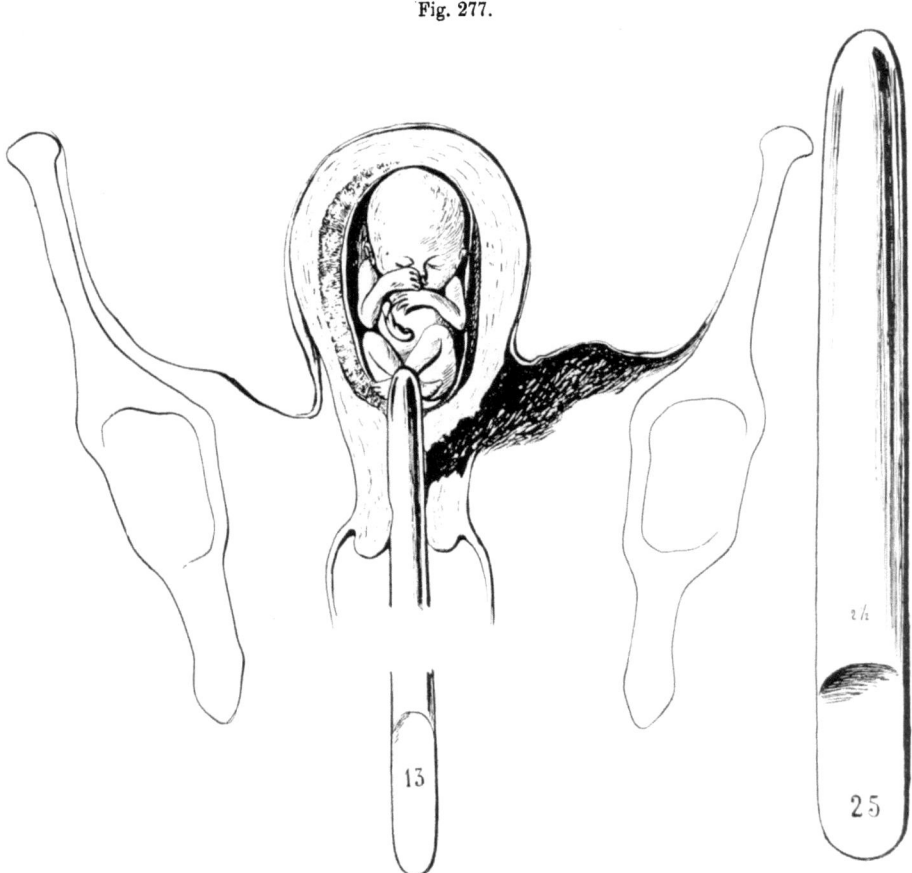

Cervixriß bei forcierter Dilatation. Subperitoneales Hämatom. Rechts daneben Hegarscher Dilatator Nr. 25, 2,5 cm stark.

und spiegelnd. Das Beckenbauchfell eitrig belegt und vielfach verwachsen. Vom untersten Teile des Dünndarmes bis zu seiner Einmündungsstelle in das Coecum war eine etwa 60 cm lange Partie vom Mesenterium abgerissen, nekrotisch und perforiert. Kotaustritt ins kleine Becken. Der zerrissene und unregelmäßig verletzte Rumpf und Kopf des Kindes in der Bauchhöhle, ebenfalls Stücke von Placenta, die zum Teil schon fest mit dem Bauchfell verwachsen waren. Aus dem Uterus war ein fünfmarkstückgroßes Stück der Funduswand rechts herausgerissen.

Fig. 278.

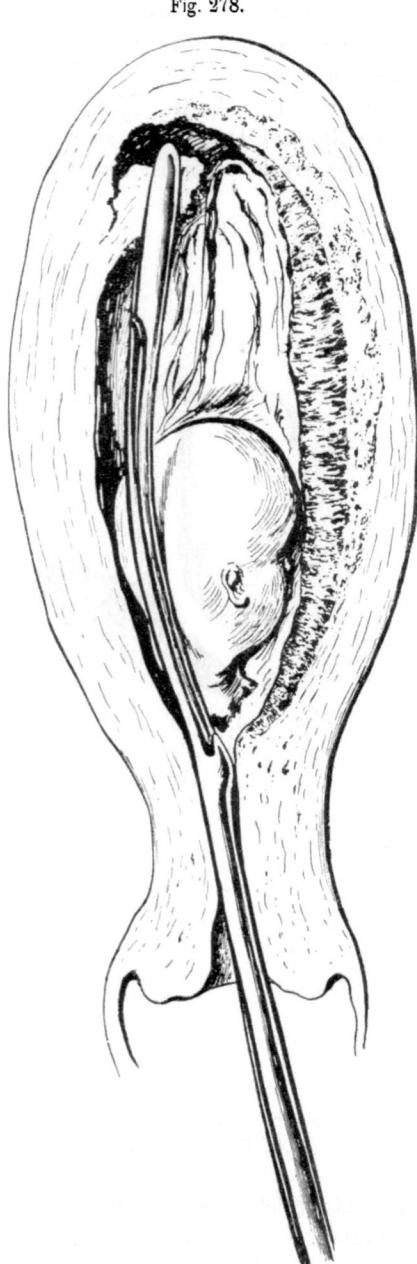

Falsche Methode: Extraktion des Fötus ohne vorherige genügende Dilatation. Der Kopf ist abgerissen. Die Kornzange gleitet an ihm vorbei und faßt statt dessen ein Stück Uterusmuskulatur.

Bei dem Herumarbeiten im Dunkeln hatte der Arzt also zuerst Stücke vom Uterusgewebe herausgerissen, die Gebärmutterwand in weitem Umfange perforiert, schließlich Darm mitgefaßt, vom Gekröse abgerissen und das Darmlumen eröffnet. Placentarstücke und der Fötus, soweit er nicht zerrissen war, traten dann durch die Uteruskontraktionen, da die Cervix verschlossen war, durch die große Perforationsöffnung in die freie Bauchhöhle.

Alle diese Frauen gehen, wenn nicht schnelle Hilfe zur Hand ist, an diesem Kunstfehler zu Grunde. **Jetzt werden Sie verstehen, warum ich Sie vor diesem Verfahren dringend gewarnt habe,** um so mehr, als Sie es nicht gebrauchen, da Sie in Fällen, die keine Eile haben, vorzüglich mit den beiden Methoden, der langsamen Dilatation (Tamponade oder Laminaria) auskommen. Handelt es sich aber um Fälle, die wegen Fiebers oder wegen anderer Umstände eine raschere Erledigung erfordern, so kommen Sie mit der ungefährlichen kombinierten Methode, die ich Ihnen jetzt schildern möchte, schnell genug und ohne Gefahren zum gewünschten Ziele. Ich nenne diese Methode kombinierte Dilatation, weil sie sich aus 2 Akten zusammensetzt, von denen der erste der forcierten, der zweite der langsamen Dilatationsmethode entnommen ist.

1. Akt: Man dilatiere bis etwa Nr. 8; hierbei läuft man nicht in Gefahr, einen Cervivriß herbeizuführen (Figur 279).

2. Akt: Nach der Dilatation bis Nr. 8 führen Sie einen dicken Laminariastift ein und stopfen die Scheide locker mit Vioformgaze aus (Figur 280); am nächsten Tage, oft aber schon nach 12 Stunden ist dann entweder das Ei mitsamt dem Stifte oder dem Tampon spontan ausgestoßen, oder aber der Halskanal ist so weit zugänglich, daß Sie mit leichter Mühe den Fötus erreichen und extrahieren und die Placenta in der oben geschilderten Art und Weise (S. 380) ablösen können.

Vom 4. Monat aufwärts werden Sie wie bei einer normalen Geburt zu verfahren haben, den Fötus entweder wenden und extrahieren oder durch den S. 362 beschriebenen Handgriff am Kopf nach außen befördern können. Die Lösung der Placenta überlassen Sie dann den Naturkräften. Erst wenn die Expression nach Credé auch in Narkose mißlingt, werden Sie diese mit allen uns ja bekannten Kautelen entfernen.

Was die Curettage anbelangt, so empfehle ich sie Ihnen nur in den Fällen bis zum 4. Monat. Später ist sie wegen der Dünne der Uteruswand, selbst wenn Sie sich der großen Curette bedienen, zu gefährlich, und es gelingt, wenn man exakt vorgeht, auch ausnahmslos, alle Reste mit der Hand zu entfernen. Sollten Sie das Gefühl haben, daß noch kleinere Partikelchen im Uterus vordem gelöst zurückgeblieben sind, so werden Sie eine Uterusspülung mit Spiritus (halb Wasser, halb Alkohol), Wasserstoffsuperoxyd oder mit dünner Lösung von übermangansauerem Kali (cave: Wäsche) machen, um mechanisch die kleinen Fetzen fortzuspülen. **Bei septischen Aborten** empfehle ich Ihnen eine solche Spülung in jedem Falle; septische Aborte aber werden Sie, wenn es irgend angeht, lieber dem Krankenhause überweisen, um sich alle Weiterungen zu ersparen.

Was die Technik der Uterusspülung anbelangt, so müssen Sie bei dieser auf zwei Momente achten:

Fig. 279.

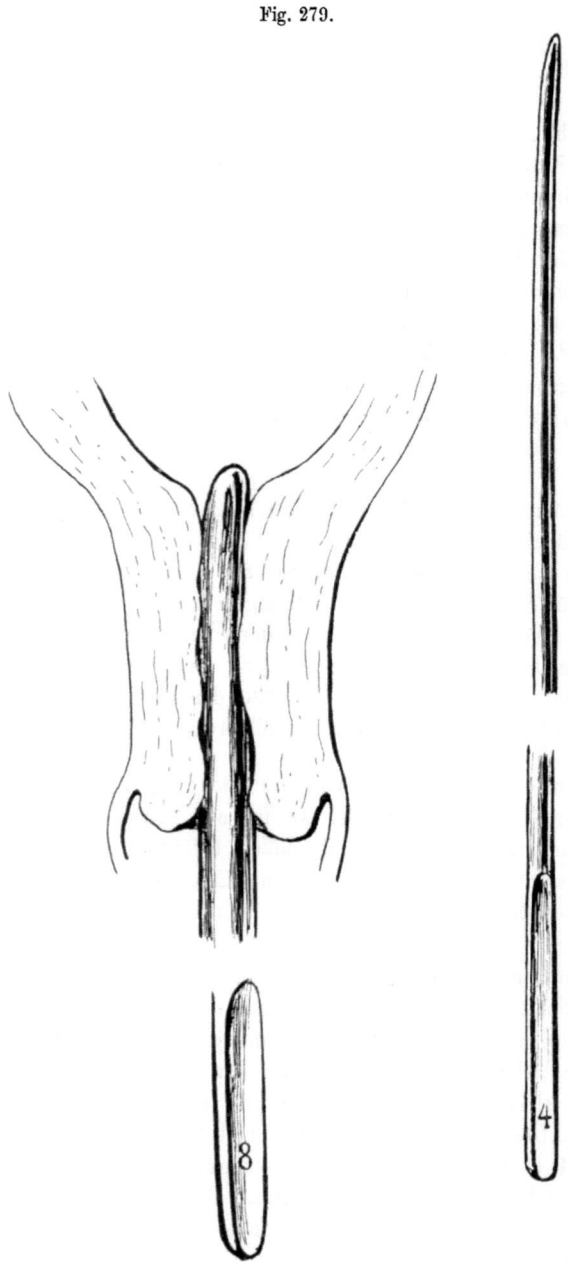

Dilatation mit Hegarschen Stiften bis Nr. 8 (daneben Nr. 4).

1. Die Spülung muß alle Partien des Uterus treffen.
2. Das Spülwasser muß gut ablaufen.

Das erstere erreichen Sie dadurch, daß Sie sich statt der sogenannten Uteruskatheter der einfachen Sekretröhrchen (Figur 281) bedienen, die Sie wie eine Sonde

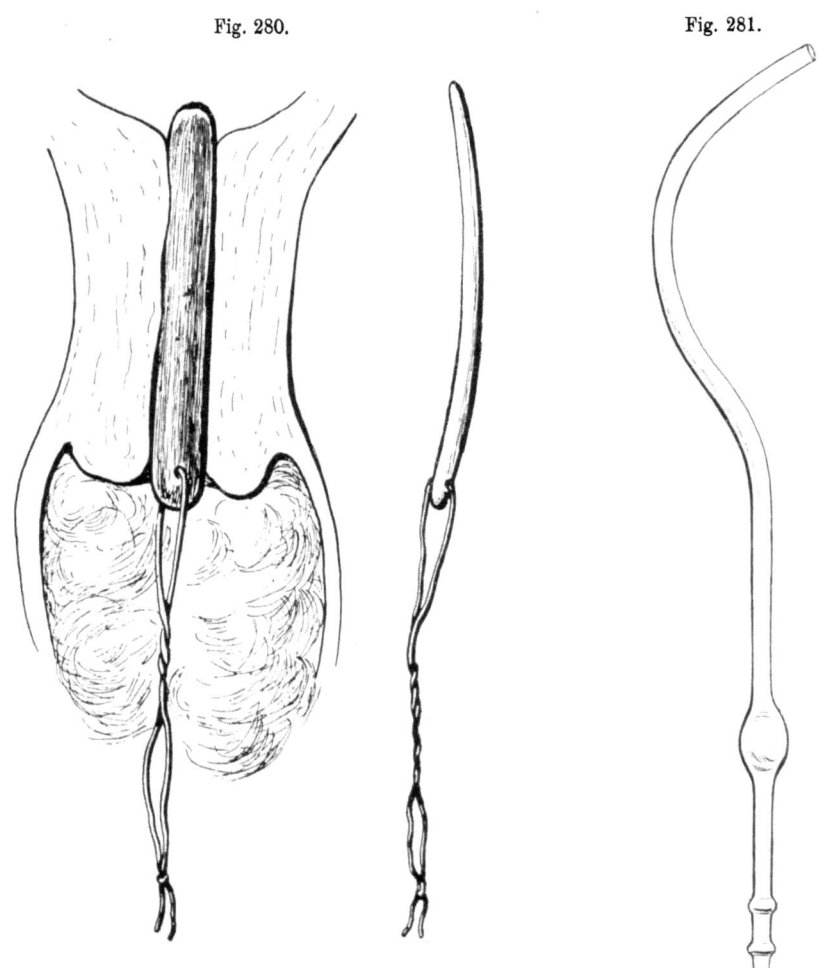

Fig. 280.

Fig. 281.

Danach (vgl. Figur 279) Einlegen eines dicken Laminariastiftes, der mittels Scheidentamponade in situ gehalten wird. (Daneben zum Vergleich ein dünner Stift.)

Sekretröhrchen besser zur Uterusspülung zu verwenden, als die sog. Uteruskatheter. (Modell der Frauenklinik der Königl. Charité.)

vorschieben und zurückziehen und dadurch alle Teile des Uterusinnern berieseln. Den guten Abfluß aber erreichen Sie bei unserem Vorgehen durch die vorherige gute Dilatation und zweitens durch Anhaken der oberen Lippe, wie es ihnen Figur 266 zeigt.

In der gleichen Weise wenden wir auch die Spülungen post partum an, nur daß wir dabei besonders darauf zu achten haben, daß keine Luft in das Uterusvavum eindringt; führen Sie stets das schon strömende Rohr, niemals das leere Rohr in den Uterus ein[1]).

Bei dem geringsten Verdacht einer Perforation müssen Sie von jeglicher Spülung Abstand nehmen. Haben Sie selbst perforiert, so legen Sie die Frau sofort in das Bett, eine Eisblase auf den Leib, geben ihr Tinctura opii simpl. 3mal täglich 15 Tropfen. Im übrigen verhalten Sie sich streng exspektativ. **Fieberte die Frau schon vor der Perforation**, so ist wegen Uebertragung des septischen Inhalts in die Bauchhöhle die Gefahr eine so große, daß ich Ihnen raten würde, durch eine Klinik oder einen Spezialisten die Gebärmutter sofort vaginal exstirpieren zu lassen. Durch die Exstirpationswunde wird man dann die Bauchhöhle drainieren und die Frau vielleicht vor der tödlichen Peritonitis retten können.

Einen seltenen Fall von Perforation des in der Schwangerschaft aufgelockerten und leicht zerreißlichen Scheidengewölbes demonstrieren Ihnen die Figuren 282 und 283. Hier wurde in einem meiner Aerztekurse von einem Amerikaner die Verletzung gemacht. Nachdem ich die Läsion erkannt und im Speculum (Figur 282) gesehen hatte, daß ein Ovarium prolabiert war, also auch das Peritoneum eröffnet war, drainierte ich, nach völliger Ausräumung des Uterus, die ich nun selbst mit äußerster Vorsicht vornahm, die Perforationsstelle mit steriler Gaze. Als die Frau innerhalb dreier Tage weder mit Temperatur noch mit Puls irgendwie reagierte, schloß ich (Figur 283) die Wunde und konnte die Patientin am 8. Tage gesund entlassen. Besondere Vorsicht rate ich Ihnen bei Fällen von Blasenmole, die Sie ja leicht an den hervorquellenden Blasen erkennen werden. Hier wollen Sie eine Curettage nur mit allergrößter Vorsicht, am besten aber garnicht, ausführen. Da ja, wie Sie wissen, die Zotten die Tendenz haben, die Uteruswand zu zerstören (destruierende Blasenmole), und Perforationen im größten Umfange außerordentlich leicht vorkommen können. **Den künstlichen Abortus** werden Sie nur einleiten, wenn ein zweiter Arzt Ihnen zur Seite steht: bei Tuberkulose, bei Herzfehlern, kurzum nur dann, wenn durch die Schwangerschaften das Leben der Frau gefährdet ist. Daß man damit im allgemeinen die Sterilisation zu verbinden hat, haben wir in der vorigen Vorlesung besprochen. Die Einleitung erfolgt am besten genau in der auf S. 395 geschilderten Art und Weise.

Wir kommen jetzt zu Fall 53, der Ihnen in klassischer Weise zeigen soll, wie gerade bei der Abortbehandlung die richtige Diagnose direkt lebensrettend für die Patientinnen sein kann. Ich wurde in diesem Falle von dem Hausarzt hinzugerufen, um den eingetretenen Abort auszuräumen. Bei der bimanuellen Untersuchung fühlte ich sofort rechts einen wurstförmigen Tumor von teigiger Konsistenz; da außerdem der Uterus in seiner Größe nicht dem 3., sondern nur knapp dem 2. Monat entsprach, so diagnostizierte ich „Tubarabort" und riet die klinische Aufnahme an. Dieselbe wurde verweigert. Am nächsten Morgen wurde ich wieder hingerufen mit dem Bemerken, daß nun „doch das Ei abgegangen sei". Ich erkannte sofort, daß es sich hier um die für die Tubargravidität pathognomonische dreizipflige Decidua handelte. Jetzt nahm ich die Dame in meine Privatklinik, und es stellte sich bei der Laparotomie heraus, daß es sich um eine rechtsseitige Tubenmole mit frischen Blutungen in die Bauchhöhle

---

[1]) Hier würde ich Ihnen die Anwendung des Wasserstoffsuperoxyds der Blasenbildung wegen nicht empfehlen. Am besten ist Alkohol: nach selbst dünnen Lysollösungen kann man nicht selten Intoxikationserscheinungen auftreten sehen.

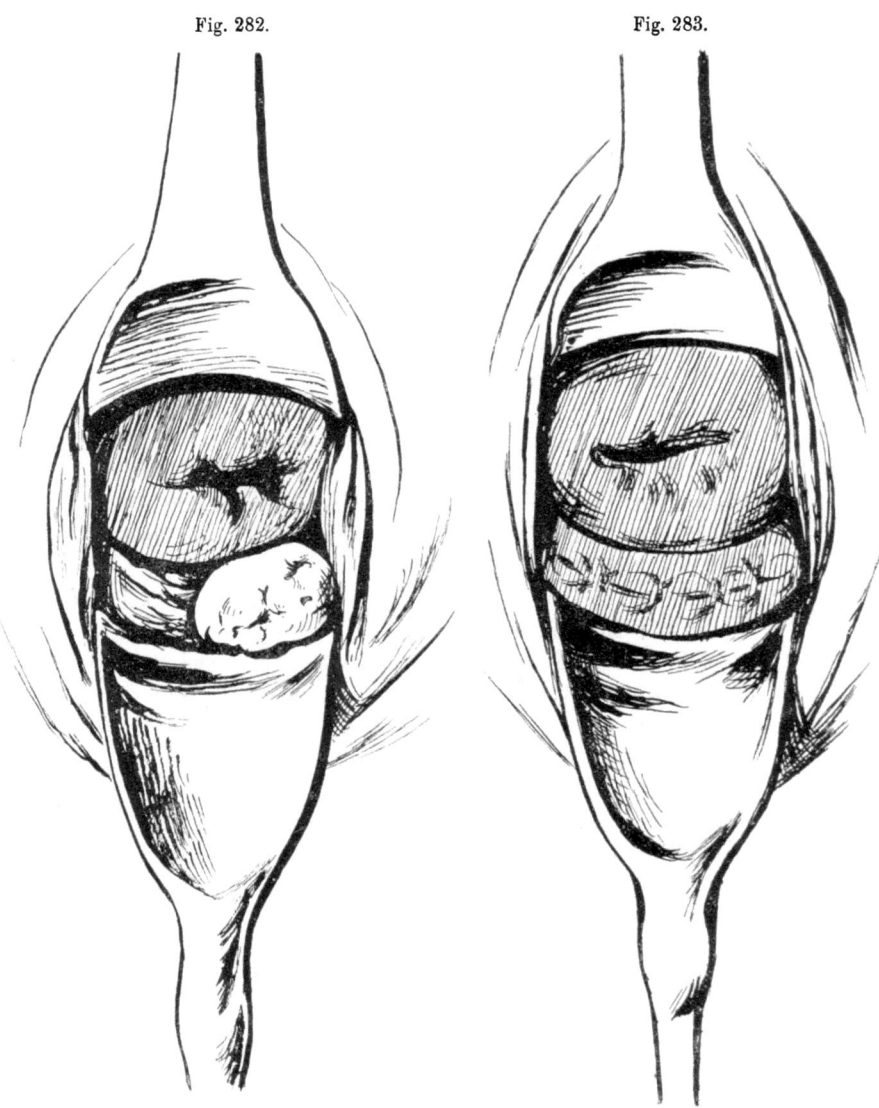

Fig. 282.   Fig. 283.

Perforation des hinteren Scheidengewölbes bei Ausräumung eines Abortes mit dem Finger. Die Perforationsöffnung wird durch das prolabierte linke Ovarium verdeckt.   Nach Anlegung der Katgut-Knopfnaht.
(Nach der Natur unter Zugrundelegen von Zeichnungen von Albrecht Meyer-Seiler.)

handelte. Hätte man in diesem Falle kritiklos curettiert, was wäre die Folge gewesen? Durch die Manipulationen am Uterus eine plötzliche schwere innere Blutung, und ehe man die Patientin hätte in eine Klinik transportieren können, wäre vielleicht der Tod eingetreten. Ich besinne mich nur zu deutlich aus meiner Praxis, auch zu solch einem Falle gerufen zu sein. Die verschiedenen Arten der Tubargravidität nach ihrem anatomischen oder klinischen Verhalten, die diagnostischen Unterschiede und die Verschiedenheit der Therapie — je nach Lage des Falles — alles dies, meine Damen und Herren, finden Sie ausführlich in den Lehrbüchern, so daß ich mich heute wohl darauf beschränken kann, Ihnen die folgende Zusammenstellung zu geben:

Man unterscheidet:

I. Nach dem Sitz der Gravidität:
  a) Graviditas ampullaris (häufigste Form) in der Ampulla tubae.
  b) Graviditas isthmica seu tubaria propria (im mittleren Teil der Tube).
  c) Graviditas interstitialis (in dem die Uteruswand durchbohrenden Teil der Tube, seltene Form).
  d) Graviditas ovarica (äußerst selten).
  e) Graviditas abdominalis (nicht sicher bewiesen).

II. Nach dem klinischen Verhalten:
  a) Tubarabort, besonders bei der Grav. ampullaris; das Ei wird in die freie Bauchhöhle durch Tubenwehen herausgetrieben. Die leere Tube füllt sich mit Blut: Haematosalpinx.
  b) Tubenmole; bei protrahiertem Tubarabort kommt es, wie auch intrauterin, immer zur Molenbildung.
    Die hierbei austretenden Blutmassen (bei a und b) krystallisieren sich gewissermaßen keulenförmig rings um die Tube — peritubare Hämatocele — oder aber sie senken sich zum Douglasschen Raum — retrouterine Hämatocele. —
  c) Tubenruptur; der Uterusruptur vergleichbar, sehr gefährlich durch das plötzliche Auftreten der Blutung besonders bei Graviditas isthmica.

Auf die therapeutischen Eingriffe bei der Extrauterinschwangerschaft wollen wir heute nicht eingehen; abgesehen von den Fällen, die durch die schweren Zeichen der inneren Blutung[1]) zur sofortigen Operation drängen, erfordern die Fälle mit weniger stürmischem Verlauf eine große Summe von Erfahrung. Deshalb rate ich Ihnen, sobald Sie auch nur den Verdacht auf eine Extrauteringravidität haben, die Patientin einem Krankenhause oder einem Spezialisten zu überweisen.

Zum Schluß noch folgender differential-diagnostisch interessante Fall, den ich vor einigen Tagen erlebte. Es handelte sich um eine junge Frau, die schon seit 2 Wochen blutete, der Cervix war geschlossen, der Uterus lag anteflektiert und entsprach seiner Größe nach etwa dem 2. Monat. Ueber dem Uterus links fühlte ich einen schlaffen weichen Tumor. Da die Adnexe der anderen Seite normal groß waren, so schloß ich einen entzündlichen Adnextumor, die meist doppelseitig sind, aus, für einen einseitigen Ovarialtumor, etwa ein kleines Kystom, war mir der Tumor zu weich. So diagnostizierte

---

[1]) Haben Sie den Verdacht einer inneren Blutung, so können Sie unbedenklich, nach exakter Desinfektion der Bauchdecken, an der Stelle der größten Dämpfung mit einer Pravazspritze, die Sie vorher abkochen, punktieren und aus dem Ergebnis dann mit Sicherheit ihre Diagnose stellen.

ich „Tubargravidität" und schritt, da die Patientin sehr elend war, zur Operation. Hierbei stellte sich heraus, daß es sich um eine Endometritis post abortum handelte und der weiche Tumor eine entzündliche tuboovarielle Cyste der linken Seite war.

Ich habe Ihnen absichtlich diese Fehldiagnose mitgeteilt, meine Damen und Herren, weil diese gerade bei der Tubargravidität nicht zu den Seltenheiten gehört. Ich kenne selbst Fälle, wo erfahrene Gynäkologen bei einem Sitz des jungen Eies in einer Tubenecke Tubargravidität diagnostizierten, laparotomierten und eine normale Gravidität vorfanden. Errare humanum est! Das Eine aber rate ich Ihnen dringend: Lieber einmal unnütz an die Tubargravidität denken, als durch Uebersehen dieser Anomalie eine Frau verlieren.

Auf die Besprechung der interessanten Fälle der Retroflexio uteri gravidi und die wichtige Differentialdiagnose zwischen Abort und Karzinom muß ich leider verzichten. Beide Anomalien erfordern gynäkologische Schulung und würden nur gezwungen in den Rahmen unserer geburtshilflichen seminaristischen Uebungen sich einzwängen lassen.

Zum Schlusse möchte ich Ihnen wenigstens im Bilde einige interessante Fälle zeigen, die trotz ihrer Seltenheit Ihnen einmal in der Praxis vorkommen können.

Figur 284 zeigt Ihnen eine Patientin, bei der ein großes **Myom die Schwangerschaft so völlig vortäuschte**, daß sie auf den Rat ihres Hausarztes meine Klinik zur Entbindung aufsuchte. Nach der Größe der Gebärmutter, nach der Palpation (vgl. Figur 284) und nach den Angaben der Patientin mußte man unbedingt an eine Schwangerschaft im X. Monat denken. Was mich zu einer richtigen Diagnose veranlaßte, war das Fehlen sämtlicher sicherer Schwangerschaftszeichen. Unter den sicheren Schwangerschaftszeichen versteht man, wie Sie ja wissen, nur diejenigen, die vom Fruchtkörper selbst ausgehen: 1. die kindlichen Herztöne, 2. das Hören oder Fühlen von Kindsbewegungen.

Die beiden letzten Figuren zeigen Ihnen zwei Fälle, in denen die Geburt nur in der Klinik auf operativem Wege beendet werden konnte. Gelingt es Ihnen bei Ihrer Untersuchung nicht, den Muttermund zu finden, so müssen Sie sofort an eine **Verlagerung des Muttermundes** denken. In erster Linie kommt dieses Ereignis zustande, wenn gewisse **lageverändernde Operationen** früher ausgeführt wurden. Dieses aber mit Sicherheit festzustellen, wird Ihnen stets durch das Erheben einer genauen Vorgeschichte möglich sein.

In Figur 285 liegt der Muttermund weit oberhalb des Promontoriums. Der vorliegende Kopf hat die vordere Gebärmutterwand völlig „ausgesackt". Die Kreißende ist vor einer Reihe von Jahren operiert worden, da ihre Gebärmutter „nach hinten umgeknickt" war. Die Operation bestand in Festnähen der vorderen Wand der Gebärmutter an die Scheide (**Vaginofixur**). Hierdurch wurde erstens die Portio nach hinten, promontoriumwärts, verlagert, zweitens aber die vordere Wand an der notwendigen Entfaltung bei der Schwangerschaft verhindert.

In Figur 286 liegt die Portio ganz vorn, oberhalb der Schoßfuge, und ohne langatmige Beschreibung sehen Sie die umgekehrten Verhältnisse sich entwickeln. War vorhin die Aussackung in der vorderen Gebärmutterwand, so ist sie hier in der hinteren Gebärmutterwand. Die Ursache dieser Verlagerung war ebenfalls ein operativer Eingriff, der wegen Retroflexion des Uterus unternommen war und darin bestand, die vordere Wand fest an die Bauchdecken zu fixieren (**Ventrifixur**).

Fig. 284.

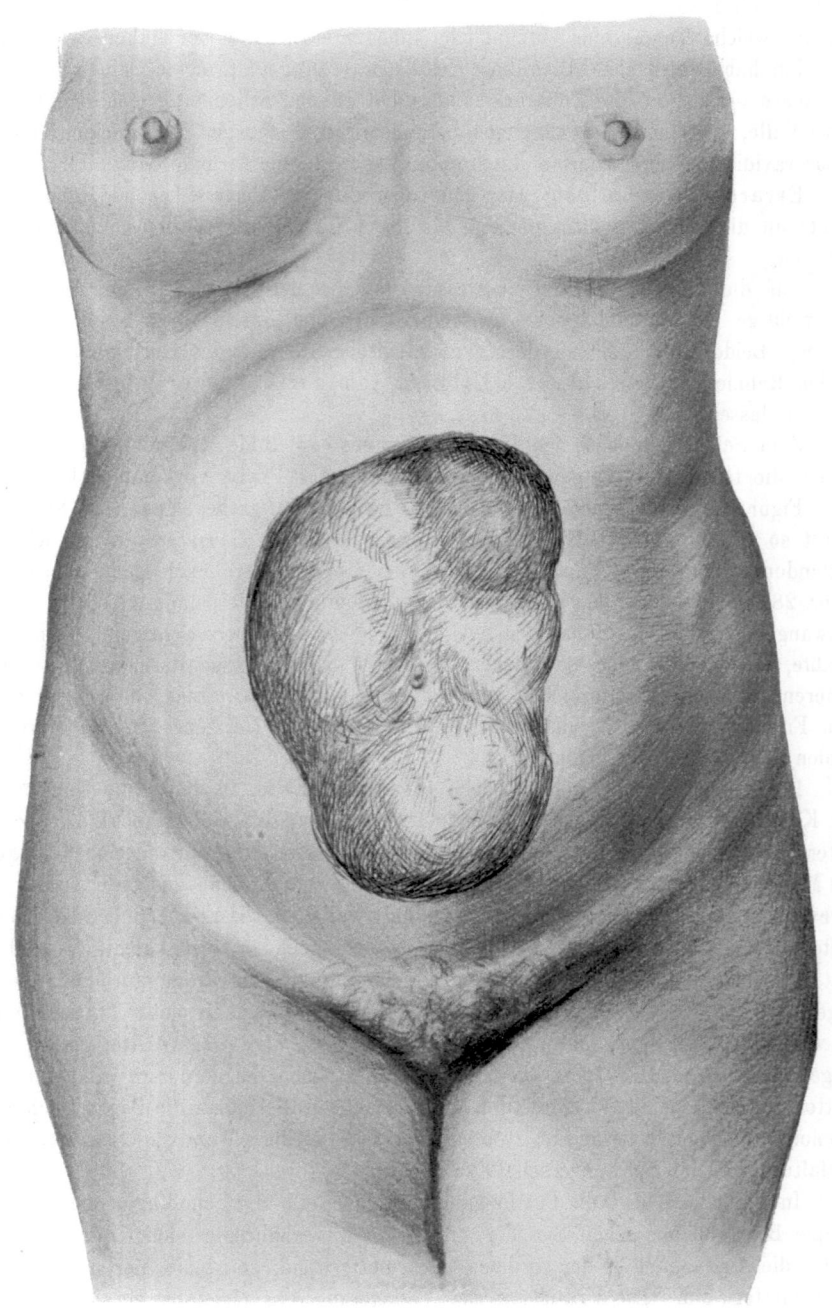

Myom, eine Schwangerschaft vortäuschend.

Fig. 285.

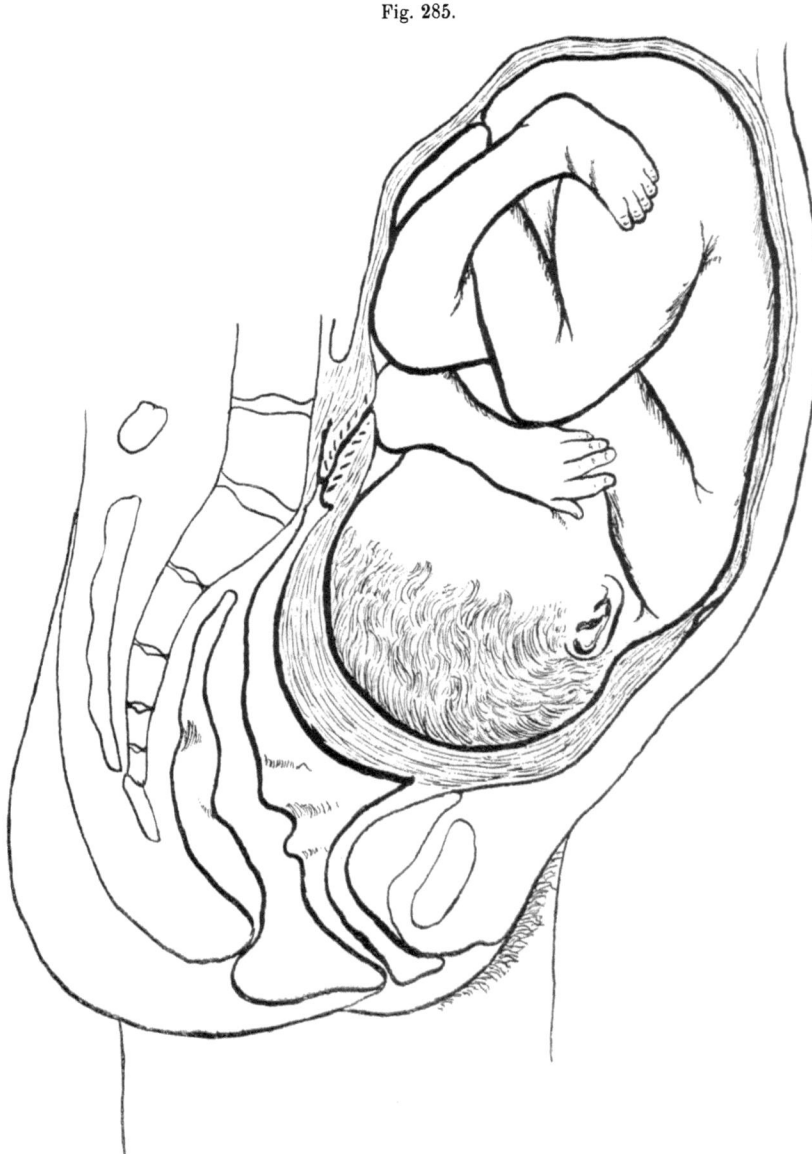

Muttermund oberhalb des Promontoriums nach Vaginofixur.

Fig. 286.

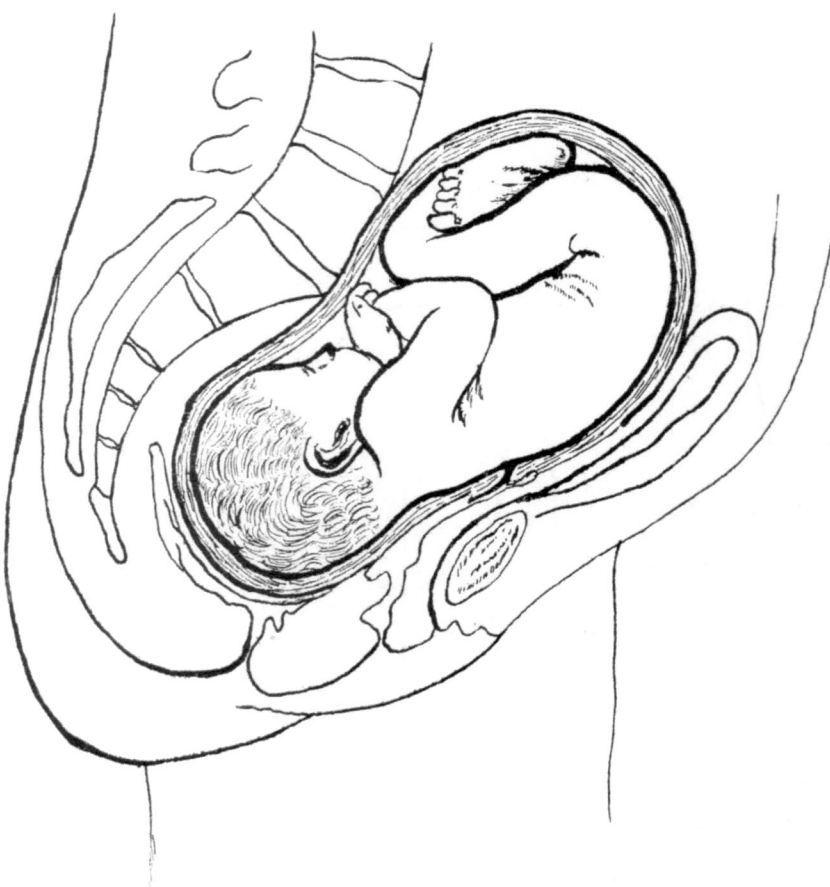

Muttermund oberhalb der Schoßfuge nach Ventrifixur.

In solchen jetzt immer seltener werdenden Fällen — da diese alten unanatomischen Maßnahmen verlassen sind — kann Mutter und Kind nur durch Operation gerettet werden. Ob die einfache Durchschneidung der Aussackung von der Scheide her mittels Sichelmessers, ob der vaginale oder der klassische Kaiserschnitt in Frage kommen, kann nur an der Hand des Einzelfalles entschieden werden. Das ist dann Sache des Operateurs und Klinikers; und nicht für diesen, sondern für den Praktiker sind diese Zeilen geschrieben. Der Praktiker aber hat die ebenso wichtige Aufgabe, die Fälle zu erkennen und sie dem Operateur zuzuführen, wenn seine Kunst nicht ausreicht.

Sie sehen aber aus diesen letzten Besprechungen, wie wichtig für Sie die Kenntnis der Gynäkologie und der bekannteren Operationsmethoden für solche Fälle ist, und deshalb verweise ich Sie auf meinen Grundriß der Gynäkologie[1] und meinen Gynäkologischen Operationskursus[2].

Quidquid agas prudenter agas et respice finem!

Möge dieses Buch einen kleinen Anteil daran haben, wenn Mutter und Kind immer weniger Schädigungen durch die Geburt ausgesetzt werden, und mögen Sie, meine Damen und Herren, bei allem Ihrem Tun nie vergessen, daß die Zukunft unseres geliebten Vaterlandes auf unseren Müttern ruht. Millionen Tote decken die Wahlstatt. Helfen Sie mit Ihrem ganzen Wissen und Können dabei, daß neues frisches Leben erblüht — Deutschland zum Segen, Ihnen zur Befriedigung!

---

1) Berlin 1914, Seemann.
2) 2. Auflage. Berlin 1912, Hirschwald.

Anhang.

I. Neuere Lehrmittel für den Unterricht am Phantom.

Das Geburtshilfliche Seminar, dessen Hauptaufgabe darin liegt, die Entschlußfähigkeit und die Kenntnis der Indikationsstellung für den speziellen Fall zu erzielen, findet seine wirksamste Unterstützung in dem Unterricht am Phantom.

Dieser Unterricht am Phantom aber soll mehr sein als eine bloße Uebungsstunde für die Zange, die Wendung und die Extraktion. Für diese 3 Operationen, die leider allein nur für das Staatsexamen gefordert und deshalb fast ausschließlich geübt werden, leistet das ehrwürdige Schultzesche Phantom alles, was ein Phantom zu leisten imstande ist. Meines Erachtens aber erfordert der Unterricht im Phantom mehr. Wer so oft wie ich gesehen hat, daß der Anfänger weder eine Katheterisation, noch ein Freilegen der Portio, noch eine Scheidentamponade richtig auszuführen imstande ist, der muß es als **eine Forderung der Humanität und exakten Ausbildung der Studierenden** ansehen, daß Ihnen diese einfachen Technicismen zuerst nicht an der Lebenden, sondern an entsprechend konstruierten Lehrobjekten gezeigt werden.

Zu diesem Zweck habe ich ein gynäkologisch-geburtshilfliches Phantom konstruiert[1]). An ihm lasse ich — von gynäkologischen Uebungen sehe ich ab — die Katheterisation, das Freilegen der Portio, das Anhaken der vorderen Lippe mit der Kugelzange (Figur 266), die Scheidentamponade und die Sondierung (Figur 269) üben. Ebenso die bimanuelle Untersuchung, die für die Erkenntnis der Bauchhöhlenschwangerschaft von höchster Bedeutung ist (Figur 265), und die Aufrichtung des graviden, retroflektierten Uterus. Noch besser eignen sich dafür frische Leichenbecken, wie ich sie schon seit 8 Jahren in meinen gynäkologischen Operationskursen verwende.

Der große Wert der Dilatationsmethoden, insbesondere der Metreuryse, die Wichtigkeit der Braxton-Hicks-Wendung für die Behandlung der Placenta praevia — kein Geburtshelfer wird sie leugnen. Und doch, wo werden diese Methoden systematisch gelehrt, wo wird die technische Fertigkeit für diese schwierigen Eingriffe von dem jungen Arzte gefordert?

So habe ich denn für das Schultzesche Phantom Gummieinlagen, den wechselnden Verhältnissen des Cervikalkanals entsprechend, herstellen lassen, mittels deren man die Fingerdilatation, die Dilatation mit Hegarschen Stiften, die Dilatation mit dem

---

1) Archiv für Gynäkologie. Bd. 84. Heft 3. — Berl. klin. Wochenschr. 1. März 1909.

Fig. 287.

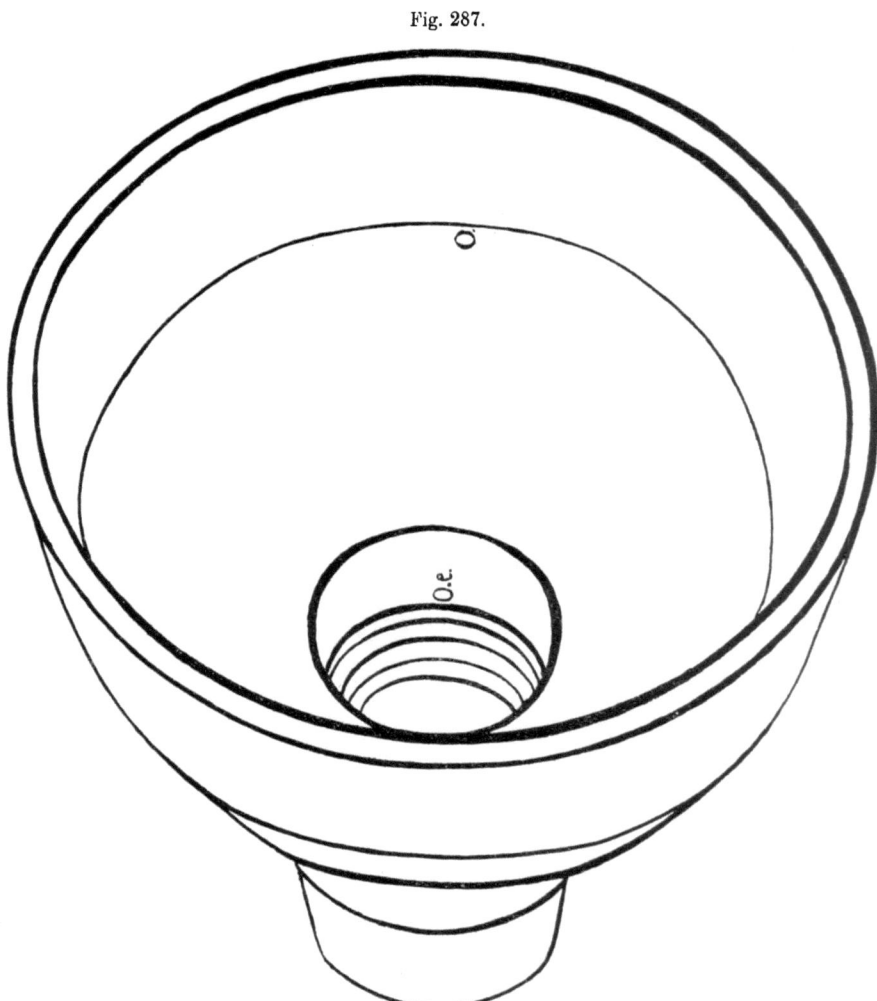

Phantomeinlage zur Ausführung der Braxton-Hicks-Wendung, der Metreuryse usw.
(L. u. H. Löwenstein, Berlin.)
Cervix für 2 Finger durchlässig.
Durchmesser: 19 cm.
Muttermund: 3 ½ cm.
(Halbseitlich gesehen.)

Fig. 288.

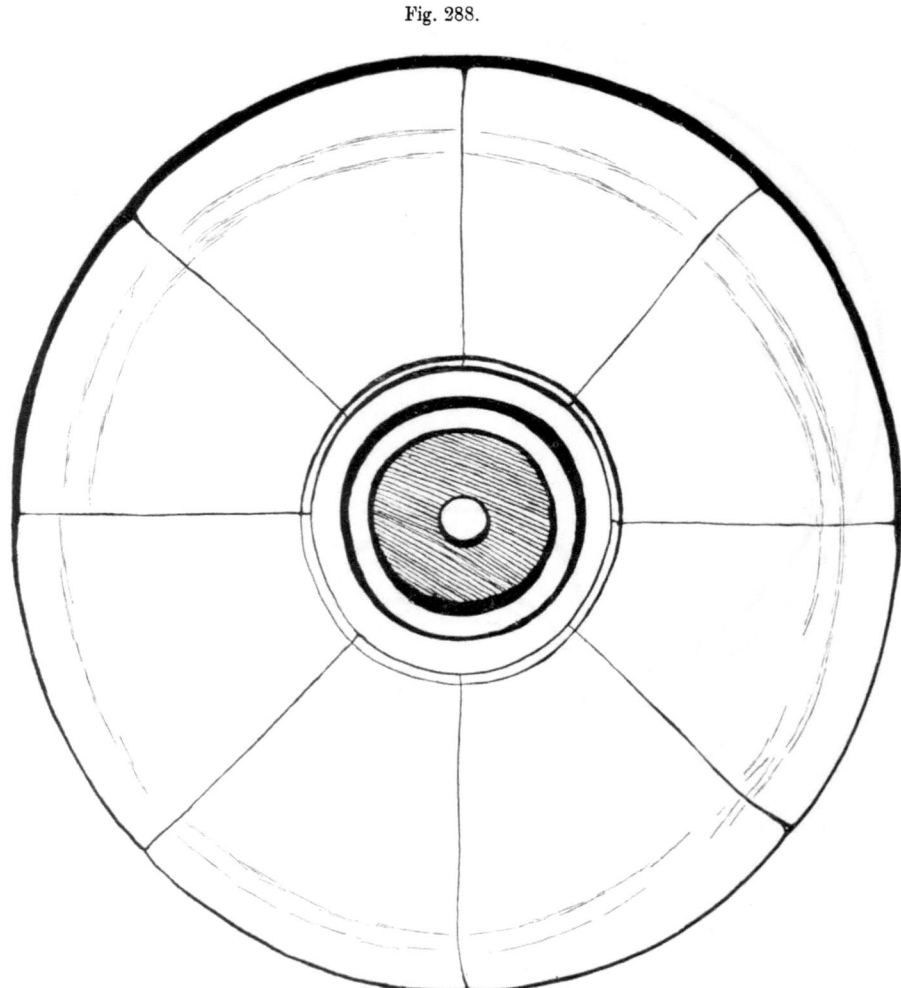

Phantomeinlage zur Ausführung der Bossischen Dilatation usw.
Muttermund für die Fingerkuppe geöffnet.
Durchmesser: 14 cm.
Scheide: 3 1/2 cm.
Muttermund: 1 cm.
(Von oben gesehen.)

Fig. 289.

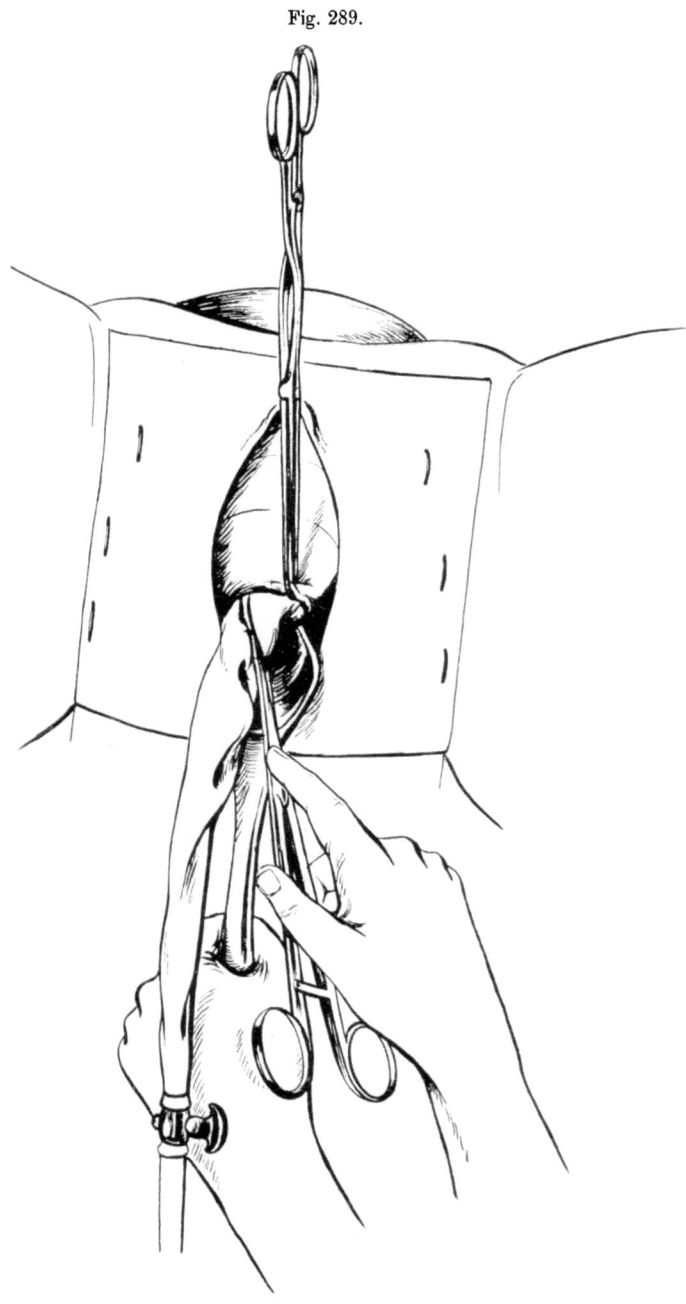

Uebung am Phantom. Die Einlage in situ. Die vordere Lippe ist nach Freilegen der Portio im Speculum angehakt. Der Metreurynter wird eingeführt.

Fig. 290.

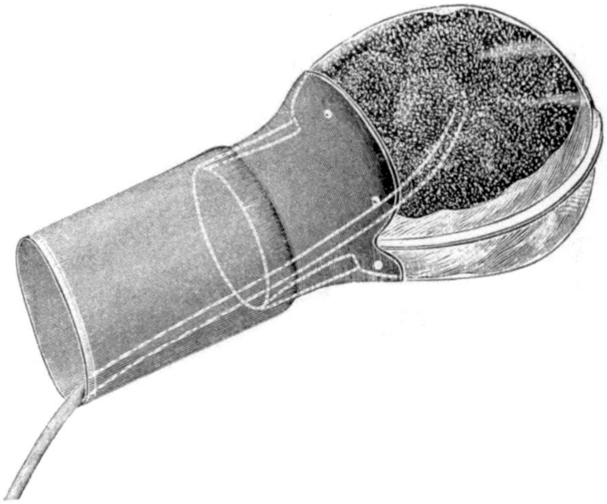

Kamannsches Phantom. Placenta, Eihautsack und Nabelschnur in situ.

Fig. 291.

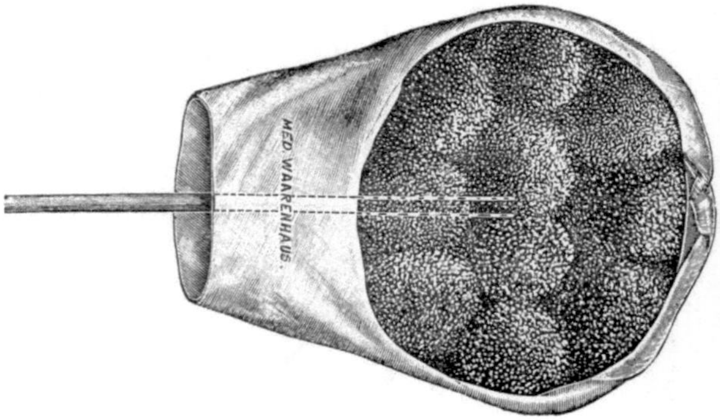

Placenta, Eihautsack und Nabelschnur aus dem Phantom herausgenommen.

Fig. 292.

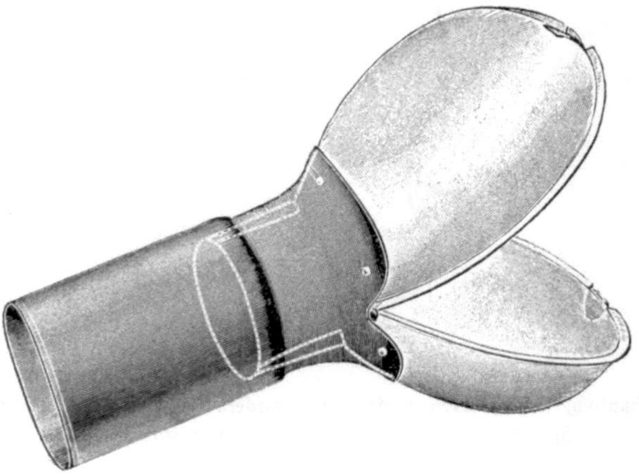

Dasselbe ohne die Nachgeburt in geöffnetem Zustand.

Bossischen Dilatator, die Tamponade des Uterus und der Cervix, die Metreuryse und schließlich die Braxton-Hicks-Wendung üben kann[1]).

Ebenso wichtig ist es, den Studierenden die „manuelle Lösung" der Placenta zu demonstrieren. Hierfür leistet das Phantom von Kamann ganz Vorzügliches (Figur 290 bis 292).

Die Hebosteotomie muß ebenfalls dem Studenten am anatomischen Präparat demonstriert werden.

Man könnte mir einwerfen, daß alle diese Technicismen nur an der Lebenden gelehrt und gelernt werden können. An den kleineren Universitäten fehlt dafür das genügende Material, aber auch an den größten geburtshilflichen Kliniken kann dem Anfänger unmöglich für seine ersten Versuche sofort die lebende Frau als Versuchsobjekt übergeben werden. Welcher klinische Lehrer würde die Verantwortung dafür übernehmen? Wenn es geschieht, wie wenige haben das Glück, an solchen Fällen ihre Technik zu üben. Und was ist die Folge? Der junge Arzt tritt völlig ungenügend vorbereitet in seinen schweren Beruf, er selbst muß mühsam an seiner Klientel erlernen, was ihm der Lehrer so leicht hätte beibringen können.

Will man tüchtige Aerzte erziehen, so muß der geburtshilfliche Unterricht dem Fortschreiten der Wissenschaft entsprechend erweitert werden: Geburtshilfliche Seminare müssen eingerichtet werden, in den Phantomkursen müssen nicht nur die drei oder vier Hauptoperationen, sondern möglichst alle in der Praxis vorkommenden Uebungen gelehrt werden — und ihre Zahl ist nicht klein, wie die folgende resumierende Uebersicht zeigt. Das gleiche gilt für die ärztlichen Fortbildungskurse, statt der meist üblichen klinischen Demonstrationen werden auch hier seminaristische Uebungen und zeitgemäß ausgestaltete Phantomkurse Besseres für die geburtshilfliche Ausbildung zu leisten imstande sein.

I. Was in den Phantomkursen der Hauptsache nach geübt wird:
1. Die Zange.
2. Die Wendung.
3. Die Extraktion.
4. Die Perforation (in der letzten Stunde ein- oder zweimal).
5. Die Dekapitation (selten).

II. Was in den Phantomkursen außerdem geübt werden sollte:
1. Der Katheterismus.
2. Das Freilegen und Anhaken der Portio mit der Kugelzange.
3. Die Scheidentamponade.
4. Die Sondierung.
5. Die bimanuelle Untersuchung.
6. Die Aufrichtung der graviden, retroflektierten Gebärmutter.
7. Die Dilatation mit Laminaria.
8. Die Dilatation mit Hegarschen Stiften.
9. Die Dilatation mittels Tamponade.
10. Die Dilatation mit dem Bossischen Dilatator.
11. Die Dilatation mit dem Finger.

---

[1]) Die Figuren 287 bis 289 erübrigen eine genaue Schilderung dieser Einlagen.

12. Die Dilatation mit dem Metreurynter.
13. Die Wendung nach Braxton-Hicks bei Placenta praevia.
14. Die Uterustamponade.
15. Die manuelle Placentarlösung.
16. Die häufigeren Mißbildungen wie Hydrocephalus und Anencephalus.
17. Der Martin-Wiegand-Winckelsche Handgriff bei engem Becken (die dazu nötigen Metalleinlagen für das Phantom sind überall erhältlich).
18. Die Wiederbelebung des Neugeborenen (vergleiche hierzu S. 319 ff.).

II. Musterbeispiele gut gelöster seminaristischer Aufgaben.

In den vorhergehenden Seiten habe ich, um Wiederholungen zu ersparen und den Umfang des Buches nicht unnötig zu vergrößern, die Antworten meiner Hörer nur gekürzt wiedergeben können. Inwieweit das geburtshilfliche Denken durch seminaristische Uebungen geschult werden kann, zeigen — besser als langatmige Ausführungen — einige Musterbeispiele, die ich ungekürzt und unkorrigiert hier wiedergebe.

1. Antwort zu Aufgabe Fall 2, S. 15.

„Entsprechend der letzten Regel hätte die Geburt spätestens Ende Juni erfolgen sollen. Am 28. Juli handelt es sich anscheinend um ein übertragenes Kind mit großem Kopf. Dazu kommt ein plattes Becken mittleren Grades, für das neben den Erfahrungen aus den früheren Geburten die Verkürzung der Vera und die Dreiecksform der Michaelisschen Raute sprechen.

Da die Blase sich schon spannt, obwohl die Portio noch nicht verstrichen und erst für 1 Finger durchgängig ist, besteht die Gefahr eines vorzeitigen Blasensprunges. Man wird deshalb Seitenlage der Kreißenden anordnen und ihr jedes Mitpressen untersagen.

Zur weiteren Hintanhaltung des Blasensprunges legt man einen Kolpeurynter in die Scheide.

Stellt sich später der Kopf normal auf den Beckeneingang und springt die Blase nach dem Verstreichen der Portio, so sucht man sich mittels der bimanuellen Untersuchung über die Größe des Kopfes und sein Verhältnis zur Beckenenge zu orientieren. Hierzu eventuell Einpressen des Kopfes in den Beckeneingang nach P. Müller.

Ist das Mißverhältnis nicht allzu groß und die Einstellung des Kopfes dem Geburtsmechanismus bei plattem Becken entsprechend (d. h. die große Fontanelle leicht gesenkt), so wartet man ab.

Sind die Aussichten für eine Spontangeburt (die Berücksichtigung der Wehenkraft kommt hier besonders in Frage) gering, so macht man, da es sich um eine Mehrgebärende handelt, die prophylaktische Wendung auf den Fuß und zwar möglichst bald nach völliger Erweiterung des Muttermundes und stehender Blase. An die Wendung schließt man die Extraktion an. Macht die Größe des nachfolgenden Kopfes bei der Entwickelung Schwierigkeiten, so wendet man den Martin-Wiegand-Winckelschen Handgriff an"

2. Antwort zu Fall 30, S. 283.

"Es handelt sich um eine Frühgeburt (Wehenbeginn Anfang November statt Anfang Dezember). Dafür sprechen auch die trägen und noch unregelmäßigen Wehen. Die vorhergehenden leichten und die jetzigen stärkeren Blutungen sprechen in erster Linie für Placenta praevia.

Da der Cervikalkanal geschlossen ist, so bleibt mir nichts anderes übrig, als die Blutung durch Druck von unten zum Stillstand zu bringen. Da ich einen Kolpeurynter nicht bei mir habe, so lasse ich mir von der nächsten Apotheke eine große Dührssenbüchse holen und tamponiere die Scheide fest mit Jodoformgaze. Ich bleibe bei der Frau und beobachte die Wehen und achte darauf, ob der eingelegte Tamponstreifen gelb bleibt oder sich rötet. Ist er ausgestoßen oder durchblutet, so untersuche ich noch einmal, um den Grad der erzielten Eröffnung festzustellen und um mich zu orientieren, ob es sich um eine Placenta praevia partialis oder totalis handelt. Ist die Cervix für 3 Finger durchgängig, so werde ich bei partieller Placenta praevia erst versuchen, ob ich durch das einfache Sprengen der Blase die Blutung zum Stillstand bringe. (Druck des Kopfes von oben auf die abgelöste Placenta.) Steht die Blutung nicht, so werde ich entweder die Wendung nach Braxton-Hicks oder die Metreuryse ausführen."

3. Antwort zu Fall auf S. 218 ff. geschildert.

"Da es sich, wie mir die äußere Beckenmessung und vorherige spontane Geburt zeigen, um ein normales Becken handelt, da das Kind, das sich in Fußlage, befindet, schon abgestorben ist, als ich zu der Kreißenden komme, ein beunruhigendes Symptom von Seiten der Mutter nicht besteht, so werde ich, da keine Indikation vorhanden ist, abwarten. Dem zur Operation drängenden Ehemann werde ich sagen, daß eine Gefahr für seine Frau nicht beim Abwarten, wohl aber bei indikationslosem Operieren besteht.

Würde sich im weiteren Verlauf der Geburt eine Indikation von seiten der Mutter ergeben, dann werde ich vorsichtig extrahieren, dabei aber genau den Muttermund kontrollieren; sollte sich derselbe als allzu fest kontrahiert erweisen, so werde ich den nachfolgenden Kopf perforieren und dann leicht die Entbindung beenden können."

(Bemerkung des Verfassers: Dieses ist der Fall, in dem ohne Indikation bei forcierter Extraktion ein Cervixriß gemacht und dann die ganze Gebärmutter bei der manuellen Placentarlösung mit herausgerissen wurde.)

Repetitorium und Sachregister.[1]

A.

Abgang von Meconium 144.
Abgewichene Schädellage:
  Behandlung 19.
  Gefahr des Nabelschnurvorfalles 16.
  Richtige und falsche Lagerung hierbei 16.
Abnabeln mit Klemmen 31.
Abort 376 ff.:
  Indikationsstellung 373, 398.
  Krimineller 385,
    Gutachten 385.
  Künstliche Einleitung 376.
  Septischer 395.
  Spontaner 398.
    Behandlung 398 ff.
    Forcierte Dilatation (mit Hegarschen Stiften) 389.
    Kombinierte Dilatation (erst Dilatation mit Hegar Nr. 8, dann dickem Laminariastift) 395.
    Langsame Dilatation (mit Gaze oder Laminaria) 389.
    Notwendigkeit der bimanuellen Untersuchung (Ausräumung niemals in der Sprechstunde!) 386.
Achsenzugzange siehe unter Zange.
Aderlaß bei Eklamptischen 278, 253.
Adnextumor 400.
Aether-Tropfnarkose bei Herzkranken 373.
Ampullen, Gebrauch ders. 40.
Anämiebehandlung 357 299 ff.,:
  Autotransfusion 301.
  Autotransfusion vermehrt durch den Momburgschen Schlauch 301.
  Beurteilung der A. bei Placenta praevia 288.
  Kampfer und Koffein 198, 280 (Tabelle 2).
  Kochsalzeinläufe 198.
  Kochsalzinfusion 280 ff.
  Warme Packung der Patientin 301.
Anamnese, Wert ders. illustriert an einem Falle von Fundusruptur 337.

Anencephalus:
  Geburt bei A. 307.
  Handgriff bei A. 362.
Arzneischatz des Geburtshelfers 30.
Asepsis, Antisepsis zur Operation siehe unter Desinfektion.
Asphyxie der Neugeborenen **319 ff.**
Atmung:
  Künstliche A. nach Prochownik 321.
  — nach Schultze 323.
  — nach Silvester bei Eklamptischen 280.
Atonia uteri, Behandlung 179 ff. (siehe auch unter Blutstillung).
Ausdehnung, ungewöhnliche, des Leibes (Hydramnios oder Zwillinge?) 356.
Austastung des Uterus:
  Bei der Ausräumung von Aborten 380.
  Bei Zurückbleiben eines Kotyledo 375.
Austreibungsperiode (siehe auch Geburtsmechanismus) 13.
Ausziehungserscheinungen 4, 128, 244.

B.

Bad des Neugeborenen als wirksamer Hautreiz 319.
Bandlscher Ring 335.
Bauchfell, Verhalten in der Schwangerschaft 118.
Bauchhöhlenschwangerschaft siehe Extrauteringravidität.
Becken, enges:
  Allgemeines **9 ff.**
  Allgemein verengtes B. 72.
  Einfach plattes B. 140.
  Plattrachitisches B. 3, 15, 110, 129, 174.
  Schräg verengtes B. 161.
  Trichterbecken 166.
  Vergleich verschiedener Formen untereinander 162.
  Zange bei dems. 12.
Beckenebenen 74 ff., 76.
Beckenendlagen **196 ff.**:
  Anwendung der Schlinge 204.

---

1) Das Register ist so angelegt, daß es unschwer als Repetitorium verwandt werden kann. Man braucht sich hinter die einzelnen Aufzählungen nur ein Fragezeichen gesetzt zu denken und sich zu bemühen, die Frage möglichst erschöpfend zu beantworten. Ein Blick in das betreffende Kapitel des Buches selbst genügt dann, um sich über die Richtigkeit der Antwort klar zu werden. Besonders wichtige Abschnitte, z. B. Abort, sind **fett** gedruckt, ebenso die Seitenzahlen, die besonders ausführlich Auskunft geben.

Beckenendlagen:
Anwendung des stumpfen Hakens 204.
Bei engem Becken 198.
Exspektatives Verhalten 208.
Extraktion nach Müller 204.
Fußlage mit Nabelschnurvorfall 217 ff.
Gefahren der B. bei falschem Vorgehen 218.
Herabholen eines Fußes bei Steißlagen 201 ff.
Indikation 208.
Stillstand der Geburt, der Kopf bleibt stecken 210 ff.
Beckenmessung:
Aeußere B. 9 ff.
B. des Beckenausgangs 169 ff.
Gefahren, wenn man sie unterläßt 144.
Innere B. 9 ff.
Beleuchtung des Operationsterrains 24 ff.
Besteck, geburtshilfliches, nach Liepmann 25.
Bestimmen des Kopfstandes in der Geburt (Uebersicht) 74 ff.
Bimanuelle Kompression (siehe auch unter Blutstillung).
Blase, ihre Funktion 4 ff.
Blasenmole, Verhalten bei 398.
Blasenscheidenfisteln 244.
Blasensprung:
Ausführung des künstlichen B. 288.
Gefahren des B. bei Schieflagen 174.
Sprengen der Blase bei Eklampsie siehe unter Eklampsie.
— bei Fieber in der Geburt 367.
— Hydramnios 356 ff.
— bei Placenta praevia 290.
— mit der Kugelzange 288.
— mit der Metreurynterzange 293, 358.
— mit der Sonde 356.
Ursache von Fieber in der Geburt 368.
Vorzeitiger B. 4 ff.
Wann er erfolgen soll 4 ff.
Blasenstich bei Eklampsie zu langsam wirkend 271.
Blutung:
In der Nachgeburtsperiode bei Atonia uteri 179 ff.
— Eklamptischen, oft nicht ungünstig 278.
— bei Retentio placentae 60.
— bei Tubeneckenplacenta 66.
Blutungen:
Allgemeiner Rat 179, 299.
In der Schwangerschaft 372.
 1. Abortus imminens siehe dort.
 2. Blutung post abortum siehe dort.
 3. Geplatzter Varixknoten 372.
 4. Placenta praevia siehe dort.
 5. Carcinoma cervicis s. portionis siehe dort.
In der Geburt:
 1. Tiefer Sitz der Placenta und
 2. Placenta praevia siehe dort.
 3. Vorzeitige Placentarlösung siehe dort.
 4. Placenta velamentosa 371 ff.
 5. Varixknoten:
  a) nach außen 372.
  b) in die Gewebe: Haematoma vulvae et vaginae siehe dort.
Nach der Geburt des Kindes:
 1. Teilweise Lösung der Placenta 66.
 2. Retention von Cotyledonen 332.

Blutungen:
 3. Atonie siehe bei Blutstillung.
 4. Cervixriß siehe dort.
 5. Varixknoten siehe Blutungen in der Geburt (5).
 6. Scheidenrisse siehe unter Dammrisse.
 7. Clitorisrisse siehe dort.
 8. Dammrisse siehe dort.
Nach Ausstoßung der Placenta:
 1. Retention von Cotyledonen 332.
 2. Schlaffheit der Uterusmuskulatur siehe Blutstillung bei Atonie.
Blutstillung bei Atonie (siehe auch Blutungen [allg. Uebersicht]) 179 ff.:
 1. Bimanuelle Kompression 185.
 2. Fritschscher Druckverband 182.
 3. „Kitzeln" des Uterus 179.
 4. Momburgscher Schlauch 2/8, 181 ff., 286, 341.
 5. Scheidentamponade 184.
 6. Uterusspülung 395 f.
 7. Uterustamponade 342.
Bei geplatztem Varixknoten 372.
Bei Placenta praevia 286 ff.
Besonders gefährlich bei Hydramnios oder Zwillingen 356 ff., 362 ff.
Bossis Dilatator siehe unter Dilatation.
Braunscher Ballon 19.
Einführen dess. 19.
Braunscher Haken 193.
Braxton Hicks-Wendung (siehe auch unter Wendung) 290.
Kunstfehler hierbei 290.
Schwerer wie die Metreuryse 290.
Uebung in den Phantomkursen 411.

C.

Carcinom und Schwangerschaft 304.
Cervixrisse:
Bei Anwendung der Metreuryse 269.
Bei Placenta praevia 286.
Bei schneller Extraktion 218.
Bei Stirnlage (Perforation) 244.
Bei Wendung nach Braxton Hicks 290.
Diagnose 286.
Gefahren 286.
Nach forcierter Dilatation bei Abort 391.
Naht 218.
Cervixruptur als Geburtshindernis 349.
Champetier de Ribes siehe unter Metreuryse und unter Dilatation.
Chloralhydrat, Anwendung bei Eklamptischen 252 ff.
Chorea, Behandlung 281.
Clitorisrisse 89.
Coitus als Infektionsquelle 368.
Conduplicato corpore, Geburt dabei 194.
Credéscher Handgriff (siehe auch unter Handgriffe) 146, 179.
Cristellerscher Handgriff 146.
Conjugata diagonalis 9 ff.
C. externa, Wert ihrer Bestimmung 9 ff.
C. vera 9 ff.
Cotyledonen, Verhalten beim Zurücklassen, unbeabsichtigtes Zurücklassen 332.

Curette:
  Anwendung der C. nach dem IV. Monat der Gravidität zu widerraten 380.
  Gebrauch, Anwendung und Gefahren der C. 380 ff.

D.

Damm, weiblicher, Anatomie und Physiologie 90 ff.
Dammnaht 92 ff.
Dammrisse:
  Bei Deflexionslagen 232.
  Bei forcierter Entbindung Erstgebärender wegen Eklampsie siehe dort.
  Bei Stirnlage (Perforation) 244.
  Technik der Naht des frischen D. 92 ff.
Dammschutz 88 ff.
  Bei Gesichtslage 276..
Darm:
  Herausreißen von Darmstücken bei Ausräumung von Aborten 392.
  — bei der manuellen Lösung der Placenta 332.
Dauer der Geburt 4.
Decidua, dreizipflige, charakteristisch für die Tubargravidität 398.
Deciduareste:
  Entfernt mittels Uterusspülung 395 f.
  Nach Abortausräumung entfernt mit der Curette 380 ff.
Deflexionslagen 224, 234 u. 235 (Tabelle):
  Bei Eklampsie 276.
  Bei engem Becken 223, 231.
  Gesichtslagen 223, 224, 231, 237, 276.
  Kinn hinten 237.
  Stirnlagen 242.
  Thornscher Handgriff hierbei 226.
  Vorderhauptslagen 224, 232.
  Wendung hierbei 237, 242.
  Zange hierbei 233, 240.
Dekapitation, Technik ders. 193.
Desinfektion:
  Des Geburtshelfers 30 ff.
  Des Instrumentariums 27.
  Der Kreißenden 20, 98, 114.
  Der Schalen 25.
Diabetes und Geburt 356.
  D. und Nephritis 356 ff.
Digitalis:
  Als Digalen Cloetta 273, 280.
  Anwendung bei Eklampsie 280.
  Herzfehler 273.
Dilatation:
  Bei Abort 388 ff.
  Bei Placenta praevia 290 ff.
  Bei vorzeitiger Placentarlösung 291.
  Bossis Dilatator 272.
  Des Halskanals mit Kolpeurynter durch Anregung der Wehen 119 291.
  Der Scheide durch den Kolpeurynter 19, 291.
  Hegarsche Dilatatoren bei Abort 389.
  — Gefahren hierbei 389 ff.
  — bei Eklampsie 266.
  Laminariastifte 389.
  Langsame, kombinierte oder forcierte 388 ff.
  Metreurynter, Technik, Vorteile 266 ff, 291 ff.
  Mit dem Finger 155, 272.
  Tamponade 291.

Dilatation:
  Uebung in den Phantomkursen 406 ff.
  Verletzungen bei den Dilatationsmethoden siehe unter Verletzungen.
Diuretin:
  Bei Eklamptischen 280 (Tabelle).
  Bei Herzkranken 273.
  Bei Nephritis gravidarum 280.
Drucksymptome 4, 143.
Duncanscher Modus der Lösung der Placenta 330.
Dührssensche Büchse 291 (siehe auch unter Scheidentamponade).
Dührssens Incisionen:
  Auf dem Metreurynter 269.
  Nach Anlegen der Zange 272.
Dührssens Scheiden-Dammschnitt 271.
Dührssen-Solms' Kaiserschnitt siehe unter Kaiserschnitt.
Dyspnoe:
  Bei Herzfehler 373.
  Bei Hydramnios 356.
  Bei Lungentuberkulose oder Lungenentzündung 375.

E.

Eihautretentionen, Verhalten dabei 375.
„Einkeilung" des Kopfes 143.
Einklemmung der vorderen Lippe 9, 143.
Eklampsie 245 ff.:
  Aetiologie 246.
  Anwenden. des Gummikeils gegen Zungenbisse 265.
  Behandlung der drohenden E. 281.
  Behandlung nach der Entbindung 280.
  Die je nach dem Stande der Geburt verschiedenen Entbindungsverfahren 265 ff.
  Differentialdiagnose 245.
  Ohne Krämpfe 187.
  Schnellentbindung die beste Eklampsiebehandlung 251, 255.
Entwickeln des abgerissenen oder abgeschnittenen Kopfes:
  Bei Aborten 391.
  Bei reifer Geburt 214.
Entwickelung des nachfolgenden Kopfes:
  Wiegand-Winckelscher Handgriff 20 ff., 147, 214.
  Veit-Smelliescher Handgriff 20 ff., 147.
Epilepsie:
  Behandlung 281.
  Differentialdiagnose von Eklampsie und Hysterie 245.
Episiotomie 89.
Ergotin:
  Anwendungsform, Rezept 208, 380.
  Ergotin Bombelon 357.
  Nach Aborten 380.
  Secacornin La Roche 380.
Eröffnungsperiode 4 ff.
Erstgebärende:
  Gefahren bei alten E. 258, 275.
  Indikationsstellung bei Therapie, so konservativ wie möglich 141.
Erweiterung des Halskanals siehe unter Dilatation.

Extraktion:
Bei kleinen Föten (Abort) 391.
Bei Placenta praevia 295, 299.
Beste Zeit der Ausführung der E. 19.
Falsch behandelte Fälle 219, 220.
Nach A. Mueller 205 ff., 237, 295, 299.
Ratschläge zur Ausführung 20 ff.
Verletzungen bei der E. siehe unter Verletzungen.
Vermeiden von Cervixrissen 286.
Extrauteringravidität: 398 ff.
Fehldiagnose dabei 400.
Spätfolgen einer E. 337.

F.

Fieber in der Geburt 366 ff.
Anwendung des kombinierten Handgriffes des Verf. 364.
Ausschließen anderer Infektionskrankheiten 367.
Bei Aborten und Frühgeburten 395 ff.
Differentialdiagnose zwischen Intoxikation und Infektion 368.
In der Geburt 138 ff., 367 ff.
Kohabitation als Infektionsquelle 368.
Zeit des Entstehens nach Verletzungen 386.
Foetus:
Bestimmen seiner Größe 53 ff.
— insbesondere seines Schädels 12, 56.
Foetus maceratus 187.
Franks Kaiserschnitt siehe unter Kaiserschnitt.
Fritschscher Druckverband siehe unter Blutstillung bei Atonie.
Fruchtachse, Messung ders. 53.
Fruchtblase, ihre Funktion 4 ff.
Fruchtwasser (siehe auch unter Hydramnios):
Bildung übergroßer Mengen 356 ff.
Zersetzung des F. bei langdauernder Geburt nach Blasensprung 366.
Frühgeburten:
Bei Herzfehler, Tuberkulose 375, 398.
Bei Trichterbecken 172.
Dilatation mit Hegarschen Stiften und Metreuryse beste Methode 281, 373.
Einleiten der F. bei Eklampsie, Nephritis gravidarum, Chorea 281.
Hydramnios 356.
Wiederbelebung der F. 321.
Fundusruptur 337.
Fußlage 216.
Gefahren ders. 220.

G.

Geburtshilfliches Besteck, Einrichtung dess. 25 ff.
Geburtshilfliches Seminar:
Zweck und Anwendung 1.
Erläuterung der Notwendigkeit seminaristischer Uebungen 220.
Geburtshindernisse, seltenere:
Geschwülste **218**, 302.
Haematoma vulvae 350 ff.
Hydrocephalus 209, 342 ff.
Meningocele 344 ff.
Vagina septa 347 ff.
Geburtsmechanismus, normaler 73 ff.:
Bei Deflexionslagen **224** ff.

Geburtsmechanismus:
Beim platt-rachitischen Becken **12** ff.
Beim schräg verengten Becken **162**.
Beim Trichterbecken **166**.
Geradstand, hoher **82** ff.
Positio occipitalis pubica 82.
Positio occipitalis sacralis 82.
Gesichtslage (siehe auch unter Deflexionslagen):
Bei allgemein verengtem Becken **230** ff.
Bei platt-rachitischem Becken **224** ff.
Therapie 240.
Wendung bei G. 236.
Glandula pituitaria 38.
Graviditas abdominalis **400**.
G. ampullaris **400**.
G. interstitialis **400**.
G. isthmica seu tubaria **400**.
G. ovarica **400**.
Gummihandschuhe, Gebrauch ders. 30, 95.
Gummikeil für Eklamptische 265.

H.

Haematocele peritubaria **400**.
H. retrouterina **400**.
Haematoma vulvae et vaginae **350** ff.
Verwechselung mit nephritischen Oedemen 354.
Haematosalpinx **400**.
Haken:
Braunscher Schlüsselhaken 193.
Stumpfer H. 204, 278.
Handgriffe, die gebräuchlichen 146 (Tabelle), 147 ff.
Bei der äußeren Wendung 158.
Bei engem Becken siehe dort.
Bimanuelle Tastung 148.
Credéscher H. 146.
Cristellerscher H. 146.
Der gedoppelte H. der Siegemundin 278.
Die Hand als Dilatationsinstrument 155.
— als Drehinstrument 154.
— als Repositionsinstrument 154.
Hofmeiersche Impression 148.
— in Verbindung mit Walcherscher Hängelage 148.
In der Nachgeburtsperiode 148.
Kegelkugelhandgriff nach Liepmann 158.
Peter Müllers H. 148.
Thornsches H. 152.
Wiegand-Winckelscher H. 149.
— Unterschied vom Veit-Smellieschen H. 149.
„Handtuchkontrolle" 33.
Hängebauch bei engem Becken und Vorderscheitelbeineinstellung 145.
Harnblase:
Verletzung der H. beim kriminellen Abort 386.
— beim Metreurynterschnitt 271.
Hasenscharte, bei Stirnlage diagnostiziert 243.
Hebosteotomie:
Indikationen zur H. 68.
Schilderung einer H. im Privathause **60** ff.
Statistik 69.
Hegarsche Dilatatoren siehe unter Dilatation.
Hegarsches Schwangerschaftszeichen 376.
Heizen ungeheizter Räume 25.
Herzfehler:
Eiweißgehalt im Urin bei H. 370.
In Schwangerschaft und Geburt **372** ff.

Herzfehler:
Pulskurven (Sphygmogramme) bei H. 373 ff.
Stauungsbronchitis bei H. 370 (Tabelle 49).
Therapie bei kompensierten H. 373.
— bei unkompensierten H. 373.
Herzkollaps:
Bekämpfung des H. bei Anämie 299 ff.
— bei Eklamptischen 280.
Herzmassage bei Eklamptischen 280.
Herzmittel:
Bei Eklampsie 280.
Bei Herfehlern 372.
Ihre Anwendung in der Geburtshilfe bei Anämie 299 ff.
Herztöne:
Das Nichthören der H. kein sicheres Zeichen des Kindstodes 174.
Wechsel der kindlichen H. als Indikation 140 ff.
Hinterscheitelbeineinstellung 127, 140 ff.:
Bei Eklampsie 278.
Gefahren der H. für Mutter und Kind 144.
Statistik 144.
Therapie bei Primiparen und Multiparen 140.
Zange bei H. 278.
Zur Entstehung der H. 145,
Hydramnios 356 ff.:
Diagnose des H. 356 (Tabelle).
Metreuryse bei H. 358.
Sprengen der Blase mit der Sonde 356.
Therapie bei H. 356 ff.
Ursache der Bildung von H. 357.
Zur Entstehung des H. 357.
Hydrocephalus:
Bei nachfolgendem Kopf 209.
Bei vorangehendem Kopf 342.
Drohende Uterusruptur bei H. 342.
Falsch behandelte Fälle 209.
H. und extraperitoneale Uterusruptur 209.
Hysterie;
Differentialdiagnose zwischen Eklampsie und Epilepsie 245 ff.
Therapie bei H. 281.
Hysterotomia anterior (vaginaler Kaiserschnitt):
Bedeutung der H. a. bei Eklampsie 266.
Bei Carcinom 306.
Bei Nabelschnurvorfall 218.
Bei vorzeitiger Placentarlösung 309.
Im Privathause 266.
Technik und Ausführung 124, 125, 126.
Verblutung nach H. a. 214.

I.

Impression des Kindsschädels bei engem Becken 178.
Incisionen nach Dührssen 269, 271, 272.
Indikationen:
Allgemeines über I. 4.
Von seiten der Mutter:
A. Allgemeine Erkrankungen:
1. Chorea (schwere Psychosen, Hyperemesis) 284.
2. Coma diabeticum 357 oder nephriticum 281.
3. Eklampsie 265.
4. Herzfehler 372.

Indikationen:
5. Schwere Dyspnoe bei Tuberkulose (oder Pneumonie) 375.
B. Erkrankungen der Sexualorgane:
1. Blutungen: aus dem Uterus siehe unter Blutungen; Haematoma vulvae 350, Varicen 372.
2. Drucksymptome und Ausziehungserscheinungen 4, 128, 143, 244.
3. Septische Infektion 367.
Von seiten des Kindes:
1. Abgang von Meconium bei Schädellage 144.
2. Nabelschnurvorfall siehe dort.
3. Sinken der Herztöne unter 100, oder Steigen über 140, 160.
4. Zerreißen eines Gefäßes bei Placenta velamentosa 372, 373.
Indikationsstellung:
Bei Beckenendlagen 208.
Bei Erst- und Mehrgebärenden 140.
Folgen des Operierens ohne I. 143.
Infektion:
Durch den Coitus 368.
Im Gegensatz zur Intoxikation 366.
Injektionstechnik, subkutane, intramuskuläre, intravenöse 40 ff.
Instrumentarium, Wahl, Vorbereitung, Desinfektion dess. 25 ff.
Insufflation, Ausführung ders. 323.
Intoxikation 366.

K.

Karzinom und Geburt 304 ff.:
Differentialdiagnose zwischen Karzinom, Placenta praevia und Anencephalus 304.
Klinische Behandlung notwendig 304.
Kaiserschnitt (siehe auch unter Hysterotomia anterior):
Bei Eklampsie 266.
Bei Fiebernden bedenklich 118.
Bei Nabelschnurvorfall und enger Cervix 218.
Bei Placenta praevia 301.
Extraperitonealer K. 121.
Gefahren des klassischen K. 118.
Klassischer K., Schilderung der Operation 114.
Nach Solms 126.
Porrosche Operation 118.
Spätfolgen des K. in der Gravidität 337.
Transperitonealer K. 123.
Uebersicht der verschiedenen Arten 110.
Vaginaler K. 123.
Zeit der Ausführung 16.
Kamannsches Phantom 410.
Kassenarzt, Einfluß auf die Indikationsstellung 36.
Kind in der Geburt siehe Fötus, nach der Geburt siehe Neugeborener.
Kindliches Leben (siehe auch unter Perforation des lebenden Kindes):
Prognose bei Fieber der Mutter intra partum 366.
Wert gegenüber dem Leben der Mutter 132.
Knieellenbogenlage bei Nabelschnurvorfall 242.
Kochsalzinfusion (siehe auch Anämiebehandlung) 280 ff.
Kohabitations-Infektion 368.
Kolpaporrhexis 337.

Kolpeurynter:
Anwendung bei abgewichener Schädellage: „Schutzballon" 18.
— bei drohendem Vorfall der Nabelschnur 18, 312.
— bei Placenta praevia 291.
Kombinierte Methode der Dilatation zur Abortbehandlung 388.
Kombinierter Handgriff zur Extraktion kleiner Früchte 158.
Kompressivverband nach Fritsch 184.
Konfigurationsperiode 13 ff.
Kornzange, Gefahren bei Anwendung ders. 392.
Kopf des Kindes:
Abschneiden oder Abreißen dess. bei der Extraktion 210, 391.
Bestimmung seiner Größe 156.
Extraktion des abgeschnittenen oder abgerissenen Kopfes 211.
Extraktion mit der Kornzange bei Aborten 391.
Kotyledo, Zurückbleiben eines K., Therapie dabei 375.
Kugelzange:
Bei der Ausräumung von Aborten 381.
Gebrauch derselben zum Anhaken der Portio 381.
Uebung in den Phantomkursen 409.
Zum Sprengen der Blase 288.
Kunstfehler siehe Verletzungen der Mutter und Verletzungen des Kindes.
Kürette siehe unter Curette.
Küstners Rachiotom 194.

L.

Laborde, Vorziehen der Zunge nach L. 319.
Lagerung:
Der Kreißenden 23 ff., 91 ff.
Laminaria:
Was sind Laminariastifte? 389.
Einführen der Laminariastifte, Fehler dabei 389 ff.
Käufliche sterilisierte Stifte 389.
Sterilisation derselben 389.
Latzkos Kaiserschnitt siehe unter Kaiserschnitt.
Lungenkrankheiten:
L. und Geburt 375.
Stauungsbronchitis 375.
Tuberkulose 375.
Luxuszange 75.

M.

Manuelle Lösung der Placenta 66.
Bei Aborten und Frühgeburten 376.
Bei Placenta acreta 332 ff.
Bei Retentio placentae 66.
Gefahren, Statistik und Indikationen 329.
Herausreißen des ganzen Uterus dabei 220.
Mekoniumabgang bei Schädellagen als Indikation zum Eingreifen 144.
Meningocele, Geburt dabei 344 ff.
Metreurynterschnitt nach Dührssen 269 ff.
Metreurynterzange:
Abbildung ders. 293.
Anwendung: Der Metreurynter überragt die Spitzen der Zange, um die Blase zu schonen 267.

Metreurynterzange:
Anwendung: Die Spitzen überragen den Metreurynter, um die Blase zu sprengen 193.
Perforation des Scheidengewölbes mit der M. 56.
Metreuryse:
Anwendung bei Eklampsie 266 f.
— bei Gefahr für das kindliche Leben 55 ff.
— bei Nabelschnurvorfall 141, 216 ff., 312.
Bei Hydramnios 358 ff.
Bei Placenta praevia 290.
Einlegen des Metreurynters bei in das Becken eingetretenem Kopf 272.
— ohne die Blase zu verletzen 267.
Technik 53, 56 ff., 266 ff.
Vorteile vor der Dilatation mittels Bossi 272.
Mißverhältnis zwischen kindlichem Kopfe und mütterlichem Becken 9 ff., 53, 82.
Momburgscher Schlauch 181 ff., 218, 286, 391:
Bei penetrierenden Cervixrissen 391.
Bei Placenta praevia 286.
Bei Uterusruptur 341.
Bei vorzeitiger Placentarlösung 358.
Prophylaktische Anwendung 218.
Und Autotransfusion 301.
Morphium:
Anwendung bei Eklamptischen 280.
— in der Geburtshilfe 50.
Müllers, A., Methode der Extraktion 204 ff., 237, 295, 299.
Müller, P., Handgriff 148.
Myom:
Als Geburtshindernis 220.
Schwangerschaft vortäuschend 401.
Verwechselung mit Placenta praevia 307.
Myomoperation, Spätfolgen der konservativen M. in der Schwangerschaft 337.

N.

Nabelschnurvorfall 141, 216 ff., 312:
Anwendung der Beckenhochlagerung oder der Knieellenbogenlage 315.
— der Hysterotomia anterior 218.
— des Metreurynters 141, 216 ff., 312.
— der Wendung und Extraktion 216.
Bei Erstgebärenden, mißglückte Wendung und Extraktion 141.
Bei Fußlage 216.
Bei Schädellage 312 ff.
Nach Anwendung des Thornschen Handgriffes 226.
Prophylaxe bei drohendem N. 18, 312.
Reposition mit der Hand (besser als Repositorien) 315.
Ursache des N. 312 ff.
Nachbehandlung:
Eklamptischer 280 (Tabelle).
Wiederbelebter Neugeborener 323.
Nachgeburt siehe Placenta.
Narkose:
à la reine 50.
Bei Eklamptischen 266.
Bei Herzkranken 273.
Bei Lungenkranken 275.
Tiefe N. bei schweren Wendungen 178.
Nephritis gravidarum:
Behandlung 281.

Nephritis gravidarum:
 Bei Diabetes 356.
 Bei Herzfehler 273.
 Oedem bei N. g. 198.
 Verwechselung mit dem Haematoma vulvae 354.
Neugeborene:
 Abnabeln 31.
 Bad als wirksamer Hautreiz 319.
 Lagerung 323.
 Nachbehandlung nach der Wiederbelebung 323.
 Wiederbelebung 319 ff.
Nierenerkrankungen siehe unter Nephritis.

O.

Oedem der Vulva bei Nephritis 198.
Olshausens Handgriff 88.
Osianders Beckenzirkel 170.

P.

Pantopon 50.
Perforation:
 Abgleiten des Perforatoriums 136.
 Ausführung 132.
 „Ausreißen" des Kranioklasten 136, 138.
 Bei Fieber intra partum 369.
 Bei Gesichtslage (Kinn hinten) siehe dort.
 Bei Hydrocephalus siehe dort.
 Bei Stirnlagen siehe dort.
 Des lebenden Kindes 129, 132, 237, 369.
 Des nachfolgenden Kopfes 141, 199.
 Fall einer falsch gewählten P. 141 ff.
 Gefährlichkeit der P. bei einer Conj. vera unter 6 cm 110.
 Verletzungen durch P. siehe unter Verletzungen.
Perforationen (als Kunstfehler):
 Des Scheidengewölbes.
  Mit dem Finger 399.
  Mit der Metreurynterzange 56.
  Mit der Zange 339.
 Des Uterus:
  Mit der Curette 383.
  Mit der Hand bei manueller Lösung 218, 332.
  Mit der Kornzange 392, 394.
  Mit der Uteruspinzette 342.
  Mit der Zange 339.
 Verhalten nach entdeckter P. 398.
Peritoneum, Verlauf des P. am Ende der Gravidität 118.
Phantom:
 Geburtshilfliches 406.
 Gynäkologisches 406.
 Zur Einübung der manuellen Placentarlösung usw. 410.
Phantomübungen siehe Anhang (I) 406 ff.
Pharmakologie und Geburtshilfe 47 ff.
Pituglandol:
 Als Wehenmittel **38.**
 Bei Retentio placentae 66, 329.
 Zeitliche Wirkung des P. 47.
Placenta:
 Bei Zwillingen 365.
 Besichtigung 180.
 Giftquelle bei Eklampsie 246 ff.
 Normale Lösung 328 ff.
 Retentio placentae 66 ff., 330 ff.

Placenta:
 Tubeneckenplacenta 67.
 Vorzeitige Lösung ders.:
  Diagnose 291, 358.
  Schilderung eines Falles **324.**
Placenta accreta 330.
Placenta praevia 286 ff.:
 Anwendung des Momburgschen Schlauches 286.
 Beurteilung des Blutverlustes 288.
 Cervixrisse 286.
 Statistik 301.
 Therapie **288** ff.
 Wert des kindlichen Lebens 287.
 Zwillinge 362 ff.
Placenta succenturiata 180.
Placenta velamentosa 371 ff.
Placentarlösung:
 Arten ders. 330.
 Bei Aborten und Frühgeburten 395.
 Bei Placenta accreta 330.
 Bei Zwillingsgeburten 365.
 Gefahren **329.**
 Manuelle P. bei Retentio placentae 328.
Placentarreste, Verhalten dabei 375.
Plexuslähmung nach forcierter Zangenextraktion 242.
Porros Operation (siehe unter Kaiserschnitt), ein Fall nach Porro operiert.
Positio occipitalis pubica aut sacralis siehe unter „Geradstand".
Prager Handgriff 58, 237.
Pravazspritze, zur Diagnose bei intraperitonealer Blutung 400.
Prochowniks Methode der Wiederbelebung 322.
Pubotomie siehe Hebosteotomie.
Pyelitis gravidarum 48.

Q.

Querbett, Lagerung auf dems. 30.
Querlage 173 ff:
 Arten der Qu. (Diagnose) 175.
 Bei engem Becken 174.
 Bei Hydramnios 175.
 Bei Myom als Geburtshindernis 220.
 Bei Placenta praevia 286.
 Bei schlaffen Bauchdecken 173.
 Dekapitation bei verschleppter Qu. **193** ff.
 Des zweiten Zwillings 175 ff.
 Entwickelung der Qu. aus einer abgewichenen Schädellage 174.
 Falsche Behandlung 220.
 Mechanismus der Geburt conduplicato corpore 193.
 — der Selbstentwickelung 190.
 — der Selbstwendung 190.
 Unterschied zwischen einfacher und verschleppter Qu. 193.
 Verschleppte Qu. (Bildung eines Kontraktionsringes) 187.
 Wendung dabei nach langem Fruchtwasserabfluß 175.
 Wert der Narkose bei der Wendung 178.
Querstand, tiefer 75 ff.

R.

Rachitischer Habitus 9.
Rahmentaschen nach Liepmann 26.
Raumeinteilung im Proletarierhaushalt 62.
Reposition der Nabelschnur mit der Hand 315.
Repositorien, ihre Anwendung nicht empfehlenswert 318.
Retentio placentae **66, 330** ff.
Retroflexio uteri gravidi 386.
Riesenwuchs, habitueller der Föten **53** ff., 210.

S.

Scheidenrisse und Scheidendammrisse siehe unter Dammrisse.
Scheidentamponade:
    Bei Atonia uteri 183.
    Bei der Abortbehandlung **388** ff.
    Bei Placenta praevia 291.
    Bei Varixblutungen 372.
Scheintod der Neugeborenen **319** ff.
Schlinge:
    Anwendung bei Beckenendlagen 204.
    Bildung ders. 279.
„Schnellofen" 25.
Schräg verengtes Becken **161** ff:
    Arten dess. 161.
    Engständige und weitständige Kopfeinstellung dabei 161.
    Entstehung dess. 161 ff.
Schultzesche Schwingungen 33:
    Praktische Winke **323** ff.
    Verletzungen innerer Organe bei dens. 323.
Schultzescher Modus der Lösung der Placenta 328.
„Schutzballon" nach Ahlfeld 19.
Schwangerschaft, Hegarsches Schwangerschaftszeichen 376.
Sectio caesarea siehe Kaiserschnitt.
Sekretröhrchen, Anwendung zur Uterusspülung 397.
Selbstentwicklung 190.
Selbstwendung 190.
Sellheims Kaiserschnitt siehe unter Kaiserschnitt.
Seminaristische Uebungen, Begriff ders. 2.
Sieboldsche Schere 194.
Siegemundin, Handgriff der S. 278.
Silvesters Methode der künstlichen Atmung bei Eklamptischen 280.
Sonde:
    Anwendung bei Aborten 384.
    — beim künstlichen Blasensprung 356.
Sphygmogramme von herzkranken Kreißenden 373.
Spülung siehe Uterusspülung.
Stand des Kopfes im Becken 176 ff.
Steißlagen (siehe auch Beckenendlagen):
    Bei Eklampsie 261.
    Unterschied der vollkommenen und der unvollkommenen 196.
Sterilisation:
    Art der Ausführung 116.
    Bei Herzkranken 373.
    Bei Tuberkulösen 373.

Stillstand der Geburt:
    Bei Beckenendlagen, seltenere Ursachen 196.
    Bei Schädellagen, seltenere Ursachen 342 ff.
Stirnlagen (siehe auch Deflexionslagen) **242** ff.:
    Uebersicht der therapeutischen Maßnahmen 244.
Strophantus, Anwendung bei Herzkranken 373.
Symphysenruptur 13.

T.

Tamponade:
    Der Scheide 183, 291, 372, 388.
    Des Uterus siehe Uterustamponade.
Tarniers Zange 88.
Tetania uteri 187.
Thornscher Handgriff **152, 226**.
Thrombus vulvae et vaginae 350 ff.
Tisch als Operationslager 21, 30.
Trachealkatheter:
    Richtige und falsche Anwendung 320.
    Uebung in den Phantomkursen 320 u. 406.
Trichterbecken 166 ff.
Totalexstirpation:
    Abdominale T. bei Uterusruptur siehe dort.
    Vaginale T. bei unstillbarer Blutung 391.
    — nach Perforationen septischer Uteri 398.
    — zur Sterilisation 373.
Touchierbefund zur Bestimmung des Kopfstandes in der Geburt (Uebersicht) 76 ff.
Transport:
    Im Krankenwagen 132.
    Von Eklamptischen 265 ff.
Tubargravidität 398.
Tubeneckenplacenta 67.
Tubenmole 398.
Tubenruptur 398.
Tuberkulose und Geburt 375.

U.

Unterricht:
    Am Phantom 406.
    In den ärztlichen Fortbildungskursen 406.
    Verbesserung des geburtshilflichen U. 406.
Uteruspinzette:
    Anwendung mit stumpfer Spitze bei der Uterustamponade 346.
    Verletzungen mit ders. siehe unter Verletzungen.
Uterusruptur:
    Aetiologie und Diagnose 128, 129, 187, 224, 278, **335** ff, 337.
    Drohende 128, 187, 226, 278.
    Fall von Kolpaporrhexis 337.
    Im Bandlschen Ring 335.
    Im Fundus 337.
    Komplette 335 ff.
    Nach Extrauteringravidität 338.
    Nach Kaiserschnitten oder konservativen Myomoperationen 337.
    Spontane 355 ff.
    Subperitoneale 212.
    Violente 339 ff.
Uterusspülung (siehe auch unter Blutstillung) **395** ff.:
    Bei Abort 395.
    Cave bei entdeckter Perforation des Uterus 398

Uterustamponade 342, 357.
Bei Aborten **388**ff.
Bei nicht fiebernden und nach der Ausräumung nicht blutender Aborte überflüssig 380.
Schädlich bei penetrierenden Cervixrissen, wie sie bei Abortausräumung entstehen 391.

V.

Vagina septa als Geburtshindernis 347ff.
Vaginaler Kaiserschnitt siehe Hysterotomia anterior.
Vaginofixur, Geburt bei ders. 401.
Varixknoten, geplatzter 372ff.
Veits Kaiserschnitt siehe unter Kaiserschnitt.
Veit-Smelliescher Handgriff 147ff.
Venae sectio siehe unter Aderlaß.
Ventrifixur, Geburt dabei 401.
Verletzungen oder Tod:
Des Kindes bei der Geburt:
Abschneiden oder Abreißen des Kopfes bei der Extraktion 210, 391.
Bei der Anwendung der Schlinge 204.
— des stumpfen Hakens 204.
Bei der Extraktion 19, 21, 198.
Durch den Veit-Smellieschen Handgriff 273.
Durch die Schultzeschen Schwingungen 323.
Durch die Zange 13, 242.
Strangulation durch den engen Muttermund 216.
Der Mutter in der Geburt (Kunstfehler, diagnostische Irrtümer):
Bei Deflexionslagen, Dammrisse 232, 233.
Bei der Abortbehandlung 385ff.
Bei der Dilatation mit Hegarschen Stiften 393ff.
Bei der manuellen Lösung der Placenta: Herausreißen des ganzen Uterus 220.
— Herausreißen eines Stückes Dickdarm 332.
Bei Hydrocephalus: Uterusruptur 210ff.
Bei Uterusruptur siehe dort.
Der Harnblase 271, 336.
Durch den gedoppelten Handgriff der Siegemundin 279.
Durch die Extraktion 198, 220.
Durch die Perforation und Kraniokiasie 136, 138.
Durch die Uteruspinzette 342.
Durch Perforation des hinteren Scheidengewölbes mit der Metreurynterzange 56.
Exitus an septischem Abort. Diagnose: Otitis media, Aufmeißelung 367.
Exitus nach Braxton-Hicks-Wendung bei vorzeitiger Placentarlösung 309.
Fieber nach Verletzungen 386.
Infektionen durch Zurücklassen des ganzen Eies 387.
Mit der Kornzange 392ff.
— Herausreißen eines Stückes Uterusmuskulatur 392.
— eines Darmstückes 392.
— eines Stückes vom Promontorium 392.
Perforationen mit der Curette 383.
— mit dem Finger 399.
Plexuslähmung nach Zangenextraktion 242.

Verletzungen oder Tod:
Der Mutter in der Geburt (Kunstfehler, diagnostische Irrtümer):
Septische Infektion nach Einlegen sterilisierter Laminariastifte 389.
Verblutung nach vaginalem Kaiserschnitt 214.
Verschleppte Querlage siehe Querlage.
Vorbereitung und Lagerung der Kreißenden 23, 91ff.
Vorderhauptslage (siehe auch Deflexionslagen) 35:
Mißglückter Fall 138.
Unterschied einer Vorderhauptslage von einer hinteren Hinterhauptslage 232, 234, 235.
Zange bei Vorderhauptslagen 138.
Vorderscheitelbeineinstellung 61, 76, 145, 258.
Korrigiert durch den Hofmeierschen Handgriff 160.
Vorfall der Nabelschnur siehe Nabelschnurvorfall.
Der Extremitäten 174, 324.
Vorliegen der Nabelschnur 312/313.
Vorzeitige Lösung der Placenta siehe Placenta.

W.

Wasserstoffsuperoxyd zu Spülungen 398.
Wehenmittel 38.
Wendung:
Bei Erstgebärenden 140, 141.
Bei Gesichtslage 236.
Bei Hinterscheitelbeineinstellung 140.
Bei Nabelschnurvorfall 216.
Bei Querlagen siehe Querlage.
Bei schräg verengtem Becken 161.
Bei Stirnlage 244.
Beste Zeit zur Ausführung 19.
Die äußere W., empfehlenswert bei Placenta praevia 296.
— bei Herzkranken 273.
Die W. in Seitenlage 178.
Durchleiten des Füßchens bei der Braxton-Hicks-W. mittels Kugelzange 299.
Gefahren bei der W. 175.
— nach Braxton-Hicks bei Placenta praevia 290.
Mißglückter Fall bei einer solchen 141.
Mißglückter Wendungsversuch 141, 226.
Mittels Handgriffs der Siegemundin 279.
Nach Braxton-Hicks 290ff.
Prophylaktische W. 19, 164.
Ratschläge zur Ausführung 20, 178.
Verletzungen und Kunstfehler siehe unter Verletzungen.
Wert der Narkose bei der W. 178.
Wendungsschlinge, Bildung ders. 279.
Wiederbeleben der Neugeborenen 319ff.
Von Frühgeburten 323.
Wiegand-Winckelscher Handgriff 21.
Wochenbett, Resorptionsfähigkeit des Organismus im W. 354.
— Behandlung Eklamptischer im W. 280.
Naht von Dammrissen im W. nur nach Anfrischung möglich 93.

Z.

Zange:
Bei engem Becken 12, 73 ff..
Bei Herzkranken 373.
Bei Hinterscheitelbeineinstellung 127, 146 ff.
Bei hochstehendem Kopf 13 ff.
Bei Steißlagen 278.
Bei tiefem Querstand 78.
Bei Zwillingen 365.
Indikationslose Z. 138.
Ratschläge für die Ausführung (cave enges Becken) 12, 73 ff.

Zange:
Tarniers Modell und Naegelesche Z. 88.
Verletzungen mit der Z. siehe unter Verletzungen.
Wie vermeidet man Verletzungen? 75 ff.
Zucker im Urin bei Schwangeren 356.
Zuckerharnruhr und Geburt 356.
Zungenbisse bei Eklamptischen, ihre Verhütung 265.
Zwillingsgeburt 362 ff.:
Differentialdiagnose 356 (Tabelle).
Placenta hierbei 365.

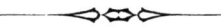

Verlag von AUGUST HIRSCHWALD in BERLIN NW. 7.
(Durch alle Buchhandlungen zu beziehen.)

Der gynäkologische Operationskursus.

Mit besonderer Berücksichtigung der Operations-Anatomie, der Operations-Pathologie, der Operations-Bakteriologie und der Fehlerquellen in 16 Vorlesungen.

Von

Privatdozent Dr. **Wilhelm Liepmann.**

Zweite, neubearbeitete und vermehrte Auflage. 1912. gr. 8. Mit 409 größtenteils mehrfarbigen Abbildungen. Gebunden 24 M.

Atlas der Operations-Anatomie u. Operations-Pathologie der weiblichen Sexualorgane

mit besonderer Berücksichtigung des Ureterverlaufes und des Suspensions- und Stützapparates des Uterus.

Von

Privatdozent Dr. **Wilhelm Liepmann.**

1912. Text und Atlas (35 Tafeln) 24 M.

Atlas der gynäkologischen Cystoskopie.

Von

Prof. Dr. **W. Stoeckel.**

1908. 4. Mit 14 Tafeln. Gebunden 12 M.

Lehrbuch der gynäkologischen Cystoskopie und Urethroskopie.

Von

Prof. Dr. **W. Stoeckel.**

Zweite, völlig neubearbeitete Auflage der „Cystoskopie des Gynäkologen". 1910. gr. 8. Mit 25 Tafeln und 107 Textfiguren. Gebunden 16 M.

Der normale menstruelle Zyklus der Uterusschleimhaut,

seine Anatomie, dargestellt in Text u. 25 Bildern auf 20 Tafeln.

Von

Dr. **Robert Schröder.**

1913. Qu.-Folio. Gebunden 16 M.

MIX
Papier aus verantwortungsvollen Quellen
Paper from responsible sources
FSC® C105338

If you have any concerns about our products,
you can contact us on
ProductSafety@springernature.com

In case Publisher is established outside the EU,
the EU authorized representative is:
**Springer Nature Customer Service Center GmbH
Europaplatz 3, 69115 Heidelberg, Germany**

Printed by Libri Plureos GmbH
in Hamburg, Germany